의료기술직 9급 공무원

한눈에 쏙쏙

New

의료관계법규 요약노트

김대식 편저

의료기술직 보건복지부 · 질병관리청(방역직 · 보건직)

❶ 기출문제 핵심이론 요약정리
❷ 최신법령에 의한 개정된 법 삽입
❸ 단기간내 의료관계법규 한번에 정리

정문각 JMK

의료기술직 9급 공무원

한눈에 쏙 쏙
New **의료관계법규 요약노트**

발 행 일 2023년 3월 5일 1판 1쇄 인쇄
2023년 3월 15일 1판 1쇄 발행

편 저 자 김대식

발 행 인 김재민

발 행 처 정문각 JMK
서울특별시 마포구 백범로 104, 봉화빌딩 4층

출판등록 2011년 1월 19일 제2011-000035호

전 화 02)713-0421~3

팩 스 02)704-6265

전자우편 jmk@jmkp.co.kr

홈페이지 www.jmkp.co.kr

정 가 **30,000원**

ISBN 979-11-6260-293-5 13360

머리말 | Preface

전국의 의료기술직 공무원 수험을 준비하고 계신 수험생 여러분!
파이팅입니다.

사실 의료관계법규는 방대한 양에 비해 재미가 없고 딱딱해서 시작부터 힘들어하는 수험생, 열심히 해도 성적이 오르지 않는 수험생, 법 조문의 표현들이 일상생활 속 어휘와 차이가 있어서 혼란이 오다 보니 어렵다고 생각하게 되는 수험생도 있을 수 있다고 생각됩니다.

그래서 수험생들을 위해 강의하면서 좀더 쉽게 공부할 수 있는 방법을 고민하다가 한눈에 쏙쏙 암기가 될 수 있도록 기출문제 중심으로 핵심을 정리하여 요약노트를 출간하게 되었습니다.

이 교재의 특징으로는

첫째, 방대한 내용의 의료관계법규를 기출 다빈도 법령 중심으로 요약하였습니다.

둘째, 최신 법령을 반영하였으며, 필수적으로 암기가 요구되는 부분은 색볼드체로 표시하였습니다.

셋째, 시간이 부족한 수험생들에게 단기간에 학습 방향을 제시해 주고, 수험생 스스로 핵심용어에 익숙해지도록 하였습니다.

기회는 찾아오는 것이 아니라 여러분이 만드는 것입니다. 한눈에 쏙쏙 의료관계법규 요약노트가 수험생 여러분에게 학습의 효율을 높여 고득점으로 합격의 길로 안내하는 안내자 역할이 되기를 바랍니다.

끝으로 짧은 시간에 교재가 발간하기까지 물심양면으로 도움을 주신 정문각JMK의 김재민 대표님과 편집부 직원들, ㈜대방고시 관계자분들, 특히 신규 법령 정리 및 원고 편집에 많은 도움을 주신 전)대한결핵협회 김문갑 본부장님께 진심으로 깊은 감사의 말씀을 전합니다.

2023. 3.
김대식

차례 | Contents

Part 01

보건의료기본법

| 의료기술직 |

Part 01 보건의료기본법

보건의료기본법[시행 2021. 03. 23.], 시행령[시행 2020. 09. 12.]

목적(제1조) (22충남, 20경북 · 전북 · 제주, 19대전)

- 국민의 권리 · 의무와 국가 및 지방자치단체의 책임을 정함
- 보건의료의 수요와 공급에 관한 기본적인 사항을 규정함
- 보건의료의 발전과 국민의 보건 및 복지의 증진에 이바지함

기본 이념(제2조) (21경북, 20제주)

- 국민 개개인이 건강한 삶을 영위할 수 있도록 제도와 여건을 조성
- 보건의료의 형평과 효율의 조화
- 국민의 삶의 질을 향상

정의(제3조) (21전북, 18전북 · 충북, 17광주, 16부산 · 충북, 15충북)

보건의료	국민의 건강을 보호 · 증진하기 위하여 국가 · 지방자치단체 · 보건의료기관 또는 보건의료인 등이 행하는 모든 활동
보건의료서비스	국민의 건강을 보호 · 증진하기 위하여 보건의료인이 행하는 모든 활동
보건의료인	보건의료 관계 법령에서 정하는 바에 따라 자격 · 면허 등을 취득하거나 보건의료서비스에 종사하는 것이 허용된 자
보건의료기관	보건의료인이 공중(公衆) 또는 특정 다수인을 위하여 보건의료서비스를 행하는 보건기관, 의료기관, 약국, 그 밖에 대통령령으로 정하는 기관
공공보건의료기관	국가 · 지방자치단체, 그 밖의 공공단체가 설립 · 운영하는 보건의료기관
보건의료정보	보건의료와 관련한 지식 또는 부호 · 숫자 · 문자 · 음성 · 음향 · 영상 등으로 표현된 모든 종류의 자료

책임과 권리

구분	내용
국가와 지방자치단체의 책임 (제4조) (20전남, 17서울 · 강원 · 울산, 15전북 · 전남)	▪ 국민건강의 보호 · 증진을 위하여 필요한 법적 · 제도적 장치 ▪ 모든 국민의 기본적인 보건의료 수요를 형평에 맞게 충족 ▪ 식품, 의약품, 의료기기 및 화장품 등 건강 관련 물품이나 건강 관련 활동으로부터 발생할 수 있는 위해(危害)를 방지, 국민건강 위해 요인으로부터 국민의 건강을 보호하기 위한 시책을 강구 ▪ 민간이 행하는 보건의료에 대하여 행정적 · 재정적 지원

책임과 권리	
보건의료인의 책임 (제5조) (20대전, 18충남, 17서울 · 대전)	▪ 학식과 경험, 양심에 따라 환자에게 양질의 적정한 보건의료서비스 제공 ▪ 보건의료서비스의 제공을 요구받으면 정당한 이유 없이 이를 거부하지 못함 ▪ 다른 보건의료기관에 소개하고 그에 관한 보건의료 자료를 다른 보건의료기관에 제공 ▪ 국가나 지방자치단체가 관리하여야 할 질병에 걸렸거나 걸린 것으로 의심되는 대상자를 발견, 신고 · 보고 또는 통지
환자 및 보건의료인의 권리 (제6조) (18전북, 11충남)	▪ 모든 환자는 자신의 건강보호와 증진을 위하여 적절한 보건의료서비스를 받을 권리 → 환자의 권리 ▪ 보건의료인은 학식과 경험, 양심에 따라 보건의료기술과 치료재료 등을 선택할 권리 → 보건의료인의 권리

보건의료정책과 사회보장정책과의 연계 (제7조) (20전남, 17울산)	국가와 지방자치단체는 보건의료정책과 관련되는 사회보장정책이 연계되도록 하여야 함
국민의 참여 (제8조) (17울산)	국가와 지방자치단체는 국민의 권리 · 의무 등 국민생활에 중대한 영향을 미치는 보건의료정책을 수립 · 시행하려면 이해관계인 등 국민의 의견을 수렴하여야 함
다른 법률과의 관계 (제9조) (17울산)	보건의료에 관한 법률을 제정하거나 개정할 때에는 이 법에 부합되도록 하여야 함

보건의료에 관한 국민의 권리와 의무 (22경북 · 대전, 21전북 · 광주, 20서울 · 충남)	
건강권 등 (제10조)	▪ 자신과 가족의 건강에 관하여 국가의 보호를 받을 권리 ▪ 성별, 나이, 종교, 사회적 신분 또는 경제적 사정 등을 이유로 자신과 가족의 건강에 관한 권리를 침해받지 아니함
보건의료에 관한 알 권리(제11조)	▪ 국가와 지방자치단체의 보건의료시책에 관한 내용의 공개를 청구할 권리 ▪ 자신의 보건의료와 관련한 기록 등의 열람이나 사본의 교부를 요청할 수 있음
보건의료서비스에 관한 자기결정권(제12조)	자신의 질병에 대한 치료 방법, 의학적 연구 대상 여부, 장기이식 여부 등 충분한 설명을 들은 후 이에 관한 동의 여부를 결정할 권리
비밀 보장(제13조)	모든 국민은 보건의료와 관련하여 자신의 신체상 · 건강상의 비밀과 사생활의 비밀을 침해받지 아니함
보건의료에 관한 국민의 의무 (제14조) (22대전, 20서울, 18전북, 17강원 · 충북 · 경북)	▪ 모든 국민은 자신과 가족의 건강을 보호 · 증진하는 데에 필요한 비용을 부담하여야 함 ▪ 누구든지 건강에 위해한 정보를 유포 · 광고하거나 건강에 위해한 기구 · 물품을 판매 · 제공하는 등 다른 사람의 건강을 해치거나 해칠 우려가 있는 행위를 하여서는 아니 됨 ▪ 모든 국민은 보건의료인의 정당한 보건의료서비스와 지도에 협조함

<table>
<tr><th colspan="3">보건의료발전계획의 수립·시행 (21서울 · 충북 · 대구, 20전남)</th></tr>
<tr><td>보건의료발전계획의 수립 등
(제15조)</td><td colspan="2">▪ 보건복지부장관은 관계 중앙행정기관의 장과의 협의와 보건의료정책심의위원회의 심의를 거쳐 보건의료발전계획을 5년마다 수립하여야 함
▪ 보건의료발전계획에 포함되어야 할 사항
• 보건의료 발전의 기본 목표 및 그 추진 방향
• 주요 보건의료사업계획 및 그 추진 방법
• 보건의료자원의 조달 및 관리 방안
• 지역별 병상 총량의 관리에 관한 시책
• 보건의료의 제공 및 이용체계 등 보건의료의 효율화에 관한 시책
• 중앙행정기관 간의 보건의료 관련 업무의 종합 · 조정
• 노인 · 장애인 등 보건의료 취약계층에 대한 보건의료사업계획
• 보건의료 통계 및 그 정보의 관리 방안
• 그 밖에 보건의료 발전을 위하여 특히 필요하다고 인정되는 사항
▪ 보건의료발전계획은 국무회의의 심의를 거쳐 확정함</td></tr>
<tr><td>지역보건의료계획의 수립 · 시행
(제17조) (21충북)</td><td colspan="2">특별시장 · 광역시장 · 도지사 · 특별자치도지사(이하 “시 · 도지사”라 한다) 및 시장 · 군수 · 구청장(자치구의 구청장을 말한다. 이하 같다)은 보건의료발전계획이 확정되면 관계 법령에서 정하는 바에 따라 지방자치단체의 실정을 감안하여 지역보건의료계획을 수립 · 시행하여야 함</td></tr>
<tr><td>보건의료정책심의위원회(제20조)</td><td>보건의료에 관한 주요 시책을 심의하기 위하여 보건복지부장관 소속으로 보건의료정책심의위원회를 둠</td><td rowspan="2">보건의료정책심의위원회의 구성
(시행령 제4조)
▪ 기획재정부차관
▪ 교육부차관
▪ 과학기술정보통신부차관
▪ 행정안전부차관
▪ 환경부차관
▪ 고용노동부차관
▪ 식품의약품안전처장
위원의 임기
(시행령 제5조)
보건의료정책심의위원회의 임기는 2년으로 하며, 연임할 수 있음
실무위원회의 구성 등
(시행령 제12조)
▪ 실무위원회는 위원장 1명을 포함한 25명 이내의 위원으로 구성
▪ 실무위원회의 위원장은 보건복지부</td></tr>
<tr><td>위원회의 구성
(제21조)</td><td>▪ 위원회는 위원장 1명을 포함한 25명 이내의 위원으로 구성하되, 공무원이 아닌 위원이 전체 위원의 과반수가 되도록 하여야 함
▪ 위원장은 보건복지부장관으로 함
▪ 위원은 다음 각 호의 사람 중에서 보건복지부장관이 임명 또는 위촉함
• 대통령령으로 정하는 관계 중앙행정기관 소속 공무원
• 보건의료 수요자를 대표하는 사람으로서 노동자단체, 소비자 · 환자 관련 시민단체(「비영리민간단체 지원법」에 따른 비영리민간단체) 등에서 추천하는 사람
• 보건의료 공급자를 대표하는 사람으로서 「의료법」에 따른 의료인 단체, 의료기관단체, 「약사법」에 따른 약사회 등에서 추천하</td></tr>
</table>

보건의료발전계획의 수립·시행 (21서울 · 충북 · 대구, 20전남)		
위원회의 구성 (제21조) (계속)	는 사람 • 보건의료에 관한 학식과 경험이 풍부한 사람 ▪ 위원회의 회의를 효율적으로 운영하기 위하여 위원회에 실무위원회를 두고, 위원회의심의사항을 보다 전문적으로 검토하기 위하여 분야별로 분과위원회를 둘 수 있음	소속 고위공무원단에 속하는 공무원 중에서 보건복지부장관이 지명하고, 위원은 제4조에 따른 관계 중앙행정기관 및 보건복지부의 3급 또는 4급 공무원과 보건의료분야에 관한 학식과 경험이 풍부한 사람 중에서 보건복지부장관이 위촉
위원회의 기능 (제22조)	▪ 보건의료발전계획 ▪ 주요 보건의료제도의 개선 ▪ 주요 보건의료정책	▪ 보건의료와 관련되는 국가 및 지방자치단체의 역할 ▪ 그 밖에 위원장이 심의에 부치는 사항

보건의료자원의 관리 등	
보건의료자원의 관리 등 (제24조) (09서울, 16전남, 19충남)	▪ 국가와 지방자치단체는 보건의료에 관한 인력, 시설, 물자, 지식 및 기술 등 보건의료자원을 개발 · 확보하기 위하여 종합적이고 체계적인 시책을 강구 ▪ 국가와 지방자치단체는 보건의료자원의 장 · 단기 수요를 예측하여 보건의료자원이 적절히 공급될 수 있도록 보건의료자원을 관리
보건의료인력의 양성 등(제25조)	국가와 지방자치단체는 우수한 보건의료인력의 양성과 보건의료인력의 자질 향상을 위하여 교육 등 필요한 시책을 강구
보건의료인 간의 협력 (제26조)	보건의료인은 국민에게 양질의 보건의료서비스를 제공하고 국민의 보건 향상에 이바지하기 위하여 보건의료서비스를 제공할 때에 그 전문 분야별로 또는 전문 분야 간에 상호 협력하도록 노력하여야 함
공공 · 민간 보건의료기관의 역할 분담 등 (제27조)	▪ 국가와 지방자치단체는 공공보건의료기관과 민간보건의료기관 간의 역할 분담과 상호협력 체계를 마련하여야 함 ▪ 국가와 지방자치단체는 기본적인 보건의료 수요를 충족시키기 위하여 필요하면 공공보건의료기관을 설립 · 운영할 수 있으며, 이에 드는 비용의 전부 또는 일부를 지원할 수 있음 ▪ ③ 국가와 지방자치단체는 공공보건의료를 효율적으로 운영하고 관리하기 위하여 필요한 시책을 수립 · 시행하여야 함
보건의료 지식 및 기술 (제28조)	▪ 국가와 지방자치단체는 보건의료 지식과 보건의료 기술의 발전을 위하여 필요한 시책을 수립 · 시행 ▪ 보건복지부장관은 효율적인 보건의료서비스를 제공하기 위하여 새로운 보건의료 기술의 평가 등 필요한 조치를 강구

<table>
<tr><th colspan="3">평생국민건강관리체계 (21충남 · 대구 · 경북 · 광주 · 부산, 20인천 · 전남, 18강원 · 경북 · 부산 · 충북, 17전남, 16충북)</th></tr>
<tr><td>평생국민건강관리사업
(제31조)</td><td colspan="2">▪ 국가와 지방자치단체는 생애주기(生涯週期)별 건강상 특성과 주요 건강위험요인을 고려한 평생국민건강관리를 위한 사업.
▪ 국가와 지방자치단체는 공공보건의료기관이 평생국민건강관리사업에서 중심 역할을 할수 있도록 필요한 시책을 강구</td></tr>
<tr><td>여성과 어린이의 건강 증진
(제32조)</td><td colspan="2">국가와 지방자치단체</td></tr>
<tr><td>노인의 건강 증진
(제33조)</td><td colspan="2">국가와 지방자치단체</td></tr>
<tr><td>장애인의 건강 증진
(제34조)</td><td colspan="2">국가와 지방자치단체</td></tr>
<tr><td>학교 보건의료
(제35조)</td><td colspan="2">국가와 지방자치단체</td></tr>
<tr><td>산업 보건의료
(제36조)</td><td colspan="2">국가는 근로자의 건강을 보호 · 증진하기 위하여 필요한 시책을 강구</td></tr>
<tr><td>환경 보건의료(제37조)</td><td colspan="2">국가와 지방자치단체</td></tr>
<tr><td rowspan="3">기후변화에 따른
국민건강영향평가 등
(제37조의2)</td><td colspan="2">▪ 질병관리청장은 5년마다 기후보건영향평가
▪ 질병관리청장은 기후보건영향평가에 필요한 기초자료 확보 및 통계의 작성을 위하여 실태조사를 실시
▪ 질병관리청장은 실태조사의 협조를 요청할 수 있음
▪ 기후보건영향평가와 실태조사의 구체적인 내용 및 방법 등에 필요한 사항은 대통령령으로 정함</td></tr>
<tr><td>기후보건영향평가의 내용 및 방법 등
(시행령 제13조의2)</td><td>기후보건영향평가의 내용
▪ 국민건강에 영향을 미치는 기후변화의 유형, 내용 및 특성 등에 관한 사항
▪ 기후변화와 관련이 있는 질병 · 질환 등의 임상적 증상, 발생 추이 및 진료경과 등에 관한 사항
▪ 기후변화와 관련이 있는 질병 · 질환 등의 성별 · 연령별 · 지역별 분포 및 특성 등에 관한 사항
▪ 기후변화가 노인 · 장애인 · 임산부 · 어린이 등 보건의료 취약계층의 건강 및 생활 등에 미치는 영향</td></tr>
<tr><td>실태조사의 내용 및 방법 등
(시행령 제13조의3)</td><td>▪ 실태조사의 내용
• 기후변화에 따른 질병 · 질환 등의 발생 경로, 발생 현황 및 임상정보 등에 관한 사항
• 기후변화에 따른 질병 · 질환 등의 진단 · 검사 · 처방 등 진료정보에 관한 사항</td></tr>
</table>

평생국민건강관리체계 (21충남 · 대구 · 경북 · 광주 · 부산, 20인천 · 전남, 18강원 · 경북 · 부산 · 충북, 17전남, 16충북)

기후변화에 따른 국민건강영향평가 등 (제37조의2) (계속)	**실태조사의 내용 및 방법 등** (시행령 제13조의3) (계속)	• 기후변화에 따른 **질병 · 질환 등의 분석 · 연구와 관련된 각종 문헌 및 자료 등의 조사**에 관한 사항 • 기후변화에 따른 질병 · 질환 등과 관련하여 노인 · 장애인 · 임산부 · 어린이 등 보건의료 취약계층의 **진료경과**에 관한 사항 • 그 밖에 위의 내용에 준하는 것으로서 질병관리청장이 실태조사를 위하여 특히 필요하다고 인정하는 사항 ▪ 질병관리청장은 실태조사의 실시를 위하여 필요하다고 인정하는 경우에는 질병관리청장이 정하는 바에 따라 실태조사반을 구성 · 운영할 수 있음 ▪ 질병관리청장은 실태조사의 효율적 추진을 위하여 필요하다고 인정하는 경우에는 보건의료 관계 연구기관 · 단체 또는 전문가 등에게 실태조사를 의뢰하여 실시할 수 있음 ▪ 질병관리청장은 기후변화에 따른 국민건강의 보호 및 관리를 위하여 필요하다고 인정하는 경우에는 실태조사 결과를 공개할 수 있음 ▪ 위에서 규정한 사항 외에 실태조사의 내용 · 방법 및 절차 등에 필요한 세부 사항은 질병관리청장이 정함
식품위생 · 영양 (제38조)	국가와 지방자치단체	

주요질병관리체계 (20충남)

주요질병관리체계의 확립(제39조)	보건복지부장관	
감염병의 예방 및 관리 (제40조)	국가와 지방자치단체	
만성질환의 예방 및 관리(제41조)	국가와 지방자치단체	
	만성질환 장기 역학조사 (시행령 13조의4)	▪ 질병관리청장은 만성질환의 예방 및 관리 등을 위하여 만성질환의 발생원인과 위험요인을 규명하는 만성질환 장기 역학조사를 실시함 ▪ 질병관리청장은 역학조사를 실시할 때 필요하면 관계 중앙행정기관의 장, 시 · 도지사, 시장 · 군수 · 구청장 및 「공공기관의 운영에 관한 법률」에 따른 공공기관의 장에게 협조를 요청할 수 있음
정신 보건의료(제42조)	국가와 지방자치단체	
구강 보건의료(제43조)	국가와 지방자치단체	

평생국민건강관리체계	주요질병관리체계
여성과 어린이의 건강 증진	감염병의 예방 및 관리
노인의 건강 증진	만성질환의 예방 및 관리
장애인의 건강 증진	정신 보건의료
학교 보건의료	구강 보건의료
산업 보건의료	
환경 보건의료	
기후변화에 따른 국민건강영향평가	
식품위생 · 영양	

보건의료의 육성·발전 등 (20대전, 16서울)	
보건의료 시범사업(제44조)	**국가와 지방자치단체**는 필요하면 **시범사업을 실시**
취약계층 등에 대한 보건의료서비스 제공(제45조)	**국가와 지방자치단체**는 노인 · 장애인 등 보건의료 취약계층에 대하여 필요한 시책을 수립 · 시행
분쟁 조정 등 (제46조)	**국가와 지방자치단체**는 보건의료서비스로 인하여 **분쟁이 발생하면 그 분쟁을 신속하고 공정하게 해결**
건강위해원인자의 비용 부담 (제47조)	**국가와 지방자치단체**는 국민건강에 위해를 일으키거나 일으킬 우려가 있는 물품 등을 생산 · 판매하는 자 등에 대하여는 **국민건강의 보호 · 증진**에 드는 **비용을 부담**
보건의료 관련 산업의 진흥(제48조)	국가와 지방자치단체
한방의료의 육성 · 발전(제49조)	국가와 지방자치단체
국제협력 등(제50조)	국가와 지방자치단체는 외국정부 및 국제기구 등과의 협력
보건의료사업의 평가(제51조)	국가와 지방자치단체는 매년 주요 보건의료사업의 성과를 평가
보건의료서비스의 평가 (제52조)	**보건복지부장관**은 보건의료서비스의 질적 향상을 위하여 관계 법령에서 정하는 바에 따라 보건의료서비스에 대한 평가를 실시

보건의료 통계·정보 관리 (21부산, 20대전, 17광주, 16서울)	
보건의료 통계 · 정보 관리시책 (제53조)	**국가와 지방자치단체**는 보건의료에 관한 통계와 정보를 수집 · 관리하여 이를 보건의료정책에 활용할 수 있도록 필요한 시책을 수립 · 시행
보건의료 정보화의 촉진 (제54조)	**국가와 지방자치단체**는 보건의료 정보화를 촉진
보건의료 실태조사 (제55조)	▪ **보건복지부장관**은 **국민의 보건의료 수요 및 이용 행태, 보건의료에 관한 인력 · 시설 및 물자** 등 **보건의료 실태**에 관한 **전국적인 조사**를 **5년마다 실시** ▪ 실태조사 사항은 대통령령으로 정함

<table>
<tr><th colspan="3">보건의료 통계·정보 관리 (21부산, 20대전, 17광주, 16서울)</th></tr>
<tr><td rowspan="1">보건의료 실태조사
(제55조)
(계속)</td><td>보건의료
실태조사
(시행령 제14조)</td><td>▪ 보건의료 실태조사의 내용
• 보건의료 수요 및 보건의료서비스의 이용 행태
• 보건의료에 관한 인력 · 시설 및 물자 등의 현황
• 그 밖에 보건복지부장관이 보건의료 실태조사를 위하여 필요하다고 인정하는 사항
▪ 보건복지부장관은 실태조사를 최근 3년간 보건의료에 관한 연구실적이 있는 연구기관, 법인 또는 단체에 의뢰하여 실시할 수 있음
▪ 보건복지부장관은 실태조사의 결과 60일 이상 공개</td></tr>
<tr><td>보건의료정보의 보급 · 확대
(제56조)</td><td colspan="2">보건복지부장관은 보건의료기관, 관련 기관 · 단체 등이 보유하고 있는 보건의료정보를 널리 보급 · 확대하기 위하여 필요한 시책을 강구</td></tr>
<tr><td>보건의료정보의 표준화 추진
(제57조)</td><td colspan="2">보건복지부장관은 보건의료정보의 효율적 운영과 호환성(互換性) 확보</td></tr>
</table>

Part 02

의료법

| 의료기술직 | 방역직 | 보건직 |

Part 02 의료법

의료법 [시행 2021. 12. 30.], 시행령 [시행 2022. 08. 02.], 시행규칙[시행 2022. 11. 22.]

목적(제1조) (20충북 · 광주, 19광주 · 제주 · 전북)

- 모든 국민이 수준 높은 의료 혜택을 받을 수 있도록 함
- 국민의료에 필요한 사항을 규정함
- 국민의 건강을 보호하고 증진함

의료인(제2조) (21부산, 20경북, 19강원 · 부산)

보건복지부장관의 면허를 받은 의사 · 치과의사 · 한의사 · 조산사 · 간호사

<table>
<tr><td rowspan="5">임무</td><td>의사</td><td colspan="2">의료와 보건지도</td></tr>
<tr><td>치과의사</td><td colspan="2">치과 의료와 구강 보건지도</td></tr>
<tr><td>한의사</td><td colspan="2">한방 의료와 한방 보건지도</td></tr>
<tr><td>조산사</td><td colspan="2">조산(助産)과 임산부 및 신생아에 대한 보건과 양호지도</td></tr>
<tr><td>간호사</td><td>▪ 환자의 간호요구에 대한 관찰, 자료수집, 간호판단 및 요양을 위한 간호
▪ 의사, 치과의사, 한의사가 시행하는 진료의 보조
▪ 간호 요구자에 대한 교육 · 상담 및 건강증진을 위한 활동의 기획과 수행, 그 밖의 대통령령으로 정하는 보건활동
▪ 간호조무사가 수행하는 업무보조에 대한 지도</td><td>간호사의 보건활동(시행령 제2조)
대통령령으로 정하는 보건활동
▪ 보건진료 전담공무원
▪ 의사 · 한의사 · 조산사 · 간호사의 면허를 받은 사람 또는 간호조무사 자격을 인정받은 사람으로 모자보건사업에 종사하는 사람
▪ 결핵환자 등에 대한 적절한 의료
▪ 그 밖의 법령에 따라 간호사의 보건활동으로 정한 업무: 보건교사, 보건관리자, 교정시설 근무 간호사</td></tr>
</table>

의료기관(제3조) (19전북, 18전남 · 충북)

의료인이 공중(公衆) 또는 특정 다수인을 위하여 의료 · 조산의 업을 하는 곳

<table>
<tr><td>의원급 의료기관</td><td>의사, 치과의사 또는 한의사가 주로 외래환자를 대상으로 각각 그 의료행위를 하는 의료기관
▪ 의원 ▪ 치과의원 ▪ 한의원</td></tr>
<tr><td>조산원</td><td>조산사가 조산과 임산부 및 신생아를 대상으로 보건활동과 교육 · 상담을 하는 의료기관</td></tr>
<tr><td>병원급 의료기관</td><td>의사, 치과의사 또는 한의사가 주로 입원환자를 대상으로 의료행위를 하는 의료기관
▪ 병원 ▪ 치과병원 ▪ 한방병원 ▪ 요양병원
▪ 정신병원 ▪ 종합병원</td></tr>
</table>

보건복지부장관은 의료기관의 종류별 표준업무를 정하여 고시할 수 있음

병원, 종합병원의 설립요건

<table>
<tr><td rowspan="4">병원 등
(제3조의2)
(16부산 · 인천,
14서울 · 경남 · 전북)</td><td colspan="2">▪ 병원 · 한방병원: 30개 이상의 병상
▪ 요양병원: 30개 이상의 요양병상(장기입원이 필요한 환자를 대상으로 의료행위를 하기 위하여 설치한 병상)
▪ 치과병원: 병상에 대한 규정이 없음
▪ 정신병원: 50병상 이상(「정신건강복지법 시행규칙」 [별표3])</td></tr>
<tr><td rowspan="3">종합병원
(제3조의3)
(22전남, 21충남 · 전북,
20광주 · 경북)</td><td colspan="2">100개 이상의 병상을 갖출 것</td></tr>
<tr><td>100병상 이상
300병상 이하</td><td>내과 · 외과 · 소아청소년과 · 산부인과 중 3개 진료과목, 영상의학과, 마취통증의학과와 진단검사의학과 또는 병리과를 포함한 7개 이상의 진료과목을 갖추고 각 진료과목마다 전속하는 전문의를 둘 것</td></tr>
<tr><td>300병상 초과</td><td>내과, 외과, 소아청소년과, 산부인과, 영상의학과, 마취통증의학과, 진단검사의학과 또는 병리과, 정신건강의학과 및 치과를 포함한 9개 이상의 진료과목을 갖추고 각 진료과목마다 전속하는 전문의를 둘 것</td></tr>
</table>

의료기관의 분류 정리

<table>
<tr><th colspan="3">의료기관</th><th>병상 수</th><th>진료과목/특이사항</th><th>대상</th><th>개설방법</th></tr>
<tr><td rowspan="3" colspan="2">의원급</td><td>의원</td><td rowspan="3">–</td><td rowspan="3"></td><td rowspan="3">외래환자</td><td rowspan="4">시장 · 군수 · 구청장 신고</td></tr>
<tr><td>한의원</td></tr>
<tr><td>치과의원</td></tr>
<tr><td colspan="3">조산원</td><td>–</td><td>지도의사를 정해야 함</td><td>조산과 임산부 및 신생아</td></tr>
<tr><td rowspan="7">병원급</td><td rowspan="4">병원</td><td>병원, 한방병원</td><td>30병상 이상</td><td rowspan="4">[정신병원]
▪ 50명 이상이 입원할 수 있는 입원실
▪ 정신질환자를 위한 병상 수가 전체 허가병상 수의 100분의 50 이상</td><td rowspan="7">입원환자</td><td rowspan="7">시 · 도 의료기관 개설위원회 심의
→
시 · 도지사 허가</td></tr>
<tr><td>요양병원</td><td>30요양병상 이상</td></tr>
<tr><td>정신병원</td><td>50병상 이상</td></tr>
<tr><td>치과병원</td><td>제한 없음</td></tr>
<tr><td rowspan="2" colspan="2">종합병원</td><td>100병상 이상
~ 300병상 이하</td><td>진료과목 7개 이상</td></tr>
<tr><td>300병상 초과</td><td>진료과목 9개 이상</td></tr>
<tr><td colspan="2">상급종합병원</td><td>300병상 초과</td><td>▪ 진료과목 20개 이상
▪ 전문의가 되려는 자의 수련기관</td></tr>
</table>

상급종합병원 지정(제3조의4) (21제주, 19강원 · 경북 · 광주 · 울산)

- 보건복지부장관은 다음의 요건을 갖춘 종합병원 중에서 중증질환에 대하여 난이도가 높은 의료행위를 전문적으로 하는 종합병원을 상급종합병원으로 지정할 수 있음

상급종합병원 지정(제3조의4) (21제주, 19강원 · 경북 · 광주 · 울산)

- 보건복지부령으로 정하는 20개 이상의 진료과목을 갖추고 각 진료과목마다 전속하는 전문의를 둘 것
- 전문의가 되려는 자를 수련시키는 기관일 것
- 보건복지부령으로 정하는 인력 · 시설 · 장비 등을 갖출 것
- 질병군별 환자구성 비율이 보건복지부령으로 정하는 기준에 해당할 것

▪ 보건복지부장관은 지정을 하는 경우 전문성 등에 대하여 평가를 실시하여야 함
▪ 보건복지부장관은 상급종합병원으로 지정받은 종합병원에 대하여 3년마다 평가를 실시하여 재지정하거나 지정을 취소할 수 있음
▪ 보건복지부장관은 평가업무를 관계 전문기관 또는 단체에 위탁할 수 있음
▪ 상급종합병원 지정 · 재지정의 기준 · 절차 및 평가업무의 위탁 절차 등에 관하여 필요한 사항은 보건복지부령으로 정함

▪ 상급종합병원의 지정 및 평가에 관한 규칙(상급종합병원의 지정 기준 [별표])

▪ 진료기능
- 지정 신청일 이전 1년 동안 다음 진료과목 중 필수진료과목을 포함하여 20개 이상의 진료과목을 갖추고 각 진료과목마다 전속하는 전문의 1명 이상을 둘 것
  - 필수진료과목(9): 내과, 외과, 소아청소년과, 산부인과, 영상의학과, 마취통증의학과, 진단검사의학과 또는 병리과, 정신건강의학과, 치과
  - 선택진료과목(18): 진단검사의학과 또는 병리과, 심장혈관흉부외과, 방사선종양학과, 핵의학과, 응급의학과, 신경과, 피부과, 신경외과, 안과, 재활의학과, 정형외과, 이비인후과, 비뇨의학과, 성형외과, 가정의학과, 예방의학과, 결핵과, 직업환경의학과
- 「응급의료에 관한 법률」에 따라 중앙응급의료센터 · 권역응급의료센터 또는 지역응급의료센터로 지정받았을 것

▪ 교육기능
- 「전공의의 수련환경 개선 및 지위 향상을 위한 법률」에 따라 레지던트 수련병원등으로 지정받았을 것

▪ 인력 · 시설 · 장비 등
- 지정 신청일 이전 1년 동안 의사는 연평균 1일 입원환자 10명당 1명 이상, 간호사는 연평균 1일 입원환자 2.3명당 1명 이상을 둘 것
- 가목의 입원환자 수는 지정 신청일 이전 1년 동안 건강보험 및 의료급여 입원환자의 진료실적에 대하여 건강보험심사평가원에 요양급여비용을 심사청구한 입원 및 외래환자의 자료를 기준으로 함. 이 경우 외래환자 3명은 입원환자 1명으로 환산하고, 의료인 수는 해당 기간 중 실제 근무한 개월 수를 연간으로 환산하는 방법(Full Time Equivalent)을 사용함
- 「의료법 시행규칙」에 따른 중환자실 및 신생아중환자실을 설치하고, 지정 신청일 이전 1년 동안 보건복지부장관이 정하여 고시하는 기준에 따라 근무하는 전담전문의를 각각 1명 이상 둘 것
- 특수의료장비 중 전산화단층촬영장치(CT), 자기공명영상촬영기(MRI) 및 유방촬영용장치(Mammography)는 「특수의료장비의 설치 및 운영에 관한 규칙」에 따라 등록된 품질관리검사기관의 정기적인 품질관리검

상급종합병원 지정(제3조의4) (21제주, 19강원 · 경북 · 광주 · 울산)

사에서 적합으로 판정받았을 것
- 환자의 진료 · 검사 · 질환 또는 임상 등에 관한 정보교류를 위하여 보건복지부장관이 정하는 기준에 따라 정보협력체계를 갖출 것
- 중증질환에 대한 고난이도 감염 관리의 전문성 강화를 위하여 보건복지부장관이 정하여 고시하는 기준에 따라 병문안객의 관리 및 통제 등을 위한 운영체계, 통제시설 및 보안인력 등을 갖출 것

▪ 질병군별(疾病群別) 환자의 구성비율
- 지정 신청일 이전 2년 6개월 동안 다음 표의 전문진료질병군에 속하는 입원환자의 비율이 해당 의료기관이 진료한 전체 입원환자의 100분의 30 이상이고, 단순진료질병군에 속하는 입원환자의 비율은 100분의 14 이하일 것
- 지정 신청일 이전 2년 6개월 동안 보건복지부장관이 정하여 고시하는 질병에 속하는 외래환자의 비율이 해당 의료기관이 진료한 전체 외래환자의 100분의 11 이하일 것

전문병원 지정(제3조의5) (20강원 · 대전 · 광주, 19전북)

▪ 보건복지부장관은 병원급 의료기관 중에서 특정 진료과목이나 특정 질환 등에 대하여 난이도가 높은 의료행위를 하는 병원을 전문병원으로 지정할 수 있음

▪ 전문병원은 다음의 요건을 갖추어야 함
- 특정 질환별 · 진료과목별 환자의 구성비율 등이 보건복지부령으로 정하는 기준에 해당할 것
- 보건복지부령으로 정하는 수 이상의 진료과목을 갖추고 각 진료과목마다 전속하는 전문의를 둘 것

▪ 보건복지부장관은 전문병원으로 지정하는 경우 진료의 난이도 등에 대하여 평가를 실시하여야 함

▪ 보건복지부장관은 전문병원으로 지정받은 의료기관에 대하여 3년마다 평가를 실시하여 전문병원으로 재지정할 수 있음

▪ 보건복지부장관은 지정받거나 재지정받은 전문병원이 다음의 어느 하나에 해당하는 경우에는 그 지정 또는 재지정을 취소할 수 있음. 다만, 거짓이나 그 밖의 부정한 방법에 해당하는 경우에는 그 지정 또는 재지정을 취소하여야 함
- 거짓이나 그 밖의 부정한 방법으로 지정 또는 재지정을 받은 경우
- 지정 또는 재지정의 취소를 원하는 경우
- 3년마다의 평가 결과 특정 질환별 · 진료과목별 환자의 구성비율, 보건복지부령으로 정하는 수 이상의 진료과목을 갖추고 각 진료과목마다 전속하는 전문의의 요건을 갖추지 못한 것으로 확인된 경우

▪ 보건복지부장관은 평가업무를 관계 전문기관 또는 단체에 위탁할 수 있음

▪ 전문병원 지정 · 재지정의 기준 · 절차 및 평가업무의 위탁 절차 등에 관하여 필요한 사항은 보건복지부령으로 정함

전문병원의 지정 및 평가 등에 관한 규칙(전문병원의 지정 기준 [별표 1])

▪ 질환별 · 진료과목별 진료량
- 해당 병원이 진료한 보건복지부장관이 정하여 고시하는 전문진료질병군 및 일반진료질병군(수지접합 질환

전문병원 지정(제3조의5) (20강원 · 대전 · 광주, 19전북)

이나 외과의 경우 단순진료질병군을 포함함) 또는 **환자 유형**에 속하는 입원 연환자가 전체 병원급 의료기관 중에서 **백분위수로 상위 30분위 이내**여야 함

- 전체 병원급 의료기관의 입원 연환자를 산정할 때 다음에 해당하는 병원의 진료실적은 **제외**함
  - 「의료법」에 따른 **상급종합병원**
  - 보건복지부장관이 정하여 고시하는 전문진료질병군 및 일반진료질병군 또는 환자유형에 속하는 입원 연환자가 **연간 10명 이하인 병원**
  - 「의료법」에 따른 **요양병원**
- 진료량은 지정계획 공고일 기준 전년도 1년간의 입원환자 진료실적을 기준으로 함

▪ 필수 진료과목

- 질환별 또는 진료과목별로 필수 진료과목을 갖추어야 하고, 필수 진료과목마다 전속하는 전문의를 두어야 함
- **질환별 필수진료과목**

질환/진료과목		필수 진료과목
질환	관절질환	정형외과, 내과
	뇌혈관질환	**신경외과, 신경과, 재활의학과**
	대장항문질환	외과, 내과
	수지접합	정형외과 또는 성형외과, 내과
	심장질환	**흉부외과, 내과, 소아청소년과**
	알코올질환	**정신건강의학과**
	유방질환	외과, 내과
	척추질환	정형외과 또는 신경외과, 내과
	화상질환	외과, 내과
	주산기질환	**산부인과, 소아청소년과**

▪ 의료인력

- 질환별 또는 진료과목별로 전문의 인정 진료과목에 전속하는 전문의를 두어야 함
- 의료인력은 지정계획 공고일 기준 전년도 1년간의 근무실적을 기준으로 함

▪ 병상: 질환별 또는 진료과목별로 최소한의 병상 수를 갖추어야 함. 이 경우 병상 수는 지정계획 공고일 기준 전년도 12월 31일을 기준으로 함

질환/진료과목	최소 병상 수
관절질환, 뇌혈관질환, 수지접합, 심장질환, 알코올 질환, 척추질환	80
대장항문질환, 화상질환, 주산기질환, 산부인과, 소아청소년과, 외과	60
유방질환, 신경과, 안과, 이비인후과	30

전문병원 지정(제3조의5) (20강원 · 대전 · 광주, 19전북)

- 의료 질(質)
  - 보건복지부 장관이 정하여 고시하는 바에 따라 질환별 또는 진료과목별로 환자의 재원일수, 합병증 발생률, 재수술률, 재입원율 및 치료 결과 등에 대하여 평가한 결과가 **총 100점 만점을 기준으로 70점 이상**이어야 함
  - 의료질 평가는 지정계획 공고일 기준 전년도 1년간의 실적을 기준으로 함
- 의료서비스 수준: 「의료법」에 따른 **의료기관 인증**을 받아야 함

<table>
<tr><th colspan="3">의료인과 의료기관의 장의 의무</th></tr>
<tr><td rowspan="5">의료인과 의료기관의 장의 의무
(제4조)
(20경북, 19광주 · 제주, 18전북 · 광주)</td><td colspan="2">▪ 의료인과 의료기관의 장은 의료의 질을 높이고 의료관련감염(의료기관 내에서 환자, 환자의 보호자, 의료인 또는 의료기관 종사자 등에게 발생하는 감염을 말함)을 예방하며 의료기술을 발전시키는 등 환자에게 최선의 의료서비스를 제공하기 위하여 노력하여야 함
▪ 의료인은 다른 의료인 또는 의료법인 등의 명의로 의료기관을 개설하거나 운영할 수 없음
▪ 의료기관의 장은 「보건의료기본법」에 따른 환자의 권리 등 보건복지부령으로 정하는 사항을 환자가 쉽게 볼 수 있도록 의료기관 내에 게시하여야 함. 이 경우 게시 방법, 게시 장소 등 게시에 필요한 사항은 보건복지부령으로 정함</td></tr>
<tr><td>환자의 권리 등의 게시
(시행규칙 제1조의3)</td><td>▪ "「보건의료기본법」에 따른 환자의 권리 등 보건복지부령으로 정하는 사항"이란 별표 1과 같음
▪ 의료기관의 장은 접수창구나 대기실 등 환자 또는 환자의 보호자가 쉽게 볼 수 있는 장소에 게시하여야 함</td></tr>
<tr><td colspan="2">환자의 권리와 의무(시행규칙 [별표1]) (19광주, 18광주, 17울산, 16충북)</td></tr>
<tr><td colspan="2">▪ 환자의 권리
• 진료받을 권리: 의료인은 정당한 사유 없이 진료를 거부하지 못함
• 알권리 및 자기결정권: 환자는 담당 의사 · 간호사 등으로부터 질병 상태, 치료 방법, 의학적 연구 대상 여부, 장기이식 여부, 부작용 등 예상 결과 및 진료 비용에 관하여 충분한 설명을 듣고 자세히 물어볼 수 있으며, 이에 관한 동의 여부를 결정할 권리를 가짐
• 비밀을 보호받을 권리
• 상담 · 조정을 신청할 권리: 환자는 의료서비스 관련 분쟁이 발생한 경우, 한국의료분쟁조정중재원 등에 상담 및 조정 신청을 할 수 있음
▪ 환자의 의무
• 의료인에 대한 신뢰 · 존중 의무
• 부정한 방법으로 진료를 받지 않을 의무</td></tr>
<tr><td colspan="2">▪ 의료기관의 장은 환자와 보호자가 의료행위를 하는 사람의 신분을 알 수 있도록 의료인, 의학 · 치과의학 · 한방의학 또는 간호학을 전공하는 학교의 학생, 간호조무사 및 「의료기</td></tr>
</table>

<table>
<tr><th colspan="3">의료인과 의료기관의 장의 의무</th></tr>
<tr><td rowspan="4">의료인과 의료기관의 장의 의무
(제4조)
(계속)</td><td colspan="2">사 등에 관한 법률」에 따른 의료기사에게 의료기관 내에서 대통령령으로 정하는 바에 따라 명찰을 달도록 지시 · 감독하여야 함. 다만, 응급의료상황, 수술실 내인 경우, 의료행위를 하지 아니할 때, 그 밖에 대통령령으로 정하는 경우에는 명찰을 달지 아니하도록 할 수 있음 → 위반 시: 100만원 이하 과태료</td></tr>
<tr><td>명찰의 표시 내용 등
(시행령 제2조의2)
(19광주 · 제주)</td><td>▪ 의료행위를 하는 사람의 신분을 알 수 있도록 명찰을 달도록 하는 경우에는 다음의 구분에 따름
• 명찰의 표시 내용:
◆ 의료인: 의료인의 종류별 명칭 및 성명. 다만, 법 전문의의 경우에는 전문과목별 명칭 및 성명을 표시할 수 있음
◆ 학생: 학생의 전공분야 명칭 및 성명
◆ 간호조무사: 간호조무사의 명칭 및 성명
◆ 의료기사: 의료기사의 종류별 명칭 및 성명
• 명찰의 제작 방법: 인쇄, 각인, 부착, 자수 또는 이에 준하는 방법으로 만들 것
▪ 대통령령으로 정하는 경우: 다음의 어느 하나에 해당하는 시설 내에 있는 경우를 말함
• 격리병실
• 무균치료실
• 보건복지부장관이 병원감염 예방에 필요하다고 인정하여 고시하는 시설(격리병실, 무균치료실, 중환자실 등)</td></tr>
<tr><td colspan="2">▪ 의료인은 일회용 의료기기(한 번 사용할 목적으로 제작되거나 한 번의 의료행위에서 한 환자에게 사용하여야 하는 의료기기로서 보건복지부령으로 정하는 의료기기를 말함)를 한 번 사용한 후 다시 사용하여서는 아니 됨</td></tr>
<tr><td>재사용이 금지되는 일회용 의료기기
(시행규칙 제3조의2)</td><td>▪ 사람의 신체에 의약품, 혈액, 지방 등을 투여 · 채취하기 위하여 사용하는 주사침, 주사기, 수액용기와 연결줄 등을 포함하는 수액세트
▪ 감염 또는 손상의 위험이 매우 높아 보건복지부장관이 재사용을 금지할 필요가 있다고 인정하는 의료기기</td></tr>
</table>

<table>
<tr><th colspan="2">간호·간병통합서비스</th></tr>
<tr><td>간호 · 간병통합 서비스 제공 등
(제4조의2)
(21광주, 20전북 · 광주, 19서울 · 울산)</td><td>▪ 간호 · 간병통합서비스란 보건복지부령으로 정하는 입원 환자를 대상으로 보호자 등이 상주하지 아니하고 간호사, 간호조무사 및 그 밖에 간병지원인력에 의하여 포괄적으로 제공되는 입원서비스를 말함
▪ 보건복지부령으로 정하는 병원급 의료기관은 간호 · 간병통합서비스를 제공할 수 있도록 노력하여야 함</td></tr>
</table>

간호·간병통합서비스

<table>
<tr>
<td rowspan="2">간호 · 간병통합 서비스 제공 등
(제4조의2)
(계속)</td>
<td colspan="2">▪ 간호 · 간병통합서비스를 제공하는 병원급 의료기관은 보건복지부령으로 정하는 인력, 시설, 운영 등의 기준을 준수하여야 함
▪ 「공공보건의료에 관한 법률」에 따른 공공보건의료기관 중 보건복지부령으로 정하는 병원급 의료기관(병원, 치과병원, 한방병원 및 종합병원)은 간호 · 간병통합서비스를 제공하여야 함. 이 경우 국가 및 지방자치단체는 필요한 비용의 전부 또는 일부를 지원할 수 있음</td>
</tr>
<tr>
<td>간호 · 간병통합 서비스의 제공 환자 및 제공 기관
(시행규칙 제1조의4)
(21전북, 19서울 · 울산, 18서울)</td>
<td>▪ "보건복지부령으로 정하는 입원 환자"란 다음의 어느 하나에 해당하는 입원 환자를 말함
• 환자에 대한 진료 성격이나 질병 특성상 보호자 등의 간병을 제한할 필요가 있는 입원 환자
• 환자의 생활 여건이나 경제 상황 등에 비추어 보호자 등의 간병이 현저히 곤란하다고 인정되는 입원 환자
• 그 밖에 환자에 대한 의료관리상 의사 · 치과의사 또는 한의사가 간호 · 간병통합서비스가 필요하다고 인정하는 입원 환자
▪ "보건복지부령으로 정하는 병원급 의료기관"이란 병원, 치과병원, 한방병원 및 종합병원을 말함
▪ "보건복지부령으로 정하는 병원급 의료기관"이란 병원, 치과병원, 한방병원 및 종합병원을 말함. 다만, 다음의 어느 하나에 해당하는 의료기관은 제외함
• 「군보건의료에 관한 법률」에 따른 군보건의료기관
• 「치료감호법」에 따라 법무부장관이 지정하는 국립정신의료기관
▪ "보건복지부령으로 정하는 인력, 시설, 운영 등의 기준"이란 별표1의2에 따른 기준을 말함

간호 · 간병통합서비스 제공기관의 인력, 시설, 운영 등 기준
(시행규칙 [별표 1의2])

▪ 간호사: 다음의 구분에 따라 배치할 것
• 상급종합병원: 간호 · 간병통합서비스 제공 병동의 입원환자 7명당 간호사 1명 이상. 다만, 입원환자 7명당 간호사 수를 계산한 후 남은 입원환자가 7명 미만인 경우에는 1명을 배치함
• 종합병원: 간호 · 간병통합서비스 제공 병동의 입원환자 12명당 간호사 1명 이상. 다만 입원환자 12명당 간호사 수를 계산한 후 남은 입원환자가 12명 미만인 경우에는 1명을 배치함
• 병원: 간호 · 간병통합서비스 제공 병동의 입원환자 16명당 간호사 1명 이상. 다만 입원환자 16명당 간호사 수를 계산한 후 남은 입원환자가 16명 미만인 경우에는 1명을 배치함</td>
</tr>
</table>

간호·간병통합서비스		
간호 · 간병통합 서비스 제공 등 (제4조의2) (계속)		▪ 간호조무사: 간호 · 간병통합서비스 제공 병동의 입원환자 40명당 1명 이상. 다만 입원환자 40명당 간호조무사 수를 계산한 후 남은 입원환자가 40명 미만인 경우에는 1명을 배치함 ▪ 간병지원인력 : 1명 이상. 다만, 2명 이상인 경우에는 진료과목 또는 업무 성격 등에 따라 병동지원인력, 재활지원인력으로 구분하여 배치할 수 있음
	간호 · 간병통합 서비스의 제공 절차 (시행규칙 제1조의5) (20광주)	▪ 간호 · 간병통합서비스를 제공받으려는 경우에는 간호 · 간병통합서비스에 대한 의사 · 치과의사 또는 한의사의 의견서 및 환자의 동의서(환자가 동의할 수 없는 불가피한 사유가 있는 경우에는 보호자의 동의서를 말함)를 첨부하여 의료기관의 장에게 신청하여야 함 ▪ 의료기관의 장은 입원 환자에 대한 진료 및 관리의 특성상 간호 · 간병통합서비스가 특히 필요하다고 인정하는 경우에는 입원 환자의 동의(환자가 동의할 수 없는 불가피한 사유가 있는 경우에는 보호자의 동의를 말함)를 받아 간호 · 간병통합서비스를 제공할 수 있음 ▪ 간호 · 간병통합서비스의 제공 절차 및 방법 등에 필요한 세부 사항은 보건복지부장관이 정하여 고시함

의료인의 면허	
의사 · 치과의사 및 한의사 면허 (제5조) (20강원, 19경북, 18전남, 16서울, 15경기)	▪ 의사 · 치과의사 또는 한의사가 되려는 자는 다음의 어느 하나에 해당하는 자격을 가진 자로서 의사 · 치과의사 또는 한의사 국가시험에 합격한 후 보건복지부장관의 면허를 받아야 함 • 「고등교육법」에 따른 인정기관(이하 "평가인증기구"라 함)의 인증(이하 "평가인증기구의 인증"이라 함)을 받은 의학 · 치의학 또는 한의학을 전공하는 대학을 졸업하고 의학사 · 치의학사 또는 한의학사 학위를 받은 자 • 평가인증기구의 인증을 받은 의학 · 치의학 또는 한의학을 전공하는 전문대학원을 졸업하고 석사학위 또는 박사학위를 받은 자 • 외국의 학교(보건복지부장관이 정하여 고시하는 인정기준에 해당하는 학교를 말함)를 졸업하고 외국의 의사 · 치과의사 또는 한의사 면허를 받은 자로서 예비시험에 합격한 자 ▪ 평가인증기구의 인증을 받은 의학 · 치의학 또는 한의학을 전공하는 대학 또는 전문대학원을 6개월 이내에 졸업하고 해당 학위를 받을 것으로 예정된 자는 자격을 가진 자로 봄. 다만, 그 졸업예정시기에 졸업하고 해당 학위를 받아야 면허를 받을 수 있음
조산사 면허 (제6조) (19보건복지부, 17서울)	조산사가 되려는 자는 조산사 국가시험에 합격한 후 보건복지부장관의 면허를 받아야 함 ▪ 간호사 면허를 가지고 보건복지부장관이 인정하는 의료기관에서 1년간 조산 수습과정을 마친 자 ▪ 외국의 조산사 면허(보건복지부장관이 정하여 고시하는 인정기준에 해당하는 면허를 말함)를 받은 자

의료인의 면허

조산사 면허 (제6조) (계속)	조산 수습의료기관 및 수습생 정원 (시행규칙 제3조)	▪ 조산(助産) 수습의료기관으로 보건복지부장관의 인정을 받을 수 있는 의료기관은 「전문의의 수련 및 자격인정 등에 관한 규정」에 따른 산부인과 수련병원 및 소아청소년과 수련병원으로서 월평균 분만 건수가 100건 이상 되는 의료기관이어야 함 ▪ 수습생의 정원은 월별 분만 실적에 따라 산출된 월평균 분만 건수의 10분의 1 이내로 함 ▪ 수습의료기관은 매년 1월 15일까지 전년도 분만 실적을 보건복지부장관에게 보고하여야 함 ▪ 보건복지부장관은 보고된 연간 분만 실적이 기준에 미치지 못하는 경우에는 그 수습의료기관의 인정을 철회할 수 있고 기준에 미치지 못하는 경우에는 그 수습생의 정원을 조정할 수 있음
간호사 면허 (제7조) (14대전)	간호사가 되려는 자는 간호사 국가시험에 합격한 후 보건복지부장관의 면허를 받아야 함 ▪ 평가인증기구의 인증을 받은 간호학을 전공하는 대학이나 전문대학을 졸업한 자 ▪ 외국의 학교(보건복지부장관이 정하여 고시하는 인정기준에 해당하는 학교를 말함)를 졸업하고 외국의 간호사 면허를 받은 자	

결격사유 등 (제8조) (21충북 · 충남 · 전북, 20충북 · 강원)	다음의 어느 하나에 해당하는 자는 의료인이 될 수 없음 ▪ 「정신건강증진 및 정신질환자 복지서비스 지원에 관한 법률」에 따른 정신질환자. 다만, 전문의가 의료인으로서 적합하다고 인정하는 사람은 그러하지 아니함 ▪ 마약 · 대마 · 향정신성의약품 중독자 ▪ 피성년후견인 · 피한정후견인 ▪ 이 법 또는 「형법」 제233조(허위진단서의 작성 등), 제234조(위조사문서 등의 행사), 제269조(낙태), 제270조(의사 등의 낙태, 부동의 낙태), 제317조제1항(업무상비밀누설) 및 제347조(허위로 진료비를 청구하여 환자나 진료비를 지급하는 기관이나 단체를 속인 경우만을 말함), 「보건범죄단속에 관한 특별조치법」, 「지역보건법」, 「후천성면역결핍증 예방법」, 「응급의료에 관한 법률」, 「농어촌 등 보건의료를 위한 특별조치법」, 「시체 해부 및 보존 등에 관한 법률」, 「혈액관리법」, 「마약류관리에 관한 법률」, 「약사법」, 「모자보건법」, 그 밖에 대통령령으로 정하는 의료 관련 법령을 위반하여 금고 이상의 형을 선고받고 그 형의 집행이 종료되지 아니하였거나 집행을 받지 아니하기로 확정되지 아니한 자

국가시험

국가시험 등 (제9조) (22광주, 18전남 · 광주)	▪ 의사 · 치과의사 · 한의사 · 조산사 또는 간호사 국가시험과 의사 · 치과의사 · 한의사 예비시험(이하 "국가시험등"이라 함)은 매년 보건복지부장관이 시행함

<table>
<tr><th colspan="3">국가시험</th></tr>
<tr><td rowspan="7">국가시험 등
(제9조)
(계속)</td><td colspan="2">▪ 보건복지부장관은 국가시험 등의 관리를 대통령령으로 정하는 바에 따라 한국보건의료인국가시험원에 맡길 수 있음
▪ 보건복지부장관은 국가시험등의 관리를 맡긴 때에는 그 관리에 필요한 예산을 보조할 수 있음
▪ 국가시험 등에 필요한 사항은 대통령령으로 정함</td></tr>
<tr><td>국가시험 등의 범위
(시행령 3조)
(18광주)</td><td>▪ 의사·치과의사·한의사 예비시험은 외국의 의사·치과의사 또는 한의사 면허를 받은 자가 국가시험에 응시하는 데에 필요한 지식과 기능에 관하여 실시하되, 1차 시험과 2차 시험으로 구분하여 실시함
▪ 예비시험에 합격한 자는 다음 회의 국가시험부터 그 예비시험(1차 시험과 2차 시험을 포함함)을 면제함</td></tr>
<tr><td>국가시험 등의 시행 및 공고 등
(시행령 제4조)
(22광주, 18광주, 15부산)</td><td>▪ 보건복지부장관은 매년 1회 이상 국가시험과 예비시험(이하 “국가시험등”이라 함)을 시행하여야 함
▪ 보건복지부장관은 국가시험등의 관리에 관한 업무를 「한국보건의료인국가시험원법」에 따른 한국보건의료인국가시험원(이하 “국가시험등관리기관”이라 함)이 시행하도록 함
▪ 국가시험등관리기관의 장은 국가시험등을 실시하려면 미리 보건복지부장관의 승인을 받아 시험 일시, 시험 장소, 시험과목, 응시원서 제출기간, 그 밖에 시험의 실시에 관하여 필요한 사항을 시험 실시 90일 전까지 공고하여야 함. 다만, 시험장소는 지역별 응시인원이 확정된 후 시험 실시 30일 전까지 공고할 수 있음</td></tr>
<tr><td>시험과목 등
(시행령 제5조)
(18전남)</td><td>▪ 국가시험 등의 시험과목, 시험방법, 합격자 결정방법, 그 밖에 시험에 관하여 필요한 사항은 보건복지부령으로 정함</td></tr>
<tr><td>시험위원
(시행령 제6조)</td><td>▪ 국가시험등관리기관의 장은 국가시험등을 실시할 때마다 시험과목별로 전문지식을 갖춘 자 중에서 시험위원을 위촉함</td></tr>
<tr><td>국가시험등의 응시 및 합격자 발표
(시행령 제7조)
(18전남)</td><td>▪ 국가시험등에 응시하려는 자는 국가시험등관리기관의 장이 정하는 응시원서를 국가시험등관리기관의 장에게 제출하여야 함
▪ 국가시험등관리기관의 장은 국가시험등의 합격자를 결정하여 발표함</td></tr>
</table>

<table>
<tr><th colspan="2">국가시험 응시자격의 제한</th></tr>
<tr><td>응시자격 제한 등
(제10조)
(20충남·광주, 19경북, 18서울)</td><td>▪ 결격사유 등의 어느 하나에 해당하는 자는 국가시험등에 응시할 수 없음
▪ 부정한 방법으로 국가시험등에 응시한 자나 국가시험등에 관하여 부정행위를 한 자는 그 수험을 정지시키거나 합격을 무효로 함</td></tr>
</table>

국가시험 응시자격의 제한

응시자격 제한 등 (제10조) (계속)

- **보건복지부장관**은 수험이 정지되거나 합격이 무효가 된 사람에 대하여 처분의 사유와 위반 정도 등을 고려하여 **대통령령**으로 정하는 바에 따라 그 다음에 치러지는 이 법에 따른 국가시험등의 응시를 **3회의 범위에서 제한**할 수 있음

국가시험 등 응시제한 기준(시행령 [별표 1]) (20광주)

위반행위	응시제한 횟수
▪ 시험 중에 **대화 · 손동작 또는 소리 등으로 서로 의사소통을 하는 행위** ▪ 시험 중에 **허용되지 않는 자료를 가지고 있거나 해당 자료를 이용하는 행위** ▪ **응시원서를 허위로 작성**하여 **제출**하는 행위	1회
▪ 시험 중에 **다른 사람의 답안지 또는 문제지를 엿보고 본인의 답안지를 작성하는 행위** ▪ 시험 중에 다른 사람을 위해 시험 답안 등을 알려주거나 엿보게 하는 행위 ▪ 다른 사람의 도움을 받아 답안지를 작성하거나 다른 사람의 답안지 작성에 도움을 주는 행위 ▪ 본인이 작성한 답안지를 다른 사람과 교환하는 행위 ▪ **시험 중에 허용되지 아니한 전자장비 · 통신기기 또는 전자계산기기 등을 사용하여 시험답안을 전송하거나 작성하는 행위** ▪ 시험 중에 시험문제 내용과 관련된 물건(시험 관련 교재 및 요약자료를 포함함)을 다른 사람과 주고 받는 행위 ▪ 법 제8조(위의 결격사유 등 참조)의 어느 하나에 해당하는 사람이 시험에 응시하는 행위 ▪ **서류를 허위로 작성**하여 **제출**하는 행위	2회
▪ **본인이 직접 대리시험을 치르거나 다른 사람으로 하여금 시험을 치르게 하는 행위** ▪ 사전에 시험문제 또는 시험답안을 다른 사람에게 알려주는 행위 ▪ **사전에 시험문제 또는 시험답안을 알고 시험을 치르는 행위**	3회

면허 조건

면허 조건과 등록 (제11조) (20전북, 19인천, 15경북, 14전북)

- 보건복지부장관은 보건의료 시책에 필요하다고 인정하면 면허를 내줄 때 **3년 이내**의 기간을 정하여 **특정 지역이나 특정 업무**에 **종사할 것을 면허의 조건으로 붙일 수 있음**
- 등록대장은 **의료인의 종별로 따로 작성 · 비치**하여야 함
- 면허등록과 면허증에 필요한 사항은 **보건복지부령**으로 정함

면허 조건 (시행령 제10조)

- **특정 지역**"이란 **보건복지부장관이 정하는 보건의료 취약지를 말하고, "특정 업무"**란 **국 · 공립 보건의료기관의 업무와 국 · 공 · 사립 보건의학연구기관의 기초의학 분야에 속하는 업무**를 말함

권리	
의료기술 등에 대한 보호 (제12조) (19경북)	▪ 의료인이 하는 의료·조산·간호 등 의료기술의 의료행위에 대하여는 **이 법이나 다른 법령에 따로 규정된 경우 외에는 누구든지 간섭하지 못함** ▪ **누구든지** 의료기관의 의료용 시설·기재·약품, 그 밖의 기물 등을 파괴·손상하거나 의료기관을 점거하여 진료를 방해하여서는 아니 되며, 이를 교사하거나 방조하여서는 아니 됨 → 위반 시 5년 이하의 징역 또는 5천만원 이하의 벌금 ▪ **누구든지** 의료행위가 이루어지는 장소에서 의료행위를 행하는 의료인, 간호조무사 및 「의료기사 등에 관한 법률」에 따른 의료기사 또는 의료행위를 받는 사람을 **폭행·협박하여서는 아니 됨**
의료기재 압류 금지(제13조) (19경북)	▪ 의료인의 의료 업무에 필요한 **기구·약품, 그 밖의 재료는 압류하지 못함**
기구 등 우선공급 (제14조) (19경북)	▪ 의료인은 의료행위에 필요한 기구·약품, 그 밖의 시설 및 재료를 우선적으로 공급받을 권리가 있음 ▪ 의료인은 권리에 부수(附隨)되는 물품, 노력, 교통수단에 대하여서도 우선적으로 공급받을 권리가 있음

의무	
진료거부 금지 등 (제15조) (19경북)	▪ **의료인 또는 의료기관 개설자**는 진료나 조산 요청을 받으면 **정당한 사유 없이 거부하지 못함** → 위반 시: 1년 이하 징역 1천만원 이하 벌금 ▪ 의료인은 응급환자에게 「응급의료에 관한 법률」에서 정하는 바에 따라 **최선의 처치**를 하여야 함

세탁물 처리	
세탁물 처리 (제16조) (22경북, 20인천)	▪ 의료기관에서 나오는 세탁물은 **의료인·의료기관 또는 특별자치시장·특별자치도지사·시장·군수·구청장**(자치구의 구청장을 말함)에게 **신고한 자가 아니면 처리할 수 없음** ▪ 세탁물을 처리하는 자는 **보건복지부령**으로 정하는 바에 따라 **위생적으로 보관·운반·처리**하여야 함 ▪ 의료기관의 개설자와 의료기관세탁물처리업 신고를 한 세탁물처리업자는 세탁물의 처리 업무에 종사하는 사람에게 **보건복지부령**으로 정하는 바에 따라 **감염 예방에 관한 교육을 실시하고 그 결과를 기록하고 유지하여야 함** ▪ 세탁물처리업자가 **보건복지부령**으로 정하는 신고사항을 **변경**하거나 그 영업의 **휴업(1개월 이상의 휴업**을 말함)·**폐업 또는 재개업**을 하려는 경우에는 보건복지부령으로 정하는 바에 따라 **특별자치시장·특별자치도지사·시장·군수·구청장에게 신고**하여야 함 ▪ 세탁물을 처리하는 자의 시설·장비 기준, 신고 절차 및 지도·감독, 그 밖에 관리에 필요한 사항은 **보건복지부령**으로 정함

<table>
<tr><th colspan="3">세탁물 처리</th></tr>
<tr><th colspan="3">의료기관세탁물 관리규칙</th></tr>
<tr><td rowspan="4">정의
(제2조)
(20인천, 16서울)</td><td>의료기관세탁물</td><td>의료기관에 종사하는 자와 진료받는 환자가 사용하는 것으로서 세탁 과정을 거쳐 재사용할 수 있는 다음의 세탁물을 말함
▪ 침구류: 이불, 담요, 시트, 베개, 베갯잇 등
▪ 의류: 환자복, 신생아복, 근무복(수술복, 가운 등 환자와 접촉하는 의료기관 종사자가 근무 중 착용하는 의류를 말함) 등
▪ 기타 : 수술포, 기계포, 마스크, 모자, 수건, 기저귀, 커텐, 씌우개류, 수거자루 등</td></tr>
<tr><td>오염세탁물</td><td>세탁물 중 전염성 물질에 오염되었거나 오염될 우려가 있는 다음의 세탁물을 말함
▪ 「감염병의 예방 및 관리에 관한 법률」에 따른 감염병환자가 사용한 세탁물과 감염성 병원균에 오염될 우려가 있는 세탁물
▪ 환자의 피 · 고름 · 배설물 · 분비물 등에 오염된 세탁물
▪ 동물실험 시 감염증에 걸린 동물의 배설물 또는 분비물에 오염된 세탁물
▪ 그 밖에 감염성 병원균에 오염된 세탁물</td></tr>
<tr><td>기타세탁물</td><td>▪ 세탁물 중 오염세탁물 외의 세탁물을 말함</td></tr>
<tr><td>일반세탁물</td><td>▪ 의료기관세탁물 외의 세탁물을 말함</td></tr>
<tr><td>세탁물의 처리
(제4조)</td><td colspan="2">▪ 의료기관은 다음의 어느 하나의 방법으로 세탁물을 처리하여야 함
• 시설 기준에 맞는 세탁물 처리시설에서 자체 처리
• 처리업자에게 위탁 처리
▪ 처리업자는 의료기관으로부터 위탁받은 세탁물을 재위탁하여서는 아니 됨. 다만, 정전 · 단수 · 기계고장 등의 사유로 위탁받은 세탁물을 기한까지 처리할 수 없는 경우에는 시장 · 군수 · 구청장에게 신고한 후 다른 처리업자에게 재위탁하여 처리할 수 있음
▪ 의료기관과 처리업자는 오염세탁물을 「감염병의 예방 및 관리에 관한 법률 시행규칙」에 따른 증기소독, 끓는물 소독 또는 약물소독 방법으로 소독한 후 세탁하여야 함</td></tr>
<tr><td>세탁금지 세탁물
(제5조)
(17전남)</td><td colspan="2">의료기관은 다음의 세탁물을 재사용의 목적으로 세탁하거나 처리업자에게 처리를 위탁해서는 안 됨
▪ 피 · 고름이 묻은 붕대 및 거즈
▪ 마스크 · 수술포 등 일회용 제품류
▪ 바이러스성 출혈열(에볼라바이러스병, 마버그열, 라싸열, 크리미안콩고출혈열, 남아메리카출혈열 및 리프트밸리열의 경우만 해당함) 환자의 혈액이나 체액으로 오염된 세탁물
▪ 크로이츠펠트–야콥병(CJD) 및 변종크로이츠펠트–야콥병(vCJD) 확진 또는 의심환자의 중추신경계 조직으로 오염된 세탁물</td></tr>
</table>

세탁물 처리	
감염 예방 교육 (제8조) (19충북)	▪ 의료기관과 처리업자는 세탁물 처리업무에 종사하는 사람에게 **연 4시간 이상** 다음의 내용이 포함된 감염 예방에 관한 교육(인터넷 교육 등을 포함함)을 해야 함 • 손 위생 방법 • 개인보호장비의 사용방법 • 세탁물 취급 시 주의사항 • 소독약품 사용 시 주의사항 • 세탁물 처리시설 및 장비의 위생관리 방법 ▪ 의료기관과 처리업자가 교육을 할 수 없다고 인정할 때에는 시장 · 군수 · 구청장은 **보건소장이나 관련 단체**로 하여금 그 교육을 하게 할 수 있음

진단서와 처방전	
진단서 등 (제17조) (20전남, 16충북, 14전북)	▪ 의료업에 종사하고 직접 진찰하거나 검안(檢案)한 **의사**[이하 이 항에서는 검안서에 한하여 검시(檢屍)업무를 담당하는 국가기관에 종사하는 의사를 포함함], **치과의사, 한의사**가 **아니면 진단서 · 검안서 · 증명서**를 작성하여 환자(**환자가 사망하거나 의식이 없는 경우**에는 **직계존속 · 비속, 배우자 또는 배우자의 직계존속**을 말하며, 환자가 사망하거나 의식이 없는 경우로서 환자의 직계존속 · 비속, 배우자 및 배우자의 직계존속이 **모두 없는 경우**에는 **형제자매**를 말함) 또는 「형사소송법」에 따라 검시(檢屍)를 하는 **지방검찰청검사**(검안서에 한함)에게 교부하지 못함 ▪ **다만,** 진료 중이던 환자가 **최종 진료 시부터 48시간 이내에 사망한 경우에는 다시 진료하지 아니하더라도 진단서나 증명서를 내줄 수 있으며, 환자 또는 사망자를 직접 진찰하거나 검안한 의사 · 치과의사 또는 한의사가 부득이한 사유로 진단서 · 검안서 또는 증명서를 내줄 수 없으면 같은 의료기관에 종사하는 다른 의사 · 치과의사 또는 한의사가 환자의 진료기록부 등에 따라 내줄 수 있음** ▪ 의료업에 종사하고 직접 조산한 **의사 · 한의사 또는 조산사**가 아니면 **출생 · 사망 또는 사산 증명서**를 내주지 못함. **다만,** 직접 조산한 의사 · 한의사 또는 조산사가 부득이한 사유로 증명서를 내줄 수 없으면 **같은 의료기관**에 종사하는 다른 의사 · 한의사 또는 조산사가 진료기록부 등에 따라 **증명서를 내줄 수 있음** ▪ **의사 · 치과의사 또는 한의사**는 자신이 진찰하거나 검안한 자에 대한 진단서 · 검안서 또는 증명서 교부를 요구받은 때에는 **정당한 사유 없이 거부하지 못함** ▪ **의사 · 한의사 또는 조산사**는 자신이 조산(助産)한 것에 대한 출생 · 사망 또는 사산 증명서 교부를 요구받은 때에는 **정당한 사유 없이 거부하지 못함** ▪ 규정에 따른 진단서, 증명서의 서식 · 기재사항, 그 밖에 필요한 사항은 **보건복지부령**으로 정함

<table>
<tr><th colspan="3">진단서와 처방전</th></tr>
<tr><td rowspan="3">처방전
(제17조의2)
(22광주, 20전북)</td><td colspan="2">▪ 의료업에 종사하고 직접 진찰한 의사, 치과의사 또는 한의사가 아니면 처방전(전자처방전을 포함함)을 작성하여 환자에게 교부하거나 발송(전자처방전에 한정함)하지 못하며, 의사, 치과의사 또는 한의사에게 직접 진찰을 받은 환자가 아니면 누구든지 그 의사, 치과의사 또는 한의사가 작성한 처방전을 수령하지 못함
▪ 의사, 치과의사 또는 한의사는 다음의 어느 하나에 해당하는 경우로서 해당 환자 및 의약품에 대한 안전성을 인정하는 경우에는 환자의 직계존속·비속, 배우자 및 배우자의 직계존속, 형제자매 또는 「노인복지법」에 따른 노인의료복지시설에서 근무하는 사람 등 대통령령으로 정하는 사람(이하 이 조에서 "대리수령자"라 함)에게 처방전을 교부하거나 발송할 수 있으며 대리수령자는 환자를 대리하여 그 처방전을 수령할 수 있음
• 환자의 의식이 없는 경우
• 환자의 거동이 현저히 곤란하고 동일한 상병(傷病)에 대하여 장기간 동일한 처방이 이루어지는 경우
▪ 처방전의 발급 방법·절차 등에 필요한 사항은 보건복지부령으로 정함</td></tr>
<tr><td>대리수령자의 범위
(시행령 제10조의2)
(20전북)</td><td>▪ 환자의 직계존속·비속 및 직계비속의 배우자
▪ 환자의 배우자 및 배우자의 직계존속
▪ 환자의 형제자매
▪ 「노인복지법」에 따른 노인의료복지시설에서 근무하는 사람
▪ 「장애인복지법」에 따른 장애인 거주시설에서 근무하는 사람
▪ 그 밖에 환자의 계속적인 진료를 위해 필요한 경우로서 보건복지부장관이 인정하는 사람</td></tr>
<tr><td>처방전의 대리수령 방법
(시행규칙 제11조의2)</td><td>▪ 대리수령자가 처방전을 수령하려는 때에는 의사, 치과의사 또는 한의사에게 처방전 대리수령 신청서를 제출해야 함. 이 경우 다음의 서류를 함께 제시해야 함
• 대리수령자의 신분증(주민등록증, 여권, 운전면허증, 그 밖에 공공기관에서 발행한 본인임을 확인할 수 있는 신분증을 말함) 또는 그 사본
• 환자와의 관계를 증명할 수 있는 다음의 구분에 따른 서류
◆ 환자의 직계존속·비속 및 직계비속의 배우자, 환자의 배우자 및 배우자의 직계존속, 환자의 형제자매에 해당하는 사람: 가족관계증명서, 주민등록표 등본 등 친족관계임을 확인할 수 있는 서류
◆ 노인의료복지시설에서 근무하는 사람: 「노인복지법」에 따른 노인의료복지시설에서 발급한 재직증명서
◆ 장애인 거주시설에서 근무하는 사람 : 「장애인복지법」에 따른 장애인 거주시설에서 발급한 재직증명서</td></tr>
</table>

<table>
<tr><th colspan="3">진단서와 처방전</th></tr>
<tr><td>처방전
(제17조의2)
(계속)</td><td>처방전의 대리수령 방법
(시행규칙 제11조의2)
(계속)</td><td>• 환자의 신분증 또는 그 사본. 다만, 「주민등록법」에 따른 주민등록증이 발급되지 않은 만 17세 미만의 환자는 제외함
▪ 의사, 치과의사 또는 한의사는 제출받은 처방전 대리수령 신청서를 제출받은 날부터 1년간 보관해야 함</td></tr>
<tr><td rowspan="2">처방전 작성과 교부
(제18조)
(20대구, 19전북, 17인천)</td><td colspan="2">▪ 의사나 치과의사는 환자에게 의약품을 투여할 필요가 있다고 인정하면 「약사법」에 따라 자신이 직접 의약품을 조제할 수 있는 경우가 아니면 보건복지부령으로 정하는 바에 따라 처방전을 작성하여 환자에게 내주거나 발송(전자처방전만 해당된다)하여야 함
▪ 처방전의 서식, 기재사항, 보존, 그 밖에 필요한 사항은 보건복지부령으로 정함
▪ 누구든지 정당한 사유 없이 전자처방전에 저장된 개인정보를 탐지하거나 누출·변조 또는 훼손하여서는 아니 됨
▪ 처방전을 발행한 의사 또는 치과의사(처방전을 발행한 한의사를 포함함)는 처방전에 따라 의약품을 조제하는 약사 또는 한약사가 「약사법」에 따라 문의한 때 즉시 이에 응하여야 함. 다만, 다음의 어느 하나에 해당하는 사유로 약사 또는 한약사의 문의에 응할 수 없는 경우 사유가 종료된 때 즉시 이에 응하여야 함
• 「응급의료에 관한 법률」에 따른 응급환자를 진료 중인 경우
• 환자를 수술 또는 처치 중인 경우
• 그 밖에 약사의 문의에 응할 수 없는 정당한 사유가 있는 경우
▪ 의사, 치과의사 또는 한의사가 「약사법」에 따라 자신이 직접 의약품을 조제하여 환자에게 그 의약품을 내어주는 경우에는 그 약제의 용기 또는 포장에 환자의 이름, 용법 및 용량, 그 밖에 보건복지부령으로 정하는 사항을 적어야 함. 다만, 급박한 응급의료상황 등 환자의 진료 상황이나 의약품의 성질상 그 약제의 용기 또는 포장에 적는 것이 어려운 경우로서 보건복지부령으로 정하는 경우에는 그러하지 아니함</td></tr>
<tr><td>처방전의 기재 사항 등
(시행규칙 제12조)
(22광주·서울·전남, 20대구, 19전북)</td><td>▪ 의사나 치과의사는 환자에게 처방전을 발급하는 경우에는 처방전에 다음의 사항을 적은 후 서명(「전자서명법」에 따른 전자서명을 포함함)하거나 도장을 찍어야 함. 다만, 질병분류기호의 사항은 환자가 요구한 경우에는 적지 않음
• 환자의 성명 및 주민등록번호
• 의료기관의 명칭, 전화번호 및 팩스번호
• 질병분류기호
• 의료인의 성명·면허종류 및 번호
• 처방 의약품의 명칭(일반명칭, 제품명이나 「약사법」에 따른 대한민국약전에서 정한 명칭을 말함)·분량·용법 및 용량
• 처방전 발급 연월일 및 사용기간
• 의약품 조제시 참고 사항</td></tr>
</table>

<table>
<tr><th colspan="3">진단서와 처방전</th></tr>
<tr><td rowspan="2">처방전 작성과 교부)
(계속)</td><td>처방전의 기재 사항 등
(시행규칙 제12조)
(계속)</td><td>• 「국민건강보험법 시행령」에 따라 건강보험 가입자 또는 피부양자가 요양급여 비용의 일부를 부담하는 행위 · 약제 및 치료재료에 대하여 보건복지부장관이 정하여 고시하는 본인부담 구분기호
• 「의료급여법 시행령」 및 「의료급여법 시행규칙」에 따라 수급자가 의료급여 비용의 전부 또는 일부를 부담하는 행위 · 약제 및 치료재료에 대하여 보건복지부장관이 정하여 고시하는 본인부담 구분기호
▪ 의사나 치과의사는 환자에게 처방전 2부를 발급하여야 함. 다만, 환자가 그 처방전을 추가로 발급하여 줄 것을 요구하는 경우에는 환자가 원하는 약국으로 팩스 · 컴퓨터통신 등을 이용하여 송부할 수 있음
▪ 의사나 치과의사는 환자를 치료하기 위하여 필요하다고 인정되면 다음 내원일(內院日)에 사용할 의약품에 대하여 미리 처방전을 발급할 수 있음</td></tr>
<tr><td>약제용기 등의 기재사항
(시행규칙 제13조)</td><td>법 제18조제5항에서 “보건복지부령으로 정하는 사항”이란 다음의 사항을 말함
▪ 약제의 내용 · 외용의 구분에 관한 사항
▪ 조제자의 면허 종류 및 성명
▪ 조제 연월일
▪ 조제자가 근무하는 의료기관의 명칭 · 소재지</td></tr>
<tr><td>의약품정보의 확인
(제18조의2)
(22인천, 16충남)</td><td colspan="2">▪ 의사 및 치과의사는 처방전을 작성하거나 「약사법」에 따라 의약품을 자신이 직접 조제하는 경우에는 다음의 정보(이하 “의약품정보”라 함)를 미리 확인하여야 함
• 환자에게 처방 또는 투여되고 있는 의약품과 동일한 성분의 의약품인지 여부
• 식품의약품안전처장이 병용금기, 특정연령대 금기 또는 임부금기 등으로 고시한 성분이 포함되는지 여부
• 그 밖에 보건복지부령으로 정하는 정보</td></tr>
</table>

정보 누설 금지 (제19조) (22전남, 19충북 · 경북)	▪ 의료인이나 의료기관 종사자는 이 법이나 다른 법령에 특별히 규정된 경우 외에는 의료 · 조산 또는 간호업무나 진단서 · 검안서 · 증명서 작성 · 교부 업무, 처방전 작성 · 교부 업무, 진료기록 열람 · 사본 교부 업무, 진료기록부등 보존 업무 및 전자의무기록 작성 · 보관 · 관리 업무를 하면서 알게 된 다른 사람의 정보를 누설하거나 발표하지 못함 ▪ 의료기관 인증에 관한 업무에 종사하는 자 또는 종사하였던 자는 그 업무를 하면서 알게 된 정보를 다른 사람에게 누설하거나 부당한 목적으로 사용하여서는 아니 됨
태아 성 감별 행위 등 금지 (제20조) (22전남, 19서울, 18강원)	의료인은 임신 32주 이전에 태아나 임부를 진찰하거나 검사하면서 알게 된 태아의 성(性)을 임부, 임부의 가족, 그 밖의 다른 사람이 알게 하여서는 아니 됨

기록 열람	

기록 열람 등
(제21조)
(20서울 · 대구, 19충남 · 울산, 17서울 · 충남)
	▪ 환자는 의료인, 의료기관의 장 및 의료기관 종사자에게 본인에 관한 기록(추가기재 · 수정된 경우 추가기재 · 수정된 기록 및 추가기재 · 수정 전의 원본을 모두 포함함)의 전부 또는 일부에 대하여 열람 또는 그 사본의 발급 등 내용의 확인을 요청할 수 있음. 이 경우 의료인, 의료기관의 장 및 의료기관 종사자는 정당한 사유가 없으면 이를 거부하여서는 아니 됨
	▪ 의료인, 의료기관의 장 및 의료기관 종사자는 환자가 아닌 다른 사람에게 환자에 관한 기록을 열람하게 하거나 그 사본을 내주는 등 내용을 확인할 수 있게 하여서는 아니 됨
	▪ 의료인, 의료기관의 장 및 의료기관 종사자는 다음의 어느 하나에 해당하면 그 기록을 열람하게 하거나 그 사본을 교부하는 등 그 내용을 확인할 수 있게 하여야 함. 다만, 의사 · 치과의사 또는 한의사가 환자의 진료를 위하여 불가피하다고 인정한 경우에는 그러하지 아니함
	• 환자의 배우자, 직계 존속 · 비속, 형제 · 자매(환자의 배우자 및 직계 존속 · 비속, 배우자의 직계존속이 모두 없는 경우에 한정함) 또는 배우자의 직계 존속이 환자 본인의 동의서와 친족관계임을 나타내는 증명서 등을 첨부하는 등 보건복지부령으로 정하는 요건을 갖추어 요청한 경우
	• 환자가 지정하는 대리인이 환자 본인의 동의서와 대리권이 있음을 증명하는 서류를 첨부하는 등 보건복지부령으로 정하는 요건을 갖추어 요청한 경우
	• 환자가 사망하거나 의식이 없는 등 환자의 동의를 받을 수 없어 환자의 배우자, 직계 존속 · 비속, 형제 · 자매(환자의 배우자 및 직계 존속 · 비속, 배우자의 직계존속이 모두 없는 경우에 한정함) 또는 배우자의 직계 존속이 친족관계임을 나타내는 증명서 등을 첨부하는 등 보건복지부령으로 정하는 요건을 갖추어 요청한 경우
	• 「국민건강보험법」에 따른 요청이 있는 경우
	• 「의료급여법」에 따른 요청이 있는 경우
	• 「형사소송법」에 따른 경우
	• 「군사법원법」에 따른 경우
	• 「민사소송법」에 따른 문서 제출을 명한 경우
	• 「산업재해보상보험법」에 따른 요청이 있는 경우
	• 「자동차손해배상 보장법」에 따른 요청이 있는 경우
	• 「병역법」에 따른 요청이 있는 경우
	• 「학교안전사고 예방 및 보상에 관한 법률」에 따라 필요하다고 인정하여 「국민건강보험법」에 따른 요청이 있는 경우
	• 「고엽제후유의증 등 환자지원 및 단체설립에 관한 법률」에 따른 요청이 있는 경우
	• 다음과 같은 「의료사고 피해구제 및 의료분쟁 조정 등에 관한 법률」에 따른 경우
	  ◆ 의료사고의 감정을 위하여 필요하다고 인정하는 경우
	  ◆ 의료사고가 발생한 보건의료기관에 출입하여 관련 문서 또는 물건을 조사 · 열람

기록 열람

기록 열람 등 (제21조) (계속)	또는 복사한 경우 • 「국민연금법」에 따른 요청이 있는 경우 • 다음의 어느 하나에 따라 **공무원 또는 공무원이었던 사람을 진료한 의료기관에 해당 진료에 관한 사항의 열람 또는 사본 교부를 요청하는 경우** ◆ 「공무원연금법」에 따른 요청이 있는 경우 ◆ 「공무원 재해보상법」에 따른 요청이 있는 경우 • 「사립학교교직원 연금법」에 따른 요청이 있는 경우 • 「장애인복지법」에 따른 요청이 있는 경우 • 「감염병의 예방 및 관리에 관한 법률」에 따른 요청이 있는 경우 • 「국가유공자 등 예우 및 지원에 관한 법률」에 따른 요청이 있는 경우 • 「한국보훈복지의료공단법」에 따른 요청이 있는 경우 ▪ 진료기록을 보관하고 있는 의료기관이나 진료기록이 **이관된 보건소**에 근무하는 **의사 · 치과의사 또는 한의사는 자신이 직접 진료하지 아니한 환자**의 과거 진료 내용의 확인 요청을 받은 경우에는 진료기록을 근거로 하여 **사실을 확인하여 줄 수 있음**

진료기록부

진료기록부 등 (제22조) (22전남, 18서울 · 경북 · 충남, 17서울 · 인천 · 대전 · 충북)	▪ 의료인은 각각 **진료기록부, 조산기록부, 간호기록부, 그 밖의 진료에 관한 기록**(이하 "진료기록부등"이라 함)을 갖추어 두고 **환자의 주된 증상, 진단 및 치료 내용 등 보건복지부령으로 정하는 의료행위에 관한 사항과 의견을 상세히 기록하고 서명**하여야 함 ▪ 의료인이나 의료기관 개설자는 진료기록부등[전자의무기록(電子醫務記錄)을 포함하며, 추가기재 · 수정된 경우 추가기재 · 수정된 진료기록부등 및 추가기재 · 수정 전의 원본을 모두 포함함]을 **보건복지부령**으로 정하는 바에 따라 **보존**하여야 함 ▪ 의료인은 진료기록부등을 거짓으로 작성하거나 고의로 사실과 다르게 추가기재 · 수정하여서는 **아니 됨** ▪ **보건복지부장관**은 의료인이 진료기록부등에 기록하는 질병명, 검사명, 약제명 등 의학용어와 진료기록부등의 서식 및 세부내용에 관한 표준을 마련하여 고시하고 의료인 또는 의료기관 개설자에게 그 준수를 **권고**할 수 있음

진료기록부 등의 기재 사항
(시행규칙 제14조)
(22전남, 19서울, 15대구)

진료기록부	조산기록부	간호기록부
▪ 진료를 받은 사람의 주소 · 성명 · 연락처 · **주민등록번호 등 인적사항** ▪ **주된 증상. 이 경우 의사**	▪ 조산을 받은 자의 주소 · 성명 · 연락처 · **주민등록번호 등 인적사항** ▪ 생 · 사산별(生 · 死産別) 분만 횟수	▪ 간호를 받는 사람의 **성명** ▪ 체온 · 맥박 · 호흡 · 혈압에 관한 사항

진료기록부

진료기록부 등 (제22조) (계속)

진료기록부 등의 기재 사항 (시행규칙 제14조) (계속)

진료기록부	조산기록부	간호기록부
가 필요하다고 인정하면 주된 증상과 관련한 병력(病歷) · 가족력(家族歷)을 추가로 기록할 수 있음 ▪ **진단결과 또는 진단명** ▪ 진료경과(외래환자는 재진환자로서 증상 · 상태, 치료내용이 변동되어 의사가 그 변동을 기록할 필요가 있다고 인정하는 환자만 해당함) ▪ **치료 내용(주사 · 투약 · 처치 등)** ▪ **진료 일시(日時)**	▪ 임신 후의 경과와 그에 대한 소견 ▪ 임신 중 의사에 의한 건강진단의 유무(결핵 · 성병에 관한 검사를 포함함) ▪ 분만 장소 및 분만 연월일시분(年月日時分) ▪ 분만의 경과 및 그 처치 ▪ 산아(産兒) 수와 그 성별 및 생 · 사의 구별 ▪ 산아와 태아부속물에 대한 소견 ▪ 산후의 의사의 건강진단 유무	▪ **투약에 관한 사항** ▪ 섭취 및 배설물에 관한 사항 ▪ **처치와 간호에 관한 사항** ▪ 간호 일시(日時)

진료기록부 등의 보존 (시행규칙 제15조) (22전남 · 충남, 20인천 · 대전 · 광주 · 부산)

2년	3년	5년	10년
처방전	**진단서 등의 부본(진단서 · 사망진단서 및 시체검안서)**	▪ **환자 명부** ▪ **검사내용 및 검사소견기록** ▪ **방사선 사진 및 그 소견서** ▪ **간호기록부** ▪ **조산기록부**	▪ **진료기록부** ▪ **수술기록**

전자의무기록과 진료정보 침해사고

전자의무기록 (제23조) (16인천)

- **의료인이나 의료기관 개설자**는 진료기록부등을 「전자서명법」에 따른 전자서명이 기재된 **전자의무기록을 작성 · 보관**할 수 있음
- 의료인이나 의료기관 개설자는 **보건복지부령**으로 정하는 바에 따라 **전자의무기록을 안전하게 관리 · 보존하는 데에 필요한 시설과 장비**를 갖추어야 함
- 누구든지 정당한 사유 없이 전자의무기록에 저장된 **개인정보를 탐지하거나 누출 · 변조 또는 훼손하여서는 아니 됨**
- 의료인이나 의료기관 개설자는 전자의무기록에 **추가기재 · 수정을 한 경우** 보건복지부령으로 정하는 바에 따라 **접속기록을 별도로 보관**하여야 함

<table>
<tr><th colspan="3">전자의무기록과 진료정보 침해사고</th></tr>
<tr><td rowspan="2">진료정보
침해사고의 통지
(제23조의3)</td><td colspan="2">▪ 의료인 또는 의료기관 개설자는 전자의무기록에 대한 전자적 침해행위로 진료정보가 유출되거나 의료기관의 업무가 교란 · 마비되는 등 대통령령으로 정하는 "진료정보침해사고"가 발생한 때에는 보건복지부장관에게 즉시 그 사실을 통지하여야 함
▪ 보건복지부장관은 진료정보 침해사고의 통지를 받거나 진료정보 침해사고가 발생한 사실을 알게 되면 이를 관계 행정기관에 통보하여야 함</td></tr>
<tr><td>진료정보
침해사고의 유형
(시행령 제10조의9)</td><td>진료정보가 유출되거나 의료기관의 업무가 교란 · 마비되는 등 대통령령으로 정하는 사고
▪ 진료정보의 도난 · 유출
▪ 진료정보의 파기 · 손상 · 은닉 · 멸실
▪ 전자의무기록시스템의 교란 · 마비</td></tr>
<tr><td rowspan="2">진료정보
침해사고의 예방
및 대응 등
(제23조의4)
(22부산)</td><td colspan="2">보건복지부장관은 진료정보 침해사고의 예방 및 대응을 위하여 다음의 업무를 수행함
▪ 진료정보 침해사고에 관한 정보의 수집 · 전파
▪ 진료정보 침해사고의 예보 · 경보
▪ 진료정보 침해사고에 대한 긴급조치
▪ 전자의무기록에 대한 전자적 침해행위의 탐지 · 분석
▪ 그 밖에 진료정보 침해사고 예방 및 대응을 위하여 대통령령으로 정하는 사항</td></tr>
<tr><td>진료정보
침해사고의 예방 및
대응을 위한 조치
(시행령 제10조의10)
(22부산)</td><td>"대통령령으로 정하는 사항"이란 다음의 사항을 말함
▪ 의료기관의 전자의무기록시스템에 대한 취약점 점검
▪ 의료인 또는 의료기관 개설자에 대한 교육 및 훈련
▪ 그 밖에 전자의무기록의 안전성 및 신뢰성을 확보하기 위해 필요한 사항으로서 보건복지부장관이 정하여 고시하는 사항</td></tr>
</table>

<table>
<tr><td>부당한 경제적
이익등의 취득
금지
(제23조의5)
(16인천)</td><td>▪ 의료인, 의료기관 개설자 및 의료기관 종사자는 「약사법」에 따른 의약품공급자로부터 의약품 채택 · 처방유도 · 거래유지 등 판매촉진을 목적으로 제공되는 금전, 물품, 편익,노무, 향응, 그 밖의 경제적 이익을 받거나 의료기관으로 하여금 받게 하여서는 아니 됨. 다만, 견본품 제공, 학술대회 지원, 임상시험 지원, 제품설명회, 대금결제조건에 따른 비용할인, 시판 후 조사 등의 행위(이하 "견본품 제공등의 행위"라 함)로서 보건복지부령으로 정하는 범위 안의 경제적 이익등인 경우에는 그러하지 아니함
▪ 의료인, 의료기관 개설자 및 의료기관 종사자는 「의료기기법」에 따른 제조업자, 의료기기 수입업자, 의료기기 판매업자 또는 임대업자로부터 의료기기 채택 · 사용유도 · 거래유지 등 판매촉진을 목적으로 제공되는 경제적 이익등을 받거나 의료기관으로 하여금 받게 하여서는 아니 됨. 다만, 견본품 제공등의 행위로서 보건복지부령으로 정하는 범위 안의 경제적 이익등인 경우에는 그러하지 아니함</td></tr>
</table>

의료행위에 관한 설명 (제24조의2) (22울산)	▪ 의사 · 치과의사 또는 한의사는 **사람의 생명 또는 신체에 중대한 위해를 발생하게 할 우려가 있는 수술, 수혈, 전신마취**를 하는 경우 **환자**(환자가 의사결정능력이 없는 경우 환자의 법정대리인을 말함)에게 **설명**하고 **서면**(전자문서를 포함)으로 그 **동의를 받아야 함.** 다만, 설명 및 동의 절차로 인하여 수술등이 지체되면 환자의 생명이 위험하여지거나 심신상의 중대한 장애를 가져오는 경우에는 **그러하지 아니함** → 위반 시 300만원 이하의 과태료를 부과 ▪ **환자에게 설명하고 동의를 받아야 하는 사항**은 다음과 같음 • **환자에게 발생하거나 발생 가능한 증상의 진단명** • **수술등의 필요성, 방법 및 내용** • 환자에게 설명을 하는 의사, 치과의사 또는 한의사 및 수술등에 참여하는 **주된 의사,치과의사 또는 한의사의 성명** • 수술등에 따라 전형적으로 발생이 **예상되는 후유증 또는 부작용** • 수술등 전 · 후 **환자가 준수하여야 할 사항** ▪ **환자**는 의사, 치과의사 또는 한의사에게 **동의서 사본의 발급을 요청**할 수 있음. 이 경우 요청을 받은 의사, 치과의사 또는 한의사는 정당한 사유가 없으면 이를 거부하여서는 아니 됨 ▪ 동의를 받은 사항 중 **수술등의 방법 및 내용, 수술등에 참여한 주된 의사, 치과의사 또는 한의사가 변경된 경우**에는 변경 사유와 **내용을 환자에게 서면으로 알려야 함** → 위반 시 300만원 이하의 과태료를 부과 ▪ 설명, 동의 및 고지의 방법 · 절차 등 필요한 사항은 **대통령령**으로 정함
신고 (제25조) (17인천, 16인천)	▪ 의료인은 **대통령령**으로 정하는 바에 따라 **최초로 면허를 받은 후부터 3년마다** 그 실태와 취업상황 등을 **보건복지부장관에게 신고**하여야 함 ▪ 보건복지부장관은 보수교육을 이수하지 아니한 의료인에 대하여 신고를 반려할 수 있음 ▪ 보건복지부장관은 신고 수리 업무를 **대통령령으로 정하는 바에 따라 관련 단체 등에 위탁**할 수 있음
변사체 신고(제26조) (20충남 · 전북 · 제주, 17인천 · 광주)	**의사 · 치과의사 · 한의사 및 조산사**는 사체를 검안하여 **변사(變死)한 것으로 의심되는 때**에는 **사체의 소재지를 관할하는 경찰서장에게 신고**하여야 함

의료행위의 제한	
무면허 의료행위 등 금지 (제27조) (16광주 · 전남, 15부산)	▪ **의료인이 아니면** 누구든지 의료행위를 할 수 없으며 의료인도 면허된 것 이외의 의료행위를 할 수 없음. **다만,** 다음의 자는 **보건복지부령으로 정하는 범위**에서 의료행위를 할 수 있음 • **외국의 의료인 면허를 가진 자로서 일정 기간 국내에 체류하는 자** • 의과대학, 치과대학, 한의과대학, 의학전문대학원, 치의학전문대학원, 한의학전문대학원, 종합병원 또는 외국 의료원조기관의 **의료봉사 또는 연구 및 시범사업**을 위하여 의료행위를 하는 자 • 의학 · 치과의학 · 한방의학 또는 간호학을 전공하는 **학교의 학생**

<table>
<tr><th colspan="3">의료행위의 제한</th></tr>
<tr><td rowspan="3">무면허 의료행위 등 금지
(제27조)
(계속)</td><td colspan="2">▪ 의료인이 아니면 의사·치과의사·한의사·조산사 또는 간호사 명칭이나 이와 비슷한 명칭을 사용하지 못함
▪ 누구든지 「국민건강보험법」이나 「의료급여법」에 따른 본인부담금을 면제하거나 할인하는 행위, 금품 등을 제공하거나 불특정 다수인에게 교통편의를 제공하는 행위 등 영리를 목적으로 환자를 의료기관이나 의료인에게 소개·알선·유인하는 행위 및 이를 사주하는 행위를 하여서는 아니 됨. 다만, 다음의 어느 하나에 해당하는 행위는 할 수 있음
• 환자의 경제적 사정 등을 이유로 개별적으로 관할 시장·군수·구청장의 사전승인을 받아 환자를 유치하는 행위
• 「국민건강보험법」에 따른 가입자나 피부양자가 아닌 외국인(보건복지부령으로 정하는 바에 따라 국내에 거주하는 외국인은 제외함)환자를 유치하기 위한 행위
▪ 「보험업법」에 따른 보험회사, 상호회사, 보험설계사, 보험대리점 또는 보험중개사는 외국인환자를 유치하기 위한 행위를 하여서는 아니 됨
▪ 누구든지 의료인이 아닌 자에게 의료행위를 하게 하거나 의료인에게 면허 사항 외의 의료행위를 하게 하여서는 아니 됨</td></tr>
<tr><td>외국면허 소지자의 의료행위
(시행규칙 제18조)
(16광주·전남, 15부산, 14경북)</td><td>외국의 의료인 면허를 가진 자로서 다음의 어느 하나에 해당하는 업무를 수행하기 위하여 국내에 체류하는 자는 그 업무를 수행하기 위하여 필요한 범위에서 보건복지부장관의 승인을 받아 의료행위를 할 수 있음
▪ 외국과의 교육 또는 기술협력에 따른 교환교수의 업무
▪ 교육연구사업을 위한 업무
▪ 국제의료봉사단의 의료봉사 업무</td></tr>
<tr><td>의과대학생 등의 의료행위
(시행규칙 제19조)
(15부산, 14경북)</td><td>▪ 의과대학 등, 종합병원 또는 외국 의료원조기관의 의료봉사 또는 연구 및 시범사업을 위하여 의료행위를 하는 자의 의료행위 범위는 다음과 같음
• 국민에 대한 의료봉사활동을 위한 의료행위
• 전시·사변이나 그 밖에 이에 준하는 국가비상사태 시에 국가나 지방자치단체의 요청에 따라 행하는 의료행위
• 일정한 기간의 연구 또는 시범 사업을 위한 의료행위
▪ 의학·치과의학·한방의학 또는 간호학을 전공하는 학교의 학생은 다음의 의료행위를 할 수 있음
• 전공 분야와 관련되는 실습을 하기 위하여 지도교수의 지도·감독을 받아 행하는 의료행위
• 국민에 대한 의료봉사활동으로서 의료인의 지도·감독을 받아 행하는 의료행위
• 전시·사변이나 그 밖에 이에 준하는 국가비상사태 시에 국가나 지방자치단체의 요청에 따라 의료인의 지도·감독을 받아 행하는 의료행위</td></tr>
</table>

<table>
<tr><th colspan="3">의료인 단체</th></tr>
<tr><td rowspan="2">중앙회와 지부
(제28조)
(22경기경채)</td><td colspan="2">▪ 의사 · 치과의사 · 한의사 · 조산사 및 간호사는 대통령령으로 정하는 바에 따라 각각 전국적 조직을 두는 의사회 · 치과의사회 · 한의사회 · 조산사회 및 간호사회(이하 “중앙회”라 함)를 각각 설립하여야 함
▪ 중앙회는 법인으로 함
▪ 중앙회에 관하여 이 법에 규정되지 아니한 사항에 대하여는 「민법」 중 사단법인에 관한 규정을 준용함
▪ 중앙회는 대통령령으로 정하는 바에 따라 특별시 · 광역시 · 도와 특별자치도(이하 “시 · 도”라 함)에 지부를 설치하여야 하며, 시 · 군 · 구(자치구만을 말함)에 분회를 설치할 수 있음. 다만, 그 외의 지부나 외국에 의사회 지부를 설치하려면 보건복지부장관의 승인을 받아야 함
▪ 중앙회가 지부나 분회를 설치한 때에는 그 지부나 분회의 책임자는 지체 없이 특별시장 · 광역시장 · 도지사 · 특별자치도지사(이하 “시 · 도지사”라 함) 또는 시장 · 군수 · 구청장에게 신고하여야 함
▪ 각 중앙회는 자격정지 처분 요구에 관한 사항 등을 심의 · 의결하기 위하여 윤리위원회를 둠
▪ 윤리위원회의 구성, 운영 등에 관한 사항은 대통령령으로 정함</td></tr>
<tr><td>윤리위원회의 구성
(시행령 제11조의2)</td><td>▪ 윤리위원회는 위원장 1명을 포함한 11명의 위원으로 구성함
▪ 위원장은 위원 중에서 각 중앙회의 장이 위촉함
▪ 위원은 다음의 사람 중에서 각 중앙회의 장이 성별을 고려하여 위촉하되, 경험과 학식이 풍부한 사람이 4명 이상 포함되어야 함
• 각 중앙회 소속 회원으로서 의료인 경력이 10년 이상인 사람
• 의료인이 아닌 사람으로서 법률, 보건, 언론, 소비자 권익 등에 관하여 경험과 학식이 풍부한 사람
▪ 위원의 임기는 3년으로 하며, 한 번만 연임할 수 있음</td></tr>
<tr><td>설립 허가 등
(제29조)</td><td colspan="2">▪ 중앙회를 설립하려면 대표자는 대통령령으로 정하는 바에 따라 정관과 그 밖에 필요한 서류를 보건복지부장관에게 제출하여 설립 허가를 받아야 함
▪ 중앙회의 정관에 적을 사항은 대통령령으로 정함
▪ 중앙회가 정관을 변경하려면 보건복지부장관의 허가를 받아야 함</td></tr>
<tr><td>협조 의무
(제30조)
(20전북, 18광주)</td><td colspan="2">▪ 중앙회는 보건복지부장관으로부터 의료와 국민보건 향상에 관한 협조 요청을 받으면 협조하여야 함
▪ 중앙회는 보건복지부령으로 정하는 바에 따라 회원의 자질 향상을 위하여 필요한 보수(補修)교육을 실시하여야 함
▪ 의료인은 보수교육을 받아야 함</td></tr>
</table>

의료인 단체

협조 의무 (제30조) (계속)	**보수교육** (시행규칙 제20조) (20전북, 19인천, 18광주 · 충북)	▪ 중앙회는 다음의 사항이 포함된 보수교육을 매년 실시하여야 함 • 직업윤리에 관한 사항 • 업무 전문성 향상 및 업무 개선에 관한 사항 • 의료 관계 법령의 준수에 관한 사항 • 선진 의료기술 등의 동향 및 추세 등에 관한 사항 • 그 밖에 보건복지부장관이 의료인의 자질 향상을 위하여 필요하다고 인정하는 사항 ▪ 의료인은 보수교육을 연간 8시간 이상 이수하여야 함 ▪ 보건복지부장관은 보수교육의 내용을 평가할 수 있음 ▪ 각 중앙회장은 보수교육을 다음의 기관으로 하여금 실시 • 설치된 지부 또는 중앙회의 정관에 따라 설치된 의학 · 치의학 · 한의학 · 간호학 분야별 전문학회 및 전문단체 • 의과대학 · 치과대학 · 한의과대학 · 의학전문대학원 · 치의학전문대학원 · 한의학전문대학원 · 간호대학 및 그 부속병원 • 수련병원 • 「한국보건복지인력개발원법」에 따른 한국보건복지인력개발원 • 다른 법률에 따른 보수교육 실시기관 ▪ 각 중앙회장은 의료인이 다른 법률에 따른 보수교육 실시기관에서 보수교육을 받은 경우 그 교육이수 시간의 전부 또는 일부를 보수교육 이수시간으로 인정할 수 있음 ▪ 해당 연도의 보수교육 면제자 • 전공의 • 의과대학 · 치과대학 · 한의과대학 · 간호대학의 대학원 재학생 • 면허증을 발급받은 신규 면허취득자 • 보건복지부장관이 보수교육을 받을 필요가 없다고 인정하는 사람 ▪ 해당 연도의 보수교육을 유예할 수 있는 자 • 해당 연도에 6개월 이상 환자진료 업무에 종사하지 아니한 사람 • 보건복지부장관이 보수교육을 받기가 곤란하다고 인정하는 사람 ▪ 보수교육이 면제 또는 유예되는 사람은 해당 연도의 보수교육 실시 전에 별지 서식의 보수교육 면제 · 유예 신청서에 보수교육 면제 또는 유예 대상자임을 증명할 수 있는 서류를 첨부하여 각 중앙회장에게 제출하여야 함

의료인 단체

<table>
<tr><td rowspan="3">협조 의무
(제30조)
(계속)</td><td>보수교육계획 및 실적보고 등
(시행규칙 제21조)
(12서울)</td><td>▪ 각 중앙회장은 보건복지부장관에게 매년 12월 말일까지 다음 연도의 별지 서식의 보수교육계획서를 제출하고, 매년 4월 말일까지 전년도의 별지 서식의 보수교육실적보고서를 제출하여야 함
▪ 각 중앙회장은 보수교육을 받은 자에게 별지 서식의 보수교육이수증을 발급하여야 함</td></tr>
<tr><td>보수교육 실시 방법 등
(시행규칙 제22조) (12서울)</td><td>보수교육의 교과과정, 실시 방법과 그 밖에 보수교육을 실시하는 데에 필요한 사항은 각 중앙회장이 정함</td></tr>
<tr><td>보수교육 관계 서류의 보존
(시행규칙 제23조)
(12서울)</td><td>보수교육을 실시하는 중앙회 등은 다음의 서류를 3년간 보존하여야 함
▪ 보수교육 대상자명단(대상자의 교육 이수 여부가 명시되어야 함)
▪ 보수교육 면제자명단
▪ 그 밖에 이수자의 교육 이수를 확인할 수 있는 서류</td></tr>
</table>

의료기관의 개설

<table>
<tr><td rowspan="2">개설 등
(제33조)
(22서울 · 전북, 21서울 · 대전, 20전남)</td><td colspan="2">의료인은 이 법에 따른 의료기관을 개설하지 아니하고는 의료업을 할 수 없으며, 다음의 어느 하나에 해당하는 경우 외에는 그 의료기관 내에서 의료업을 하여야 함
▪ 「응급의료에 관한 법률」에 따른 응급환자를 진료하는 경우
▪ 환자나 환자 보호자의 요청에 따라 진료하는 경우
▪ 국가나 지방자치단체의 장이 공익상 필요하다고 인정하여 요청하는 경우
▪ 보건복지부령으로 정하는 바에 따라 가정간호를 하는 경우
▪ 그 밖에 이 법 또는 다른 법령으로 특별히 정한 경우나 환자가 있는 현장에서 진료를 하여야 하는 부득이한 사유가 있는 경우</td></tr>
<tr><td>가정간호
(시행규칙 제24조)
(21서울, 18충남 · 울산)</td><td>▪ 의료기관이 실시하는 가정간호의 범위는 다음과 같음
• 간호
• 검체의 채취(보건복지부장관이 정하는 현장검사를 포함함) 및 운반
• 투약
• 주사
• 응급처치 등에 대한 교육 및 훈련
• 상담
• 다른 보건의료기관 등에 대한 건강관리에 관한 의뢰
▪ 가정간호를 실시하는 간호사는 「전문간호사 자격인정 등에 관한 규칙」에 따른 가정전문간호사이어야 함
▪ 가정간호는 의사나 한의사가 의료기관 외의 장소에서 계속적인 치료와 관리가 필요하다고 판단하여 가정전문간호사에게 치료나 관리를 의뢰한 자에 대하여만 실시하여야 함</td></tr>
</table>

<table>
<tr><th colspan="3">의료기관의 개설</th></tr>
<tr><td rowspan="3">개설 등
(제33조)
(계속)</td><td>가정간호
(시행규칙 제24조)
(계속)</td><td>▪ 가정전문간호사는 가정간호 중 검체의 채취 및 운반, 투약, 주사 또는 치료적 의료행위인 간호를 하는 경우에는 의사나 한의사의 진단과 처방에 따라야 함. 이 경우 의사 및 한의사 처방의 유효기간은 처방일부터 90일까지로 함
▪ 가정간호를 실시하는 의료기관의 장은 가정전문간호사를 2명 이상 두어야 함
▪ 가정간호를 실시하는 의료기관의 장은 가정간호에 관한 기록을 5년간 보존하여야 함
▪ 이 규칙에서 정한 것 외에 가정간호의 질 관리 등 가정간호의 실시에 필요한 사항은 보건복지부장관이 따로 정함</td></tr>
<tr><td colspan="2">▪ 다음의 어느 하나에 해당하는 자가 아니면 의료기관을 개설할 수 없음. 이 경우 의사는 종합병원 · 병원 · 요양병원 · 정신병원 또는 의원을, 치과의사는 치과병원 또는 치과의원을, 한의사는 한방병원 · 요양병원 또는 한의원을, 조산사는 조산원만을 개설할 수 있음
• 의사, 치과의사, 한의사 또는 조산사
• 국가나 지방자치단체
• 의료업을 목적으로 설립된 의료법인
• 「민법」이나 특별법에 따라 설립된 비영리법인
• 「공공기관의 운영에 관한 법률」에 따른 준정부기관, 「지방의료원의 설립 및 운영에 관한 법률」에 따른 지방의료원, 「한국보훈복지의료공단법」에 따른 한국보훈복지의료공단
▪ 의원 · 치과의원 · 한의원 또는 조산원을 개설하려는 자는 보건복지부령으로 정하는 바에 따라 시장 · 군수 · 구청장에게 신고하여야 함
▪ 종합병원 · 병원 · 치과병원 · 한방병원 · 요양병원 또는 정신병원을 개설하려면 시 · 도 의료기관 개설위원회의 심의를 거쳐 보건복지부령으로 정하는 바에 따라 시 · 도지사의 허가를 받아야 함
▪ 개설된 의료기관이 개설 장소를 이전하거나 개설에 관한 신고 또는 허가사항 중 보건복지부령으로 정하는 중요사항을 변경하려는 때에도 같음</td></tr>
<tr><td>의료기관 개설허가 사항의 변경허가
(시행규칙 제28조)
(19충남)</td><td>▪ 의료기관의 개설허가를 받은 자가 그 개설 장소를 이전하거나 다음의 어느 하나에 해당하는 개설허가 사항의 변경허가를 받으려면 변경사항을 확인할 수 있는 서류의 사본을 첨부하여 별지 서식의 허가사항 변경신청서(전자문서로 된 신청서를 포함함)를 시 · 도지사에게 제출해야 함
• 의료기관 개설자의 변경 사항
• 의료기관의 종류 변경 또는 진료과목의 변동 사항</td></tr>
</table>

<table>
<tr><th colspan="3">의료기관의 개설</th></tr>
<tr><td rowspan="5">개설 등
(제33조)
(계속)</td><td>의료기관 개설허가 사항의 변경허가
(시행규칙 제28조)
(계속)</td><td>• 진료과목 증감이나 입원실 등 주요시설 변경에 따른 시설 변동 내용
• 의료기관의 명칭 변경 사항
• 의료기관의 의료인 수
▪ 시 · 도지사는 변경허가를 한 때에 의료기관 개설허가증을 고쳐쓸 필요가 있으면 이를 개서하여 주거나 재발급하여야 함</td></tr>
<tr><td colspan="2">▪ 조산원을 개설하는 자는 반드시 지도의사를 정하여야 함</td></tr>
<tr><td>조산원의 지도의사
(시행규칙 제31조)</td><td>조산원의 개설자는 지도의사를 정하거나 변경한 경우에는 지도의사 신고서에 그 지도의사의 승낙서 및 면허증 사본을 첨부하여 관할 시장 · 군수 · 구청장에게 제출하여야 함</td></tr>
<tr><td colspan="2">▪ 다음의 어느 하나에 해당하는 경우에는 의료기관을 개설할 수 없음
• 약국 시설 안이나 구내인 경우
• 약국의 시설이나 부지 일부를 분할 · 변경 또는 개수하여 의료기관을 개설하는 경우
• 약국과 전용 복도 · 계단 · 승강기 또는 구름다리 등의 통로가 설치되어 있거나 이런 것들을 설치하여 의료기관을 개설하는 경우
• 「건축법」 등 관계 법령에 따라 허가를 받지 아니하거나 신고를 하지 아니하고 건축 또는 증축 · 개축한 건축물에 의료기관을 개설하는 경우</td></tr>
<tr><td colspan="2">▪ 의료인은 어떠한 명목으로도 둘 이상의 의료기관을 개설 · 운영할 수 없음. 다만, 2 이상의 의료인 면허를 소지한 자가 의원급 의료기관을 개설하려는 경우에는 하나의 장소에 한하여 면허 종별에 따른 의료기관을 함께 개설할 수 있음
▪ 의료법인 및 비영리법인이 의료기관을 개설하려면 그 법인의 정관에 개설하고자 하는 의료기관의 소재지를 기재하여 대통령령으로 정하는 바에 따라 정관의 변경허가를 얻어야 한다(의료법인등을 설립할 때에는 설립 허가를 말함). 이 경우 그 법인의 주무관청은 정관의 변경허가를 하기 전에 그 법인이 개설하고자 하는 의료기관이 소재하는 시 · 도지사 또는 시장 · 군수 · 구청장과 협의하여야 함
▪ 의료기관을 개설 · 운영하는 의료법인등은 다른 자에게 그 법인의 명의를 빌려주어서는 아니 됨</td></tr>
</table>

<table>
<tr><th colspan="2">의료기관개설위원회</th></tr>
<tr><td>의료기관개설위원회 설치 등
(제33조의2)</td><td>▪ 의료기관 개설 허가에 관한 사항을 심의하기 위하여 시 · 도지사 소속으로 의료기관개설위원회를 둠
▪ 의료기관개설위원회의 구성과 운영에 필요한 사항과 그 밖에 필요한 사항은 보건복지부령으로 정함</td></tr>
</table>

<table>
<tr><th colspan="3">의료기관개설위원회</th></tr>
<tr><td>의료기관개설위원회 설치 등
(제33조의2)
(계속)</td><td>의료기관개설위원회의 구성 · 운영 등
(시행규칙 제27조의2)</td><td>▪ 위원회는 위원장 1명을 포함하여 15명 이내의 위원으로 성별을 고려하여 구성함
▪ 위원장은 위원 중에서 호선(互選)함
▪ 위원회의 위원의 임기는 2년으로 하되, 연임할 수 있음
▪ 규정한 사항 외에 위원회의 구성 · 운영 등에 필요한 사항은 특별시 · 광역시 · 특별자치시 · 도 · 특별자치도(이하 "시 · 도"라 함)의 규칙으로 정함</td></tr>
</table>

<table>
<tr><th colspan="3">실태조사</th></tr>
<tr><td rowspan="2">실태조사
(제33조의3)</td><td colspan="2">▪ 보건복지부장관은 의료기관을 개설할 수 없는 자가 개설 · 운영하는 의료기관의 실태를 파악하기 위하여 보건복지부령으로 정하는 바에 따라 실태를 실시하고, 위법이 확정된 경우 그 결과를 공표하여야 함
▪ 실태조사의 시기 · 방법 및 결과 공표의 방법 등에 관하여 필요한 사항은 보건복지부령으로 정함</td></tr>
<tr><td>실태조사의 시기 · 방법
(시행규칙 제28조의2)</td><td>▪ 보건복지부장관은 의료기관을 개설할 수 없는 자가 개설 · 운영하는 의료기관에 대한 실태조사를 매년 실시해야 함
▪ 보건복지부장관은 실태조사 실시 결과 위법이 확정되면 다음의 사항을 관보 또는 보건복지부의 인터넷 홈페이지에 공표해야 함
• 의료기관의 명칭 및 주소
• 의료기관 개설자의 성명(법인인 경우에는 법인명 및 대표자의 성명)
• 위반사항
▪ 규정한 사항 외에 실태조사에 필요한 사항은 보건복지부장관이 정함</td></tr>
</table>

<table>
<tr><th colspan="2">원격의료</th></tr>
<tr><td>원격의료
(제34조)
(22경기 · 경북, 21제주, 20충북 · 충남)</td><td>▪ 의료인(의료업에 종사하는 의사 · 치과의사 · 한의사만 해당함)은 컴퓨터 · 화상통신 등 정보통신기술을 활용하여 먼 곳에 있는 의료인에게 의료지식이나 기술을 지원하는 원격의료를 할 수 있음
▪ 원격의료를 행하거나 받으려는 자는 보건복지부령으로 정하는 시설과 장비를 갖추어야 함
▪ 원격의료를 하는 원격지의사는 환자를 직접 대면하여 진료하는 경우와 같은 책임을 짐
▪ 원격지의사의 원격의료에 따라 의료행위를 한 의료인이 의사 · 치과의사 또는 한의사(이하 "현지의사"라 함)인 경우에는 그 의료행위에 대하여 원격지의사의 과실을 인정할 만한 명백한 근거가 없으면 환자에 대한 책임은 현지의사에게 있는 것으로 봄</td></tr>
</table>

원격의료

원격의료		
원격의료 (제34조) (계속)	**원격의료의 시설 및 장비** (시행규칙 제29조) (22경기 · 경북, 21제주)	원격의료를 행하거나 받으려는 자가 갖추어야 할 시설과 장비 ▪ **원격진료실** ▪ **데이터 및 화상(畵像)을 전송 · 수신할 수 있는 단말기, 서버, 정보통신망 등의 장비**

의료기관 개설자의 준수사항

준수사항
(제36조)
(17대전 · 대구 · 인천 · 경북, 16인천 · 광주 · 충북)

의료기관을 개설하는 자는 **보건복지부령**으로 정하는 바에 따라 다음의 사항을 지켜야 함

▪ 의료기관의 종류에 따른 시설기준 및 규격에 관한 사항

의료기관의 종류별 시설기준
(시행규칙 [별표 3])

시설	종합병원 병원 요양병원	치과병원	한방병원	의원	치과의원	한의원	조산원
1. 입원실	입원환자 **100명 이상**(병원 · 요양병원의 경우는 **30명 이상**)을 수용할 수 있는 입원실		입원환자 30명 이상을 수용할 수 있는 입원실	입원실을 두는 경우 입원환자 29명 이하를 수용할 수 있는 입원실	의원과 같음	의원과 같음	1 (분만실 겸용)
2. 중환자실	**병상이 300개 이상인 종합병원만 해당**						
20. 그 밖의 시설	▪ **탕전실, 의무기록실, 급식시설, 세탁처리시설 및 적출물소각시설은 의료기관이 공동으로 사용**할 수 있음 ▪ 요양병원은 거동이 불편한 환자가 장기간 입원하는 데에 불편함이 없도록 식당, 휴게실, 욕실, 화장실, 복도 및 계단과 엘리베이터(계단과 엘리베이터는 2층 이상인 건물만 해당하고, 층간 경사로를 갖춘 경우에는 엘리베이터를 갖추지 아니할 수 있다)를 갖추어야 함 ▪ 탕전실은 의료기관에서 분리하여 따로 설치할 수 있음 ▪ **종합병원, 병원, 한방병원, 요양병원**은 해당 병원에서 사망하는 사람 등의 장사 관련 편의를 위하여 「장사 등에 관한 법률」에 따른 **장례식장을 설치**할 수 있음. 이 경우 장례식장의 운영은 법인, 단체 또는 개인 등에게 위탁할 수 있음						

의료기관의 시설규격
(시행규칙 [별표 4])

▪ **입원실**
- 입원실은 3층 이상 또는 「건축법」에 따른 지하층에는 설치할 수 없음. 다만, 「건축법 시행령」에 따른 **내화구조(耐火構造)인 경우**에는 **3층 이상**에 설치할 수 있음
- 입원실의 면적(벽 · 기둥 및 화장실의 면적을 제외함)은 **환자 1명을 수용하는 곳인 경우에는 10제곱미터 이상**이어야 하고 **환자 2명 이상**을 수용하는 곳인 경우에는 **환자 1명에 대하여 6.3제곱미터 이상**으로 하여야 함
- 입원실에 설치하는 병상 수는 최대 **4병상**(요양병원의 경우에는 6병상)으

의료기관 개설자의 준수사항		
준수사항 (제36조) (계속)	의료기관의 시설규격 (시행규칙 [별표 4]) (계속)	로 함. 이 경우 각 병상 간 이격거리는 최소 1.5미터 이상으로 함 • 병상이 300개 이상인 종합병원에는 보건복지부장관이 정하는 기준에 따라 전실(前室) 및 음압시설(陰壓施設: 방 안의 기압을 낮춰 내부 공기가 방 밖으로 나가지 못하게 만드는 설비) 등을 갖춘 1인 병실(음압격리병실)을 1개 이상 설치하되, 300병상을 기준으로 100병상 초과할 때 마다 1개의 음압격리병실을 추가로 설치하여야 함. 다만, 중환자실에 음압격리병실을 설치한 경우에는 입원실에 설치한 것으로 봄 • 병상이 300개 이상인 요양병원에는 보건복지부장관이 정하는 기준에 따라 화장실 및 세면시설을 갖춘 격리병실을 1개 이상 설치하여야 함 ▪ 중환자실 • 병상이 300개 이상인 종합병원은 입원실 병상 수의 100분의 5 이상을 중환자실 병상으로 만들어야 함 • 중환자실은 출입을 통제할 수 있는 별도의 단위로 독립되어야 하며, 무정전(無停電) 시스템을 갖추어야 함 • 중환자실의 의사당직실은 중환자실 내 또는 중환자실과 가까운 곳에 있어야 함 • 병상 1개당 면적은 15제곱미터 이상으로 하되, 신생아만을 전담하는 신생아중환자실의 병상 1개당 면적은 5제곱미터 이상으로 함 • 중환자실에는 전담의사를 둘 수 있음. 다만, 신생아중환자실에는 전담전문의를 두어야 함 • 전담간호사를 두되, 간호사 1명당 연평균 1일 입원환자수는 1.2명(신생아 중환자실의 경우에는 1.5명)을 초과하여서는 아니 됨 • 중환자실에는 병상 3개당 1개 이상의 손씻기 시설을 설치하여야 함 • 중환자실에는 보건복지부장관이 정하는 기준에 따라 병상 10개당 1개 이상의 격리병실 또는 음압격리병실을 설치하여야 함. 이 경우 음압격리병실은 최소 1개 이상 설치하여야 함
	▪ 의료기관의 안전관리시설 기준에 관한 사항	
	의료기관의 안전관리시설 (시행규칙 제35조) (17인천)	의료기관을 개설하는 자는 환자, 의료관계인, 그 밖의 의료기관 종사자의 안전을 위하여 다음의 시설을 갖추어야 함 ▪ 화재나 그 밖의 긴급한 상황에 대처하기 위하여 필요한 시설 ▪ 방충, 쥐막기, 세균오염 방지에 관한 시설 ▪ 채광 · 환기에 관한 시설 ▪ 전기 · 가스 등의 위해 방지에 관한 시설 ▪ 방사선 위해 방지에 관한 시설 ▪ 그 밖에 진료과목별로 안전관리를 위하여 필수적으로 갖추어야 할 시설

<table>
<tr><th colspan="3">의료기관 개설자의 준수사항</th></tr>
<tr><td rowspan="4">준수사항
(제36조)
(계속)</td><td colspan="2">▪ 의료기관 및 요양병원의 운영 기준에 관한 사항</td></tr>
<tr><td>의료기관의 운영 기준
(시행규칙 제35의2)
(17인천)</td><td>의료기관을 개설하는 자는 다음의 운영 기준을 지켜야 함
▪ 입원실의 정원을 초과하여 환자를 입원시키지 말 것
▪ 입원실은 남·여별로 구별하여 운영할 것
▪ 입원실이 아닌 장소에 환자를 입원시키지 말 것
▪ 외래진료실에는 진료 중인 환자 외에 다른 환자를 대기시키지 말 것</td></tr>
<tr><td>요양병원의 운영
(시행규칙 제36조)
(20충남·전북, 19대전, 18강원, 17경북)</td><td>▪ 요양병원의 입원 대상은 다음의 어느 하나에 해당하는 자로서 주로 요양이 필요한 자로 함
• 노인성 질환자 • 만성질환자
• 외과적 수술 후 또는 상해 후 회복기간에 있는 자
▪ 「감염병의 예방 및 관리에 관한 법률」에 따라 질병관리청장이 고시한 감염병에 걸린 감염병환자, 감염병의사환자 또는 병원체보유자(이하 "감염병환자등"이라 함)에 해당하는 감염병환자 등은 요양병원의 입원 대상으로 하지 아니 함
▪ 「정신건강증진 및 정신질환자 복지서비스 지원에 관한 법률」에 따른 정신질환자(노인성 치매환자는 제외함)는 정신의료기관 외의 요양병원의 입원 대상으로 하지 아니 함</td></tr>
<tr><td>의료인 등의 정원
(시행규칙 제38조)
(22충남·대전·울산, 18강원, 15대구)</td><td>▪ 의료기관의 종류에 따른 의료인의 정원 기준에 관한 사항은 별표 5와 같음
▪ 의료기관은 의료인 외에 다음의 기준에 따라 필요한 인원을 두어야 함
• 병원급 의료기관에는 약사 또는 한약사를 두어야 함
• 입원시설을 갖춘 종합병원·병원·치과병원·한방병원 또는 요양병원에는 1명 이상의 영양사를 둠
• 의료기관에는 보건복지부장관이 정하는 바에 따라 각 진료과목별로 필요한 수의 의료기사를 둠
• 종합병원에는 보건복지부장관이 정하는 바에 따라 필요한 수의 보건의료정보관리사를 둠
• 의료기관에는 보건복지부장관이 정하는 바에 따라 필요한 수의 간호조무사를 둠
• 종합병원에는 「사회복지사업법」에 따른 사회복지사 자격을 가진 자 중에서 환자의 갱생·재활과 사회복귀를 위한 상담 및 지도 업무를 담당하는 요원을 1명 이상 둠
• 요양병원에는 시설 안전관리를 담당하는 당직근무자를 1명 이상 둠
▪ 보건복지부장관은 간호사나 치과위생사의 인력 수급상 필요하다고 인</td></tr>
</table>

의료기관 개설자의 준수사항

준수사항 (제36조) (계속)

의료인 등의 정원 (계속)

정할 때에는 간호사 또는 치과위생사 정원의 일부를 간호조무사로 충당하게 할 수 있음

의료기관에 두는 의료인의 정원(시행규칙 [별표 5]) (22대전, 19충북 · 대구 · 전남, 18서울 · 광주 · 울산)

구분	종합병원	병원	치과병원	한방병원	요양병원	의원	치과의원	한의원
의사	연평균 1일 입원환자를 20명으로 나눈 수(이 경우 소수점은 올림). 외래환자 3명은 입원환자 1명으로 환산함	종합병원과 같음	추가하는 진료과목당 1명(법 제43조 제2항에 따라 의과 진료과목을 설치하는 경우)	추가하는 진료과목당 1명(법 제43조 제2항에 따라 의과 진료과목을 설치하는 경우)	연평균 1일 입원환자 80명까지는 2명으로 하되, 80명을 초과하는 입원환자는 매 40명마다 1명을 기준으로 함(한의사를 포함하여 환산함). 외래환자 3명은 입원환자 1명으로 환산함	종합병원과 같음		
조산사	산부인과에 배정된 간호사 정원의 3분의 1 이상	종합병원과 같음(산부인과가 있는 경우에만 둠)		종합병원과 같음(법 제43조 제2항에 따라 산부인과를 설치하는 경우)		병원과 같음		
간호사 (치과의료기관의 경우에는 치과위생사 또는 간호사)	연평균 1일 입원환자를 2.5명으로 나눈 수(이 경우 소수점은 올림). 외래환자 12명은 입원환자 1명으로 환산함	종합병원과 같음	종합병원과 같음	연평균 1일 입원환자를 5명으로 나눈 수(이 경우 소수점은 올림). 외래환자 12명은 입원환자 1명으로 환산함	연평균 1일 입원환자 6명마다 1명을 기준으로 함(다만, 간호조무사는 간호사 정원의 3분의 2 범위 내에서 둘 수 있음). 외래환자 12명은 입원환자 1명으로 환산함	종합병원과 같음	종합병원과 같음	한방병원과 같음

의료인 정원 구하는 공식(종합병원 기준) – 소수점은 올림

	공식	예
의사	$\dfrac{\text{연평균 1일}\left(\text{입원환자수}+\dfrac{\text{외래환자수}}{3}\right)}{20}$	예 A병원의 연평균 1일 입원환자는 72명, 외래환자는 150명일 때 (18광주) $\dfrac{72+\dfrac{150}{3}}{20}=\dfrac{72+50}{20}=6.1(7\text{명})$
간호사	$\dfrac{\text{연평균 1일}\left(\text{입원환자수}+\dfrac{\text{외래환자수}}{12}\right)}{2.5}$	예 A병원의 연평균 1일 입원환자는 72명, 외래환자는 150명일 때 (18광주) $\dfrac{300+\dfrac{900}{12}}{2.5}=\dfrac{300+75}{2.5}=150\text{명}$

<table>
<tr><th colspan="3">의료기관 개설자의 준수사항</th></tr>
<tr><td rowspan="6">준수사항
(제36조)
(계속)</td><td colspan="2">▪ 급식관리 기준에 관한 사항</td></tr>
<tr><td>급식관리
(시행규칙 제39조)</td><td>▪ 환자의 영양관리에 관한 사항을 심의하기 위하여 병원장이나 부원장을 위원장으로 하는 영양관리위원회를 둠
▪ 환자의 식사는 일반식과 치료식으로 구분하여 제공함
▪ 환자급식을 위한 식단은 영양사가 작성하고 환자의 필요 영양량을 충족시킬 수 있어야 함
▪ 환자음식은 뚜껑이 있는 식기나 밀폐된 배식차에 넣어 적당한 온도를 유지한 상태에서 공급
▪ 영양사는 완성된 식사를 평가하기 위하여 매 끼 검식(檢食)을 실시하며, 이에 대한 평가 결과를 검식부(檢食簿)에 기록
▪ 영양사는 의사가 영양지도를 의뢰한 환자에 대하여 영양 상태를 평가하고, 영양 상담 및 지도, 그 내용을 기록
▪ 식기와 급식용구는 매 식사 후 깨끗이 세척 · 소독, 전염성 환자의 식기는 일반 환자의 식기와 구분하여 취급, 매 식사 후 완전 멸균소독
▪ 수인성 전염병환자가 남긴 음식은 소독 후 폐기
▪ 병원장은 급식 관련 종사자에 대하여 연 1회 이상 정기건강진단을 실시, 종사자가 전염성 질병에 감염되었을 경우에는 필요한 조치
▪ 병원장은 급식 관련 종사자에게 위생교육을 실시</td></tr>
<tr><td colspan="2">▪ 의료기관의 위생 관리에 관한 사항</td></tr>
<tr><td>의료기관의
위생관리 기준
(시행규칙 제39조의2)
(16인천)</td><td>▪ 환자의 처치에 사용되는 기구 및 물품(1회용 기구 및 물품은 제외함)은 보건복지부장관이 정하여 고시하는 방법에 따라 소독하여 사용할 것
▪ 감염의 우려가 있는 환자가 입원하였던 입원실 및 그 옷 · 침구 · 식기 등은 완전히 소독하여 사용할 것
▪ 의료기관에서 업무를 수행하는 보건의료인에 대하여 손 위생에 대한 교육을 실시할 것</td></tr>
<tr><td colspan="2">▪ 의료기관의 의약품 및 일회용 의료기기의 사용에 관한 사항</td></tr>
<tr><td>의약품 및 일회용
의료기기의 사용
기준
(시행규칙 제39조의3)
(17인천)</td><td>▪ 변질 · 오염 · 손상되었거나 유효기한 · 사용기한이 지난 의약품을 진열하거나 사용하지 말 것
▪ 포장이 개봉되거나 손상된 일회용 주사 의료용품은 사용하지 말고 폐기할 것
▪ 일회용 주사기에 주입된 주사제는 지체 없이 환자에게 사용할 것
▪ 일회용 의료기기는 한 번 사용한 경우 다시 사용하지 말고 폐기할 것</td></tr>
</table>

<table>
<tr><th colspan="3">의료기관 개설자의 준수사항</th></tr>
<tr><td rowspan="2">준수사항
(제36조)
(계속)</td><td colspan="2">▪ 의료인 및 환자 안전을 위한 보안장비 설치 및 보안인력 배치 등에 관한 사항</td></tr>
<tr><td>보안장비 설치 및 보안인력 배치 기준 등
(시행규칙 제39조의6)
(21부산)</td><td>100개 이상의 병상을 갖춘 병원·정신병원 또는 종합병원을 개설하는 자는 보안장비 설치 및 보안인력 배치 등에 관한 다음의 기준을 지켜야 함
▪ 의료인 및 환자에 대한 폭력행위를 관할 경찰관서에 신고할 수 있는 비상경보장치를 설치할 것
▪ 보안 전담인력을 1명 이상 배치할 것
▪ 의료인 및 환자에 대한 폭력행위 예방·대응 매뉴얼을 마련하여 의료인 및 의료기관 종사자 등을 대상으로 교육을 실시할 것
▪ 의료인 및 환자에 대한 폭력행위 예방을 위한 게시물을 제작하여 의료기관의 입구 등 눈에 띄기 쉬운 곳에 게시할 것</td></tr>
</table>

<table>
<tr><th colspan="2">진단용 방사선 발생장치</th></tr>
<tr><td>진단용 방사선 발생장치
(제37조)
(20광주,
14인천·전북)</td><td>▪ 진단용 방사선 발생장치를 설치·운영하려는 의료기관은 보건복지부령으로 정하는 바에 따라 시장·군수·구청장에게 신고하여야 하며, 보건복지부령으로 정하는 안전관리기준에 맞도록 설치·운영하여야 함
▪ 의료기관 개설자나 관리자는 진단용 방사선 발생장치를 설치한 경우에는 보건복지부령으로 정하는 바에 따라 안전관리책임자를 선임하고, 정기적으로 검사와 측정을 받아야 하며, 방사선 관계 종사자에 대한 피폭관리를 하여야 함
▪ 안전관리책임자로 선임된 사람은 선임된 날부터 1년 이내에 질병관리청장이 지정하는 방사선 분야 관련 단체(안전관리책임자 교육기관)가 실시하는 안전관리책임자 교육을 받아야 하며, 주기적 으로 보수교육을 받아야 함
▪ 진단용 방사선 발생장치의 범위·신고·검사·설치 및 측정기준 등에 필요한 사항은 보건복지부령으로 정하고, 안전관리책임자 교육 및 안전관리책임자 교육기관의 지정에 필요한 사항은 질병관리청장이 정하여 고시함</td></tr>
</table>

<table>
<tr><th colspan="3">진단용 방사선 발생장치의 안전관리에 관한 규칙</th></tr>
<tr><td>정의
(제2조)
(17강원)</td><td>진단용 방사선 발생장치</td><td>방사선을 이용하여 질병을 진단하는 데에 사용하는 기기(器機) 로서 다음의 어느 하나에 해당하는 장치를 말함
▪ 진단용 엑스선 장치
▪ 진단용 엑스선 발생기
▪ 치과진단용 엑스선 발생장치
▪ 전산화 단층 촬영장치(치과용 전산화 단층 촬영장치, 이비인후과용 전산화 단층 촬영장치 및 양전자방출 전산화 단층 촬영장치를 포함함)
▪ 유방촬영용 장치 등 방사선을 발생시켜 질병의 진단에 사용하는 기기</td></tr>
</table>

진단용 방사선 발생장치		
	방사선 방어시설	방사선의 피폭(被曝: 인체가 방사선에 노출되는 것)을 방지하기 위하여 진단용 방사선 발생장치를 설치한 장소에 있는 **방사선 차폐시설과 방사선 장해 방어용기구**를 말함
	방사선 관계 종사자	진단용 방사선 발생장치를 설치한 곳을 주된 근무지로 하는 자로서 진단용 방사선 발생장치의 관리 · 운영 · 조작 등 방사선 관련 업무에 종사하는 자를 말함
	안전관리	진단용 방사선 발생장치, 방사선 방어시설 및 암실, 현상기, 방사선필름 카세트, 산란엑스선 제거용 그리드, 엑스선사진 관찰대 등 진단 영상정보에 관한 설비의 관리와 방사선 관계 종사자에 대한 피폭관리를 말함
	방사선구역	진단용 방사선 발생장치를 설치한 장소 중 **외부방사선량이 주당(週當) 0.3mSv(30mrem) 이상인 곳**으로서 벽, 방어칸막이 등의 구획물로 구획되어진 곳을 말함
안전관리책임자의 직무 (제11조) (16서울)		▪ 안전관리업무의 계획 · 점검 및 평가 ▪ **소속 방사선 관계 종사자에 대한 자체교육훈련의 실시** ▪ **환자 및 방사선 관계 종사자에 대한 방사선피해로부터의 방어조치** ▪ 진단 영상정보 관련 설비의 안전관리 ▪ **피폭선량 측정에 영향을 미치는 방사선 관계 종사자의 소속 변동사실의 측정기관에의 통보** ▪ **방사선 관계 종사자의 피폭선량 측정에 영향을 미치는 피폭선량계의 파손 및 분실사실의 측정기관에의 통보** ▪ 신고와 검사 또는 측정에 관한 사항 ▪ 진단용 방사선 발생장치, 방사선 관계 종사자 및 방사선 방어시설(진단용 방사선 발생장치등)에 관한 서류의 작성 · 비치 및 보존에 관한 사항
의료기관의 개설자 또는 관리자의 준수사항 (제12조) (16서울)		▪ 안전관리책임자가 그 직무수행에 필요한 사항을 요청하면 지체 없이 조치하고, 정당한 사유 없이 거부하지 아니할 것 ▪ 안전관리책임자가 안전관리업무를 성실히 수행하지 아니하면 지체 없이 그 직으로부터 해임하고 다른 직원을 안전관리책임자로 선임할 것 ▪ 진단용 방사선 발생장치에 대하여는 검사유효기간이 끝나기 전에 검사를 완료하고, 검사기관이 검사를 할 때에는 안전관리책임자를 참여시킬 것 ▪ 방사선 관계 종사자가 진단용 방사선 발생장치의 운영 · 조작 · 관리 · 점검 및 검사 등 방사선피폭 우려가 있는 업무를 할 때에는 필름배지 또는 티 · 엘배지 등 피폭선량계를 착용하게 하고, 방사선 관계 종사자의 피폭선량 측정을 신청할 때에는 측정 대상에 해당하는 자를 누락하지 아니할 것 ▪ 시장 · 군수 · 구청장으로부터 진단용 방사선 발생장치 또는 방사선 방어시설의 사용 금지와 수리 · 교정 및 재검사명령을 받으면 지체 없이 이행할 것

진단용 방사선 발생장치

의료기관의 개설자 또는 관리자의 준수 사항 (제12조) (계속)

- **방사선 관계 종사자에 대한 피폭선량을 측정한 결과 방사선 관계 종사자의 선량한도를 초과한 자에 대하여는 지체 없이 건강진단 등 필요한 조치를 할 것**

방사선 관계 종사자의 선량한도([별표 3])

피폭구분	선량한도
유효선량	연간 50mSv(5rem) 이하, 5년간 누적선량은 100mSv(10rem) 이하
등가선량(수정체)	연간 150mSv(15rem) 이하
등가선량(피부 · 손 및 발)	연간 500mSv(50rem) 이하

- 방사선 관계 종사자 외에 방사선구역에 출입하는 자에 대한 방사선 피폭을 방지하기 위한 조치를 할 것

진단용 방사선 발생장치 vs 특수의료장비 : 시장·군수·구청장

진단용 방사선 발생장치		특수의료장비	
▪ 진단용 엑스선장치 ▪ 진단용 엑스선 발생기 ▪ 치과진단용 엑스선 발생장치	**신고**	▪ 자기공명영상 촬영장치(MRI)	**등록**
▪ 전산화 단층 촬영장치(치과용 전산화 단층 촬영장치, 이비인후과용 전산화 단층 촬영장치 및 양전화방출 전산화 단층 촬영장치를 포함) ▪ 유방촬영용 장치(mammography)	**신고 · 등록**	▪ 전산화 단층 촬영장치(CT) ▪ 유방촬영용 장치 (mammography)	**신고 · 등록**

특수의료장비의 설치·운용

특수의료장비의 설치 · 운영 (제38조) (14전북 · 인천, 17경북, 19대전, 21대전)

- 의료기관은 보건의료 시책상 적정한 설치와 활용이 필요하여 보건복지부장관이 정하여 고시하는 **특수의료장비**를 **설치 · 운영**하려면 보건복지부령으로 정하는 바에 따라 **시장 · 군수 · 구청장에게 등록**하여야 하며, **보건복지부령으로 정하는 설치인정기준**에 맞게 설치 · 운영하여야 함
- 의료기관의 개설자나 관리자는 특수의료장비를 설치하면 **보건복지부령**으로 정하는 바에 따라 보건복지부장관에게 **정기적인 품질관리검사**를 받아야 함
- 의료기관의 개설자나 관리자는 **품질관리검사에서 부적합하다고 판정받은 특수의료장비를 사용하여서는 아니 됨**

특수의료장비의 설치·운용		
특수의료장비의 설치 · 운영 (제38조) (계속)	수술실 내 폐쇄회로 텔레비전의 설치 · 운영 (제38조의2) (시행 2023. 9. 25)	▪ 전신마취 등 환자의 의식이 없는 상태에서 수술을 시행하는 의료기관의 개설자는 수술실 내부에 「개인정보 보호법」 및 관련 법령에 따른 폐쇄회로 텔레비전을 설치하여야 함. 이 경우 국가 및 지방자치단체는 폐쇄회로 텔레비전의 설치 등에 필요한 비용을 지원할 수 있음 ▪ 환자 또는 환자의 보호자가 요청하는 경우(의료기관의 장이나 의료인이 요청하여 환자 또는 환자의 보호자가 동의하는 경우를 포함함) 의료기관의 장이나 의료인은 전신마취 등 환자의 의식이 없는 상태에서 수술을 하는 장면을 설치한 폐쇄회로 텔레비전으로 촬영하여야 함. 이 경우 의료기관의 장이나 의료인은 다음의 어느 하나에 해당하는 정당한 사유가 없으면 이를 거부할 수 없음 • 수술이 지체되면 환자의 생명이 위험하여지거나 심신상의 중대한 장애를 가져오는 응급 수술을 시행하는 경우 • 환자의 생명을 구하기 위하여 적극적 조치가 필요한 위험도 높은 수술을 시행하는 경우 • 「전공의의 수련환경 개선 및 지위 향상을 위한 법률」에 따른 수련병원등의 전공의의 수련 등 그 목적 달성을 현저히 저해할 우려가 있는 경우 • 그 밖에 보건복지부령으로 정하는 사유가 있는 경우 ▪ 의료기관의 장이나 의료인이 수술을 하는 장면을 촬영하는 경우 녹음 기능은 사용할 수 없음. 다만, 환자 및 해당 수술에 참여한 의료인 등 정보주체 모두의 동의를 받은 경우에는 그러하지 아니함 ▪ 폐쇄회로 텔레비전이 설치된 의료기관의 장은 촬영한 영상정보가 분실 · 도난 · 유출 · 변조 또는 훼손되지 아니하도록 보건복지부령으로 정하는 바에 따라 내부 관리계획의 수립, 저장장치와 네트워크의 분리, 접속기록 보관 및 관련 시설의 출입자 관리 방안 마련 등 안전성 확보에 필요한 기술적 · 관리적 및 물리적 조치를 하여야 함 ▪ 의료기관의 장은 다음의 어느 하나에 해당하는 경우를 제외하고는 촬영한 영상정보를 열람(의료기관의 장 스스로 열람하는 경우 포함)하게 하거나 제공(사본의 발급을 포함함)하여서는 아니 됨 • 범죄의 수사와 공소의 제기 및 유지, 법원의 재판업무 수행을 위하여 관계 기관이 요청하는 경우 • 「의료사고 피해구제 및 의료분쟁 조정 등에 관한 법률」에 따른 한국의료분쟁조정중재원이 의료분쟁의 조정 또는 중재 절차 개시 이후 환자 또는 환자 보호자의 동의를 받아 해당 업무의 수행을 위하여 요청하는 경우 • 환자 및 해당 수술에 참여한 의료인 등 정보주체 모두의 동의를 받은 경우

특수의료장비의 설치·운용		
특수의료장비의 설치 · 운영 (제38조) (계속)	수술실 내 폐쇄회로 텔레비전의 설치 · 운영 (제38조의2) **(시행 2023. 9. 25)** (계속)	▪ 누구든지 이 법의 규정에 따르지 아니하고 촬영한 영상정보를 탐지하거나 누출 · 변조 또는 훼손하여서는 아니 됨 ▪ 누구든지 촬영한 영상정보를 이 법에서 정하는 목적 외의 용도로 사용하여서는 아니 됨 ▪ **의료기관의 개설자**는 보건복지부장관이 정하는 범위에서 촬영한 영상정보의 열람 등에 **소요되는 비용을 열람 등을 요청한 자에게 청구**할 수 있음 ▪ 의료기관의 장은 **촬영한 영상정보를 30일 이상 보관**하여야 함 ▪ 폐쇄회로 텔레비전의 설치 기준, 촬영의 범위 및 촬영 요청의 절차, 규정에 따른 사유의 구체적인 기준, 열람 · 제공의 절차, 보관기준 및 보관기간의 연장 사유 등에 필요한 사항은 **보건복지부령**으로 정함 ▪ 이 법에서 정한 것 외에 **폐쇄회로 텔레비전의 설치 · 운영 등에 관한 사항**은 「**개인정보 보호법**」에 따름

시설 등의 공동이용 (제39조) (22충남, 21경북)	▪ **의료인**은 다른 의료기관의 장의 **동의를 받아 그 의료기관의 시설 · 장비 및 인력 등을 이용하여 진료**할 수 있음 ▪ **의료기관의 장**은 그 의료기관의 환자를 진료하는 데에 필요하면 **해당 의료기관에 소속되지 아니한 의료인에게 진료하도록 할 수 있음** ▪ 의료인이 다른 의료기관의 시설 · 장비 및 인력 등을 이용하여 **진료하는 과정에서 발생한 의료사고**에 대하여는 **진료를 한 의료인의 과실 때문이면 그 의료인에게, 의료기관의 시설 · 장비 및 인력 등의 결함 때문이면 그것을 제공한 의료기관 개설자에게 각각 책임이 있는 것으로 봄**

폐업·휴업	
폐업 · 휴업의 신고 (제40조) (22전북, 21부산, 19인천, 18서울)	▪ 의료기관 개설자는 의료업을 **폐업**하거나 **1개월 이상 휴업(입원환자가 있는 경우에는 1개월 미만의 휴업도 포함**함)하려면 보건복지부령으로 정하는 바에 따라 **관할 시장 · 군수 · 구청장에게 신고**하여야 함 ▪ **시장 · 군수 · 구청장**은 폐업 또는 휴업 신고에도 불구하고 「감염병의 예방 및 관리에 관한 법률」에 따라 질병관리청장, 시 · 도지사 또는 시장 · 군수 · 구청장이 **감염병의 역학조사 및 예방접종에 관한 역학조사**를 실시하거나 의료인 또는 의료기관의 장이 **질병관리청장 또는 시 · 도지사**에게 역학조사 실시를 요청한 경우로서 **그 역학조사를 위하여 필요하다고 판단하는 때에는 의료기관 폐업 신고를 수리하지 아니할 수 있음** ▪ 의료기관 개설자는 의료업을 폐업 또는 휴업하는 경우 **보건복지부령**으로 정하는 바에 따

<table>
<tr><th colspan="3">폐업·휴업</th></tr>
<tr><td rowspan="2">폐업 · 휴업의 신고
(제40조)
(계속)</td><td colspan="2">라 해당 의료기관에 입원 중인 환자를 다른 의료기관으로 옮길 수 있도록 하는 등 환자의 권익을 보호하기 위한 조치를 하여야 함
▪ 시장 · 군수 · 구청장은 폐업 또는 휴업 신고를 받은 경우 의료기관 개설자가 환자의 권익을 보호하기 위한 조치를 취하였는지 여부를 확인하는 등 대통령령으로 정하는 조치를 하여야 함</td></tr>
<tr><td>폐업 · 휴업 시 조치사항
(시행규칙 제30조의3)</td><td>의료기관 개설자는 의료업을 폐업 또는 휴업하려는 때에는 폐업 또는 휴업 신고예정일 14일 전까지 환자 및 환자 보호자가 쉽게 볼 수 있는 장소 및 인터넷 홈페이지(인터넷 홈페이지를 운영하고 있는 자만 해당함)에 다음의 사항을 기재한 안내문을 각각 게시하여야 함. 다만, 입원 환자에 대해서는 폐업 또는 휴업 신고예정일 30일 전까지 환자 또는 그 보호자에게 직접 안내문의 내용을 알려야 함
▪ 폐업 또는 휴업 개시 예정일자
▪ 진료기록부등(전자의무기록을 포함)의 이관 · 보관 또는 사본 발급 등에 관한 사항
▪ 진료비 등의 정산 및 반환 등에 관한 사항
▪ 입원 중인 환자의 다른 의료기관으로의 전원(轉院)에 관한 사항
▪ 그 밖에 준하는 사항으로서 환자의 권익 보호를 위하여 보건복지부장관이 특히 필요하다고 인정하여 고시하는 사항</td></tr>
</table>

<table>
<tr><td>진료기록부등의 이관
(제40조의2)</td><td>▪ 의료기관 개설자는 폐업 또는 휴업 신고를 할 때 기록 · 보존하고 있는 진료기록부등의 수량 및 목록을 확인하고 진료기록부등을 관할 보건소장에게 넘겨야 함. 다만, 의료기관 개설자가 보건복지부령으로 정하는 바에 따라 진료기록부등의 보관계획서를 제출하여 관할 보건소장의 허가를 받은 경우에는 직접 보관할 수 있음
▪ 관할 보건소장의 허가를 받아 진료기록부등을 직접 보관하는 의료기관 개설자는 보관계획서에 기재된 사항 중 보건복지부령으로 정하는 사항이 변경된 경우 관할 보건소장에게 이를 신고하여야 하며, 직접 보관 중 질병, 국외 이주 등 보건복지부령으로 정하는 사유로 보존 및 관리가 어려운 경우 이를 대행할 책임자를 지정하여 보관하게 하거나 진료기록부등을 관할 보건소장에게 넘겨야 함</td></tr>
<tr><td>진료기록보관시스템의 구축 · 운영
(제40조의3)</td><td>▪ 보건복지부장관은 폐업 또는 휴업한 의료기관의 진료기록부등을 보관하는 관할 보건소장 및 의료기관 개설자가 안전하고 효과적으로 진료기록부등을 보존 · 관리할 수 있도록 지원하기 위한 진료기록보관시스템을 구축 · 운영할 수 있음
▪ 폐업 또는 휴업한 의료기관의 진료기록부등을 보관하는 관할 보건소장 및 의료기관 개설자는 진료기록보관시스템에 진료기록부등을 보관할 수 있음
▪ 보건복지부장관은 진료기록보관시스템의 효율적 운영을 위하여 원본에 기재된 정보가</td></tr>
</table>

	변경되지 않는 범위에서 진료기록부등의 형태를 변경하여 보존 · 관리할 수 있으며, 변경된 형태로 진료기록부등의 사본을 발급할 수 있음 ▪ 진료기록보관시스템의 구축 범위 및 운영 절차 등에 필요한 사항은 **보건복지부령**으로 정함

당직의료인		
당직의료인 (제41조) (21경북, 18부산 · 경북, 15부산)	▪ **각종 병원**에는 **응급환자와 입원환자의 진료** 등에 필요한 **당직의료인**을 두어야 함 ▪ **당직의료인의 수와 배치 기준은 병원의 종류, 입원환자의 수 등을 고려하여 보건복지부령**으로 정함	
	당직의료인 (시행규칙 제39조의9) (21경북, 18부산 · 경북)	▪ **각종 병원에 두어야 하는 당직의료인의 수: 입원환자 200명까지는 의사 · 치과의사 또는 한의사의 경우에는 1명, 간호사의 경우에는 2명을 두되, 입원환자 200명을 초과하는 200명마다 의사 · 치과의사 또는 한의사의 경우에는 1명, 간호사의 경우에는 2명을 추가**한 인원 수로 함 ▪ **요양병원에 두어야 하는 당직의료인의 수** • **의사 · 치과의사 또는 한의사**의 경우에는 **입원환자 300명까지는 1명, 입원환자 300명을 초과하는 300명마다 1명을 추가**한 인원 수 • **간호사**의 경우에는 **입원환자 80명까지는 1명, 입원환자 80명을 초과하는 80명마다 1명을 추가**한 인원 수 ▪ 다음에 해당하는 의료기관은 입원환자를 진료하는 데에 지장이 없도록 **해당 병원의 자체 기준**에 따라 당직의료인을 배치할 수 있음 • 「정신건강증진 및 정신질환자 복지서비스 지원에 관한 법률」에 따른 **정신병원** • 「장애인복지법」에 따른 **의료재활시설**로서 요건을 갖춘 의료기관 • **국립정신건강센터, 국립정신병원, 국립소록도병원, 국립결핵병원 및 국립재활원** • 그 밖에 보건복지부장관이 당직의료인의 배치 기준을 자체적으로 정할 필요가 있다고 인정하여 고시하는 의료기관

의료기관의 명칭	
의료기관의 명칭 (제42조) (18부산, 17인천, 15전북)	▪ 의료기관은 의료기관의 종류에 따르는 명칭 외의 명칭을 사용하지 못함. 다만, 다음의 어느 하나에 해당하는 경우에는 그러하지 아니함 • **종합병원 또는 정신병원이 그 명칭**을 **병원**으로 **표시하는 경우** • **상급종합병원**으로 지정받거나 **전문병원**으로 지정받은 의료기관이 지정받은 기간 동안 그 명칭을 사용하는 경우

<table>
<tr><th colspan="3">의료기관의 명칭</th></tr>
<tr><td rowspan="2">의료기관의 명칭
(제42조)
(계속)</td><td colspan="2">• 개설한 의원급 의료기관이 면허 종별에 따른 종별명칭을 함께 사용하는 경우
• 국가나 지방자치단체에서 개설하는 의료기관이 보건복지부장관이나 시 · 도지사와 협의하여 정한 명칭을 사용하는 경우
• 다른 법령으로 따로 정한 명칭을 사용하는 경우
▪ 의료기관의 명칭 표시에 관한 사항은 보건복지부령으로 정함
▪ 의료기관이 아니면 의료기관의 명칭이나 이와 비슷한 명칭을 사용하지 못함</td></tr>
<tr><td>의료기관의 명칭 표시
(시행규칙 제40조)
(17인천, 15전북)</td><td>▪ 의료기관이 명칭을 표시하는 경우에는 의료기관의 종류에 따르는 명칭(종합병원 · 정신병원의 경우에는 병원을 포함함) 앞에 고유명칭을 붙임. 이 경우 그 고유명칭은 의료기관의 종류 명칭과 동일한 크기로 하되, 의료기관의 종류 명칭과 혼동할 우려가 있거나 특정 진료과목 또는 질환명과 비슷한 명칭을 사용하지 못함
▪ 상급종합병원으로 지정받은 종합병원은 의료기관의 종류에 따른 명칭 대신 상급종합병원의 명칭을 표시할 수 있음
▪ 전문병원으로 지정받은 병원은 지정받은 특정 진료과목 또는 질환명을 표시할 수 있으며, 의료기관의 종류에 따른 명칭 대신 전문병원의 명칭을 표시할 수 있음
▪ 병원 · 한방병원 · 치과병원 · 의원 · 한의원 또는 치과의원의 개설자가 전문의인 경우에는 그 의료기관의 고유명칭과 의료기관의 종류 명칭 사이에 인정받은 전문과목을 삽입하여 표시할 수 있음. 이 경우 의료기관의 고유명칭 앞에 전문과목 및 전문의를 함께 표시할 수 있음
▪ 부속 의료기관이 명칭을 표시하는 경우에는 의료기관의 종류에 따르는 명칭 앞에 그 개설기관의 명칭과 "부속"이라는 문자를 붙여야 함
▪ 의료기관의 명칭표시판에는 다음의 사항만을 표시할 수 있음. 다만, 장소가 좁거나 그 밖에 부득이한 사유가 있는 경우에는 진료과목을 명칭표시판에 함께 표시할 수 있음
• 의료기관의 명칭 • 전화번호
• 진료에 종사하는 의료인의 면허 종류 및 성명
• 상급종합병원으로 지정받은 사실(상급종합병원으로 지정받은 종합병원만 해당)
• 전문병원으로 지정받은 사실(전문병원으로 지정받은 병원만 해당)
• 병원 · 한방병원 · 치과병원 · 의원 · 한의원 또는 치과의원의 개설자가 전문의인 경우에는 해당 개설자의 전문의 자격 및 전문과목
• 의료기관 인증을 받은 사실
▪ 의료기관의 명칭은 한글로 표시하되, 외국어를 함께 표시할 수 있음</td></tr>
</table>

<table>
<tr><th colspan="3">진료과목</th></tr>
<tr><td rowspan="4">진료과목 등
(제43조)
(21제주, 20경북, 18대구)</td><td colspan="2">▪ 병원 · 치과병원 또는 종합병원은 한의사를 두어 한의과 진료과목을 추가로 설치 · 운영할 수 있음
▪ 한방병원 또는 치과병원은 의사를 두어 의과 진료과목을 추가로 설치 · 운영할 수 있음
▪ 병원 · 한방병원 · 요양병원 또는 정신병원은 치과의사를 두어 치과 진료과목을 추가로 설치 · 운영할 수 있음
▪ 규정에 따라 추가로 진료과목을 설치 · 운영하는 경우에는 보건복지부령으로 정하는 바에 따라 진료에 필요한 시설 · 장비를 갖추어야 함</td></tr>
<tr><td rowspan="3">진료과목의 표시
(시행규칙 제41조)
(21제주, 17부산 · 충남)</td><td>▪ 의료기관이 표시할 수 있는 진료과목은 다음과 같음
• 종합병원(37개과): 병원 · 정신병원이나 의원(26개과) 및 치과병원이나 치과의원(11개과)의 진료과목
• 병원 · 정신병원이나 의원(26개과): 내과, 신경과, 정신건강의학과, 외과, 정형외과, 신경외과, 심장혈관흉부외과, 성형외과, 마취통증의학과, 산부인과, 소아청소년과, 안과, 이비인후과, 피부과, 비뇨의학과, 영상의학과, 방사선종양학과, 병리과, 진단검사의학과, 재활의학과, 결핵과, 예방의학과, 가정의학과, 핵의학과, 직업환경의학과 및 응급의학과
• 치과병원이나 치과의원(11개과): 구강악안면외과, 치과보철과, 치과교정과, 소아치과, 치주과, 치과보존과, 구강내과, 영상치의학과, 구강병리과, 예방치과 및 통합치의학과
• 한방병원이나 한의원(8개과) : 한방내과, 한방부인과, 한방소아과, 한방안 · 이비인후 · 피부과, 한방신경정신과, 한방재활의학과, 사상체질과 및 침구과
• 요양병원(34개과) : 병원 · 정신병원이나 의원(26개과) 및 한방병원이나 한의원(8개과)의 진료과목
▪ 추가로 진료과목을 설치한 의료기관이 표시할 수 있는 진료과목은 별표 8과 같음</td></tr>
<tr><td>의료법(시행규칙 [별표 8])</td></tr>
<tr><td>추가로 진료과목을 설치한 의료기관이 표시할 수 있는 진료과목
▪ 병원에서 치과의사를 두어 치과 진료과목을 추가로 설치하는 경우
• 모든 병원: 구강내과 및 통합치의학과
• 외과, 성형외과 또는 응급의학과를 설치 · 운영하고 있는 병원: 구강악안면외과, 치과보철과, 치과교정과, 치주과 및 치과보존과
• 소아청소년과를 설치 · 운영하고 있는 병원: 소아치과
▪ 요양병원 · 정신병원에서 치과의사를 두어 치과 진료과목을 추가로 설치하는 경우 : 구강악안면외과, 치과보철과, 치주과, 치과보존과, 구강내과 및 통합치의학과</td></tr>
</table>

진료과목		
진료과목 등 (제43조) (계속)	**의료기관의 명칭과 진료과목의 병행 표시 방법** (시행규칙 제42조)	**의료기관의 명칭 표시판에 진료과목을 함께 표시하는 경우**에는 **진료과목을 표시하는 글자의 크기를 의료기관의 명칭을 표시하는 글자 크기의 2분의 1 이내**로 하여야 함

비급여 진료비용		
비급여 진료비용 등의 고지 (제45조) (14경북)	▪ 의료기관 개설자는 「국민건강보험법」에 따라 **요양급여의 대상에서 제외되는 사항** 또는 「의료급여법」에 따라 **의료급여의 대상에서 제외되는 사항의 비급여 진료비용을 환자 또는 환자의 보호자가 쉽게 알 수 있도록 보건복지부령**으로 정하는 바에 따라 **고지**하여야 함 ▪ **의료기관 개설자**는 보건복지부령으로 정하는 바에 따라 **의료기관이 환자로부터 징수하는 제증명수수료의 비용을 게시**하여야 함 ▪ 의료기관 개설자는 **고지 · 게시한 금액을 초과하여 징수할 수 없음**	
	비급여 진료비용 등의 고지 (시행규칙 제42조의2) (14경북)	▪ 의료기관 개설자는 「국민건강보험법」 에 따라 요양급여의 대상에서 제외되는 사항 또는 「의료급여법」 에 따라 의료급여의 대상에서 제외되는 사항("비급여 대상")의 항목과 그 가격을 적은 책자 등을 접수창구 등 환자또는 환자의 보호자가 쉽게 볼 수 있는 장소에 갖추어 두어야 함. 이 경우 **비급여 대상의 항목을 묶어 1회 비용으로 정하여 총액을 표기할 수 있음** ▪ 의료기관 개설자는 비급여 대상 중 보건복지부장관이 정하여 고시하는 비급여 대상을 제공하려는 경우 환자 또는 환자의 보호자에게 **진료 전 해당 비급여 대상의 항목과 그가격을 직접 설명해야 함.** 다만, 수술, 수혈, 전신마취 등이 지체되면 환자의 생명이 위험해지거나심신상의 중대한 장애를 가져오는 경우에는 그렇지 않음 ▪ 의료기관 개설자는 진료기록부 사본 · 진단서 등 제증명수수료의 비용을 접수창구 등 **환자 및 환자의 보호자가 쉽게 볼 수 있는 장소에 게시하여야 함** ▪ **인터넷 홈페이지를 운영하는 의료기관**은 **비급여 대상의 항목 및 진료비용 등을** 이용자가 알아보기 쉽도록 **인터넷 홈페이지에 따로 표시**하여야 함 ▪ 상기 규정한 사항 외에 비급여 진료비용 등의 고지방법의 세부적인 사항은 보건복지부장관이 정하여 고시함

의료관련감염 예방		
의료관련감염 예방 (제47조) (22서울, 18경북 · 전북 · 부산, 17서울 · 강원)	▪ 보건복지부령으로 정하는 일정 규모 이상의 병원급 의료기관의 장은 의료관련감염 예방을 위하여 감염관리위원회와 감염관리실을 설치 · 운영하고 보건복지부령으로 정하는 바에 따라 감염관리 업무를 수행하는 전담 인력을 두는 등 필요한 조치를 하여야 함	
	감염관리위원회 및 감염관리실의 설치 등 (시행규칙 제43조) (20충북, 18경북 · 전북 · 부산, 17서울 · 강원)	▪ "보건복지부령으로 정하는 일정 규모 이상의 병원급 의료기관"이란 100개 이상의 병상을 갖춘 병원급 의료기관을 말함 ▪ 감염관리위원회 업무 • 의료관련감염에 대한 대책, 연간 감염예방계획의 수립 및 시행에 관한 사항 • 감염관리요원의 선정 및 배치에 관한 사항 • 감염병환자등의 처리에 관한 사항 • 병원의 전반적인 위생관리에 관한 사항 • 의료관련감염 관리에 관한 자체 규정의 제정 및 개정에 관한 사항 • 그 밖에 의료관련감염 관리에 관한 중요한 사항 ▪ 감염관리실 업무 • 의료관련감염의 발생 감시 • 의료관련감염 관리 실적의 분석 및 평가 • 직원의 감염관리교육 및 감염과 관련된 직원의 건강관리에 관한 사항 • 그 밖에 감염 관리에 필요한 사항
	위원회의 구성 (시행규칙 제44조) (15서울)	▪ 위원회는 위원장 1명을 포함한 7명 이상 15명 이하의 위원으로 구성함 ▪ 위원장은 해당 의료기관의 장으로 하고, 부위원장은 위원 중에서 위원장이 지명함 ▪ 위원은 다음의 어느 하나에 해당하는 사람과 해당 의료기관의 장이 위촉하는 외부 전문가로 함 • 감염관리실장 • 진료부서의 장 • 간호부서의 장 • 진단검사부서의 장 • 감염 관련 의사 및 해당 의료기관의 장이 필요하다고 인정하는 사람 ▪ 위원은 당연직 위원으로 하되 그 임기는 해당 부서의 재직기간으로 하고, 위촉하는 위원의 임기는 2년으로 함
	위원회의 운영 (시행규칙 제45조) (15서울)	▪ 위원회는 정기회의와 임시회의로 운영함 ▪ 정기회의는 연 2회 개최하고, 임시회의는 위원장이 필요하다고 인정하는 때 또는 위원 과반수가 소집을 요구할 때에 개최할 수 있음

<table>
<tr><th colspan="3">의료관련감염 예방</th></tr>
<tr><td rowspan="3">의료관련감염 예방
(제47조)
(계속)</td><td>감염관리실의 운영 등
(시행규칙 제46조)
(15서울 · 충남)</td><td>▪ 감염관리실(종합병원, 150개 이상의 병상을 갖춘 병원, 치과병원 또는 한방병원만 해당함)에 두는 인력 중 1명 이상은 감염관리실에서 전담 근무해야 함
▪ 감염관리실에서 근무하는 사람은 별표 8의3에서 정한 교육기준에 따라 교육을 받아야 함
• 교육이수시간: 매년 16시간 이상
• 감염관리실 근무 인력: 감염관리 경력 3년 이상인 사람으로 한정</td></tr>
<tr><td colspan="2">▪ 의료기관의 장은 「감염병의 예방 및 관리에 관한 법률」에 따른 감염병의 예방을 위하여 해당 의료기관에 소속된 의료인, 의료기관 종사자 및 「보건의료인력지원법」의 보건의료인력을 양성하는 학교 및 기관의 학생으로서 해당 의료기관에서 실습하는 자에게 보건복지부령으로 정하는 바에 따라 정기적으로 교육을 실시하여야 함
▪ 의료기관의 장은 「감염병의 예방 및 관리에 관한 법률」에 따른 감염병이 유행하는 경우 환자, 환자의 보호자, 의료인, 의료기관 종사자 및 「경비업법」에 따른 경비원 등 해당 의료기관 내에서 업무를 수행하는 사람에게 감염병의 확산 방지를 위하여 필요한 정보를 제공하여야 함</td></tr>
<tr><td>감염병 예방을 위한 정보 제공 등
(시행규칙 제46조의2)
(20충북)</td><td>▪ 의료기관의 장은 「감염병의 예방 및 관리에 관한 법률」에 따른 감염병 예방을 위하여 다음의 사항에 관한 교육을 실시해야 함
• 감염병의 감염 원인, 감염 경로 및 감염 증상 등 감염병의 내용 및 성격에 관한 사항
• 감염병에 대한 대응조치, 진료방법 및 예방방법 등 감염병의 예방 및 진료에 관한 사항
• 감염병 환자의 관리, 감염 물건의 처리, 감염 장소의 소독 및 감염병 보호장비 사용 등 감염병의 관리에 관한 사항
• 「감염병의 예방 및 관리에 관한 법률」에 따른 의료기관, 보건의료인 또는 의료기관 종사자의 보고 · 신고 및 협조 등에 관한 사항
• 그 밖에 감염병 예방 및 관리 등을 위하여 질병관리청장이 특히 필요하다고 인정하는 사항
▪ 의료기관의 장은 감염병이 유행하는 경우 해당 의료기관 내에서 업무를 수행하는 사람에게 교육을 2회 이상 실시해야 함
▪ 의료기관의 장은 감염병의 확산 및 방지에 필요한 정보를 다음의 방법으로 제공해야 함
• 의료기관의 인터넷 홈페이지 게시
• 매뉴얼 · 게시물 또는 안내문 등의 작성 · 비치
• 그 밖에 질병관리청장이 신속하고 정확한 정보 제공을 위하여 적합하다고 인정하여 고시하는 방법</td></tr>
</table>

<table>
<tr><th colspan="3">의료관련감염 예방</th></tr>
<tr><td rowspan="10">의료관련감염 예방
(제47조)
(계속)</td><td>감염병 예방을 위한 정보 제공 등
(시행규칙 제46조의2)
(20충북)
(계속)</td><td>▪ 의료기관의 장은 교육 및 정보 제공을 위하여 필요하다고 인정하는 경우에는 질병관리청 또는 관할 보건소에 필요한 협조를 요청할 수 있음
▪ 상기 규정에 따른 감염병 예방 정보 교육 및 정보 제공의 내용 · 방법 및 절차 등에 필요한 세부 사항은 질병관리청장이 정하여 고시함</td></tr>
<tr><td colspan="2">▪ 질병관리청장은 의료관련감염의 발생 · 원인 등에 대한 의과학적인 감시를 위하여 의료관련 감염 감시 시스템을 구축 · 운영할 수 있음</td></tr>
<tr><td colspan="2">▪ 의료기관은 시스템을 통하여 매월 의료관련감염 발생 사실을 등록할 수 있음</td></tr>
<tr><td colspan="2">▪ 질병관리청장은 시스템의 구축 · 운영 업무를 대통령령으로 정하는 바에 따라 관계 전문기관에 위탁할 수 있음</td></tr>
<tr><td colspan="2">▪ 질병관리청장은 업무를 위탁한 전문기관에 대하여 그 업무에 관한 보고 또는 자료의 제출을 명할 수 있음</td></tr>
<tr><td colspan="2">▪ 의료관련감염이 발생한 사실을 알게 된 의료기관의 장, 의료인, 의료기관 종사자 또는 환자 등은 보건복지부령으로 정하는 바에 따라 질병관리청장에게 그 사실을 자율보고를 할 수 있음. 이 경우 질병관리청장은 자율보고한 사람의 의사에 반하여 그 신분을 공개하여서는 아니 됨</td></tr>
<tr><td colspan="2">▪ 자율보고한 사람이 해당 의료관련감염과 관련하여 관계 법령을 위반한 사실이 있는 경우에는 그에 따른 행정처분을 감경하거나 면제할 수 있음</td></tr>
<tr><td colspan="2">▪ 의료기관의 장은 해당 의료기관에 속한 자율보고를 한 보고자에게 그 보고를 이유로 해고 또는 전보나 그 밖에 신분 또는 처우와 관련하여 불리한 조치를 할 수 없음</td></tr>
<tr><td colspan="2">▪ 질병관리청장은 수집한 의료관련감염 관련 정보를 감염 예방 · 관리에 필요한 조치, 계획 수립, 조사 · 연구, 교육 등에 활용할 수 있음</td></tr>
<tr><td colspan="2">▪ 감염관리위원회의 구성과 운영, 감염관리실 운영, 교육, 정보 제공, 등록하는 의료관련 감염의 종류와 그 등록의 절차 · 방법 등에 필요한 사항은 보건복지부령으로 정함</td></tr>
</table>

<table>
<tr><td>입원환자의 전원
(제47조의2)
(20충남)</td><td>의료기관의 장은 천재지변, 감염병 의심 상황, 집단 사망사고의 발생 등 입원환자를 긴급히 전원(轉院)시키지 않으면 입원환자의 생명 · 건강에 중대한 위험이 발생할 수 있음에도 환자나 보호자의 동의를 받을 수 없는 등 보건복지부령으로 정하는 불가피한 사유가 있는 경우에는 보건복지부령으로 정하는 바에 따라 시장 · 군수 · 구청장의 승인을 받아 입원환자를 다른 의료기관으로 전원시킬 수 있음</td></tr>
</table>

<table>
<tr><th colspan="3">의료법인</th></tr>
<tr><td rowspan="2">설립 허가 등
(제48조)
(20강원, 19충북, 17인천, 15충남, 11전북)</td><td colspan="2">▪ 의료법인을 설립하려는 자는 대통령령으로 정하는 바에 따라 정관과 그 밖의 서류를 갖추어 그 법인의 주된 사무소의 소재지를 관할하는 시 · 도지사의 허가를 받아야 함
▪ 의료법인은 그 법인이 개설하는 의료기관에 필요한 시설이나 시설을 갖추는 데에 필요한 자금을 보유하여야 함
▪ 의료법인이 재산을 처분하거나 정관을 변경하려면 시 · 도지사의 허가를 받아야 함
▪ 이 법에 따른 의료법인이 아니면 의료법인이나 이와 비슷한 명칭을 사용할 수 없음</td></tr>
<tr><td>의료법인 등의 사명
(시행령 제20조)
(19충북, 15충남)</td><td>의료법인과 의료기관을 개설한 비영리법인은 의료업(의료법인이 하는 부대사업을 포함함)을 할 때 공중위생에 이바지하여야 하며, 영리를 추구하여서는 아니 됨</td></tr>
<tr><td>임원
(제48조의2)
(22충남, 20부산 · 전남)</td><td colspan="2">▪ 의료법인에는 5명 이상 15명 이하의 이사와 2명의 감사를 두되, 보건복지부장관의 승인을 받아 그 수를 증감할 수 있음
▪ 이사와 감사의 임기는 정관으로 정하되, 이사는 4년, 감사는 2년을 초과할 수 없음. 다만, 이사와 감사는 각각 연임할 수 있음
▪ 이사회의 구성에 있어서 각 이사 상호 간에 「민법」에 규정된 친족관계에 있는 사람이 그 정수의 4분의 1을 초과해서는 아니 됨
▪ 다음의 어느 하나에 해당하는 사람은 의료법인의 임원이 될 수 없음
• 미성년자
• 피성년후견인 또는 피한정후견인
• 파산선고를 받은 사람으로서 복권되지 아니한 사람
• 금고 이상의 형을 받고 집행이 종료되거나 집행을 받지 아니하기로 확정된 후 3년이 지나지 아니한 사람
▪ 감사는 이사와 특별한 관계에 있는 사람이 아니어야 함</td></tr>
<tr><td>부대사업
(제49조)
(21광주, 20경북 · 부산 · 전북, 19충북 · 광주)</td><td colspan="2">▪ 의료법인은 그 법인이 개설하는 의료기관에서 의료업무 외에 다음의 부대사업을 할 수 있음. 이 경우 부대사업으로 얻은 수익에 관한 회계는 의료법인의 다른 회계와 구분하여 계산하여야 함
• 의료인과 의료관계자 양성이나 보수교육
• 의료나 의학에 관한 조사 연구
• 「노인복지법」에 따른 노인의료복지시설의 설치 · 운영
• 「장사 등에 관한 법률」에 따른 장례식장의 설치 · 운영
• 「주차장법」에 따른 부설주차장의 설치 · 운영
• 의료업 수행에 수반되는 의료정보시스템 개발 · 운영사업 중 대통령령으로 정하는 사업
• 그 밖에 휴게음식점영업, 일반음식점영업, 이용업, 미용업 등 환자 또는 의료법인이 개설한 의료기관 종사자 등의 편의를 위하여 보건복지부령으로 정하는 사업
▪ 장례식장의 설치 · 운영, 부설주차장의 설치 · 운영, 그 밖에 휴게음식점영업, 일반음식점영업,</td></tr>
</table>

의료법인	
부대사업 (제49조) (계속)	이용업, 미용업 등 부대사업을 하려는 의료법인은 타인에게 임대 또는 위탁하여 운영할 수 있음 ▪ 부대사업을 하려는 의료법인은 보건복지부령으로 정하는 바에 따라 미리 의료기관의 소재지를 관할하는 시 · 도지사에게 신고하여야 함. 신고사항을 변경하려는 경우에도 또한 같음
「민법」의 준용 (제50조) (18대구)	의료법인에 대하여 이 법에 규정된 것 외에는 「민법」 중 재단법인에 관한 규정을 준용함
설립 허가 취소 (제51조) (21전북, 20충북, 19대전 · 전남 · 전북)	보건복지부장관 또는 시 · 도지사는 의료법인이 다음의 어느 하나에 해당하면 그 설립 허가를 취소할 수 있음 ▪ 정관으로 정하지 아니한 사업을 한 때 ▪ 설립된 날부터 2년 안에 의료기관을 개설하지 아니한 때 ▪ 의료법인이 개설한 의료기관이 개설허가를 취소당한 때 ▪ 보건복지부장관 또는 시 · 도지사가 감독을 위하여 내린 명령을 위반한 때 ▪ 부대사업 외의 사업을 한 때

신의료기술평가	
신의료기술의 평가 (제53조) (22경북, 20제주, 19대전 · 대구, 18전북 · 강원)	▪ 보건복지부장관은 국민건강을 보호하고 의료기술의 발전을 촉진하기 위하여 대통령령으로 정하는 바에 따라 신의료기술평가위원회의 심의를 거쳐 신의료기술의 안전성 · 유효성 등에 관한 신의료기술평가를 하여야 함 ▪ 신의료기술은 새로 개발된 의료기술로서 보건복지부장관이 안전성 · 유효성을 평가할 필요성이 있다고 인정하는 것을 말함 ▪ 보건복지부장관은 신의료기술평가의 결과를 「국민건강보험법」 건강보험심사평가원의 장에게 알려야 함. 이 경우 신의료기술평가의 결과를 보건복지부령으로 정하는 바에 따라 공표할 수 있음 ▪ 그 밖에 신의료기술평가의 대상 및 절차 등에 필요한 사항은 보건복지부령으로 정함
신의료기술평가위원회의 설치 등 (제54조) (21전남, 20대전 · 대구, 19대구)	▪ 보건복지부장관은 신의료기술평가에 관한 사항을 심의하기 위하여 보건복지부에 신의료기술평가위원회(의원회)를 둠 ▪ 위원회는 위원장 1명을 포함하여 20명 이내의 위원으로 구성함 ▪ 위원은 다음의 자 중에서 보건복지부장관이 위촉하거나 임명함. 다만, 위원장은 의사회 · 치과의사회 · 한의사회에서 각각 추천하는 자, 보건의료에 관한 학식이 풍부한 자 중에서 임명함 • 의사회 · 치과의사회 · 한의사회에서 각각 추천하는 자 • 보건의료에 관한 학식이 풍부한 자 • 소비자단체에서 추천하는 자 • 변호사의 자격을 가진 자로서 보건의료와 관련된 업무에 5년 이상 종사한 경력이 있는 자

신의료기술평가	
신의료기술평가위원회의 설치 등 (제54조) (계속)	• 보건의료정책 관련 업무를 담당하고 있는 보건복지부 소속 5급 이상의 공무원 ▪ 위원장과 위원의 임기는 3년으로 하되, 연임할 수 있음. 다만, 5급 이상의 공무원의 경우에는 재임기간으로 함 ▪ 위원의 자리가 빈 때에는 새로 위원을 임명하고, 새로 임명된 위원의 임기는 임명된 날부터 기산함 ▪ 위원회의 심의사항을 전문적으로 검토하기 위하여 위원회에 분야별 전문평가위원회를 둠 ▪ 그 밖에 위원회·전문평가위원회의 구성 및 운영 등에 필요한 사항은 보건복지부령으로 정함

의료광고	
의료광고의 금지 등 (제56조) (22경기, 21서울·충북, 19충북)	▪ 의료기관 개설자, 의료기관의 장 또는 의료인등 이 아닌 자는 의료에 관한 광고(의료인등이 신문·잡지·음성·음향·영상·인터넷·인쇄물·간판, 그 밖의 방법에 의하여 의료행위, 의료기관 및 의료인등에 대한 정보를 소비자에게 나타내거나 알리는 행위를 말함)를 하지 못함 ▪ 의료인등은 다음의 어느 하나에 해당하는 의료광고를 하지 못함 • 신의료기술의 평가에 따른 평가를 받지 아니한 신의료기술에 관한 광고 • 환자에 관한 치료경험담 등 소비자로 하여금 치료 효과를 오인하게 할 우려가 있는 내용의 광고 • 거짓된 내용을 표시하는 광고 • 다른 의료인등의 기능 또는 진료 방법과 비교하는 내용의 광고 • 다른 의료인등을 비방하는 내용의 광고 • 수술 장면 등 직접적인 시술행위를 노출하는 내용의 광고 • 의료인등의 기능, 진료 방법과 관련하여 심각한 부작용 등 중요한 정보를 누락하는 광고 • 객관적인 사실을 과장하는 내용의 광고 • 법적 근거가 없는 자격이나 명칭을 표방하는 내용의 광고 • 신문, 방송, 잡지 등을 이용하여 기사(記事) 또는 전문가의 의견 형태로 표현되는 광고 • 의료광고 심의를 받지 아니하거나 심의받은 내용과 다른 내용의 광고 • 외국인환자를 유치하기 위한 국내광고 • 소비자를 속이거나 소비자로 하여금 잘못 알게 할 우려가 있는 방법으로 비급여 진료비용을 할인하거나 면제하는 내용의 광고 • 각종 상장·감사장 등을 이용하는 광고 또는 인증·보증·추천을 받았다는 내용을 사용하거나 이와 유사한 내용을 표현하는 광고. 다만, 다음의 어느 하나에 해당하는 경우는

의료광고	
의료광고의 금지 등 (제56조) (계속)	제외함 ◆ 의료기관 인증을 표시한 광고 ◆ 「정부조직법」의 규정에 따른 중앙행정기관 · 특별지방행정기관 및 그 부속기관, 「지방자치법」에 따른 지방자치단체 또는 「공공기관의 운영에 관한 법률」에 따른 공공기관으로부터 받은 인증 · 보증을 표시한 광고 ◆ 다른 법령에 따라 받은 인증 · 보증을 표시한 광고 ◆ 세계보건기구와 협력을 맺은 국제평가기구로부터 받은 인증을 표시한 광고 등 대통령령으로 정하는 광고 • 그 밖에 의료광고의 방법 또는 내용이 국민의 보건과 건전한 의료경쟁의 질서를 해치거나 소비자에게 피해를 줄 우려가 있는 것으로서 대통령령으로 정하는 내용의 광고 ▪ 의료광고는 다음의 방법으로는 하지 못함 • 「방송법」에 따라 공중(개별계약에 의한 수신자를 포함하며, 이하 "시청자"라 함)에게 전기통신설비에 의하여 송신하는 방송(텔레비전방송, 라디오방송, 데이터방송, 이동멀티미디어방송) • 그 밖에 국민의 보건과 건전한 의료경쟁의 질서를 유지하기 위하여 제한할 필요가 있는 경우로서 대통령령으로 정하는 방법 ▪ 금지되는 의료광고의 구체적인 내용 등 의료광고에 관하여 필요한 사항은 대통령령으로 정함 ▪ 보건복지부장관, 시장 · 군수 · 구청장은 의료광고를 위반한 의료인등에 대하여 시정 명령, 개설 허가 취소, 과징금 처분을 하려는 경우에는 지체 없이 그 내용을 공정거래위원회에 통보하여야 함
의료광고의 심의 (제57조) (19대구, 17경북)	▪ 의료인등이 다음의 어느 하나에 해당하는 매체를 이용하여 의료광고를 하려는 경우 미리 의료광고가 규정에 위반되는지 여부에 관하여 기관 또는 단체의 심의를 받아야 함 • 「신문 등의 진흥에 관한 법률」에 따른 신문 · 인터넷신문 또는 「잡지 등 정기간행물의 진흥에 관한 법률」에 따른 정기간행물 • 「옥외광고물 등의 관리와 옥외광고산업 진흥에 관한 법률」에 따른 옥외광고물 중 현수막(懸垂幕), 벽보, 전단(傳單) 및 교통시설 · 교통수단에 표시(교통수단 내부에 표시되거나 영상 · 음성 · 음향 및 이들의 조합으로 이루어지는 광고를 포함함)되는 것 • 전광판 • 대통령령으로 정하는 인터넷 매체[이동통신단말장치에서 사용되는 애플리케이션(Application)을 포함함] • 그 밖에 매체의 성질, 영향력 등을 고려하여 대통령령으로 정하는 광고매체 ▪ 다음의 기관 또는 단체는 대통령령으로 정하는 바에 따라 자율심의를 위한 조직 등을 갖추어 보건복지부장관에게 신고한 후 의료광고 심의 업무를 수행할 수 있음

의료광고	
의료광고의 심의 (제57조) (계속)	• **의사회 · 치과의사회 · 한의사회** • 「소비자기본법」에 따라 등록한 **소비자단체**로서 대통령령으로 정하는 기준을 충족하는 단체 ▪ 의료인등은 다음의 사항으로만 구성된 의료광고에 대해서는 보건복지부장관에게 신고한 기관 또는 단체(**자율심의기구**)의 **심의를 받지 아니할 수 있음** • 의료기관의 명칭 · 소재지 · 전화번호 • 의료기관이 설치 · 운영하는 진료과목 • 의료기관에 소속된 의료인의 성명 · 성별 및 면허의 종류 • 그 밖에 대통령령으로 정하는 사항 ▪ 의료광고 심의를 받으려는 자는 자율심의기구가 정하는 수수료를 내야 함 ▪ **심의의 유효기간은 심의를 신청하여 승인을 받은 날부터 3년**으로 함 ▪ 의료인등이 유효기간의 만료 후 계속하여 의료광고를 하려는 경우에는 **유효기간 만료 6개월 전에 자율심의기구에 의료광고 심의**를 신청하여야 함

의료기관의 인증	
의료기관 인증 (제58조) (19부산 · 대구, 17서울 · 울산)	▪ **보건복지부장관**은 **의료의 질과 환자 안전의 수준을 높이기 위하여 병원급 의료기관 및 대통령령으로 정하는 의료기관에 대한 인증**(이하 "의료기관 인증")을 할 수 있음 ▪ 보건복지부장관은 **대통령령**으로 정하는 바에 따라 의료기관(의료 해외진출 관련 등록한 의료기관, 호스피스 전문기관) 인증에 관한 업무를 **의료기관평가인증원**에 위탁할 수 있음 ▪ 보건복지부장관은 다른 법률에 따라 의료기관을 대상으로 실시하는 평가를 통합하여 **의료기관평가인증원**으로 하여금 시행하도록 할 수 있음
의료기관인증 위원회 (제58조의2) (21충북 · 대전, 18전남, 17울산)	▪ **보건복지부장관**은 의료기관 인증에 관한 주요 정책을 심의하기 위하여 **보건복지부장관** 소속으로 **의료기관인증위원회**를 둠 ▪ 위원회는 **위원장 1명을 포함한 15인 이내의 위원**으로 구성함 ▪ 위원회의 **위원장은 보건복지부차관**으로 하고, 위원회의 위원은 다음의 사람 중에서 **보건복지부장관이 임명 또는 위촉**함 • 의료인 단체 및 의료기관단체에서 추천하는 자 • **노동계, 시민단체**(「비영리민간단체지원법」에 따른 비영리민간단체), **소비자단체**(「소비자기본법」에 따른 소비자단체)에서 추천하는 자 • 보건의료에 관한 학식과 경험이 풍부한 자 • **시설물 안전진단에 관한 학식과 경험이 풍부한 자** • 보건복지부 소속 3급 이상 공무원 또는 고위공무원단에 속하는 공무원 ▪ **위원회**는 다음의 사항을 심의함 • **인증기준 및 인증의 공표를 포함한 의료기관 인증과 관련된 주요 정책에 관한 사항**

<table>
<tr><th colspan="3">의료기관의 인증</th></tr>
<tr><td rowspan="4">의료기관인증 위원회
(제58조의2)
(계속)</td><td colspan="2">• 의료기관 대상 평가제도 통합에 관한 사항
• 의료기관 인증 활용에 관한 사항
• 그 밖에 위원장이 심의에 부치는 사항
▪ 위원회의 구성 및 운영, 그 밖에 필요한 사항은 대통령령으로 정함</td></tr>
<tr><td>의료기관인증 위원회의 구성
(시행령 제30조)</td><td>의료기관인증위원회의 위원은 다음의 구분에 따라 보건복지부장관이 임명하거나 위촉함
▪ 의료인 단체 및 법 의료기관단체에서 추천하는 사람 5명
▪ 노동계, 시민단체(비영리민간단체), 소비자단체에서 추천하는 사람 5명
▪ 보건의료 또는 의료기관 시설물 안전진단에 관한 학식과 경험이 풍부한 사람 3명
▪ 보건복지부 소속 3급 이상 공무원 또는 고위공무원단에 속하는 공무원 1명</td></tr>
<tr><td>위원의 임기
(시행령 제31조)
(18전남, 15충남)</td><td>▪ 위원의 임기는 2년으로 함(공무원은 제외)
▪ 위원의 사임 등으로 새로 위촉된 위원의 임기는 전임 위원 임기의 남은 기간으로 함</td></tr>
<tr><td>인증위원회의 운영
(시행령 제31조의3)
(16대구)</td><td>▪ 위원장은 인증위원회를 대표하고 인증위원회의 업무를 총괄함
▪ 인증위원회의 회의는 재적위원 3분의 1 이상의 요구가 있는 때 또는 위원장이 필요하다고 인정하는 때에 소집하고, 위원장이 그 의장이 됨
▪ 위원장이 부득이한 사유로 직무를 수행할 수 없을 때에는 위원장이 미리 지명한 위원이 그 직무를 대행함
▪ 규정한 사항 외에 인증위원회의 운영 등에 필요한 사항은 인증위원회의 의결을 거쳐 위원장이 정함</td></tr>
<tr><td>의료기관 인증기준 및 방법 등
(58조의3)
(21충북 · 광주, 20충북 · 경북 · 전북)</td><td colspan="2">▪ 의료기관 인증기준
• 환자의 권리와 안전
• 의료기관의 의료서비스 질 향상 활동
• 의료서비스의 제공과정 및 성과
• 의료기관의 조직 · 인력관리 및 운영
• 환자 만족도
▪ 인증등급은 인증, 조건부인증 및 불인증으로 구분함
▪ 인증의 유효기간은 4년으로 함. 다만, 조건부인증의 경우에는 유효기간을 1년으로 함
▪ 조건부인증을 받은 의료기관의 장은 유효기간 내에 보건복지부령으로 정하는 바에 따라 재인증을 받아야 함
▪ 인증기준의 세부 내용은 보건복지부장관이 정함</td></tr>
</table>

<table>
<tr><th colspan="3">의료기관의 인증</th></tr>
<tr><td rowspan="3">의료기관 인증의 신청 및 평가
(58조의4)
(20광주, 18서울)</td><td colspan="2">▪ 의료기관 인증을 받고자 하는 의료기관의 장은 보건복지부령으로 정하는 바에 따라 보건복지부장관에게 신청할 수 있음
▪ 요양병원의 장은 보건복지부령으로 정하는 바에 따라 보건복지부장관에게 인증을 신청하여야 함
▪ 인증을 신청하여야 하는 요양병원이 조건부인증 또는 불인증을 받거나 인증 또는 조건부인증이 취소된 경우 해당 요양병원의 장은 보건복지부령으로 정하는 기간 내에 다시 인증을 신청하여야 함
▪ 보건복지부장관은 인증을 신청한 의료기관에 대하여 인증기준 적합 여부를 평가하여야 함. 이 경우 보건복지부장관은 보건복지부령으로 정하는 바에 따라 필요한 조사를 할 수 있고, 인증을 신청한 의료기관은 정당한 사유가 없으면 조사에 협조하여야 함
▪ 보건복지부장관은 평가 결과와 인증등급을 지체 없이 해당 의료기관의 장에게 통보하여야 함</td></tr>
<tr><td>의료기관 인증의 신청 등
(시행규칙 제64조)
(16전북)</td><td>▪ 보건복지부장관은 요양병원의 장에게 인증신청기간 1개월 전에 인증 신청 대상 및 기간 등 조사계획을 수립 · 통보하여야 함
▪ 인증을 신청하려는 요양병원의 장은 조건부인증 · 불인증을 받은날 또는 인증 · 조건부인증이 취소된 날부터 90일 이내에 인증신청서와 의료기관 운영현황을 인증원의 장에게 제출해야 함
▪ 인증원의 장은 인증신청 접수대장과 인증서 발급대장을 작성하여 최종 기재일로부터 5년간 보관해야 함. 이 경우 해당 기록은 전자문서로 작성 · 보관할 수 있음</td></tr>
<tr><td>조사일정 통보
(시행규칙 제64조의2)
(17서울)</td><td>인증원의 장은 의료기관 인증 신청을 접수한 날부터 30일 내에 해당 의료기관의 장과 협의하여 조사일정을 정하고 이를 통보해야 함</td></tr>
<tr><td>이의신청
(제58조의5)
(16전북)</td><td colspan="2">▪ 의료기관 인증을 신청한 의료기관의 장은 평가결과 또는 인증등급에 관하여 보건복지부장관에게 이의신청을 할 수 있음
▪ 이의신청은 평가결과 또는 인증등급을 통보받은 날부터 30일 이내에 하여야 함. 다만, 책임질 수 없는 사유로 그 기간을 지킬 수 없었던 경우에는 그 사유가 없어진 날부터 기산함
▪ 이의신청의 방법 및 처리 결과의 통보 등에 필요한 사항은 보건복지부령으로 정함</td></tr>
</table>

<table>
<tr><th colspan="2">의료기관 인증의 공표 및 취소</th></tr>
<tr><td>인증의 공표 및 활용
(제58조의7)
(21충북, 16경북)</td><td>▪ 보건복지부장관은 인증을 받은 의료기관에 관하여 인증기준, 인증 유효기간 및 평가한 결과 등 보건복지부령으로 정하는 사항을 인터넷 홈페이지 등에 공표하여야 함
▪ 보건복지부장관은 평가 결과와 인증등급을 활용하여 의료기관에 대하여 다음에 해당하는 행정적 · 재정적 지원 등 필요한 조치를 할 수 있음</td></tr>
</table>

<table>
<tr><th colspan="3">의료기관 인증의 공표 및 취소</th></tr>
<tr><td rowspan="2">인증의 공표 및 활용
(제58조의7)
(계속)</td><td colspan="2">• 상급종합병원 지정
• 전문병원 지정
• 의료의 질 및 환자 안전 수준 향상을 위한 교육, 컨설팅 지원
• 그 밖에 다른 법률에서 정하거나 보건복지부장관이 필요하다고 인정한 사항
▪ 공표 등에 필요한 사항은 보건복지부령으로 정함</td></tr>
<tr><td>의료기관 인증의 공표
(시행규칙 제64조의7)
(21충북, 16경북)</td><td>인증원의 장은 다음의 사항을 인터넷 홈페이지 등에 공표해야 함
▪ 해당 의료기관의 명칭, 종별, 진료과목 등 일반현황
▪ 인증등급 및 인증의 유효기간
▪ 인증기준에 따른 평가 결과
▪ 그 밖에 의료의 질과 환자 안전의 수준을 높이기 위하여 보건복지부장관이 정하는 사항</td></tr>
<tr><td>의료기관 인증의 취소 등
(제58의10)
(16전북)</td><td colspan="2">▪ 보건복지부장관은 인증을 받은 의료기관이 인증 유효기간 중 다음의 어느 하나에 해당하는 경우에는 의료기관 인증 또는 조건부인증을 취소하거나 인증마크의 사용정지 또는 시정을 명할 수 있음. 다만, 거짓이나 그 밖의 부정한 방법으로 인증 또는 조건부인증을 받은 경우와 의료기관 개설 허가가 취소되거나 폐쇄명령을 받은 경우에는 인증 또는 조건부인증을 취소하여야 함
• 거짓이나 그 밖의 부정한 방법으로 인증 또는 조건부인증을 받은 경우
• 의료기관 개설 허가가 취소되거나 폐쇄명령을 받은 경우
• 의료기관의 종별 변경 등 인증 또는 조건부인증의 전제나 근거가 되는 중대한 사실이 변경된 경우
• 인증기준을 충족하지 못하게 된 경우
• 인증마크의 사용정지 또는 시정명령을 위반한 경우
▪ 인증이 취소된 의료기관은 인증 또는 조건부인증이 취소된 날부터 1년 이내에 인증 신청을 할 수 없음
▪ 의료기관 인증 또는 조건부인증의 취소 및 인증마크의 사용정지 등에 필요한 절차와 처분의 기준 등은 보건복지부령으로 정함</td></tr>
</table>

지도와 명령 (제59조) (22광주, 11충남)	▪ 보건복지부장관 또는 시·도지사는 보건의료정책을 위하여 필요하거나 국민보건에 중대한 위해(危害)가 발생하거나 발생할 우려가 있으면 의료기관이나 의료인에게 필요한 지도와 명령을 할 수 있음 ▪ 보건복지부장관, 시·도지사 또는 시장·군수·구청장은 의료인이 정당한 사유 없이 진료를 중단하거나 의료기관 개설자가 집단으로 휴업하거나 폐업하여 환자 진료에 막대한 지장을 초래하거나 초래할 우려가 있다고 인정할 만한 상당한 이유가 있으면 그 의료인이나 의료기관 개설자에게 업무개시 명령을 할 수 있음 ▪ 의료인과 의료기관 개설자는 정당한 사유 없이 명령을 거부할 수 없음

<table>
<tr><th colspan="3">병상수급계획</th></tr>
<tr><td rowspan="3">병상 수급계획의 수립 등
(제60조)
(17인천, 16전남)</td><td colspan="2">▪ 보건복지부장관은 병상의 합리적인 공급과 배치에 관한 기본시책을 5년마다 수립하여야 함
▪ 시 · 도지사는 기본시책에 따라 지역 실정을 고려하여 특별시 · 광역시 또는 도 단위의 지역별 · 기능별 · 종별 의료기관 병상 수급 및 관리계획을 수립한 후 보건복지부장관에게 제출하여야 함
▪ 보건복지부장관은 병상 수급 및 관리계획이 기본시책에 맞지 아니하는 등 보건복지부령으로 정하는 사유가 있으면 시 · 도지사와 협의하여 보건복지부령으로 정하는 바에 따라 이를 조정하여야 함</td></tr>
<tr><td colspan="2">병상 수급계획의 수립 및 조정에 관한 규칙</td></tr>
<tr><td>지역병상수급계획의 평가 및 조정권고
(제5조)
(16전남)</td><td>▪ 보건복지부장관은 시 · 도지사가 제출한 지역병상수급계획이 기본시책에맞는지와 타당성이 있는지 등을 평가하여야 함
▪ 보건복지부장관은 지역병상수급계획에 대한 평가를 보건의료 관계 전문기관에 의뢰할 수 있음
▪ 보건복지부장관이 시 · 도지사에게 조정을 권고할 수 있는 사유
• 지역병상수급계획의 내용이 기본시책에 맞지 아니하는 경우
• 지방자치단체의 생활권역과 행정구역이 서로 다른데도 해당 지방자치단체에서 이를 고려하지아니한 경우
• 둘 이상의 지방자치단체에 걸쳐있는 광역의료행정을 해당 지방자치단체에서 고려하지 아니한 경우
• 지방자치단체 간 지역병상수급계획이 현저하게 불균형한 경우</td></tr>
</table>

<table>
<tr><th colspan="3">의료기관 회계기준</th></tr>
<tr><td rowspan="3">의료기관 회계기준
(제62조)
(20경북, 14강원)</td><td colspan="2">▪ 의료기관 개설자는 의료기관 회계를 투명하게 하도록 노력하여야 함
▪ 100병상 이상의 병원급 의료기관으로서 보건복지부령으로 정하는 일정 규모 이상의 병원급 의료기관 개설자는 회계를 투명하게 하기 위하여 의료기관 회계기준을 지켜야 함
▪ 의료기관 회계기준은 보건복지부령으로 정함</td></tr>
<tr><td colspan="2">의료기관 회계기준 규칙</td></tr>
<tr><td>의료기관 회계기준의 준수대상
(제2조)</td><td>▪ 「의료법」에 따른 의료기관 회계기준을 준수해야 하는 의료기관의 개설자는 다음의 구분에 따른 병원급 의료기관의 개설자를 말함
• 2022년 회계연도: 300병상(종합병원의 경우에는 100병상) 이상의 병원급 의료기관
• 2023년 회계연도: 200병상(종합병원의 경우에는 100병상) 이상의 병원급 의료기관
• 2024년 회계연도 이후: 100병상 이상의 병원급 의료기관
▪ 병상 수는 해당 병원의 직전 회계연도의 종료일을 기준으로 산정함</td></tr>
</table>

시정 명령 등 (제63조)	▪ 보건복지부장관 또는 시장 · 군수 · 구청장은 의료인등이 의료광고 위반 · 의료광고 방법을 위반한 때에는 다음의 조치를 명할 수 있음 • 위반행위의 중지 • 위반사실의 공표 • 정정광고 ▪ 위반사실의 공표 · 정정광고에 따른 조치에 필요한 사항은 대통령령으로 정함
개설 허가 취소 등 (제64조) (22대전, 20강원, 14경북)	▪ 보건복지부장관 또는 시장 · 군수 · 구청장은 의료기관이 다음의 어느 하나에 해당하면 그 의료업을 1년의 범위에서 정지시키거나 개설 허가의 취소 또는 의료기관 폐쇄를 명할 수 있음. 다만, 거짓으로 진료비를 청구하여 금고 이상의 형을 선고받고 그 형이 확정된 때에는 의료기관 개설 허가의 취소 또는 의료기관 폐쇄를 명하여야 하며, 의료기관 폐쇄는 신고한 의료기관에만 명할 수 있음 • 개설 신고나 개설 허가를 한 날부터 3개월 이내에 정당한 사유 없이 업무를 시작하지 아니한 때 • 의료인이 다른 의료인 또는 의료법인 등의 명의로 의료기관을 개설하거나 운영한 때 • 무자격자에게 의료행위를 하게 하거나 의료인에게 면허 사항 외의 의료행위를 하게 한 때 • 보고와 업무검사에 따른 관계 공무원의 직무 수행을 기피 또는 방해하거나 지도와명령 또는 시정명령에 따른 명령을 위반한 때 • 의료법인 · 비영리법인, 준정부기관 · 지방의료원 또는 한국보훈복지의료공단의 설립 허가가 취소되거나 해산된 때 • 의료기관 개설할 수 없는 자가 위반하여 의료기관을 개설한 때 • 둘 이상의 의료기관을 개설 · 운영한 때 • 제33조제5항 · 제7항 · 제9항 · 제10항, 제40조, 제40조의2 또는 제56조를 위반한 때. 다만, 의료기관 개설자 본인에게 책임이 없는 사유로 제33조제7항제4호를 위반한 때에는 그러하지 아니함 • 정당한 사유 없이 폐업 · 휴업 신고를 하지 아니하고 6개월 이상 의료업을 하지 아니한 때 • 시정명령(제4조제5항 위반에 따른 시정명령을 제외함)을 이행하지 아니한 때 • 「약사법」을 위반하여 담합행위를 한 때 • 의료기관 개설자가 거짓으로 진료비를 청구하여 금고 이상의 형을 선고받고 그 형이 확정된 때 • 준수사항을 위반하여 사람의 생명 또는 신체에 중대한 위해를 발생하게 한 때 ▪ 개설 허가를 취소당하거나 폐쇄 명령을 받은 자는 그 취소된 날이나 폐쇄 명령을 받은 날부터 6개월 이내에, 의료업 정지처분을 받은 자는 그 업무 정지기간 중에 각각 의료기관을 개설 · 운영하지 못함. 다만, 거짓으로 진료비를 청구하여 금고 이상의 형을 선고받고 그 형이 확정되어 의료기관 개설 허가를 취소당하거나 폐쇄 명령을 받은 자는 취소당한 날이나 폐쇄 명령을 받은 날부터 3년 안에는 의료기관을 개설 · 운영하지 못함

면허 취소와 재교부

면허 취소와 재교부
(제65조)
(20강원 · 부산, 19강원, 18충남 · 전북)

- 보건복지부장관은 의료인이 다음의 어느 하나에 해당할 경우에는 그 면허를 취소할 수 있음. 다만, 의료인의 결격사유의 어느 하나에 해당하게 된 경우에는 면허를 취소하여야 함
  - 의료인의 결격사유의 어느 하나에 해당하게 된 경우
  - 자격 정지 처분 기간 중에 의료행위를 하거나 3회 이상 자격 정지 처분을 받은 경우
  - 면허 조건을 이행하지 아니한 경우
  - 면허를 대여한 경우
  - 일회용 의료기기 재사용하여 사람의 생명 또는 신체에 중대한 위해를 발생하게 한 경우
  - 사람의 생명 또는 신체에 중대한 위해를 발생하게 할 우려가 있는 수술, 수혈, 전신마취를 의료인 아닌 자에게 하게 하거나 의료인에게 면허 사항 외로 하게 한 경우
- 보건복지부장관은 면허가 취소된 자라도 취소의 원인이 된 사유가 없어지거나 개전(改悛)의 정이 뚜렷하다고 인정되면 면허를 재교부할 수 있음. 다만, 다음의 경우에는 재교부하지 못함

면허취소 사유	재교부 제한연한
▪ 면허 조건을 이행하지 아니한 경우	1년 이내
▪ 자격정지 처분 기간 중에 의료행위를 하거나 3회 이상 자격 정지 처분을 받은 경우	2년 이내
▪ 면허를 대여한 경우 ▪ 일회용 의료기기 재사용으로 사람의 생명 또는 신체에 중대한 위해를 발생하게 한 경우 ▪ 사람의 생명 또는 신체에 중대한 위해를 발생하게 할 우려가 있는 수술, 수혈, 전신마취를 의료인이 아닌 자에게 하게 하거나 의료인에게 면허 사항 외로 하게 한 경우 ▪ 결격사유 중 대통령령으로 정하는 의료 관련 법령을 위반하여 금고 이상의 형을 선고받고 그형의 집행이 종료되지 아니하였거나 집행을 받지 아니하기로 확정되지 아니한 자로 면허가 취소된 경우	3년 이내

자격정지

자격정지 등
(제66조)
(21경북, 20서울 · 강원 · 전북 · 광주)

- 보건복지부장관은 의료인이 다음의 어느 하나에 해당하면 1년의 범위에서 면허자격을 정지시킬 수 있음. 이 경우 의료기술과 관련한 판단이 필요한 사항에 관하여는 관계 전문가의 의견을 들어 결정할 수 있음
  - 의료인의 품위를 심하게 손상시키는 행위를 한 때
  - 의료기관 개설자가 될 수 없는 자에게 고용되어 의료행위를 한 때
  - 일회용 의료기기 재사용을 위반한 때
  - 진단서 · 검안서 또는 증명서를 거짓으로 작성하여 내주거나 진료기록부등을 거짓으로 작성

<table>
<tr><th colspan="3">자격정지</th></tr>
<tr><td rowspan="2">자격정지 등
(제66조)
(계속)</td><td colspan="2">하거나 고의로 사실과 다르게 추가기재 · 수정한 때
• 태아 성 감별 행위 등 금지를 위반한 경우
• 의료기사가 아닌 자에게 의료기사의 업무를 하게 하거나 의료기사에게 그 업무 범위를 벗어나게 한 때
• 관련 서류를 위조 · 변조하거나 속임수 등 부정한 방법으로 진료비를 거짓 청구한 때
• 부당한 경제적 이익등의 취득 금지를 위반하여 경제적 이익등을 제공받은 때
• 그 밖에 이 법 또는 이 법에 따른 명령을 위반한 때</td></tr>
<tr><td>의료인의 품위 손상 행위의 범위
(시행령 제32조)
(20서울, 19인천, 18경북, 17대구)</td><td>의료인의 품위 손상 행위의 범위
▪ 학문적으로 인정되지 아니하는 진료행위(조산 업무와 간호 업무를 포함)
▪ 비도덕적 진료행위
▪ 거짓 또는 과대 광고행위
▪ 「방송법」에 따른 방송, 「신문 등의 진흥에 관한 법률」에따른 신문 · 인터넷신문, 「잡지 등 정기간행물의 진흥에 관한 법률」에 따른 정기간행물 또는 인터넷 매체[이동통신단말장치에서 사용되는 애플리케이션(Application)을 포함]에서 다음의 건강 · 의학정보(의학, 치의학, 한의학, 조산학및 간호학의 정보)에 대하여 거짓 또는 과장하여 제공하는 행위
• 「식품위생법」에 따른 식품에 대한 건강 · 의학정보
• 「건강기능식품에 관한 법률」에 따른 건강기능식품에 대한 건강 · 의학정보
• 「약사법」에 따른 의약품, 한약, 한약제제 또는 의약외품에 대한 건강 · 의학정보
• 「의료기기법」에 따른 의료기기에 대한 건강 · 의학정보
• 「화장품법」에 따른 화장품, 기능성화장품 또는 유기농화장품에 대한 건강 · 의학정보
▪ 불필요한 검사 · 투약(投藥) · 수술 등 지나친 진료행위를 하거나 부당하게 많은 진료비를 요구하는 행위
▪ 전공의(專攻醫)의 선발 등 직무와 관련하여 부당하게 금품을 수수하는 행위
▪ 다른 의료기관을 이용하려는 환자를 영리를 목적으로 자신이 종사하거나 개설한 의료기관으로 유인하거나 유인하게 하는 행위
▪ 자신이 처방전을 발급하여 준 환자를 영리를 목적으로 특정 약국에 유치하기 위하여 약국개설자나 약국에 종사하는 자와 담합하는 행위</td></tr>
</table>

자격정지	
자격정지 등 (제66조) (계속)	▪ 의료인의 품위를 심하게 손상시키는 행위의 범위는 대통령령으로 정함 ▪ 의료기관은 그 의료기관 개설자가 관련 서류를 위조 · 변조하거나 속임수 등 부정한 방법으로 진료비를 거짓 청구하여 자격정지 처분을 받은 경우에는 그 자격정지 기간 중 의료업을 할 수 없음 ▪ 보건복지부장관은 의료인이 실태와 취업사항 3년마다 보건복지부장관에게 신고를 하지 아니한 때에는 신고할 때까지 면허의 효력을 정지할 수 있음 ▪ 의료기관 개설자가 될 수 없는 자에게 고용되어 의료행위를 한 의료인이 자진하여 그 사실을 신고한 경우에는 보건복지부령으로 정하는 바에 따라 그 처분을 감경하거나 면제할 수 있음 ▪ 자격정지처분은 그 사유가 발생한 날부터 5년(관련 서류를 위조 · 변조하거나 속임수 등 부정한 방법으로 진료비를 거짓 청구하여 자격정지처분의 경우에는 7년으로 함)이 지나면 하지 못함. 다만, 그 사유에 대하여 「형사소송법」에 따른 공소가 제기된 경우에는 공소가 제기된 날부터 해당 사건의 재판이 확정된 날까지의 기간은 시효 기간에 산입하지 아니 함
중앙회의 자격정지 처분 요구 등 (제66조의2) (21전남)	각 중앙회의 장은 의료인이 의료인 품위 손상 행위에 해당하는 경우에는 각 중앙회의 윤리위원회의 심의 · 의결을 거쳐 보건복지부장관에게 자격정지 처분을 요구할 수 있음

과징금 처분 (제67조)	▪ 보건복지부장관이나 시장 · 군수 · 구청장은 의료기관이 개설 허가 취소에 해당할 때에는 대통령령으로 정하는 바에 따라 의료업 정지 처분을 갈음하여 10억원 이하의 과징금을 부과할 수 있으며, 이 경우 과징금은 3회까지만 부과할 수 있음. 다만, 동일한 위반행위에 대하여 「표시 · 광고의 공정화에 관한 법률」에 따른 과징금 부과처분이 이루어진 경우에는 과징금(의료업 정지 처분을 포함함)을 감경하여 부과하거나 부과하지 아니할 수 있음 ▪ 과징금을 부과하는 위반 행위의 종류와 정도 등에 따른 과징금의 액수와 그 밖에 필요한 사항은 대통령령으로 정함 ▪ 보건복지부장관이나 시장 · 군수 · 구청장은 과징금을 기한 안에 내지 아니한 때에는 지방세 체납처분의 예에 따라 징수함

의료지도원	
의료지도원 (제69조)	▪ 관계 공무원의 직무를 행하게 하기 위하여 보건복지부, 시 · 도 및 시 · 군 · 구에 의료지도원을 둠 ▪ 의료지도원은 보건복지부장관, 시 · 도지사 또는 시장 · 군수 · 구청장이 그 소속 공무원 중에서 임명하되, 자격과 임명 등에 필요한 사항은 보건복지부령으로 정함 ▪ 의료지도원 및 그 밖의 공무원은 직무를 통하여 알게 된 의료기관, 의료인, 환자의 비밀을 누설하지 못함

<table>
<tr><th colspan="3">의료지도원</th></tr>
<tr><td rowspan="2">의료지도원
(제69조)
(계속)</td><td>의료지도원의 자격
(시행규칙 제65조)</td><td>보건복지부장관, 시 · 도지사 또는 시장 · 군수 · 구청장이 의료지도원을 임명하려는 경우에는 다음의 어느 하나에 해당하는 자 중에서 하여야 함
▪ 의료인 면허를 가진 자
▪ 의료 관계 업무에 관한 지식과 경험이 풍부한 자</td></tr>
<tr><td>의료지도원의 담당 구역
(시행규칙 제66조)</td><td>▪ 보건복지부 소속 의료지도원의 담당 구역은 전국으로 함
▪ 시 · 도 또는 시 · 군 · 구(자치구를 말함) 소속 의료지도원의 담당 구역은 해당 행정구역으로 함</td></tr>
</table>

<table>
<tr><th colspan="3">전문의와 전문간호사</th></tr>
<tr><td>전문의
(제77조)
(17서울 · 인천)</td><td colspan="2">▪ 의사 · 치과의사 또는 한의사로서 전문의가 되려는 자는 대통령령으로 정하는 수련을 거쳐 보건복지부장관에게 자격 인정을 받아야 함
▪ 전문의 자격 인정과 전문과목에 관한 사항은 대통령령으로 정함</td></tr>
<tr><td rowspan="4">전문간호사
(제78조)
(22경북, 18전남)</td><td colspan="2">▪ 보건복지부장관은 간호사에게 간호사 면허 외에 전문간호사 자격을 인정할 수 있음
▪ 전문간호사가 되려는 사람은 다음의 어느 하나에 해당하는 사람으로서 보건복지부장관이 실시하는 전문간호사 자격시험에 합격한 후 보건복지부장관의 자격인정을 받아야 함
• 보건복지부령으로 정하는 전문간호사 교육과정을 이수한 자
• 보건복지부장관이 인정하는 외국의 해당 분야 전문간호사 자격이 있는 자
▪ 전문간호사는 자격을 인정받은 해당 분야에서 간호 업무를 수행하여야 함
▪ 전문간호사의 자격 구분, 자격 기준, 자격 시험, 자격증, 업무 범위, 그 밖에 필요한 사항은 보건복지부령으로 정함</td></tr>
<tr><td colspan="2">전문간호사 자격인정 등에 관한 규칙 (18전남)</td></tr>
<tr><td>자격구분
(제2조)</td><td>전문간호사 자격은 보건.마취.정신.가정.감염관리.산업.응급.노인.중환자.호스피스.종양.임상 및 아동분야로 구분 함</td></tr>
<tr><td>전문간호사 교육과정
(제4조)</td><td>「의료법」 전문간호사 교육과정은 보건복지부장관이 지정하는 전문간호사교육기관이 실시하고 그 교육기간은 2년 이상으로 함. 전문간호사 교육과정을 신청할 수 있는 자는 교육을 받기 전 10년 이내에 해당분야의기관에서 3년 이상 간호사로서의 실무경력이 있는 자로 함</td></tr>
</table>

<table>
<tr><th colspan="2">한지 의료인</th></tr>
<tr><td>한지 의료인
(제79조)</td><td>▪ 이 법이 시행되기 전의 규정에 따라 면허를 받은 한지 의사(限地 醫師), 한지 치과의사 및 한지 한의사는 허가받은 지역에서 의료업무에 종사하는 경우 의료인으로 봄
▪ 보건복지부장관은 의료인이 허가받은 지역 밖에서 의료행위를 하는 경우에는 그 면허를 취소할 수 있음</td></tr>
</table>

한지 의료인		
한지 의료인 (제79조) (계속)	▪ 의료인의 허가지역 변경, 그 밖에 필요한 사항은 보건복지부령으로 정함 ▪ 한지 의사, 한지 치과의사, 한지 한의사로서 **허가받은 지역에서 10년 이상 의료업무에 종사한 경력이 있는 자 또는 이 법 시행 당시 의료업무에 종사하고 있는 자 중 경력이 5년 이상인 자**에게는 보건복지부령으로 정하는 바에 따라 의사, 치과의사 또는 한의사의 면허를 줄 수 있음	
	한지 의료인의 허가지역 변경 (시행규칙 제75조) (22서울)	▪ 한지(限地) 의료인이 그 허가지역을 변경하려는 경우에는 그 소재지를 관할하는 **시·도지사의 허가**를 받아야 함. 다만, **다른 시·도로 변경하거나 2개 시·도 이상에 걸쳐있는 지역으로 변경하려는 경우에는 보건복지부장관의 허가**를 받아야 함 ▪ 한지 의료인의 허가지역 변경에 관한 허가를 할 때에는 다음에서 정하는 바에 따라야 함 • **의료취약지인 읍·면으로 한정하여 허가**하되, 인구·교통, 그 밖의 지리적 여건에 따라 그 **진료구역을 제한할 수 있음** • **허가 대상은 변경 전의 허가지역에서 3년 이상 계속하여 의료기관을 개설하고 의료행위를 한 자로 한정**함. 다만, 허가지역에 같은 업종에 해당하는 다른 의료인이 있거나 벽지(僻地), 오지(奧地) 또는 섬 등 보건복지부장관이 정하는 지역으로 변경하려는 경우에는 그 기간의 제한을 받지 아니함 ▪ 허가지역 변경허가를 받으려는 자는 변경 희망지와 그 사유를 적은 신청서에 면허증을 첨부하여 허가관청에 제출하여야 함

간호조무사자격 (제80조) (22경북, 17서울)	▪ 간호조무사가 되려는 사람은 다음의 어느 하나에 해당하는 사람으로서 **보건복지부령으로 정하는 교육과정을 이수하고 간호조무사 국가시험에 합격한 후 보건복지부장관의 자격인정을 받아야 함.** 이 경우 자격시험의 제한에 관하여는 제10조를 준용함 • 초·중등교육법령에 따른 **특성화고등학교의 간호 관련 학과를 졸업한 사람**(간호조무사 국가시험 응시일로부터 6개월 이내에 졸업이 예정된 사람을 포함함) • 「초·중등교육법」 제2조에 따른 **고등학교 졸업자**(간호조무사 국가시험 응시일로부터 6개월 이내에 졸업이 예정된 사람을 포함함) 또는 초·중등교육법령에 따라 같은 수준의 학력이 있다고 인정되는 사람(이하 이 조에서 "고등학교 졸업학력 인정자"라 함)으로서 **보건복지부령으로 정하는 국·공립 간호조무사양성소의 교육을 이수한 사람** • 고등학교 졸업학력 인정자로서 **평생교육법령에 따른 평생교육시설에서 고등학교 교과 과정에 상응하는 교육과정 중 간호 관련 학과를 졸업한 사람**(간호조무사 국가시험 응시일로부터 6개월 이내에 졸업이 예정된 사람을 포함함) • 고등학교 졸업학력 인정자로서 「학원의 설립·운영 및 과외교습에 관한 법률」에 따른

간호조무사자격 (제80조) (계속)	학원의 간호조무사 교습과정을 이수한 사람 • 고등학교 졸업학력 인정자로서 외국의 간호조무사 교육과정(보건복지부장관이 정하여 고시하는 인정기준에 해당하는 교육과정을 말함)을 이수하고 해당 국가의 간호조무사 자격을 취득한 사람 • 다음에 해당하는 사람 ◆ 평가인증기구의 인증을 받은 간호학을 전공하는 대학이나 전문대학[구제(舊制) 전문학교와 간호학교를 포함한다]을 졸업한 자 ◆ 외국의 학교(보건복지부장관이 정하여 고시하는 인정기준에 해당하는 학교)를 졸업하고 외국의 간호사 면허를 받은 자 ▪ 간호조무사 교육훈련기관은 보건복지부장관의 지정 · 평가를 받아야 함. 이 경우 보건복지부장관은 간호조무사 교육훈련기관의 지정을 위한 평가업무를 대통령령으로 정하는 절차 · 방식에 따라 관계 전문기관에 위탁할 수 있음 ▪ 보건복지부장관은 간호조무사 교육훈련기관이 거짓이나 그 밖의 부정한 방법으로 지정받는 등 대통령령으로 정하는 사유에 해당하는 경우에는 그 지정을 취소할 수 있음 ▪ 간호조무사는 최초로 자격을 받은 후부터 3년마다 그 실태와 취업상황 등을 보건복지부장관에게 신고하여야 함 ▪ 간호조무사의 국가시험 · 자격인정, 간호조무사 교육훈련기관의 지정 · 평가, 제4항에 따른 자격신고 및 간호조무사의 보수교육 등에 관하여 필요한 사항은 보건복지부령으로 정함
의료유사업자 (제81조) (14울산)	▪ 이 법이 시행되기 전의 규정에 따라 자격을 받은 접골사(接骨士), 침사(鍼士), 구사(灸士)(의료유사업자)는 무면허 의료행위 등 금지에도 불구하고 각 해당 시술소에서 시술(施術)을 업(業)으로 할 수 있음 ▪ 의료유사업자에 대하여는 이 법 중 의료인과 의료기관에 관한 규정을 준용함. 이 경우 "의료인"은 "의료유사업자"로, "면허"는 "자격"으로, "면허증"은 "자격증"으로, "의료기관"은 "시술소"로 함 ▪ 의료유사업자의 시술행위, 시술업무의 한계 및 시술소의 기준 등에 관한 사항은 보건복지부령으로 정함
청문 (제84조) (19경북, 18서울 · 대구, 17서울, 11서울)	보건복지부장관, 시 · 도지사 또는 시장 · 군수 · 구청장은 다음의 어느 하나에 해당하는 처분을 하려면 청문을 실시하여야 함 ▪ 전자의무기록의 표준화 등에 따른 인증의 취소 ▪ 설립 허가의 취소 ▪ 의료기관 인증 또는 조건부인증의 취소 ▪ 시설 · 장비 등의 사용금지 명령 ▪ 개설허가 취소나 의료기관 폐쇄 명령 ▪ 면허의 취소

권한의 위임 및 위탁 (제86조)	▪ 이 법에 따른 **보건복지부장관 또는 시 · 도지사의 권한**은 그 일부를 **대통령령**으로 정하는 바에 따라 **질병관리청장, 시 · 도지사 또는 시장 · 군수 · 구청장이나 보건소장에게 위임할 수 있음** ▪ 보건복지부장관은 이 법에 따른 **업무의 일부를 대통령령**으로 정하는 바에 따라 **관계 전문기관에 위탁할 수 있음**

Part 03

의료기사 등에 관한 법률

(약칭: 의료기사법)

| 의료기술직 |

Part 03 의료기사 등에 관한 법률 (약칭: 의료기사법)

의료기사법[시행 2020. 12. 15.], 시행령[시행 2022. 12. 20.], 시행규칙[시행 2019. 09. 27.]

목적(제1조) (19인천, 18강원 · 대구 · 전남)

- 의료기사, 보건의료정보관리사 및 안경사의 자격 · 면허 등에 관하여 필요한 사항을 정함
- 국민의 보건 및 의료 향상에 이바지함

정의(제1조의2) (22경기, 20충북 · 충남 · 전북)

구분	정의
의료기사	의사 또는 치과의사의 지도 아래 진료나 의화학적 검사에 종사하는 사람
보건의료정보관리사	의료 및 보건지도 등에 관한 기록 및 정보의 분류 · 확인 · 유지 · 관리를 주된 업무로 하는 사람
안경사	안경(시력보정용에 한정)의 조제 및 판매와 콘택트렌즈(시력보정용이 아닌 경우를 포함)의 판매를 주된 업무로 하는 사람

의료기사의 종류 및 업무

의료기사의 종류 및 업무 (제2조) (22경기, 21대전 · 광주, 20충북 · 울산)

- 임상병리사: 각종 화학적 또는 생리학적 검사
- 방사선사: 방사선 등의 취급 또는 검사 및 방사선 등 관련 기기의 취급 또는 관리
- 물리치료사: 신체의 교정 및 재활을 위한 물리요법적 치료
- 작업치료사: 신체적 · 정신적 기능장애를 회복시키기 위한 작업요법적 치료
- 치과기공사: 보철물의 제작, 수리 또는 가공
- 치과위생사: 치아 및 구강질환의 예방과 위생관리 등

의료기사, 보건의료정보관리사 및 안경사의 업무 범위 등 (시행령 제2조) (20충북 · 충남 · 경북)

- 의료기사의 종류에 따른 업무 및 의료기사, 보건의료정보관리사 및 안경사의 구체적인 업무범위는 별표 1에 따름(아래 참조)
- 의료기사는 의사 또는 치과의사의 지도를 받아 별표 1에 따른 업무를 수행함

의료기사, 보건의료정보관리사 및 안경사의 업무 범위(시행령 [별표 1])

- 임상병리사
  - 기생충학 · 미생물학 · 법의학 · 병리학 · 생화학 · 세포병리학 · 수혈의학 · 요화학(尿化學) · 혈액학 · 혈청학 분야, 방사성동위원소를 사용한 검사물 분야 및 기초대사 · 뇌파 · 심전도 · 심폐기능 등 생리기능 분야의 화학적 · 생리학적 검사에 관한 다음의 구분에 따른 업무
    - 검사물 등의 채취 · 검사
    - 검사용 시약의 조제
    - 기계 · 기구 · 시약 등의 보관 · 관리 · 사용
    - 혈액의 채혈 · 제제 · 제조 · 조작 · 보존 · 공급

의료기사의 종류 및 업무	
의료기사의 종류 및 업무 (제2조) (계속)	▪ 방사선사 • 방사선 등의 취급 · 검사 및 방사선 등 관련 기기의 취급 · 관리에 관한 다음의 구분에 따른 업무 ◆ 방사선기기와 부속 기자재의 선택 · 관리 ◆ 방사성동위원소를 이용한 핵의학적 검사 ◆ 의료영상진단기와 초음파진단기의 취급 ◆ 전리방사선(電離放射線, 물질을 통과할 때에 이온화를 일으키는 방사선) · 비전리방사선의 취급 ▪ 물리치료사 • 신체의 교정 및 재활을 위한 물리요법적 치료에 관한 다음의 구분에 따른 업무 ◆ 물리요법적 기능훈련 · 재활훈련 ◆ 기계 · 기구를 이용한 물리요법적 치료 ◆ 도수치료: 기구나 약물을 사용하지 않고 손으로 하는 치료 ◆ 도수근력(손근력) · 관절가동범위 검사 ◆ 마사지 ◆ 물리요법적 치료에 필요한 기기 · 약품의 사용 · 관리 ◆ 신체 교정운동 ◆ 온열 · 전기 · 광선 · 수(水)치료 ◆ 물리요법적 교육 ▪ 작업치료사 • 신체적 · 정신적 기능장애를 회복시키기 위한 작업요법적 치료에 관한 다음의 구분에 따른 업무 ▪ 치과기공사 • 치과의사의 진료에 필요한 다음의 구분에 따른 치과기공물을 전산설계(CAD/CAM), 삼차원(3D)프린터 또는 주조기 등을 이용해 디자인, 제작, 수리 또는 가공하는 업무 ◆ 교정장치 · 충전물(充塡物) · 작업 모형 ◆ 보철물 ◆ 임플란트 맞춤 지대주(支臺柱, 인공치관과 인공치근을 연결하는 구조물) · 상부구조 ▪ 치과위생사 • 치아 및 구강질환의 예방과 위생 관리 등에 관한 다음의 구분에 따른 업무 ◆ 교정용 호선(弧線: 둥근 형태의 교정용 줄)의 장착 · 제거 ◆ 불소 바르기 ◆ 보건기관 또는 의료기관에서 수행하는 구내 진단용 방사선 촬영 ◆ 임시 충전 ◆ 임시 부착물의 장착 ◆ 부착물의 제거 ◆ 치석 등 침착물(沈着物)의 제거 ◆ 치아 본뜨기

의료기사의 종류 및 업무	
의료기사의 종류 및 업무 (제2조) (계속)	▪ 보건의료정보관리사 • 의료기관에서의 의료 및 보건지도 등에 관한 기록 및 정보의 분류 · 확인 · 유지 · 관리에 관한 다음의 구분에 따른 업무 ◆ 보건의료정보의 분석 ◆ 보건의료정보의 전사(轉寫) ◆ 암 등록 ◆ 진료통계 관리 ◆ 질병 · 사인(死因) · 의료행위의 분류 • 그 밖에 의료기관에서의 의료 및 보건지도 등에 관한 기록 및 정보의 분류 · 확인 · 유지 · 관리에 관한 업무 ▪ 안경사 • 안경(시력보정용에 한정함)의 조제(調製) 및 판매와 콘택트렌즈(시력보정용이 아닌 경우를 포함함)의 판매에 관한 다음의 구분에 따른 업무 ◆ 안경의 조제 및 판매. 다만, 6세 이하의 아동을 위한 안경은 의사의 처방에 따라 조제 · 판매해야 함 ◆ 콘택트렌즈의 판매. 다만, 6세 이하의 아동을 위한 콘택트렌즈는 의사의 처방에 따라 판매해야 함 ◆ 안경 · 콘택트렌즈의 도수를 조정하기 위한 목적으로 수행하는 자각적(주관적) 굴절검사로서 약제를 사용하지 않는 검사 ◆ 안경 · 콘택트렌즈의 도수를 조정하기 위한 목적으로 수행하는 타각적(객관적) 굴절검사로서 약제를 사용하지 않는 검사 중 자동굴절검사기기를 이용한 검사
업무 범위와 한계(제3조) (21대구 · 경북, 20인천 · 충북 · 충남 · 경북)	의료기사, 보건의료정보관리사 및 안경사의 구체적인 업무의 범위와 한계는 대통령령으로 정함

면허	
면허 (제4조) (22경북, 19전북)	▪ 의료기사등이 되려면 다음의 어느 하나에 해당하는 사람으로서 의료기사등의 국가시험(이하 "국가시험")에 합격한 후 보건복지부장관의 면허를 받아야 함 • 대학 · 산업대학 · 전문대학(이하 "대학등")에서 취득하려는 면허에 상응하는 보건의료에 관한 학문을 전공하고 졸업한 사람. 다만, 보건의료정보관리사의 경우 「고등교육법」에 따른 인정기관(이하 "인정기관")의 보건의료정보관리사 교육과정 인증을 받은 대학등에서 보건의료정보 관련 학문을 전공하고 보건복지부령으로 정하는 교과목을 이수하여 졸업한 사람이어야 함 • 외국의 학교(보건복지부장관이 정하여 고시하는 인정기준에 해당하는 학교)와 같은 수준 이상의 교육과정을 이수하고 외국의 해당 의료기사등의 면허를 받은 사람

<table>
<tr><th colspan="2">면허</th></tr>
<tr><td>결격사유
(제5조)
(22전남, 20전남, 18울산, 14인천)</td><td>다음 어느 하나에 해당하는 사람에 대하여는 의료기사등의 면허를 하지 아니함
▪ 정신질환자. 다만, 전문의가 의료기사등으로서 적합하다고 인정하는 사람의 경우에는 그러하지 아니함
▪ 마약류 중독자
▪ 피성년후견인, 피한정후견인
▪ 「보건범죄 단속에 관한 특별조치법」, 「지역보건법」, 「국민건강증진법」, 「후천성역결핍증 예방법」, 「의료법」, 「응급의료에 관한 법률」, 「시체해부 및 보존에 관한 법률」, 「혈액관리법」, 「마약류 관리에 관한 법률」, 「모자보건법」 또는 「국민건강보험법」을 위반하여 금고 이상의 실형을 선고받고 그 집행이 끝나지 아니하거나 면제되지 아니한 사람</td></tr>
</table>

<table>
<tr><th colspan="4">국가시험</th></tr>
<tr><td rowspan="3">국가시험
(제6조)</td><td colspan="3">▪ 국가시험은 대통령령으로 정하는 바에 따라 해마다 1회 이상 보건복지부장관이 실시함
▪ 보건복지부장관은 대통령령으로 정하는 바에 따라 한국보건의료인국가시험원으로 하여금 국가시험을 관리하게 할 수 있음</td></tr>
<tr><td>국가시험의 범위
(시행령 제3조)
(22서울, 17인천)</td><td>▪ 국가시험은 필기시험과 실기시험으로 구분하여 실시하되, 실기시험은 필기시험 합격자에 대해서만 실시함. 다만, 보건복지부장관이 필요하다고 인정하는 경우에는 필기시험과 실기시험을 병합하여 실시할 수 있음
▪ 필기시험의 과목, 실기시험의 범위 및 합격자 결정, 그 밖에 필요한 사항은 보건복지부령으로 정함</td><td>합격자 결정 등
(시행규칙 제9조)
(15부산)
▪ 의료기사등의 국가시험의 합격자는 필기시험에서는 각 과목 만점의 40퍼센트 이상 및 전 과목 총점의 60퍼센트 이상 득점한 사람으로 하고, 실기시험에서는 만점의 60퍼센트 이상 득점한 사람으로 함
▪ 국가시험의 출제방법, 과목별 배점비율, 그 밖에 시험 시행에 필요한 사항은 보건복지부장관이 지정·고시하는 관계 전문기관의 장이 정함</td></tr>
<tr><td>국가시험의 시행과 공고
(시행령 제4조)
(15부산)</td><td colspan="2">▪ 보건복지부장관은 한국보건의료인국가시험원으로 하여금 국가시험을 관리하도록 함
▪ 국가시험관리기관의 장은 국가시험을 실시하려는 경우에는 미리 보건복지부장관의 승인을 받아 시험일시·시험장소·시험과목, 응시원서 제출기간, 그 밖에 시험 실시에 필요한 사항을 시험일 90일 전까지 공고하여야 함. 다만, 시험장소는 지역별 응시인원이 확정된 후 시험일 30일 전까지 공고할 수 있음</td></tr>
</table>

국가시험		
국가시험(제6조) (계속)	국가시험의 응시 (시행령 제6조) (18충북)	국가시험에 응시하려는 사람은 국가시험관리기관의 장이 정하는 응시원서를 국가시험관리기관의 장에게 제출하여야 함
응시자격의 제한 등 (제7조) (20충남, 17강원 · 경북)		▪ 제5조(결격사유: 위의 내용 참조)의 어느 하나에 해당하는 사람은 국가시험에 응시할 수 없음 ▪ 부정한 방법으로 국가시험에 응시한 사람 또는 국가시험에 관하여 부정행위를 한 사람에 대하여는 그 시험을 정지시키거나 합격을 무효로 함 ▪ 보건복지부장관은 시험이 정지되거나 합격이 무효가 된 사람에 대하여 처분의 사유와 위반 정도 등을 고려하여 보건복지부령으로 정하는 바에 따라 그 다음에 치러지는 국가시험 응시를 3회의 범위에서 제한할 수 있음

국가시험 응시제한의 기준(시행규칙 [별표 2])

응시제한 횟수	시험정지 · 합격무효 처분의 사유 및 위반의 정도
1회	▪ 시험 중에 대화, 손동작 또는 소리 등으로 서로 의사소통을 하는 행위 ▪ 허용되지 아니한 자료를 가지고 있거나 이용하는 행위
2회	▪ 시험 중에 다른 응시한 사람의 답안지(실기작품의 제작방법을 포함함. 이하 같다) 또는 문제지를 엿보고 자신의 답안지를 작성하는 행위 ▪ 시험 중에 다른 응시한 사람을 위하여 답안 등을 알려주거나 엿보게 하는 행위 ▪ 다른 사람으로부터 도움을 받아 답안지를 작성하거나 다른 응시한 사람의 답안지 작성에 도움을 주는 행위 ▪ 답안지를 다른 응시한 사람과 교환하는 행위 ▪ 시험 중에 허용되지 아니한 전자장비, 통신기기, 전자계산기기 등을 사용하여 답안을 전송하거나 작성하는 행위 ▪ 시험 중에 시험문제 내용과 관련된 물건(시험 관련 교재 및 요약자료를 포함한다)을 주고받는 행위
3회	▪ 대리시험을 치르거나 치르게 하는 행위 ▪ 사전에 시험문제 또는 답안을 타인에게 알려주거나 알고 시험을 치른 행위

무면허자의 업무금지 등 (제9조) (17광주)	▪ 의료기사등이 아니면 의료기사등의 업무를 하지 못함. 다만, 대학등에서 취득하려는 면허에 상응하는 교육과정을 이수하기 위하여 실습 중에 있는 사람의 실습에 필요한 경우에는 그러하지 아니함 ▪ 의료기사등이 아니면 의료기사등의 명칭 또는 이와 유사한 명칭을 사용하지 못함 ▪ 의료기사등은 제4조에 따라 받은 면허를 다른 사람에게 대여하여서는 아니 됨 ▪ 누구든지 받은 면허를 대여받아서는 아니 되며 면허 대여를 알선하여서도 아니 됨
비밀누설의 금지 (제10조)	의료기사등은 특별히 규정된 경우를 제외하고는 업무상 알게 된 비밀을 누설하여서는 아니 됨

<table>
<tr><th colspan="3">실태 등의 신고</th></tr>
<tr><td rowspan="3">실태 등의 신고
(제11조)
(22전남, 19인천, 17전북)</td><td colspan="2">▪ 의료기사등은 대통령령으로 정하는 바에 따라 최초로 면허를 받은 후부터 3년마다 그 실태와 취업상황을 보건복지부장관에게 신고하여야 함
▪ 보건복지부장관은 보수교육을 받지 아니한 의료기사등에 대하여 신고를 반려할 수 있음
▪ 보건복지부장관은 대통령령으로 정하는 바에 따라 신고 업무를 전자적으로 처리할 수 있는 전자정보처리시스템을 구축·운영할 수 있음</td></tr>
<tr><td>실태 등의 신고
(시행령 제8조)</td><td>의료기사등은 그 실태와 취업상황을 면허증을 발급받은 날부터 매 3년이 되는 해의 12월 31일까지 보건복지부령으로 정하는 바에 따라 보건복지부장관에게 신고하여야 함. 다만, 다음의 어느 하나에 해당하는 경우에는 그 구분에 따른 날부터 매 3년이 되는 해의 12월 31일까지 신고하여야 함</td></tr>
<tr><td>실태 등의 신고
(시행규칙 제12조의2)
(17전북)</td><td>▪ 의료기사등의 실태와 취업상황을 신고하려는 사람은 실태 신고서(전자문서로 된 신고서를 포함)에 다음의 서류를 첨부하여 중앙회의 장에게 제출해야 함
• 보수교육 이수증(이수한 사람만 해당)
• 보수교육 면제·유예 확인서(면제·유예된 사람만 해당)
▪ 신고서를 제출받은 각 중앙회의 장은 신고인의 보수교육 이수 여부 등을 확인해야 함
▪ 각 중앙회의 장은 신고 내용과 결과를 분기별로 보건복지부장관에게 보고해야 함. 다만, 면허의 효력이 정지된 의료기사등이 신고를 한 경우에는 그 내용과 결과를 지체 없이 보건복지부장관에게 보고해야 함</td></tr>
</table>

개설등록	
치과기공소의 개설등록 등 (제11조의2) (22대구, 18전북, 16서울, 15경북)	▪ 치과의사 또는 치과기공사가 아니면 치과기공소를 개설할 수 없음 ▪ 치과의사 또는 치과기공사는 1개소의 치과기공소만을 개설할 수 있음 ▪ 치과기공소를 개설하려는 자는 보건복지부령으로 정하는 바에 따라 특별자치시장·특별자치도지사·시장·군수·구청장(자치구의 구청장에 한한다)에게 개설등록을 하여야 함 ▪ 치과기공소를 개설하고자 하는 자는 보건복지부령으로 정하는 시설 및 장비를 갖추어야 함
치과기공사 등의 준수사항 (11조의3) (18대구·경북, 16서울·15경북)	▪ 치과기공사는 업무를 수행할 때 치과의사가 발행한 치과기공물제작의뢰서에 따라야 함 ▪ 치과기공물제작등 업무를 의뢰한 치과의사 및 치과기공소 개설자는 보건복지부령으로 정하는 바에 따라 치과기공물제작의뢰서를 보존(2년)하여야 함 ▪ 치과기공물제작등 업무를 의뢰한 치과의사는 실제 기공물 제작 등이 치과기공물제작의뢰서에 따라 적합하게 이루어지고 있는지 여부를 확인할 수 있으며 해당 치과기공소 개설자는 이에 따라야 함

개설등록	
안경업소의 개설등록 등 (제12조) (20대전)	▪ 안경사가 아니면 안경을 조제하거나 안경 및 콘택트렌즈의 판매업소를 개설할 수 없음 ▪ 안경사는 1개의 안경업소만을 개설할 수 있음 ▪ 안경업소를 개설하려는 사람은 보건복지부령으로 정하는 바에 따라 특별자치시장 · 특별자치도지사 · 시장 · 군수 · 구청장에게 개설등록을 하여야 함 ▪ 안경업소를 개설하려는 사람은 보건복지부령으로 정하는 시설 및 장비를 갖추어야 함 ▪ 누구든지 안경 및 콘택트렌즈를 다음의 어느 하나에 해당하는 방법으로 판매 등을 하여서는 아니 됨 • 전자상거래 및 통신판매의 방법 • 판매자의 사이버몰 등으로부터 구매 또는 배송을 대행하는 등 보건복지부령으로 정하는 방법 ▪ 안경사는 안경 및 콘택트렌즈를 안경업소에서만 판매하여야 함 ▪ 안경사는 콘택트렌즈를 판매하는 경우 콘택트렌즈의 사용방법과 유통기한 및 부작용에 관한 정보를 제공하여야 함

폐업 등의 신고		
폐업 등의 신고 (제13조)	치과기공소 또는 안경업소의 개설자는 폐업을 하거나 등록사항을 변경한 경우에는 보건복지부령으로 정하는 바에 따라 지체 없이 특별자치시장 · 특별자치도지사 · 시장 · 군수 · 구청장에게 신고하여야 함	
	폐업 등의 신고 (시행규칙 제16조)	▪ 치과기공소 또는 안경업소의 폐업 또는 등록사항 변경 신고를 하려는 사람은 치과기공소 · 안경업소 폐업 또는 등록사항 변경 신고서에 개설등록증을 첨부하여 폐업하거나 등록사항을 변경한 날부터 14일 이내에 특별자치시장 · 특별자치도지사 · 시장 · 군수 · 구청장에게 제출하여야 함 ▪ 치과기공소를 양도 · 양수하여 개설자가 변경된 경우에는 양수인이 치과기공소 양도 · 양수 신고서에 서류를 첨부하여 양도 · 양수한 날부터 14일 이내에 특별자치시장 · 특별자치도지사 · 시장 · 군수 · 구청장에게 신고하여야 함 ▪ 안경업소를 양도 · 양수하여 개설자가 변경된 경우에는 양수인이 안경업소 양도 · 양수 신고서에 서류를 첨부하여 양도 · 양수한 날부터 14일 이내에 특별자치시장 · 특별자치도지사 · 시장 · 군수 · 구청장에게 신고하여야 함

중앙회의 설립

구분	법률	시행령
중앙회 (제16조) (17전북)	▪ 의료기사등은 대통령령으로 정하는 바에 따라 그 면허의 종류에 따라 전국적으로 조직을 가지는 단체를 설립하여야 함 ▪ 중앙회는 법인으로 함 ▪ 중앙회에 관하여 이 법에 규정되지 아니한 사항은 「민법」 중 사단법인에 관한 규정을 준용함 ▪ 중앙회는 대통령령으로 정하는 바에 따라 특별시 · 광역시 · 도 및 특별자치도에 지부를 설치하여야 하며, 시 · 군 · 구(자치구를 말한다)에 분회를 설치할 수 있음. 다만, 그 외의 지부나 외국에 지부를 설치하려면 보건복지부장관의 승인을 받아야 함 ▪ 중앙회가 지부나 분회를 설치한 때에는 그 지부나 분회의 책임자는 지체 없이 특별시장 · 광역시장 · 도지사 · 특별자치도지사 또는 시장 · 군수 · 구청장에게 신고하여야 함 ▪ 각 중앙회는 자격정지 처분 요구에 관한 사항을 심의 · 의결하기 위하여 윤리위원회를 둠 ▪ 윤리위원회의 구성, 운영 등에 필요한 사항은 대통령령으로 정함	**중앙회의 설립 등** (시행령 제9조) (20인천 · 전북) ▪ 중앙회를 설립하려는 자는 서류(전자문서 포함)를 보건복지부장관에게 제출해 설립 인가를 받아야 함 ▪ 중앙회는 설립 등기를 한 날부터 3주일 이내에 특별시 · 광역시 · 도 및 특별자치도에 각각 지부를 설치해야 함 ▪ 중앙회의 업무는 다음과 같음 • 의료기사등의 권익 보호 • 국내 관련 기관 · 단체 등과의 정보 · 기술 교류 • 의료기사등의 업무에 대한 연구개발 • 그 밖에 보건복지부장관이 필요하다고 인정하는 업무 **윤리위원회의 구성** (시행령 제10조) ▪ 윤리위원회는 위원장을 포함해 11명의 위원으로 구성함 ▪ 위원은 다음의 어느 하나에 해당하는 사람 중에서 중앙회의 장이 성별을 고려해 위촉하되, 의료기사가 아닌 사람에 해당하는 사람이 4명 이상 포함되어야 함 • 중앙회 소속 회원으로서 의료기사등의 경력이 10년 이상인 사람 • 의료기사등이 아닌 사람으로서 법률, 보건, 언론, 소비자 권익 등에 관한 학식과 경험이 풍부한 사람 ▪ 위원장은 위원 중에서 중앙회의 장이 위촉함 ▪ 위원의 임기는 3년으로 하며, 한 차례만 연임할 수 있음
설립 인가 등 (제17조) (20인천)	▪ 중앙회를 설립하려면 대통령령으로 정하는 바에 따라 정관과 그 밖에 필요한 서류를 보건복지부장관에게 제출하여 설립 인가를 받아야 함. 중앙회가 정관을 변경하고자 하는 때에도 또한 같음 ▪ 중앙회의 업무, 정관에 기재할 사항 및 그 밖에 필요한 사항은 대통령령으로 정함	

<table>
<tr><th colspan="3">보수교육</th></tr>
<tr><td rowspan="3">보수교육
(제20조)
(22충남,
19서울 · 충북,
18울산 · 부산)</td><td colspan="2">▪ 보건기관 · 의료기관 · 치과기공소 · 안경업소 등에서 각각 그 업무에 종사하는 의료기사등(1년 이상 그 업무에 종사하지 아니하다가 다시 업무에 종사하려는 의료기사등을 포함한다)은 보건복지부령으로 정하는 바에 따라 보수교육을 받아야 함
▪ 보수교육의 시간 · 방법 · 내용 등에 필요한 사항은 대통령령으로 정함</td></tr>
<tr><td>보수교육
(시행령 제11조)
(18울산,
16인천 · 충남)</td><td>▪ 보수교육의 시간 · 방법 및 내용은 다음의 구분에 따름
• 보수교육의 시간: 매년 8시간 이상
• 보수교육의 방법: 대면 교육 또는 정보통신망을 활용한 온라인 교육
• 보수교육의 내용: 다음의 사항
◆ 직업윤리에 관한 사항
◆ 업무 전문성 향상 및 업무 개선에 관한 사항
◆ 의료 관계 법령의 준수에 관한 사항
◆ 그 밖에 가목부터 다목까지와 유사한 사항으로서 보건복지부장관이 보수교육에 필요하다고 인정하는 사항
▪ 보건복지부장관은 교육시간의 인정과 관련하여 그 인정기준, 운영기준 및 평가기준 등에 관한 사항을 정하여 고시하여야 함</td></tr>
<tr><td>보수교육
(시행규칙 제18조)
(21전남, 19서울 · 충북,
18경북 · 울산 · 부산)</td><td>▪ • 의료기사등에 대한 보수교육 업무를 위탁받은 기관은 매년 보수교육을 실시하여야 함
▪ 보건복지부장관은 다음의 어느 하나에 해당하는 사람에 대해서는 해당 연도의 보수교육을 면제할 수 있음
• 대학원 및 의학전문대학원 · 치의학전문대학원에서 해당 의료기사등의 면허에 상응하는 보건의료에 관한 학문을 전공하고 있는 사람
• 군 복무 중인 사람(군에서 해당 업무에 종사하는 의료기사등은 제외)
• 해당 연도에 의료기사등의 신규 면허를 받은 사람
• 보건복지부장관이 해당 연도에 보수교육을 받을 필요가 없다고 인정하는 요건을 갖춘 사람
▪ 보건복지부장관은 다음의 어느 하나에 해당하는 사람에 대해서는 해당 연도의 보수교육을 유예할 수 있음
• 해당 연도에 보건기관 · 의료기관 · 치과기공소 또는 안경업소 등에서 그 업무에 종사하지 않은 기간이 6개월 이상인 사람
• 보건복지부장관이 해당 연도에 보수교육을 받기가 어렵다고 인정하는 요건을 갖춘 사람
▪ 보건기관 · 의료기관 · 치과기공소 또는 안경업소 등에서 그 업무에 종사하지 않다가 다시 그 업무에 종사하려는 사람은 보수교육이 유예된 연도(보수교육이 2년 이상 유예된 경우에는 마지막 연도)의 다음 연</td></tr>
</table>

보수교육

보수교육 (제20조) (계속)	**보수교육** (시행규칙 제18조) (계속)	도에 다음의 구분에 따른 보수교육을 받아야 함 • 보수교육이 1년 유예된 경우: 12시간 이상 • 보수교육이 2년 유예된 경우: 16시간 이상 • 보수교육이 3년 이상 유예된 경우: 20시간 이상 ▪ 보건복지부장관은 보수교육실시기관의 보수교육 내용과 그 운영에 대하여 평가할 수 있음 ▪ 보수교육을 면제받거나 유예받으려는 사람은 해당 연도의 보수교육 실시 전에 보수교육 면제 · 유예 신청서에 보수교육 면제 또는 유예의 사유를 증명할 수 있는 서류를 첨부하여 보수교육실시기관의 장에게 제출해야 함 ▪ 신청을 받은 보수교육실시기관의 장은 보수교육 면제 또는 유예 대상자 여부를 확인하고, 신청인에게 보수교육 면제 · 유예 확인서를 발급해야 함
	보수교육 계획서 및 실적보고서 제출 등 (시행규칙 제19조) (15울산)	▪ 보수교육실시기관의 장은 매년 12월 31일까지 다음 연도 보수교육 계획서(전자문서로 된 보수교육 계획서 포함)에 다음의 서류를 첨부하여 보건복지부장관에게 제출하여야 함. 이 경우 보수교육 계획서에는 교과과정, 실시방법, 교육받는 사람의 경비부담액 및 보수교육 이수 인정기준 등 보수교육의 운영에 필요한 사항이 포함되어야 함 ▪ 보수교육실시기관의 장은 매년 3월 31일까지 전년도 보수교육 실적보고서(전자문서로 된 보수교육 실적보고서를 포함)를 보건복지부장관에게 제출하여야 함 ▪ 보수교육실시기관의 장은 보수교육을 받은 사람에게 보수교육 이수증을 발급하여야 함
	보수교육 관계 서류의 보존 (시행규칙 제21조) (17인천, 16인천)	보수교육실시기관의 장은 다음의 서류를 3년 동안 보존하여야 함 ▪ 보수교육 대상자 명단(대상자의 교육 이수 여부가 적혀 있어야 함) ▪ 보수교육 면제자 명단 ▪ 그 밖에 교육 이수자가 교육을 이수하였다는 사실을 확인할 수 있는 서류

면허의 취소와 재발급

면허의 취소 등 (제21조) (22경기, 21충남 · 전남, 20대전 · 전북)	▪ 보건복지부장관은 의료기사등이 다음의 어느 하나에 해당하면 그 면허를 취소할 수 있음. 다만, 결격사유 경우에는 면허를 취소하여야 함 • 결격사유(위의 결격사유(제5조) 참조)에 해당하게 된 경우 • 다른 사람에게 면허를 대여한 경우 • 치과의사가 발행하는 치과기공물제작의뢰서에 따르지 아니하고 치과기공물제작등 업무를 한 때

면허의 취소와 재발급		
면허의 취소 등 (제21조) (계속)	• 면허자격정지 또는 면허효력정지 기간에 의료기사등의 업무를 하거나 3회 이상 면허자격정지 또는 면허효력정지 처분을 받은 경우 ▪ 의료기사등이 면허가 취소된 후 그 처분의 원인이 된 사유가 소멸되는 등 대통령령으로 정하는 사유가 있다고 인정될 때에는 보건복지부장관은 그 면허증을 재발급할 수 있음. 다만, 다음의 경우로 면허가 취소된 경우에는 면허가 취소된 날부터 1년 이내에는 재발급하지 못함 • 다른 사람에게 면허를 대여한 경우 • 면허자격정지 또는 면허효력정지 기간에 의료기사등의 업무를 하거나 3회 이상 면허자격정지 또는 면허효력정지 처분을 받은 경우 • 금고 이상의 실형을 선고받고 그 집행이 끝나지 아니하거나 면제되지 아니한 사유로 면허가 취소된 경우	
	면허증의 재발급 (시행령 제12조) (20전북, 18서울, 15울산, 14인천)	면허증의 재발급 사유는 다음의 구분에 따름 ▪ 다음의 사유로 면허가 취소된 경우: 취소의 원인이 된 사유가 소멸되었을 때 • 정신질환자 • 마약류 중독자 • 피성년후견인, 피한정후견인 ▪ 금고 이상의 실형을 선고받고 그 집행이 끝나지 아니하거나 면제되지 아니한 사유로 면허가 취소된 경우: 해당 형의 집행이 끝나거나 면제된 후 1년이 지난 사람으로서 뉘우치는 빛이 뚜렷할 때 ▪ 다음의 사유로 면허가 취소된 경우: 면허가 취소된 후 1년이 지난 사람으로서 뉘우치는 빛이 뚜렷할 때 • 다른 사람에게 면허를 대여한 경우 • 면허자격정지 또는 면허효력정지 기간에 의료기사등의 업무를 하거나 3회 이상 면허자격정지 또는 면허효력정지 처분을 받은 경우 ▪ 치과의사가 발행하는 치과기공물제작의뢰서에 따르지 아니하고 치과기공물제작등 업무를 한 사유로 면허가 취소된 경우: 면허가 취소된 후 6개월이 지난 사람으로서 뉘우치는 빛이 뚜렷할 때

자격의 정지	
자격의 정지 (제22조) (21경북, 20강원 · 대전 · 경북 · 부산 · 제주)	▪ 보건복지부장관은 의료기사등이 다음의 어느 하나에 해당하는 경우에는 6개월 이내의 기간을 정하여 그 면허자격을 정지시킬 수 있음 • 품위를 현저히 손상시키는 행위를 한 경우 • 치과기공소 또는 안경업소의 개설자가 될 수 없는 사람에게 고용되어 치과기공사 또는 안경사의 업무를 한 경우

<table>
<tr><th colspan="3">자격의 정지</th></tr>
<tr><td rowspan="2">자격의 정지
(제22조)
(계속)</td><td colspan="2">• 치과진료를 행하는 의료기관 또는 등록한 치과기공소가 아닌 곳에서 치과기공사의 업무를 행한 때
• 개설등록을 하지 아니하고 치과기공소를 개설 · 운영한 때
• 치과기공물제작의뢰서를 보존하지 아니한 때
• 치과의사가 실제 기공물 제작 등이 치과기공물제작의뢰서에 따라 적합하게 이루어지고 있는지 여부를 확인할 때 해당 치과기공소 개설자가 이를 위반한 경우
• 그 밖에 이 법 또는 이 법에 따른 명령을 위반한 경우
▪ 품위손상행위의 범위에 관하여는 대통령령으로 정함
▪ 보건복지부장관은 의료기사등이 실태등의 신고를 하지 아니한 때에는 신고할 때까지 면허의 효력을 정지할 수 있음
▪ 자격정지처분은 그 사유가 발생한 날부터 5년이 지나면 하지 못함. 다만, 그 사유에 대하여 「형사소송법」에 따른 공소가 제기된 경우에는 공소가 제기된 날부터 해당 사건의 재판이 확정된 날까지의 기간은 시효기간에 산입하지 아니함</td></tr>
<tr><td>의료기사등의 품위손상행위의 범위
(시행령 제13조)
(22광주, 21경북, 20강원 · 부산 · 제주)</td><td>▪ 의료기사등의 업무 범위를 벗어나는 행위
▪ 의사나 치과의사의 지도를 받지 아니하고 업무를 하는 행위(보건의료정보관리사와 안경사의 경우는 제외)
▪ 학문적으로 인정되지 아니하거나 윤리적으로 허용되지 아니하는 방법으로 업무를 하는 행위
▪ 검사 결과를 사실과 다르게 판시하는 행위</td></tr>
</table>

<table>
<tr><td>면허증을 갈음하는 증서
(시행규칙 제23조) (19전북)</td><td>• 의료기사등이 면허증의 재발급을 신청한 경우에는 면허증을 재발급받을 때까지 그 신청서에 대한 보건복지부장관의 접수증으로 면허증을 갈음할 수 있음</td></tr>
<tr><td>면허증의 회수
(시행규칙 제24조)
(15서울)</td><td>▪ 보건복지부장관은 면허의 취소 또는 면허자격의 정지처분을 하였을 때에는 그 사실을 주소지를 관할하는 시 · 도지사에게 통보하여야 하며, 시 · 도지사(특별자치시장 및 특별자치도지사는 제외)는 지체 없이 시장 · 군수 · 구청장에게 통보하여야 함
▪ 통보를 받은 특별자치시장 · 특별자치도지사 · 시장 · 군수 · 구청장은 지체 없이 면허의 취소처분을 받은 해당 의료기사등의 면허증을 회수하여 보건복지부장관에게 제출하여야 함. 이 경우 시장 · 군수 · 구청장은 시 · 도지사를 거쳐 제출하여야 함</td></tr>
</table>

<table>
<tr><td>시정명령
(제23조)
(17부산, 16충남, 14전남)</td><td>▪ 특별자치시장 · 특별자치도지사 · 시장 · 군수 · 구청장은 치과기공소 또는 안경업소의 개설자가 다음의 어느 하나에 해당되는 때에는 위반된 사항의 시정을 명할 수 있음
• 시설 및 장비를 갖추지 못한 때</td></tr>
</table>

<table>
<tr><td>시정명령
(제23조)
(계속)</td><td>• 안경사가 콘택트렌즈의 사용방법과 유통기한 및 부작용에 관한 정보를 제공하지 아니한 경우
• 폐업 또는 등록의 변경사항을 신고하지 아니한 때
▪ 보건복지부장관은 업무의 수탁기관이 보수교육의 시간 · 방법 · 내용 등에 관한 사항을 위반하여 보수교육을 실시하거나 실시하지 아니한 경우에는 시정을 명할 수 있음</td></tr>
<tr><td>개설등록의 취소 등
(제24조)
(21서울 · 충남, 17부산, 19서울)</td><td>▪ 특별자치시장 · 특별자치도지사 · 시장 · 군수 · 구청장은 치과기공소 또는 안경업소의 개설자가 다음의 어느 하나에 해당할 때에는 6개월 이내의 기간을 정하여 영업을 정지시키거나 등록을 취소할 수 있음
• 2개 이상의 치과기공소 또는 안경업소를 개설한 경우
• 거짓광고 또는 과장광고를 한 경우
• 안경사의 면허가 없는 사람으로 하여금 안경의 조제 및 판매와 콘택트렌즈의 판매를 하게 한 경우
• 이 법에 따라 영업정지처분을 받은 치과기공소 또는 안경업소의 개설자가 영업정지기간에 영업을 한 경우
• 치과기공사가 아닌 자로 하여금 치과기공사의 업무를 하게 한 때
• 시정명령을 이행하지 아니한 경우
▪ 개설등록의 취소처분을 받은 사람은 그 등록취소처분을 받은 날부터 6개월 이내에 치과기공소 또는 안경업소를 개설하지 못함
▪ 치과기공소 및 안경업소의 업무정지처분의 효과는 그 처분이 확정된 치과기공소 및 안경업소를 양수한 자에게 승계되고, 업무정지처분절차가 진행 중인 때에는 양수인에 대하여 그 절차를 계속 진행할 수 있음. 다만, 양수인이 그 처분 또는 위반사실을 알지 못하였음을 증명하는 때에는 그러하지 아니함</td></tr>
<tr><td>청문
(제26조)
(22충남, 19울산, 17 · 15 · 14인천)</td><td>보건복지부장관 또는 특별자치시장 · 특별자치도지사 · 시장 · 군수 · 구청장은 다음의 어느 하나에 해당하는 처분을 하려면 청문을 하여야 함
▪ 면허의 취소
▪ 등록의 취소</td></tr>
</table>

위임 또는 위탁

<table>
<tr><td>권한의 위임 또는 위탁
(제28조)
(17전북)</td><td>▪ 보건복지부장관의 권한은 그 일부를 대통령령으로 정하는 바에 따라 소속 기관의 장, 특별시장 · 광역시장 · 특별자치시장 · 도지사 · 특별자치도지사, 시장 · 군수 · 구청장 또는 보건소장에게 위임할 수 있음
▪ 보건복지부장관은 의료기사등의 실태 등의 신고 수리, 의료기사등에 대한 교육 등 업무의 일부를 대통령령으로 정하는 바에 따라 관계 전문기관 또는 단체 등에 위탁할 수 있음</td></tr>
</table>

위임 또는 위탁		
권한의 위임 또는 위탁 (제28조) (계속)	**업무의 위탁** (시행령 제14조) (17전북)	▪ 보건복지부장관은 신고 수리 업무를 의료기사등의 면허 종류별로 설립된 단체에 위탁함 ▪ 업무를 위탁받은 중앙회는 위탁받은 업무의 처리 내용을 보건복지부령으로 정하는 바에 따라 보건복지부장관에게 보고하여야 함 ▪ 보건복지부장관은 **의료기사등에 대한 보수교육을 다음의 어느 하나에 해당하는 기관 중 교육 능력을 갖춘 것으로 인정되는 기관에 위탁함** • **해당 의료기사등의 면허에 관련된 학과가 개설된 전문대학 이상의 학교** • **중앙회** • **해당 의료기사등의 업무와 관련된 연구기관**

Part 04

응급의료에 관한 법률

(약칭: 응급의료법)

| 의료기술직 |

Part 04 응급의료에 관한 법률 (약칭: 응급의료법)

응급의료법[시행 2022. 126. 27.], 시행령[시행 2022. 12. 22.], 시행규칙[시행 2022. 11. 22.]

목적(제1조)

- 응급의료에 관한 국민의 권리와 의무, 국가 · 지방자치단체의 책임을 정함
- 응급의료제공자의 책임과 권리를 정함
- 응급의료자원의 효율적 관리에 필요한 사항을 규정함
- 응급환자의 생명과 건강을 보호함
- 국민의료를 적정하게 함

정의(제2조) (20충북, 19전북, 15울산)	
응급환자	질병, 분만, 각종 사고 및 재해로 인한 부상이나 그 밖의 위급한 상태로 인하여 즉시 필요한 응급처치를 받지 아니하면 생명을 보존할 수 없거나 심신에 중대한 위해가 발생할 가능성이 있는 환자 또는 이에 준하는 사람으로서 보건복지부령으로 정하는 사람
응급의료	응급환자가 발생한 때부터 생명의 위험에서 회복되거나 심신상의 중대한 위해가 제거되기까지의 과정에서 응급환자를 위하여 하는 상담 · 구조 · 이송 · 응급처치 및 진료 등의 조치
응급처치	응급의료행위의 하나로서 응급환자의 기도를 확보하고 심장박동의 회복, 그 밖에 생명의 위험이나 증상의 현저한 악화를 방지하기 위하여 긴급히 필요로 하는 처치
응급의료종사자	관계 법령에서 정하는 바에 따라 취득한 면허 또는 자격의 범위에서 응급환자에 대한 응급의료를 제공하는 의료인과 응급구조사
응급의료기관	의료기관 중에서 이 법에 따라 지정된 권역응급의료센터, 전문응급의료센터, 지역응급의료센터 및 지역응급의료기관
구급차등	응급환자의 이송 등 응급의료의 목적에 이용되는 자동차, 선박 및 항공기 등의 이송수단
응급의료기관등	응급의료기관, 구급차등의 운용자 및 응급의료지원센터
응급환자이송업	구급차등을 이용하여 응급환자 등을 이송하는 업

국민의 권리와 의무	
응급의료를 받을 권리 (제3조) (20충북, 15전남)	모든 국민은 성별, 나이, 민족, 종교, 사회적 신분 또는 경제적 사정 등을 이유로 차별받지 아니하고 응급의료를 받을 권리를 가짐. 국내에 체류하고 있는 외국인도 또한 같음
응급의료에 관한 알 권리 (제4조) (20충북, 15전남)	▪ 모든 국민은 응급상황에서의 응급처치 요령, 응급의료기관등의 안내 등 기본적인 대응방법을 알 권리가 있으며, 국가와 지방자치단체는 그에 대한 교육 · 홍보 등 필요한 조치를 마련하여야 함 ▪ 모든 국민은 국가나 지방자치단체의 응급의료에 대한 시책에 대하여 알 권리를 가짐

국민의 권리와 의무	
응급환자에 대한 신고 및 협조 의무 (제5조) (15전남)	▪ 누구든지 응급환자를 발견하면 즉시 응급의료기관등에 신고하여야 함 ▪ 응급의료종사자가 응급의료를 위하여 필요한 협조를 요청하면 누구든지 적극 협조하여야 함
선의의 응급의료에 대한 면책 (제5조의2) (20충북 · 전남, 11충남)	▪ 생명이 위급한 응급환자에게 다음의 어느 하나에 해당하는 응급의료 또는 응급처치를 제공하여 발생한 재산상 손해와 사상에 대하여 고의 또는 중대한 과실이 없는 경우 그 행위자는 민사책임과 상해에 대한 형사책임을 지지 아니하며 사망에 대한 형사책임은 감면함 ▪ 다음의 어느 하나에 해당하지 아니하는 자가 한 응급처치 • 응급의료종사자 • 선박의 응급처치 담당자, 구급대 등 다른 법령에 따라 응급처치 제공의무를 가진 자 ▪ 응급의료종사자가 업무수행 중이 아닌 때 본인이 받은 면허 또는 자격의 범위에서 한 응급의료 ▪ 응급처치 제공의무를 가진 자가 업무수행 중이 아닌 때에 한 응급처치

응급환자가 아닌 사람에 대한 조치		
응급환자가 아닌 사람에 대한 조치 (제7조) (15서울)	▪ 의료인은 응급환자가 아닌 사람을 응급실이 아닌 의료시설에 진료를 의뢰하거나 다른 의료기관에 이송할 수 있음 ▪ 진료의뢰 · 환자이송의 기준 및 절차 등에 관하여 필요한 사항은 대통령령으로 정함	
	응급환자가 아닌 자에 대한 이송기준 및 절차 (시행령 제2조)	▪ 의료인은 응급의료기관에 내원한 환자가 응급환자에 해당하지 아니하나 진료가 필요하다고 인정되는 경우에는 「응급의료에 관한 법률」에 따라 본인 또는 법정대리인의 동의를 얻어 응급실이 아닌 의료시설에 진료를 의뢰하거나 다른 의료기관에 이송할 수 있음 ▪ 의료인은 응급환자에 해당하지 아니하는 환자를 응급실이 아닌 의료시설에 진료를 의뢰하거나 다른 의료기관에 이송하는 경우에는 당해 환자가 응급환자에 해당하지 아니하는 이유를 설명하고, 그에 필요한 진료내용 및 진료과목 등을 추천하여야 함 ▪ 의료기관의 장은 응급환자에 해당하지 아니하는 환자를 다른 의료기관으로 이송한 경우 그 이송받은 의료기관, 환자 또는 그 법정대리인이 진료에 필요한 의무기록을 요구하는 경우에는 이를 즉시 제공하여야 함

응급환자에 대한 우선 응급의료	
응급환자에 대한 우선 응급의료 등 (제8조) (19충남, 15서울)	▪ 응급의료종사자는 응급환자에 대하여는 다른 환자보다 우선하여 상담 · 구조 및 응급처치를 하고 진료를 위하여 필요한 최선의 조치를 하여야 함 ▪ 응급의료종사자는 응급환자가 2명 이상이면 의학적 판단에 따라 더 위급한 환자부터 응급의료를 실시하여야 함

응급환자에 대한 우선 응급의료

<table>
<tr><td rowspan="2">응급의료의 설명 · 동의
(제9조)
(18충남, 16충북, 15서울, 11서울)</td><td rowspan="2">▪ 응급의료종사자는 다음의 어느 하나에 해당하는 경우를 제외하고는 응급환자에게 응급의료에 관하여 설명하고 그 동의를 받아야 함
• 응급환자가 의사결정능력이 없는 경우
• 설명 및 동의 절차로 인하여 응급의료가 지체되면 환자의 생명이 위험하여지거나 심신상의 중대한 장애를 가져오는 경우
▪ 응급의료종사자는 응급환자가 의사결정능력이 없는 경우 법정대리인이 동행하였을 때에는 그 법정대리인에게 응급의료에 관하여 설명하고 그 동의를 받아야 하며, 법정대리인이 동행하지 아니한 경우에는 동행한 사람에게 설명한 후 응급처치를 하고 의사의 의학적 판단에 따라 응급진료를 할 수 있음</td><td>응급의료에 관한 설명 · 동의의 내용 및 절차
(시행규칙 제3조)
(18충남, 16충북, 15서울, 11서울)</td></tr>
<tr><td>▪ 응급환자 또는 그 법정대리인에게 응급의료에 관하여 설명하고 동의를 얻어야 할 내용은 다음과 같음
• 환자에게 발생하거나 발생가능한 증상의 진단명
• 응급검사의 내용
• 응급처치의 내용
• 응급의료를 받지 아니하는 경우의 예상결과 또는 예후
• 그 밖에 응급환자가 설명을 요구하는 사항
▪ 응급의료종사자가 의사결정능력이 없는 응급환자의 법정대리인으로부터 동의를 얻지 못하였으나 응급환자에게 반드시 응급의료가 필요하다고 판단되는 때에는 의료인 1명 이상의 동의를 얻어 응급의료를 할 수 있음</td></tr>
</table>

응급환자의 이송

<table>
<tr><td rowspan="2">응급환자의 이송
(제11조)
(22전남, 15서울 · 충남)</td><td colspan="2">▪ 의료인은 해당 의료기관의 능력으로는 응급환자에 대하여 적절한 응급의료를 할 수 없다고 판단한 경우에는 지체 없이 그 환자를 적절한 응급의료가 가능한 다른 의료기관으로 이송하여야 함
▪ 의료기관의 장은 응급환자를 이송할 때에는 응급환자의 안전한 이송에 필요한 의료기구와 인력을 제공하여야 하며, 응급환자를 이송받는 의료기관에 진료에 필요한 의무기록을 제공하여야 함
▪ 의료기관의 장은 이송에 든 비용을 환자에게 청구할 수 있음
▪ 응급환자의 이송절차, 의무기록의 이송 및 비용의 청구 등에 필요한 사항은 보건복지부령으로 정함</td></tr>
<tr><td>응급환자의 이송절차 및 의무기록의 이송
(시행규칙 제4조)
(15충남)</td><td>▪ 의료인은 응급환자를 다른 의료기관으로 이송하는 경우에는 이송받는 의료기관에 연락하고, 적절한 이송수단을 알선하거나 제공하여야 함
▪ 의료인은 이송받는 의료기관에 대한 연락이나 준비를 할 수 없는 경우에는 응급의료지원센터나 119구급상황관리센터를 통하여 이송받을 수 있는 의료기관을 확인하고 적절한 이송수단을 알선하거나 제공하여야 함</td></tr>
</table>

<table>
<tr><th colspan="3">응급환자의 이송</th></tr>
<tr><td rowspan="2">응급환자의 이송
(제11조)
(계속)</td><td>응급환자의 이송절차 및 의무기록의 이송
(시행규칙 제4조)
(계속)</td><td>▪ 응급환자를 이송하는 경우에 제공하여야 하는 의무기록
• 응급환자진료의뢰서
• 검사기록 등 의무기록과 방사선 필름의 사본 그 밖에 응급환자의 진료에 필요하다고 판단되는 자료</td></tr>
<tr><td>이송비용의 청구
(시행규칙 제5조)</td><td>의료기관의 장이 환자에게 청구할 수 있는 이송에 소요되는 비용은 당해 의료기관의 구급차를 사용한 경우에 그 구급차에 의한 이송처치료를 말함</td></tr>
</table>

<table>
<tr><th colspan="2">국가 및 지방자치단체의 책임</th></tr>
<tr><td>응급의료의 제공
(제13조) (18서울)</td><td>국가 및 지방자치단체는 응급환자의 보호, 응급의료기관등의 지원 및 설치 · 운영, 응급의료종사자의 양성, 응급이송수단의 확보 등 응급의료를 제공하기 위한 시책을 마련하고 시행하여야 함</td></tr>
<tr><td>응급의료기본계획 및 연차별 시행계획
(제13조의2)
(19충북, 18서울)</td><td>▪ 보건복지부장관은 업무를 수행하기 위하여 중앙응급의료위원회의 심의를 거쳐 응급의료기본계획(이하 “기본계획”)을 5년마다 수립하여야 함
▪ 기본계획은 「공공보건의료에 관한 법률」에 따른 공공보건의료 기본계획과 연계하여 수립하여야 하며, 다음의 사항을 포함하여야 함
• 국민의 안전한 생활환경 조성을 위한 다음의 사항
◆ 국민에 대한 응급처치 및 응급의료 교육 · 홍보 계획
◆ 생활환경 속의 응급의료 인프라 확충 계획
◆ 응급의료의 평등한 수혜를 위한 계획
• 응급의료의 효과적인 제공을 위한 다음의 사항
◆ 민간 이송자원의 육성 및 이송체계의 개선 계획
◆ 응급의료기관에 대한 평가 · 지원 및 육성 계획
◆ 응급의료 인력의 공급 및 육성 계획
◆ 응급의료정보통신체계의 구축 · 운영 계획
◆ 응급의료의 질적 수준 개선을 위한 계획
◆ 재난 등으로 다수의 환자 발생 시 응급의료 대비 · 대응 계획
• 기본계획의 효과적 달성을 위한 다음의 사항
◆ 기본계획의 달성목표 및 그 추진방향
◆ 응급의료제도 및 운영체계에 대한 평가 및 개선방향
◆ 응급의료재정의 조달 및 운용
◆ 기본계획 시행을 위한 중앙행정기관의 협조 사항
▪ 보건복지부장관은 기본계획을 확정한 때에는 지체 없이 이를 관계 중앙행정기관의 장과 특별시장 · 광역시장 · 특별자치시장 · 도지사 · 특별자치도지사(이하“시 · 도지사)에게 통보하여야 함</td></tr>
</table>

<table>
<tr><th colspan="3">국가 및 지방자치단체의 책임</th></tr>
<tr><td rowspan="2">응급의료기본계획 및 연차별 시행계획
(제13조의2)
(계속)</td><td colspan="2">▪ 보건복지부장관은 대통령령으로 정하는 바에 따라 기본계획에 따른 연차별 시행계획을 수립하여야 함</td></tr>
<tr><td>연차별 시행계획의 수립(시행령 제3조)</td><td>보건복지부장관은 응급의료기본계획에 따른 연차별 시행계획을 계획시행 전년도 10월 31일까지 수립하여야 함</td></tr>
<tr><td rowspan="2">지역응급의료 시행계획
(제13조의3)</td><td colspan="2">▪ 시 · 도지사는 기본계획에 따라 매년 지역응급의료시행계획을 수립하여 시행
▪ 지역응급의료시행계획은 기본계획의 지역 내 시행을 위하여 각 시 · 도의 상황에 맞게 수립하되, 다음의 사항을 포함하여야 함
• 응급환자 발생 현황, 응급의료 제공 현황 등 지역응급의료 현황
• 지역 내 응급의료 자원조사 등을 통한 지역응급의료 이송체계 마련
• 응급의료의 효과적 제공을 위한 지역응급의료 주요 사업 추진계획 수립 및 실적 관리
• 응급의료정책 추진을 위한 인력 · 조직 등의 기반 마련 및 지역 내 응급의료기관 간 협력체계 구축
• 그 밖에 시 · 도지사가 기본계획의 시행 및 응급의료 발전을 위하여 필요하다고 인정하는 사항
▪ 보건복지부장관은 대통령령으로 정하는 바에 따라 지역응급의료시행계획 및 그 시행결과를 평가할 수 있음
▪ 그 밖에 지역응급의료시행계획의 수립 · 시행 및 평가에 관하여는 대통령령으로 정함</td></tr>
<tr><td>지역응급의료시행계획의 평가 등
(시행령 제5조)</td><td>▪ 지역응급의료시행계획의 평가를 위하여 특별시장 · 광역시장 · 특별자치시장 · 도지사 및 특별자치도지사(이하 "시 · 도지사"라 한다)는 수립한 다음 해의 지역응급의료시행계획을 매년 12월 31일까지 보건복지부장관에게 제출하여야 함
▪ 지역응급의료시행계획의 평가를 위하여 시 · 도지사는 지난해의 지역응급의료시행계획 시행결과를 매년 2월 말일까지 보건복지부장관에게 제출하여야 함</td></tr>
</table>

<table>
<tr><th colspan="2">응급의료위원회</th></tr>
<tr><td>중앙응급의료위원회
(제13조의5)
(22서울, 21광주, 20인천, 18울산, 17서울)</td><td>▪ 응급의료에 관한 주요 시책을 심의하기 위하여 보건복지부에 중앙응급의료위원회(이하 "중앙위원회")를 둠
▪ 중앙위원회는 위원장 1명과 부위원장 1명을 포함한 15명 이내의 위원으로 구성함
▪ 중앙위원회의 위원장은 보건복지부장관이 되고 부위원장은 위원 중 위원장이 지명하며 위원은 당연직 위원과 위촉 위원으로 함
▪ 당연직 위원은 다음의 사람으로 함
• 기획재정부차관</td></tr>
</table>

응급의료위원회	
중앙응급의료위원회 (제13조의5) (계속)	• 교육부차관 • 국토교통부차관 • 소방청장 • 중앙응급의료센터의 장 ▪ 위촉 위원은 다음의 사람으로서 위원장이 위촉함 • 「비영리민간단체 지원법」 비영리민간단체를 대표하는 사람 3명 • 응급의료에 관한 학식과 경험이 풍부한 사람 3명 • 응급의료기관을 대표하는 사람 1명 • 보건의료 관련 업무를 담당하는 지방공무원으로서 특별시 · 광역시를 대표하는 사람 1명 • 보건의료 관련 업무를 담당하는 지방공무원으로서 도(특별자치도를 포함)를 대표하는 사람 1명 ▪ 중앙위원회는 다음의 사항을 심의함 • 응급의료기본계획 및 연차별 시행계획의 수립 및 변경 • 「국가재정법」에 따라 응급의료기금의 기금운용심의회에서 심의하여야 할 사항 • 응급의료에 관련한 정책 및 사업에 대한 조정 • 응급의료에 관련한 정책 및 사업의 평가 결과 • 지역응급의료시행계획 및 특별시 · 광역시 · 도 · 특별자치도(이하 "시 · 도")의 응급의료에 관련한 사업의 평가 결과 • 응급의료의 중기 · 장기 발전방향 및 제도 개선에 관한 사항 • 그 밖에 응급의료에 관하여 보건복지부장관이 부의하는 사항 ▪ 중앙위원회는 매년 2회 이상 개최하여야 함 ▪ 그 밖에 중앙위원회의 회의 및 운영에 관한 사항은 대통령령으로 정함 **중앙응급의료위원회** (시행령 제6조) (21광주) ▪ 위촉 위원의 임기는 3년으로 함 ▪ 위원회에 간사 1명을 두되, 간사는 보건복지부 소속 고위공무원단에 속하는 공무원 중에서 보건복지부장관이 지명함
시 · 도응급의료위원회 (제13조의6) (22울산)	▪ 응급의료에 관한 중요 사항을 심의하기 위하여 시 · 도에 시 · 도응급의료위원회(이하 "시 · 도위원회"라 함)를 둠 ▪ 시 · 도위원회는 해당 시 · 도의 응급의료에 관한 다음의 사항을 심의 • 지역응급의료시행계획의 수립 및 변경 • 지역응급의료 자원조사 • 중증응급환자를 위한 지역 이송체계 마련 및 주요 이송곤란 사례 검토 등을 통한 이송체계 개선 • 응급의료를 위한 지방 재정의 사용

<table>
<tr><th colspan="3">응급의료위원회</th></tr>
<tr><td rowspan="2">시 · 도응급의료위원회
(제13조의6)
(계속)</td><td colspan="2">• 응급의료 시책 및 사업의 조정
• 응급의료기관등에 대한 평가 결과의 활용
• 지역응급의료서비스 품질 관리 실태 및 개선 필요 사항
• 그 밖에 응급의료에 관하여 시 · 도지사가 부의하는 사항
▪ 시 · 도위원회는 매년 2회 이상 개최하여야 함
▪ 시 · 도위원회 및 시 · 도 응급의료지원단의 구성 · 기능 및 운영 등에 관하여 필요한 사항은 대통령령으로 정하는 기준에 따라 해당 시 · 도의 조례로 정함</td></tr>
<tr><td>시 · 도응급의료위원회의 설치 등
(시행령 제7조)</td><td>시 · 도응급의료위원회(이하 "시 · 도위원회"라 함)는 위원장 1명과 부위원장 1명을 포함한 10명 이내의 위원으로 구성함</td></tr>
</table>

<table>
<tr><td>구조 및 응급처치에 관한 교육
(제14조)
(15전남 · 대구)</td><td>▪ 보건복지부장관 또는 시 · 도지사는 응급의료종사자가 아닌 사람 중에서 다음의 어느 하나에 해당하는 사람에게 구조 및 응급처치에 관한 교육을 받도록 명할 수 있음. 이 경우 교육을 받도록 명받은 사람은 정당한 사유가 없으면 이에 따라야 함
• 구급차등의 운전자
• 다음의 시설 등에서 의료 · 구호 또는 안전에 관한 업무에 종사하는 사람
◆ 「공공보건의료에 관한 법률」에 따른 공공보건의료기관
◆ 「119구조 · 구급에 관한 법률」에 따른 구급대와 「의료법」에 따른 의료기관에서 운용 중인 구급차
◆ 「항공안전법」에 따른 항공기 중 항공운송사업에 사용되는 여객 항공기 및 「공항시설법」에 따른 공항
◆ 「철도산업발전 기본법」에 따른 철도차량 중 객차
◆ 「선박법」에 따른 선박 중 총톤수 20톤 이상인 선박
◆ 대통령령으로 정하는 규모 이상의 「건축법」에 따른 공동주택(500세대 이상)
◆ 「산업안전보건법」에 따라 보건관리자를 두어야 하는 사업장 중 상시근로자가 300명 이상인 사업장
◆ 그 밖에 대통령령으로 정하는 다중이용시설
• 「여객자동차 운수사업법」에 따른 여객자동차운송사업용 자동차의 운전자
• 「학교보건법」에 따른 보건교사
• 도로교통안전업무에 종사하는 사람으로서 「도로교통법」에 규정된 경찰공무원등
• 「산업안전보건법」에 따른 안전보건교육의 대상자
• 「체육시설의 설치 · 이용에 관한 법률」에 따른 체육시설에서 의료 · 구호 또는 안전에 관한 업무에 종사하는 사람
• 「유선 및 도선 사업법」에 따른 인명구조요원</td></tr>
</table>

<table>
<tr><td>구조 및 응급처치에 관한 교육
(제14조)
(계속)</td><td>• 「관광진흥법」에 따른 관광사업에 종사하는 사람 중 의료 · 구호 또는 안전에 관한 업무에 종사하는 사람
• 「항공안전법」에 따른 항공종사자 또는 객실승무원 중 의료 · 구호 또는 안전에 관한 업무에 종사하는 사람
• 「철도안전법」에 따른 철도종사자 중 의료 · 구호 또는 안전에 관한 업무에 종사하는 사람
• 「선원법」에 따른 선원 중 의료 · 구호 또는 안전에 관한 업무에 종사하는 사람
• 「화재의 예방 및 안전관리에 관한 법률」에 따른 소방안전관리자 중 대통령령으로 정하는 사람
• 「국민체육진흥법」에 따른 체육지도자
• 「유아교육법」에 따른 교사
• 「영유아보육법」에 따른 보육교사
▪ 보건복지부장관 및 시 · 도지사는 대통령령으로 정하는 바에 따른 응급처치 요령 등의 교육 · 홍보를 위한 계획을 매년 수립하고 실시하여야 함. 이 경우 보건복지부장관은 교육 · 홍보 계획의 수립 시 소방청장과 협의하여야 함
▪ 시 · 도지사는 응급처치 요령 등의 교육 · 홍보를 실시한 결과를 보건복지부장관에게 보고하여야 함
▪ 규정에 따른 구조 및 응급처치에 관한 교육의 내용 및 실시방법, 보고 등에 관하여 필요한 사항은 보건복지부령으로 정함</td></tr>
<tr><td>응급의료정보통신망의 구축
(제15조)
(18서울)</td><td>▪ 국가 및 지방자치단체는 국민들에게 효과적인 응급의료를 제공하기 위하여 각종 자료의 수집과 정보 교류를 위한 응급의료정보통신망을 구축하여야 함
▪ 응급의료정보통신망의 통신체계 및 운용비용 등에 관하여 필요한 사항은 보건복지부령으로 정함</td></tr>
</table>

<table>
<tr><th colspan="3">응급의료기금</th></tr>
<tr><td rowspan="2">응급의료기금의 설치 및 관리 · 운용
(제19조)
(19인천 · 강원, 16서울)</td><td colspan="2">▪ 보건복지부장관은 응급의료를 효율적으로 수행하기 위하여 응급의료기금을 설치함
▪ 보건복지부장관은 기금의 관리 · 운용을 대통령령으로 정하는 의료 관련 기관 또는 의료 관련 단체(이하 "기금관리기관의 장")에 위탁할 수 있음. 이 경우 보건복지부장관은 기금의 관리 · 운용에 관한 사무를 감독하며 이에 필요한 명령을 할 수 있음
▪ 그 밖에 기금의 설치 및 관리 · 운용에 필요한 사항은 대통령령으로 정함</td></tr>
<tr><td>기금업무의 위탁
(시행령 제12조)
(19강원 · 인천, 16서울)</td><td>▪ 보건복지부장관은 기금의 관리 · 운용에 관한 사항 중 미수금의 대지급 업무를 「국민건강보험법」에 따른 건강보험심사평가원(이하 "심사평가원")에 위탁하여 함
▪ 보건복지부장관은 기금에서 위탁업무에 소요되는 비용(이하 "위탁사업비"라 함)을 심사평가원에 배정 · 지급하여야 함</td></tr>
</table>

<table>
<tr><th colspan="2">응급의료기금</th></tr>
<tr><td>기금의 조성
(제20조)
(20울산, 18대구, 15대전)</td><td>▪ 기금은 다음의 재원으로 조성함
• 「국민건강보험법」에 따른 요양기관의 업무정지를 갈음하여 보건복지부장관이 요양기관으로부터 과징금으로 징수하는 금액 중 「국민건강보험법」에 따라 지원하는 금액
• 응급의료와 관련되는 기관 및 단체의 출연금 및 기부금
• 정부의 출연금
• 그 밖에 기금을 운용하여 생기는 수익금
▪ 정부는 정부출연금으로 다음의 해당 연도 예상수입액의 100분의 20(20%)에 해당하는 금액을 매 회계연도의 세출예산에 계상하여야 함
• 「도로교통법」에 따른 과태료(시 · 도경찰청장이 부과 · 징수하는 것에 한함)
• 「도로교통법」에 따른 범칙금</td></tr>
<tr><td>기금의 사용
(제21조)
(22광주, 14서울)</td><td>기금은 다음의 용도로 사용함
▪ 응급환자의 진료비 중 미수금의 대지급
▪ 응급의료기관등의 육성 · 발전과 의료기관의 응급환자 진료를 위한 시설 등의 설치에 필요한 자금의 융자 또는 지원
▪ 응급의료 제공체계의 원활한 운영을 위한 보조사업
▪ 대통령령으로 정하는 재해 등이 발생하였을 때의 의료 지원
▪ 구조 및 응급처치 요령 등 응급의료에 관한 교육 · 홍보 사업
▪ 응급의료의 원활한 제공을 위한 자동심장충격기 등 응급장비의 구비 지원
▪ 응급의료를 위한 조사 · 연구 사업
▪ 기본계획 및 지역응급의료시행계획의 시행 지원
▪ 응급의료종사자의 양성 등 지원</td></tr>
</table>

<table>
<tr><th colspan="2">미수금 대지급</th></tr>
<tr><td>미수금의 대지급
(제22조)
(19울산, 17충북 · 울산)</td><td>▪ 의료기관과 구급차등을 운용하는 자는 응급환자에게 응급의료를 제공하고 그 비용을 받지 못하였을 때에는 그 비용 중 응급환자 본인이 부담하여야 하는 금액(이하 "미수금")에 대하여는 기금관리기관의 장(기금의 관리 · 운용에 관한 업무가 위탁되지 아니한 경우에는 보건복지부장관을 말함)에게 대신 지급하여 줄 것을 청구할 수 있음
▪ 기금관리기관의 장은 의료기관 등이 미수금에 대한 대지급을 청구하면 보건복지부령으로 정하는 기준에 따라 심사하여 그 미수금을 기금에서 대신 지급하여야 함
▪ 국가나 지방자치단체는 대지급에 필요한 비용을 기금관리기관의 장에게 보조할 수 있음
▪ 기금관리기관의 장은 미수금을 대신 지급한 경우에는 응급환자 본인과 그 배우자, 응급환자의 1촌의 직계혈족 및 그 배우자 또는 다른 법령에 따른 진료비 부담 의무자에게 그 대지급금을 구상할 수 있음
▪ 기금관리기관의 장은 대지급금을 구상하였으나 상환받기가 불가능하거나 소멸시효가 완성된 대</td></tr>
</table>

<table>
<tr><th colspan="3">미수금 대지급</th></tr>
<tr><td></td><td colspan="2">지급금을 결손으로 처리할 수 있음
▪ 미수금 대지급의 대상 · 범위 · 절차 및 방법, 구상의 절차 및 방법, 상환이 불가능한 대지급금의 범위 및 결손처분 절차 등에 관하여 필요한 사항은 대통령령으로 정함</td></tr>
<tr><td></td><td rowspan="3">미수금 대지급의 대상
(시행령18조)
(17울산)</td><td>미수금 대지급의 대상은 다음의 어느 하나에 해당하지 아니하는 응급환자로 함
▪ 다른 법령에 의하여 응급의료행위에 대한 응급의료비용 전액을 지급받는 자
▪ 다른 법령에 의하여 응급의료비용의 일부를 지급받는 자로서 그 나머지 응급의료비용을 부담할 능력이 있는 자</td></tr>
<tr><td></td><td>대지급청구금의 대상(「응급의료비 미수금 대지급청구 심사기준」 제5조) (17울산)</td></tr>
<tr><td></td><td>의료기관등이 청구할 수 있는 대지급청구금은 응급의료의 제공에 따른 총비용에서 다음 각 호에 해당하는 비용을 공제한 금액을 말함
▪ 국민건강보험법령에 의하여 보험자가 부담하는 요양급여비용
▪ 의료급여법령에 의하여 보장기관이 부담하는 의료급여비용
▪ 기타 다른 법령에 의한 부담의무자가 부담하는 비용</td></tr>
<tr><td></td><td>미수금 대지급의 청구 및 심사 절차
(시행령 제20조)
(17충북)</td><td>▪ 의료기관과 구급차등을 운용하는 자가 미수금의 대지급을 받으려는 경우에는 보건복지부령으로 정하는 바에 따라 심사평가원장에게 미수금의 대지급 청구를 하여야 함
▪ 미수금의 대지급 청구는 진료종료일 또는 이송종료일부터 3년 이내에 하여야 함
▪ 미수금 대지급 청구의 심사에 관하여 필요한 사항은 보건복지부령으로 정함</td></tr>
<tr><td></td><td>상환이 불가능한 대지급금의 처리
(시행령 제23조)
(17울산)</td><td>▪ 결손처분을 할 수 있는 상환이 불가능한 대지급금의 범위
• 상환의무자의 행방을 알 수 없거나 상환할 만한 재산이 없다고 판명된 경우
• 당해권리에 대한 소멸시효가 완성된 경우
• 그 밖에 징수할 가능성이 없다고 심사평가원장이 인정하는 경우
▪ 심사평가원장은 상환이 불가능한 대지급금을 결손처분하려는 경우에는 지방자치단체, 세무서, 그 밖의 관계기관에 대하여 그 상환의무자의 행방 또는 재산의 유무를 조사 · 확인해야 함. 다만, 체납액이 10만원 미만인 경우에는 그렇지 않음</td></tr>
</table>

<table>
<tr><th colspan="3">중앙응급의료센터</th></tr>
<tr><td rowspan="3">중앙응급의료센터
(제25조)
(20대구, 18대구, 16울산)</td><td colspan="2">▪ 보건복지부장관은 응급의료에 관한 다음의 업무를 수행하게 하기 위하여 중앙응급의료센터를 설치·운영할 수 있음
• 응급의료기관등에 대한 평가 및 질을 향상시키는 활동에 대한 지원
• 응급의료종사자에 대한 교육훈련
• 권역응급의료센터 간의 업무조정 및 지원
• 응급의료 관련 연구
• 국내외 재난 등의 발생 시 응급의료 관련 업무의 조정 및 그에 대한 지원
• 응급의료 통신망 및 응급의료 전산망의 관리·운영과 그에 따른 업무
• 응급처치 관련 교육 및 응급장비 관리에 관한 지원
• 응급환자 이송체계 운영 및 관리에 관한 지원
• 응급의료분야 의료취약지 관리 업무
▪ 중앙응급의료센터의 설치·운영 및 운영의 위탁 등에 관하여 필요한 사항은 보건복지부령으로 정함</td></tr>
<tr><td>중앙응급의료센터의 지정기준·방법 및 절차
(시행규칙 제12조)</td><td>중앙응급의료센터의 지정기준[별표 4]
▪ 대형재해 등의 발생시 응급의료지원을 할 수 있는 시설·장비 및 인력을 갖출 것
▪ 전국 응급의료종사자의 교육 및 훈련을 담당할 수 있는 시설·장비 및 인력을 갖출 것
▪ 응급의료기관 등에 대한 평가를 실시할 수 있는 전문인력 또는 장비를 갖출 것
▪ 응급의료기관 등과 응급의료종사자에 대한 지도를 할 수 있는 공공기관일 것</td></tr>
<tr><td>중앙응급의료센터 운영의 위탁
(시행령 제23조의2)</td><td>보건복지부장관은 중앙응급의료센터의 운영에 관한 업무를 「국립중앙의료원의 설립 및 운영에 관한 법률」에 따른 국립중앙의료원에 위탁함</td></tr>
</table>

<table>
<tr><td>권역응급의료센터의 지정
(제26조)
(22전남고흥, 21서울·경북·부산, 20강원)</td><td>▪ 보건복지부장관은 응급의료에 관한 다음의 업무를 수행하게 하기 위하여 상급종합병원 또는 300병상을 초과하는 종합병원 중에서 권역응급의료센터를 지정할 수 있음
• 중증응급환자 중심의 진료
• 재난 대비 및 대응 등을 위한 거점병원으로서 보건복지부령으로 정하는 업무
• 권역내에 있는 응급의료종사자에 대한 교육·훈련
• 권역 내 다른 의료기관에서 이송되는 중증응급환자에 대한 수용
▪ 권역응급의료센터의 지정 기준·방법·절차 및 업무와 중증응급환자의 기준 등은 권역 내 응급의료 수요와 공급 등을 고려하여 보건복지부령으로 정함</td></tr>
</table>

<table>
<tr><th colspan="3">응급의료지원센터</th></tr>
<tr><td rowspan="3">응급의료지원센터의 설치 및 운영
(제27조)
(19부산 · 18충북, 16울산, 10서울)</td><td colspan="2">▪ 보건복지부장관은 응급의료를 효율적으로 제공할 수 있도록 응급의료자원의 분포와 주민의 생활권을 고려하여 지역별로 응급의료지원센터를 설치 · 운영하여야 함
▪ 응급의료지원센터의 업무
• 응급의료에 관한 각종 정보의 관리 및 제공
• 지역 내 응급의료종사자에 대한 교육훈련
• 지역 내 응급의료기관 간 업무조정 및 지원
• 지역 내 응급의료의 질 향상 활동에 관한 지원
• 지역 내 재난 등의 발생 시 응급의료 관련 업무의 조정 및 지원
• 그 밖에 보건복지부령으로 정하는 응급의료 관련 업무
▪ 국가 및 지방자치단체는 응급의료지원센터의 운영에 관한 업무를 위탁한 경우에는 그 운영에 드는 비용을 지원할 수 있음</td></tr>
<tr><td>응급의료지원센터의 응급의료 관련 업무
(시행규칙 제14조)
(18충북, 16울산, 10서울)</td><td>응급의료지원센터의 응급의료 관련 업무
▪ 응급의료기관등에 대한 평가를 위한 자료수집체계의 수립 · 운영
▪ 응급의료기관등에 대한 평가 지원
▪ 응급의료에 관한 실태조사 그 밖에 응급의료의 발전을 위하여 보건복지부장관이 부여하는 업무</td></tr>
<tr><td>응급의료지원센터 운영의 위탁
(시행령 제23조의3)</td><td>▪ 응급의료지원센터 운영에 관한 업무를 위탁받을 수 있는 관계 전문기관 · 법인 · 단체는 다음과 같음
• 중앙응급의료센터
• 권역응급의료센터
• 「공공기관의 운영에 관한 법률」에 따른 공공기관</td></tr>
</table>

<table>
<tr><th colspan="3">전문응급의료센터</th></tr>
<tr><td rowspan="2">전문응급의료센터의 지정
(제29조)
(21경북 · 전북, 19강원 · 대구 · 부산)</td><td colspan="2">▪ 보건복지부장관은 소아환자, 화상환자 및 독극물중독환자 등에 대한 응급의료를 위하여 권역응급의료센터, 지역응급의료센터 중에서 분야별로 전문응급의료센터를 지정할 수 있음
▪ 전문응급의료센터 지정의 기준 · 방법 및 절차 등에 관하여 필요한 사항은 보건복지부령으로 정함</td></tr>
<tr><td>전문응급의료센터의 지정기준 · 방법 및 절차
(시행규칙 제16조)
(19대구)</td><td>▪ 분야별 전문응급의료센터의 지정기준은 별표 6(화상센터, 심혈관센터, 독극물센터, 소아센터)과 같음
▪ 전문응급의료센터로 지정을 받고자 하는 종합병원은 전문응급의료센터 지정신청서에 서류를 첨부하여 관할 시 · 도지사를 거쳐 보건복지부장관에게 제출하여야 함</td></tr>
</table>

지역응급의료센터

<table>
<tr><td rowspan="2">지역응급의료센터의 지정
(제30조)
(22경기 · 대구 · 전남, 21충남 · 경북)</td><td colspan="2">▪ 시 · 도지사는 응급의료에 관한 다음의 업무를 수행하게 하기 위하여 종합병원 중에서 지역응급의료센터를 지정할 수 있음
• 응급환자의 진료
• 응급환자에 대하여 적절한 응급의료를 할 수 없다고 판단한 경우 신속한 이송
▪ 지역응급의료센터의 지정 기준 · 방법 · 절차와 업무 등에 필요한 사항은 시 · 도의 응급의료 수요와 공급 등을 고려하여 보건복지부령으로 정함</td></tr>
<tr><td>지역응급의료센터의 지정기준 · 방법 및 절차
(시행규칙 제17조)
(19부산)</td><td>▪ 시 · 도지사는 지역응급의료센터를 지정하려는 경우에는 주민의 접근시간을 고려하여 적정한 분포가 이루어지도록 다음의 기준에 따라 지정해야 함. 다만, 주민의 생활권, 의료자원의 분포 등 불가피한 사유로 기준을 초과하여 지역응급의료센터를 지정할 필요가 있는 경우에는 시 · 도응급의료위원회의 심의를 거쳐 이를 지정할 수 있음
• 특별시, 광역시 및 특별자치시: 인구 100만명당 1개소
• 도 및 특별자치도: 인구 50만명당 1개소
▪ 지역응급의료센터로지정을 받으려는 종합병원은 지역응급의료센터 지정신청서에 서류를 첨부하여 관할 시 · 도지사에게 제출해야 함</td></tr>
</table>

응급의료센터의 업무

구 분	업무 내용
중앙응급의료센터 (19대구)	▪ 응급의료기관등에 대한 평가 및 질을 향상시키는 활동에 대한 지원 ▪ 응급의료종사자에 대한 교육훈련 ▪ 권역응급의료센터 간의 업무조정 및 지원 ▪ 응급의료 관련 연구 ▪ 국내외 재난 등의 발생 시 응급의료 관련 업무의 조정 및 그에 대한 지원 ▪ 응급의료 통신망 및 응급의료 전산망의 관리 · 운영과 그에 따른 업무 ▪ 응급처치 관련 교육 및 응급장비 관리에 관한 지원 ▪ 응급환자 이송체계 운영 및 관리에 관한 지원 ▪ 응급의료분야 의료취약지 관리 업무 ▪ 그 밖에 보건복지부장관이 정하는 응급의료 관련 업무
권역응급의료센터 (19강원, 18대구, 17강원 · 전북)	▪ 중증응급환자 중심의 진료 ▪ 재난 대비 및 대응 등을 위한 거점병원으로서 보건복지부령으로 정하는 업무 ▪ 권역내에 있는 응급의료종사자에 대한 교육 · 훈련 ▪ 권역 내 다른 의료기관에서 이송되는 중증응급환자에 대한 수용 ▪ 그 밖에 보건복지부장관이 정하는 권역 내 응급의료 관련 업무

응급의료센터의 업무

구 분	업무 내용
응급의료지원센터 (18충북, 16울산, 10서울)	▪ **응급의료에 관한 각종 정보의 관리 및 제공** ▪ 지역 내 응급의료종사자에 대한 교육훈련 ▪ 지역 내 응급의료기관 간 업무조정 및 지원 ▪ **지역 내 응급의료의 질 향상 활동에 관한 지원** ▪ **지역 내 재난 등의 발생 시 응급의료 관련 업무의 조정 및 지원** ▪ 그 밖에 보건복지부령으로 정하는 응급의료 관련 업무
전문응급의료센터	▪ **소아환자, 화상환자 및 독극물중독환자 등에 대한 응급의료**
지역응급의료센터	▪ 응급환자의 진료 ▪ 응급환자에 대하여 적절한 응급의료를 할 수 없다고 판단한 경우 신속한 이송

외상센터

<table>
<tr>
<td rowspan="2">권역외상센터의 지정
(제30조의2)
(20부산, 19강원·부산)</td>
<td colspan="2">▪ 보건복지부장관은 외상환자의 응급의료에 관한 다음의 업무를 수행하게 하기 위하여 권역응급의료센터, 전문응급의료센터 및 지역응급의료센터 중 권역외상센터를 지정할 수 있음
• 외상환자의 진료
• 외상의료에 관한 연구 및 외상의료표준의 개발
• 외상의료를 제공하는 의료인의 교육훈련
• 대형 재해 등의 발생 시 응급의료 지원
• 그 밖에 보건복지부장관이 정하는 외상의료 관련 업무
▪ 권역외상센터는 외상환자에 대한 효과적인 응급의료 제공을 위하여 다음의 요건을 갖추어야 함. 이 경우 구체적인 요건은 보건복지부령으로 정함
• 외상환자 전용 중환자 병상 및 일반 병상
• 외상환자 전용 수술실 및 치료실
• 외상환자 전담 전문의
• 외상환자 전용 영상진단장비 및 치료장비
• 그 밖에 외상환자 진료에 필요한 인력 · 시설 · 장비
▪ 그 밖에 권역외상센터 지정의 기준 · 방법 및 절차 등에 관한 구체적인 사항은 보건복지부령으로 정함</td>
</tr>
<tr>
<td>권역외상센터의 요건 및 지정기준 등
(시행규칙 제17조의2)
(19강원)</td>
<td>▪ 보건복지부장관은 권역외상센터를 지정하려는 경우에는 시 · 도별로 1개소를 지정하는 것을 원칙으로 하되, 주민의 생활권, 외상환자의 발생 수 등을 고려하여 추가로 지정할 수 있음
▪ 권역외상센터로 지정을 받으려는 권역응급의료센터, 전문응급의료센터 또는 지역응급의료센터는 권역외상센터 지정신청서에 서류를 첨부하여 보건복지부장관에게 제출하여야 함</td>
</tr>
</table>

외상센터

지역외상센터의 지정 (제30조의3)	▪ 시·도지사는 관할 지역의 주민에게 적정한 외상의료를 제공하기 위하여 응급의료기관 중 지역외상센터를 지정할 수 있음 ▪ 지역외상센터 지정의 기준·방법 및 절차 등에 관한 구체적인 사항은 보건복지부령으로 정함

지역응급의료기관의 지정 (제31조) (22전남, 19강원, 17광주)	▪ 시장·군수·구청장은 응급의료에 관한 다음의 업무를 수행하게 하기 위하여 종합병원 중에서 지역응급의료기관을 지정할 수 있음. 다만, 시·군의 경우에는 병원 중에서 지정할 수 있음 • 응급환자의 진료 • 응급환자에 대하여 적절한 응급의료를 할 수 없다고 판단한 경우 신속한 이송

응급의료기관 지정권자 및 대상 의료기관 (19강원, 17광주, 16충남, 15충남)

구 분	지정권자	대 상
중앙응급의료센터	보건복지부장관	▪ 응급의료에 관한 업무를 수행하게 하기 위하여 중앙응급의료센터를 설치·운영 ▪ 중앙응급의료센터를 효율적으로 운영하기 위하여 필요하다고 인정하면 그 운영에 관한 업무를 대통령령으로 정하는 바에 따라 의료기관, 관계전문기관, 법인, 단체에 위탁
권역응급의료센터	보건복지부장관	▪ 상급종합병원 ▪ 300병상 초과 종합병원
응급의료지원센터	보건복지부장관	▪ 응급의료자원의 분포와 주민의 생활권을 고려하여 지역별로 응급의료지원센터를 설치, 운영
전문응급의료센터	보건복지부장관	▪ 권역응급의료센터, 지역응급의료센터 중에서 분야별로 전문응급의료센터를 지정
지역응급의료센터	시·도지사	▪ 종합병원
권역외상센터	보건복지부장관	▪ 권역응급의료센터, 전문응급의료센터 및 지역응급의료센터 중 권역외상센터를 지정
지역외상센터	시·도지사	▪ 응급의료기관 중 지역외상센터를 지정
지역응급의료기관	시장·군수·구청장	▪ 종합병원 ▪ 시·군의 경우에는 병원

응급의료기관의 재지정 (제31조의 3)	보건복지부장관 및 시·도지사, 시장·군수·구청장은 3년마다 해당 지정권자가 지정한 모든 응급의료기관을 대상으로 재지정하거나 지정을 취소할 수 있음

<table>
<tr><th colspan="3">응급실 출입 제한</th></tr>
<tr><td rowspan="2">응급실 출입 제한
(제31조의5)
(18전남)</td><td colspan="2">▪ 응급환자의 신속한 진료와 응급실 감염예방 등을 위하여 다음의 어느 하나에 해당하는 사람 외에는 응급실에 출입하여서는 아니 됨
• 응급실 환자 • 응급의료종사자(이에 준하는 사람을 포함함)
• 응급실 환자의 보호자로서 진료의 보조에 필요한 사람
▪ 응급의료기관의 장은 응급실 출입이 제한된 사람이 응급실에 출입할 수 없도록 관리하여야 하고, 응급실에 출입하는 사람의 성명 등을 기록 · 관리하여야 함
▪ 응급실 출입기준 및 출입자의 명단 기록 · 관리에 필요한 사항은 보건복지부령으로 정함</td></tr>
<tr><td>응급실 출입 제한
(시행규칙 제18조의4)
(18전남)</td><td>▪ 응급의료기관의 장이 응급실 출입을 허용할 수 있는 환자의 보호자는 1명으로 함. 다만, 다음의 경우에는 2명으로 할 수 있음
• 소아, 장애인, 술 취한 사람 또는 정신질환자의 진료 보조를 위하여 필요한 경우
• 그 밖에 진료 보조를 위하여 응급의료기관의 장이 필요하다고 인정하는 경우
▪ 응급실 환자의 보호자로서 다음의 어느 하나에 해당하는 사람은 응급실에 출입하여서는 아니 됨
• 발열 · 기침 등 감염병의 의심 증상이 있는 사람
• 응급의료종사자에게 위해를 끼치거나 끼칠 위험이 있는 사람
• 술 취한 사람, 폭력행위자 등 다른 환자의 진료에 방해가 될 수 있는 사람
• 그 밖에 응급의료기관의 장이 응급환자의 신속한 진료와 응급실 감염예방 등을 위하여 출입을 제한할 필요가 있다고 인정하는 사람
▪ 응급의료기관의 장은 응급실에 출입하는 사람의 성명, 환자와의 관계, 입실 · 퇴실 일시, 연락처, 발열 · 기침 여부 등을 기록(전자문서로 된 기록을 포함함) · 관리하고, 1년간 보존하여야 함</td></tr>
</table>

비상진료체계 (시행규칙 제19조) (19부산)	▪ 응급의료기관의 장은 다음의 구분에 따른 당직전문의를 두어야 함. 다만, 권역응급의료센터가 아닌 응급의료기관이 해당 진료과목을 설치 · 운영하지 않는 경우에는 그 진료과목의 당직전문의를 두지 않을 수 있음 • 권역응급의료센터: 내과 · 외과 · 산부인과 · 소아청소년과 · 정형외과 · 신경외과 · 심장혈관흉부외과 · 마취통증의학과 · 신경과 및 영상의학과(10개 과) 전문의 각 1명 이상 • 지역응급의료센터: 내과 · 외과 · 산부인과 · 소아청소년과 및 마취통증의학과(5개 과) 전문의 각 1명 이상 • 지역응급의료기관: 내과계열 및 외과계열 전문의 각 1명 이상 ▪ 당직전문의등과 동등한 자격을 갖춘 것으로 인정되는 자는 진료과목별 전문의 중 당직전문의가 아닌 전문의로 함

예비병상의 확보		
예비병상의 확보 (제33조) (21경북 · 부산, 19전남 · 광주 · 인천)	▪ 응급의료기관은 응급환자를 위한 예비병상을 확보하여야 하며 예비병상을 응급환자가 아닌 사람이 사용하게 하여서는 아니 됨 ▪ 예비병상의 확보 및 유지에 필요한 사항은 보건복지부령으로 정함	
	예비병상의 확보 및 유지 (시행규칙 제20조) (22부산, 21경북 · 부산, 19전남 · 광주)	▪ 응급의료기관이 확보하여야 하는 예비병상의 수는 「의료법」에 따라 허가받은 병상 수의 100분의 1 이상(병 · 의원의 경우에는 1병상 이상)으로 함 ▪ 응급의료기관은 응급실을 전담하는 전담의사가 입원을 의뢰한 응급환자에 한하여 예비병상을 사용하게 해야 함. 다만, 최근의 응급환자발생상황과 다음 날의 예비병상 확보가능성 등을 고려하여 매일 오후 10시 이후에는 응급실에 있는 응급환자중 입원 등의 필요성이 더 많이 요구되는 환자의 순으로 예비병상을 사용하도록 할 수 있음

응급실 체류 제한		
응급실 체류 제한 (제33조의2)	권역응급의료센터 및 지역응급의료센터의 장은 24시간을 초과하여 응급실에 체류하는환자의 비율을 보건복지부령으로 정하는 기준 미만으로 유지하여야 한다.	응급실 체류 제한 (시행규칙 제20조의2) "보건복지부령으로 정하는 기준"이란 연 100분의 5를 말함

당직의료기관의 지정		
당직의료기관의 지정 (제34조) (18광주)	보건복지부장관, 시 · 도지사 또는 시장 · 군수 · 구청장은 공휴일 또는 야간이나 그 밖에 응급환자 진료에 지장을 줄 우려가 있다고 인정할 만한 이유가 있는 경우에는 응급환자에 대한 응급의료를 위하여 보건복지부령으로 정하는 바에 따라 의료기관의 종류별 · 진료과목별 및 진료기간별로 당직의료기관을 지정하고 이들로 하여금 응급의료를 하게 할 수 있음	
	당직의료기관의 지정 (시행규칙 제21조) (18광주)	▪ 당직의료기관의 지정대상은 응급의료기관을 제외한 의료기관으로 함 ▪ 보건복지부장관, 시 · 도지사 또는 시장 · 군수 · 구청장은 당직의료기관을 지정하고자 하는 경우에는 다음의 구분에 따라 시 · 군 · 구(자치구를 말함)별로 의료기관의 신청을 받아 지정하여야 함 • 시장 · 군수 · 구청장이 지정하는 경우: 재해 또는 사고 그 밖에 불가피한 사유로 관할 구역에서 응급환자의 진료에 지장을 발생할 우려가 있는 경우 • 시 · 도지사가 지정하는 경우 ◆ 당직의료기관을 지정하여야 하는 지역이 관할 시 · 도의 전체 지역이거나 2 이상의 시 · 군 · 구에 해당하는 경우 ◆ 의료기관의 분포 등을 고려하여 시 · 군 · 구별로 지정하여 운영하는 것이 불합리하다고 판단하여 당직의료권역을 정한 경우

당직의료기관의 지정		
당직의료기관의 지정 (제34조) (계속)	당직의료기관의 지정 (시행규칙 제21조) (계속)	◆ 시장 · 군수 · 구청장이 지정한 당직의료기관이 충분하지 아니하다고 인정되는 경우 • 보건복지부장관이 지정하는 경우 ◆ 당직의료기관을 지정하여야 하는 범위가 전국 또는 2 이상의 시 · 도에 해당하는 경우 ◆ 의료기관의 분포 등을 고려하여 시 · 도별로 지정하여 운영하는 것이 불합리하다고 판단하여 당직의료권역을 정한 경우 ◆ 시 · 도지사가 지정한 당직의료기관이 충분하지 아니하다고 인정되는 경우

응급의료기관의 지정 취소 등 (제35조)	응급의료기관 및 권역외상센터, 지역외상센터가 다음의 어느 하나에 해당하는 경우에는 보건복지부장관 시 · 도지사 또는 시장 · 군수 · 구청장 중 해당 지정권자가 그 지정을 취소할 수 있음 ▪ 지정기준에 미달한 경우 ▪ 이 법에 따른 업무를 수행하지 아니한 경우 ▪ 이 법 또는 이 법에 따른 처분이나 명령을 위반한 경우

응급구조사의 자격, 신고, 결격사유	
응급구조사의 자격 (제36조) (16부산 · 전북)	▪ 응급구조사는 업무의 범위에 따라 1급 응급구조사와 2급 응급구조사로 구분함 ▪ 1급 응급구조사가 되려는 사람은 다음의 어느 하나에 해당하는 사람으로서 보건복지부장관이 실시하는 시험에 합격한 후 보건복지부장관의 자격인정을 받아야 함 • 대학 또는 전문대학에서 응급구조학을 전공하고 졸업한 사람 • 보건복지부장관이 정하여 고시하는 기준에 해당하는 외국의 응급구조사 자격인정을 받은 사람 • 2급 응급구조사로서 응급구조사의 업무에 3년 이상 종사한 사람 ▪ 2급 응급구조사가 되려는 사람은 다음에 해당하는 사람으로서 보건복지부장관이 실시하는 시험에 합격한 후 보건복지부장관의 자격인정을 받아야 함 • 보건복지부장관이 지정하는 응급구조사 양성기관에서 대통령령으로 정하는 양성과정을 마친 사람 • 보건복지부장관이 정하여 고시하는 기준에 해당하는 외국의 응급구조사 자격인정을 받은 사람 ▪ 보건복지부장관은 응급구조사시험의 실시에 관한 업무를 대통령령으로 정하는 바에 따라 「한국보건의료인국가시험원법」에 따른 한국보건의료인국가시험원에 위탁할 수 있음 ▪ 1급 응급구조사 및 2급 응급구조사의 시험과목, 시험방법 및 자격인정에 관하여 필요한 사항은 보건복지부령으로 정함

<table>
<tr><th colspan="2">응급구조사의 자격, 신고, 결격사유</th></tr>
<tr><td>응급구조사 실태 등의 신고
(제36조의3)</td><td>▪ 응급구조사는 대통령령으로 정하는 바에 따라 최초로 자격을 받은 후부터 3년마다 그 실태와 취업상황을 보건복지부장관에게 신고하여야 함
▪ 보건복지부장관은 보수교육을 받지 아니한 응급구조사에 대하여 신고를 반려할 수 있음</td></tr>
<tr><td>결격사유
(제37조)
(15부산)</td><td>다음의 어느 하나에 해당하는 사람은 응급구조사가 될 수 없음
▪ 「정신건강증진 및 정신질환자 복지서비스 지원에 관한 법률」에 따른 정신질환자. 다만, 전문의가 응급구조사로서 적합하다고 인정하는 사람은 그러하지 아니함
▪ 마약 · 대마 또는 향정신성의약품 중독자
▪ 피성년후견인 · 피한정후견인
▪ 이법, 형법 등, 의료법 등 해당하는 법률을 위반하여 금고 이상의 실형을 선고받고 그 집행이 끝나지 아니하거나 면제되지 아니한 사람
• 이 법
• 「형법」 제233조, 제234조, 제268조(의료과실만 해당함), 제269조(낙태죄), 제270조 제1항부터 제3항까지, 제317조제1항
• 「보건범죄 단속에 관한 특별조치법」, 「지역보건법」, 「국민건강증진법」, 「후천성면역결핍증 예방법」, 「의료법」, 「의료기사 등에 관한 법률」, 「시체 해부 및 보존 등에 관한 법률」, 「혈액관리법」, 「마약류 관리에 관한 법률」, 「모자보건법」, 「국민건강보험법」</td></tr>
</table>

<table>
<tr><th colspan="3">응급구조사의 준수 사항</th></tr>
<tr><td rowspan="2">응급구조사의 준수 사항
(제39조)
(15충북 · 충남)</td><td colspan="2">응급구조사는 응급환자의 안전을 위하여 그 업무를 수행할 때 응급처치에 필요한 의료장비,무선통신장비 및 구급의약품의 관리 · 운용과 응급구조사의 복장 · 표시 등 응급환자 이송 · 처치에 필요한 사항에 대하여 보건복지부령으로 정하는 사항을 지켜야 함
→ 위반 시 300만원 이하의 과태료</td></tr>
<tr><td>응급구조사의 준수사항
(시행규칙 제32조)
(15충남)</td><td>응급구조사의 준수사항(시행규칙 [별표 13])
▪ 구급차내의 장비는 항상 사용할 수 있도록 점검하여야 하며, 장비에 이상이 있을 때에는 지체없이 정비하거나 교체하여야 함
▪ 환자의 응급처치에 사용한 의료용 소모품이나 비품은 소속기관으로 귀환하는 즉시 보충하여야하며, 유효기간이 지난 의약품 등이 보관되지 아니하도록 하여야 함
▪ 구급차의 무선장비는 매일 점검하여 통화가 가능한 상태로 유지하여야 하며, 출동할 때부터 귀환할 때까지 무선을 개방하여야 함
▪ 응급환자를 구급차에 탑승시킨 이후에는 가급적 경보기를 울리지 아니하고 이동하여야 함</td></tr>
</table>

<table>
<tr><td>응급구조사의 업무
(제41조)</td><td colspan="2">▪ 응급구조사는 응급환자가 발생한 현장에서 응급환자에 대하여 상담·구조 및 이송 업무를 수행하며, 「의료법」의 무면허 의료행위 금지 규정에도 불구하고 보건복지부령으로 정하는 범위에서 현장에 있거나 이송 중이거나 의료기관 안에 있을 때에는 응급처치의 업무에 종사할 수 있음
▪ 보건복지부장관은 5년마다 응급구조사 업무범위의 적절성에 대한 조사를 실시하고, 중앙위원회의 심의를 거쳐 응급구조사 업무범위 조정을 위하여 필요한 조치를 할 수 있음</td></tr>
</table>

<table>
<tr><th colspan="3">응급구조사의 보수교육</th></tr>
<tr><td rowspan="2">응급구조사의 보수교육 등
(제43조)</td><td colspan="2">▪ 보건복지부장관은 응급구조사의 자질향상을 위하여 필요한 보수교육을 매년 실시하여야 함
▪ 보건복지부장관은 보수교육에 관한 업무를 위탁하는 경우 보수교육의 실효성을 확보하기 위한 평가 및 점검을 매년 1회 이상 정기적으로 실시하여야 함
▪ 보수교육의 내용·대상과 평가 및 점검에 필요한 사항은 보건복지부령으로 정함</td></tr>
<tr><td>응급구조사의 보수교육
(시행규칙 제35조)</td><td>▪ 응급구조사 보수교육은 다음의 구분에 따라 실시함
• 보수교육의 내용: 다음의 사항
◆ 직업윤리
◆ 업무 전문성 향상 및 업무 개선
◆ 의료 관계 법령의 준수
◆ 그 밖에 상기의 사항에 준하는 것으로서 보건복지부장관이 보수교육에 특히 필요하다고 인정하여 정하는 사항
• 보수교육의 방법: 대면교육 또는 정보통신망을 활용한 온라인 교육
• 보수교육의 시간: 매년 4시간 이상. 다만, 1년 이상 응급구조사의 업무에 종사하지 아니하다가 다시 그 업무에 종사하는 사람의 경우 그 종사하려는 연도의 교육시간에 관하여는 다음의 구분에 따름
◆ 1년 이상 2년 미만 그 업무에 종사하지 아니한 사람: 6시간 이상
◆ 2년 이상 3년 미만 그 업무에 종사하지 아니한 사람: 8시간 이상
◆ 3년 이상 그 업무에 종사하지 아니한 사람: 10시간 이상
▪ 다음의 어느 하나에 해당하는 응급구조사에 대해서는 해당 연도의 보수교육을 면제함
• 군복무 중인 사람(군에서 해당 업무에 종사하고 있는 사람은 제외함)
• 해당 연도에 응급구조사 자격을 취득한 사람
▪ 보수교육을 실시하는 기관 또는 단체의 장은 본인의 질병이나 그 밖의 불가피한 사유로 보수교육을 받기가 곤란하다고 인정하는 사람에 대해서는 해당 연도의 보수교육을 유예할 수 있음. 이 경우 보수교육이 유예된 사람은 유예사유가 해소된 후 그 유예된 보수교육을 추가로 받아야 함</td></tr>
</table>

구급차등의 운용

구분	내용
구급차등의 운용자 (제44조)	다음에 해당하는 자 외에는 구급차등을 운용할 수 없음 ▪ 국가 또는 지방자치단체 ▪ 「의료법」에 따른 의료기관 ▪ 다른 법령에 따라 구급차등을 둘 수 있는 자 ▪ 이 법에 따라 응급환자이송업의 허가를 받은 자 ▪ 응급환자의 이송을 목적사업으로 하여 보건복지부장관의 설립허가를 받은 비영리법인
구급차등의 운용신고 등 (제44조의2) (22충남)	▪ 국가 또는 지방자치단체가 구급차등을 운용하고자 할 때에는 해당 구급차등을 관계 법령에 따라 등록한 후 지체 없이 보건복지부령으로 정하는 바에 따라 시장 · 군수 · 구청장에게 통보하여야 함. 그 통보 후 보건복지부령으로 정하는 중요 사항을 변경할 때에도 같음 ▪ 구급차등을 운용하려는 자가 운용하고자 할 때에는 해당 구급차등을 관계 법령에 따라 등록한 후 지체 없이 보건복지부령으로 정하는 바에 따라 시장 · 군수 · 구청장에게 신고하여야 함. 그 신고 후 보건복지부령으로 정하는 중요 사항을 변경할 때에도 같음

구급차등의 용도

구분		내용
다른 용도에의 사용 금지 (제45조) (09서울)		구급차등은 다음의 용도 외에는 사용할 수 없음 ▪ 응급환자 이송 ▪ 응급의료를 위한 혈액, 진단용 검사대상물 및 진료용 장비 등의 운반 ▪ 응급의료를 위한 응급의료종사자의 운송 ▪ 사고 등으로 현장에서 사망하거나 진료를 받다가 사망한 사람을 의료기관 등에 이송 ▪ 그 밖에 보건복지부령으로 정하는 용도
	구급차등의 용도 (시행규칙 제37조)	"보건복지부령으로 정하는 용도"란 다음의 용도를 말함 ▪ 「지역보건법」에 따른 지역보건의료기관에서 행하는 보건사업의 수행에 필요한 업무 ▪ 구급차등의 이용이 불가피한 척추장애환자 또는 거동이 불편한 환자의 이송 ▪ 다수인이 모이는 행사 등에서 발생되는 응급환자 이송을 위한 대기

구급차등의 기준

구급차등에 갖추어야 하는 장비 등의 관리기준(시행규칙 [별표 17])
▪ 감염예방을 위하여 구급차등은 주 1회 이상 소독하고, 구급차등에 갖추어진 의료장비도 사용 후 소독하여야 하는 등 청결하게 관리되어야 함 ▪ 감염관리를 위한 소독약제, 감염관리방법 등 기타 세부 사항은 보건복지부장관이 정하는 방법에 따른다 ▪ 구급차등의 의료장비, 구급의약품, 통신장비, 구급차 운행기록장치 및 영상기록장치, 구급차 요금미터장치 및 영상정보처리기기가 항상 사용 가능한 상태로 유지되어야 함

구급차등의 기준

- 구급차등의 의료장비, 구급의약품, 통신장비, 구급차 운행기록장치 및 영상기록장치, 구급차 요금미터장치 및 영상정보처리기기가 항상 사용 가능한 상태로 유지되어야 함
- 구급차등의 연료는 최대주입량의 4분의 1 이상인 상태로 유지되어야 하는 등 차량 자체는 항상 사용 가능한 상태로 유지되어야 하며 정기점검 등이 이루어져야 함
- 사고를 대비한 책임보험 및 종합보험에 가입되어 있어야 하고, 비상등, 신호탄, 소화기 및 보온포가 준비되어야 함
- 구급차등의 의료장비 및 구급의약품은 적정한 온도와 습도 등을 유지하여 보건위생상 위해가 없고효능이 떨어지지 않도록 관리되어야 함
- 구급차는 「구급차의 기준 및 응급환자이송업의 시설 등 기준에 관한 규칙」에서 정하는 사항에 따라관리 · 운영되어야 함
- 구급차등의 통신장비는 응급의료지원센터 및 응급의료기관과 항상 교신이 이루어 질 수 있도록 관리되어야 함
- 구급차등의 내부에 환자 또는 그 보호자가 잘 볼 수 있도록 해당 구급차등의 이송처치료의 금액을 나타내는 표를 부착하여야 하고, 환자를 이송하는 경우에는 환자 또는 그 보호자에게 구급차의 이송요금에 관한 사항을 알려야 함
- 구급차 요금미터장치가 장착된 구급차의 내부에는 신용카드 결제기를 설치하여야 하고, 환자를 이송하는 경우에는 요금미터장치를 사용하여 운행하여야 하며, 환자 또는 그 보호자가 신용카드 결제를 요구하면 응하여야 함
- 구급차등의 운행기록을 기재하는 구급차등 운행기록 대장을 비치 · 작성하고 구급차등 운용자는 이를 3년간 보관하여야 함

응급장비의 구비의무

<table>
<tr>
<td>심폐소생을 위한 응급장비의 구비 등의 의무
(제47조의2)
(20대구, 19울산, 17서울, 10서울)</td>
<td>
■ 다음의 어느 하나에 해당하는 시설 등의 소유자 · 점유자 또는 관리자는 자동심장충격기 등 심폐소생술을 할 수 있는 응급장비를 갖추어야 함
• 「공공보건의료에 관한 법률」에 따른 공공보건의료기관
• 「119구조 · 구급에 관한 법률」에 따른 구급대와 「의료법」에 따른 의료기관에서 운용 중인 구급차
• 「항공안전법」 에 따른 항공기 중 항공운송사업에 사용되는 여객 항공기 및 「공항시설법」에 따른 공항
• 「철도산업발전 기본법」에 따른 철도차량 중 객차
• 「선박법」에 따른 선박 중 총톤수 20톤 이상인 선박
• 대통령령으로 정하는 규모 이상(500세대)의 「건축법」에 따른 공동주택
• 「산업안전보건법」에 따라 보건관리자를 두어야 하는 사업장 중 상시근로자가 300명 이상인 사업장
• 그 밖에 대통령령으로 정하는 다중이용시설
■ 자동심장충격기 등 심폐소생술을 할 수 있는 응급장비를 갖춘 경우 해당 시설 등의 소유자 · 점유자 또는 관리자는 그 사실을 보건복지부령으로 정하는 바에 따라 시장 · 군수 · 구청장에게 신고하여야 함. 신고한 응급장비의 양도 · 폐기 · 이전 등 보건복지부령으로 정하는 중요 사항을 변경하려는 경우에도 또한 같음
■ 응급장비를 설치한 자는 해당 응급장비를 매월 1회 이상 점검하고 그 결과를 관할 시장 · 군수 · 구청장에게 통보하여야 함
</td>
</tr>
</table>

응급장비의 구비의무

<table>
<tr><td rowspan="2">심폐소생을 위한 응급장비의 구비 등의 의무
(제47조의2)
(계속)</td><td colspan="2">▪ 자동심장충격기 등 심폐소생술을 할 수 있는 응급장비를 설치한 자는 해당 시설 등의 출입구 또는 여러 사람이 보기 쉬운 곳에 사용에 관한 안내표지판을 부착하여야 함
▪ 응급장비의 관리 등에 필요한 사항은 보건복지부령으로 정함</td></tr>
<tr><td>응급장비의 구비의무가 있는 공동주택 등
(시행령 제26조의5)
(22전남완도, 20대구, 19울산, 17서울, 10서울)</td><td>▪ "대통령령으로 정하는 규모"란 500세대를 말함
▪ "대통령령으로 정하는 다중이용시설"이란 다음의 시설을 말함
• 철도역사(「대도시권 광역교통 관리에 관한 특별법」에 따른 광역철도 및 「도시철도법」에 따른 도시철도 구간에 있는 철도역사는 제외함)의 대합실 중 연면적이 2천제곱미터 이상이거나 전년도 일일 평균이용객수가 1만명 이상인 대합실
• 「여객자동차 운수사업법」에 따른 여객자동차터미널의 대합실 중 연면적이 2천제곱미터 이상이거나 전년도 일일 평균이용객수가 3천명 이상인 대합실
• 「항만법」에 따른 대합실 중 연면적이 2천제곱미터 이상이거나 전년도 일일평균이용객수가 1천명 이상인 대합실
• 「관광진흥법」에 따른 카지노 시설 중 영업장의 전용면적이 2천제곱미터 이상인 카지노 시설
• 「한국마사회법」에 따른 경마장
• 「경륜 · 경정법」에 따른 경주장
• 「형의 집행 및 수용자의 처우에 관한 법률」에 따른 교도소, 소년교도소 및 구치소, 「출입국관리법」에 따른 외국인보호소, 「보호소년 등의 처우에 관한 법률」에 따른 소년원
• 「체육시설의 설치 · 이용에 관한 법률」에 따른 전문체육시설 중 총 관람석 수가 5천석이상인 운동장 및 종합운동장
• 중앙행정기관의 청사 중 보건복지부장관이 정하는 청사
• 시 · 도의 청사 중 보건복지부장관이 정하는 청사</td></tr>
</table>

응급구조사의 탑승과 배치

<table>
<tr><td rowspan="2">응급구조사 등의 탑승의무
(제48조)
(18충남)</td><td colspan="2">구급차등의 운용자는 구급차등이 출동할 때에는 보건복지부령으로 정하는 바에 따라 응급구조사를 탑승시켜야 함. 다만, 의사나 간호사가 탑승한 경우는 제외함</td></tr>
<tr><td>응급구조사의 배치
(시행규칙 제39조)
(18충남)</td><td>구급차등의 운용자는 응급환자를 이송하거나 이송하기 위하여 출동하는 때에는 법 제48조의 규정에 따라 그 구급차등에 응급구조사 1인 이상이 포함된 2인 이상의 인원이 항상 탑승하도록 하여야 함. 다만, 의료법에 의한 의사 또는 간호사가 탑승한 경우에는 응급구조사가 탑승하지 아니할 수 있음</td></tr>
</table>

이송업의 허가 등 (제51조)	▪ 이송업을 하려는 자는 보건복지부와 국토교통부의 공동부령으로 정하는 시설 등을 갖추어 관할 시 · 도지사의 허가를 받아야 함. 이 경우 **둘 이상의 시 · 도에서 영업을 하려는 경우에는 해당 시 · 도별로 시 · 도지사의 허가를 받아야 함** ▪ 이송업자가 대통령령으로 정하는 중요한 사항을 변경하려는 경우에는 **관할 시 · 도지사의 변경허가**를 받아야 함 ▪ 시 · 도지사는 변경허가의 신청을 받은 날부터 **15일 이내**에 변경허가 여부를 신청인에게 통지하여야 함 ▪ 이송업자는 **보건복지부**와 **국토교통부**의 **공동부령**으로 정하는 시설 등의 기준을 지켜야 함

지도의사		
지도의사 (제52조)	▪ 구급차등의 운용자(의료기관은 제외)는 응급환자를 이송하기 위하여 구급차등을 사용하는 경우 **상담 · 구조 · 이송 및 응급처치를 지도받기 위하여 지도의사를 두거나** 응급의료지원센터 또는 **응급의료기관의 의사를 지도의사로 위촉**하여야 함 ▪ 구급차등의 운용자에 따른 지도의사의 수와 업무 및 선임등에 관하여 필요한 사항은 보건복지부령으로 정함	**지도의사의 수 및 업무**(시행규칙 제42조) ▪ 구급차등의 운용자(의료기관은 제외)는 관할 시 · 도에 소재하는 응급의료기관에 근무하는 전문의 중에서 **1인 이상을 지도의사로 선임 또는 위촉**하여야 함 ▪ 지도의사의 업무는 다음과 같음 • 응급환자가 의료기관에 도착하기 전까지 행하여진 응급의료에 대한 평가 • 응급구조사의 자질향상을 위한 교육 및 훈련 • **이송중인 응급환자에 대한 응급의료 지도**

휴업 등의 신고		
휴업 등의 신고 (제53조)	**이송업자**는 이송업의 전부 또는 일부를 **휴업 · 폐업 또는 재개업**하려는 경우에는 보건복지부령으로 정하는 바에 따라 관할 **시 · 도지사에게 신고**하여야 함	
	휴업 등의 신고 (시행규칙 제43조)	응급환자이송업자가 휴업 · 폐업 · 재개업의 신고를 하고자 하는 때에는 **휴업 · 폐업 또는 재개업한 날부터 14일 이내**에 별지 서식의 응급환자이송업의 휴업 · 폐업 · 재개업신고서에 응급환자이송업허가증을 첨부(재개업의 경우를 제외함)하여 **시 · 도지사에게 제출**하여야 함

영업의 승계 (제54조)	▪ 다음의 어느 하나에 해당하는 자는 이송업자의 지위를 승계함 • 이송업자가 사망한 경우 그 상속인 • 이송업자가 그 사업을 양도한 경우 그 양수인 • 법인인 이송업자가 합병한 경우 합병 후 존속하는 법인이나 합병으로 설립되는 법인 ▪ 다음의 어느 하나에 해당하는 절차에 따라 영업시설의 전부를 인수한 자는 그 이송업자

영업의 승계 (제54조) (계속)	의 지위를 승계함 • 「민사집행법」에 따른 강제경매 • 「채무자 회생 및 파산에 관한 법률」에 따른 환가(換價) • 「국세징수법」, 「관세법」 또는 「지방세징수법」에 따른 압류재산의 매각 • 그 밖에 상기의 규정에 준하는 절차 ▪ 이송업자의 지위를 승계한 자는 60일 이내에 보건복지부령으로 정하는 바에 따라 관할 시 · 도지사에게 신고하여야 함
대규모 행사의 범위 (시행령 제27조의3)	"대통령령으로 정하는 대규모 행사"란 행사 기간 중 순간 최대 관람객이 1천명 이상이 될 것으로 예상되는 행사를 말함. 다만, 「공연법」에 따라 재해대처계획의 신고가 수리된 행사는 제외함
응급의료종사자의 면허 · 자격 정지 등 (제55조)	▪ 보건복지부장관은 응급의료종사자가 다음의 어느 하나에 해당하는 경우에는 그 면허 또는 자격을 취소하거나 6개월 이내의 기간을 정하여 그 면허 또는 자격을 정지시킬 수 있음 • 응급의료의 거부나 기피, 응급환자 우선 진료, 환자가 여러 명 발생한 경우의 조치 시 종사명령거부, 응급구조사의 준수사항, 비밀준수 의무 또는 출동 및 처치기록 등을 위반한 경우 • 이송처치료에 따른 이송처치료를 과다하게 징수하거나 이송처치료 외에 별도의 비용을 징수한 때 • 응급의료종사자의 비상진료체계 이행을 위반하여 응급환자에게 중대한불이익을 끼친 경우 • 응급구조사 자격증의 교부 등을 위반하여 다른 사람에게 자기의 성명을 사용하여 응급구조사의 업무에 따른 응급구조사의 업무를 수행하게 하거나 응급구조사 자격증을 다른 사람에게 빌려준 경우 • 결격사유에 해당하게 된 경우(결격사유(제37조 참조) • 의사로부터 구체적인 지시를 받지 아니하고 응급처치를 한 경우 • 보수교육을 받지 아니한 경우 • 그 밖에 이 법 또는 이 법에 따른 명령을 위반한 경우 ▪ 보건복지부장관은 응급구조사가 신고를 하지 아니한 때에는 신고할 때까지 그 자격을 정지시킬 수 있음 ▪ 보건복지부장관, 시 · 도지사 또는 시장 · 군수 · 구청장은 의료기관이나 이송업자 또는 구급차등을 운용하는 자가 다음의 어느 하나에 해당하는 경우에는 의료기관 등의 개설 또는 영업에 관한 허가를 취소(신고대상인 경우에는 폐쇄를 말함)하거나 6개월 이내의 기간을 정하여 그 업무의 정지를 명할 수 있음 • 제18조제2항, 제28조제3항, 제32조제1항, 제33조제1항, 제35조의2제1항, 제44조제3항, 제44조의2제2항, 제44조의4, 제45조제1항, 제46조의2, 제47조제1항 · 제2항, 제48조, 제49조제3항 · 제4항, 제51조제3항부터 제5항까지, 제52조제1항, 제53조,

응급의료종사자의 면허 · 자격 정지 등 (제55조) (계속)	제54조제3항, 제54조의2 또는 제59조를 위반한 경우 • 미수금의 대지급을 부정하게 청구한 경우 • 이송처치료를 과다하게 징수하거나 이송처치료 외에 별도의 비용을 징수한 때 • 당직의료기관으로 지정받은 자가 응급의료를 하지 아니한 경우 • 시정명령 · 정지명령 등 필요한 조치를 따르지 아니한 경우 • 그 밖에 이 법 또는 이 법에 따른 명령을 위반한 경우 ▪ 영업허가의 취소처분을 받은 자는 그 처분을 받은 날부터 1년 이내에는 그 업을 개설 · 운영하지 못함 ▪ 행정처분의 세부 사항은 보건복지부령으로 정함
청문 (제56조)	보건복지부장관, 시 · 도지사 또는 시장 · 군수 · 구청장은 다음의 어느 하나에 해당하는 처분을 하려면 청문을 하여야 함 ▪ 응급의료기관의 지정의 취소 ▪ 응급의료종사자의 면허 또는 자격의 취소 ▪ 의료기관 등의 개설 또는 영업에 관한 허가의 취소 및 폐쇄 명령
과징금 (제57조)	보건복지부장관, 시 · 도지사 또는 시장 · 군수 · 구청장은 의료기관이나 이송업자 또는 구급차 등을 운용하는 자가 그 업무의 정지가 국민보건의료에 커다란 위해를 가져올 우려가 있다고 인정되는 경우에는 업무정지처분을 갈음하여 3억원 이하의 과징금을 부과할 수 있음. 이 경우 과징금의 부과 횟수는 세 번을 초과할 수 없음
유사명칭 사용 금지 (제59조)	▪ 이 법에 따른 응급구조사, 구급차, 중앙응급의료센터 · 권역응급의료센터 · 권역외상센터 · 전문응급의료센터 · 지역응급의료센터 · 지역외상센터 · 지역응급의료기관 또는 응급의료지원센터가 아니면 각각의 명칭 또는 이와 유사한 명칭을 사용하지 못함 ▪ 다음 외의 의료기관은 응급환자 진료와 관련된 명칭이나 표현을 사용하거나 외부에 표기하여서는 아니 됨 • 이 법에 따라 지정받은 응급의료기관 • 응급의료기관 외의 의료기관이 보건복지부령으로 정하는 시설, 인력등을 갖추어 시장 · 군수 · 구청장에게 신고한 의료기관 • 종합병원

Part 05

감염병의 예방 및 관리에 관한 법률

(약칭: 감염병예방법)

| 의료기술직 |

Part 05 감염병의 예방 및 관리에 관한 법률 (약칭: 감염병예방법)

감염법예방법[시행 2022. 12. 11.], 시행령[시행 2022. 12. 1.], 시행규칙[시행 2022. 5. 4.]

목적(제1조) (20충남, 19제주)

- 국민 건강에 위해(危害)가 되는 감염병의 발생과 유행을 방지함
- 감염병의 예방 및 관리를 위하여 필요한 사항을 규정함
- 국민 건강의 증진 및 유지에 이바지함

정의(제2조) (22전북, 21서울 · 충북 · 충남 · 경북, 20대전)

구분	내용
감염병	제1급감염병, 제2급감염병, 제3급감염병, 제4급감염병, 기생충감염병, 세계보건기구 감시대상 감염병, 생물테러감염병, 성매개감염병, 인수공통감염병 및 의료관련감염병 (10종류)
제1급감염병 (17종)	생물테러감염병 또는 치명률이 높거나 집단 발생의 우려가 커서 발생 또는 유행 즉시 신고하여야 하고, 음압격리와 같은 높은 수준의 격리가 필요한 감염병으로서 다음의 감염병을 말함. 다만, 갑작스러운 국내 유입 또는 유행이 예견되어 긴급한 예방 · 관리가 필요하여 질병관리청장이 보건복지부장관과 협의하여 지정하는 감염병을 포함 ▪ 에볼라바이러스병 ▪ 두창 ▪ 중증급성호흡기증후군(SARS) ▪ 마버그열 ▪ 페스트 ▪ 중동호흡기증후군(MERS) ▪ 라싸열 ▪ 탄저 ▪ 동물인플루엔자 인체감염증 ▪ 크리미안콩고출혈열 ▪ 보툴리눔독소증 ▪ 신종인플루엔자 ▪ 남아메리카출혈열 ▪ 야토병 ▪ 디프테리아 ▪ 리프트밸리열 ▪ 신종감염병증후군
제2급감염병 (23종)	전파가능성을 고려하여 발생 또는 유행 시 24시간 이내에 신고하여야 하고, 격리가 필요한 다음의 감염병을 말함. 다만, 갑작스러운 국내 유입 또는 유행이 예견되어 긴급한 예방 · 관리가 필요하여 질병관리청장이 보건복지부장관과 협의하여 지정하는 감염병 ▪ 결핵 ▪ 백일해 ▪ 성홍열 ▪ 수두 ▪ 유행성이하선염 ▪ 반코마이신내성황색포도알균(VRSA) 감염증 ▪ 홍역 ▪ 코로나 바이러스감염증-19 ▪ 카바페넴내성장내세균속균종(CRE) 감염증 ▪ 콜레라 ▪ 풍진(선천성, 후천성) ▪ E형간염 ▪ 장티푸스 ▪ 폴리오 ▪ 엠폭스(Mpox, 원숭이두창) ▪ 파라티푸스 ▪ 수막구균 감염증 ▪ 세균성이질 ▪ b형헤모필루스인플루엔자 ▪ 장출혈성대장균감염증 ▪ 폐렴구균 감염증 ▪ A형간염 ▪ 한센병

정의(제2조) (22전북, 21서울 · 충북 · 충남 · 경북, 20대전)	
제3급감염병 (26종)	그 발생을 계속 감시할 필요가 있어 발생 또는 유행 시 24시간 이내에 신고하여야 하는 다음의 감염병을 말함. 다만, 갑작스러운 국내 유입 또는 유행이 예견되어 긴급한 예방 · 관리가 필요하여 질병관리청장이 보건복지부장관과 협의하여 지정하는 감염병을 포함 ▪ 파상풍 ▪ B형간염 ▪ 일본뇌염 ▪ C형간염 ▪ 말라리아 ▪ 레지오넬라증 ▪ 비브리오패혈증 ▪ 발진티푸스 ▪ 발진열 ▪ 쯔쯔가무시증 ▪ 렙토스피라증 ▪ 브루셀라증 ▪ 공수병 ▪ 신증후군출혈열 ▪ 후천성면역결핍증(AIDS) ▪ 크로이츠펠트-야콥병(CJD) 및 변종크로이츠펠트-야콥병(vCJD) ▪ 황열 ▪ 뎅기열 ▪ 큐열 ▪ 웨스트나일열 ▪ 라임병 ▪ 진드기매개뇌염 ▪ 유비저 ▪ 치쿤구니야열 ▪ 중증열성혈소판감소증후군(SFTS) ▪ 지카바이러스 감염증
제4급감염병 (23종)	제1급감염병부터 제3급감염병까지의 감염병 외에 유행 여부를 조사하기 위하여 표본감시 활동이 필요한 다음의 감염병 ▪ 인플루엔자 ▪ 회충증 ▪ 편충증 ▪ 요충증 ▪ 간흡충증 ▪ 폐흡충증 ▪ 장흡충증 ▪ 수족구병 ▪ 임질 ▪ 클라미디아감염증 ▪ 연성하감 ▪ 성기단순포진 ▪ 첨규콘딜롬 ▪ 반코마이신내성장알균(VRE) 감염증 ▪ 메티실린내성황색포도알균(MRSA) 감염증 ▪ 다제내성녹농균(MRPA) 감염증 ▪ 다제내성아시네토박터바우마니균(MRAB) 감염증 ▪ 장관감염증(20종) ▪ 급성호흡기감염증(9종) ▪ 해외유입기생충감염증(11종) ▪ 엔테로바이러스감염증 ▪ 사람유두종바이러스 감염증 ▪ 매독: (1기매독/2기매독/선천성매독)
기생충감염병	기생충에 감염되어 발생하는 감염병 중 질병관리청장이 고시하는 감염병 ▪ 회충증 ▪ 편충증 ▪ 요충증 ▪ 간흡충증 ▪ 폐흡충증 ▪ 장흡충증 ▪ 해외유입기생충감염증
세계보건기구 감시대상 감염병	세계보건기구 감시대상 감염병: 세계보건기구가 국제공중보건의 비상사태에 대비하기 위하여 감시대상으로 정한 질환으로서 질병관리청장이 고시하는 감염병 ▪ 두창 ▪ 폴리오 ▪ 신종인플루엔자 ▪ 중증급성호흡기증후군(SARS) ▪ 콜레라 ▪ 폐렴형 페스트 ▪ 바이러스성 출혈열 ▪ 황열 ▪ 웨스트나일열

정의(제2조) (22전북, 21서울 · 충북 · 충남 · 경북, 20대전)	
생물테러감염병	고의 또는 테러 등을 목적으로 이용된 병원체에 의하여 발생된 감염병 중 질병관리청장이 고시하는 감염병 ▪ 탄저 ▪ 마버그열 ▪ 두창 ▪ 보툴리눔독소증 ▪ 에볼라열 ▪ 야토병 ▪ 페스트 ▪ 라싸열
성매개감염병	성 접촉을 통하여 전파되는 감염병 중 질병관리청장이 고시하는 감염병을 말함 ▪ 매독 ▪ 연성하감 ▪ 사람유두종바이러스 감염증 ▪ 임질 ▪ 성기단순포진 ▪ 클라미디아 ▪ 첨규콘딜롬
인수공통감염병	동물과 사람 간에 서로 전파되는 병원체에 의하여 발생되는 감염병 중 질병관리청장이 고시하는 감염병을 말함 ▪ 장출혈성대장균감염증 ▪ 중증급성호흡기증후군(SARS) ▪ 일본뇌염 ▪ 변종크로이츠펠트-야콥병(vCJD) ▪ 브루셀라증 ▪ 큐열 ▪ 탄저 ▪ 결핵 ▪ 공수병 ▪ 중증열성혈소판감소증후군(SFTS) ▪ 동물인플루엔자 인체감염증
의료관련감염병	환자나 임산부 등이 의료행위를 적용받는 과정에서 발생한 감염병으로서 감시활동이 필요하여 질병관리청장이 고시하는 감염병을 말함 ▪ 반코마이신내성황색포도알균(VRSA) 감염증 ▪ 다제내성아시네토박터바우마니균(MRAB) 감염증 ▪ 반코마이신내성장알균(VRE) 감염증 ▪ 카바페넴내성장내세균속균종(CRE) 감염증 ▪ 메티실린내성황색포도알균(MRSA) 감염증 ▪ 다제내성녹농균(MRPA) 감염증
감염병환자	감염병의 병원체가 인체에 침입하여 증상을 나타내는 사람으로서 감염병환자등의 진단 기준에 따른 의사, 치과의사 또는 한의사의 진단이나 감염병병원체 확인기관의 실험실 검사를 통하여 확인된 사람을 말함
감염병의사환자	감염병병원체가 인체에 침입한 것으로 의심이 되나 감염병환자로 확인되기 전 단계에 있는 사람을 말함
병원체보유자	임상적인 증상은 없으나 감염병병원체를 보유하고 있는 사람을 말함
감염병의심자	다음의 어느 하나에 해당하는 사람을 말함 ▪ 감염병환자, 감염병의사환자 및 병원체보유자(이하 "감염병환자등")와 접촉하거나 접촉이 의심되는 사람(이하 "접촉자")

정의(제2조) (22전북, 21서울 · 충북 · 충남 · 경북, 20대전)	
감염병의심자 (계속)	▪ 「검역법」에 따른 검역관리지역 또는 중점검역관리지역에 체류하거나 그 지역을 경유한 사람으로서 감염이 우려되는 사람 ▪ 감염병병원체 등 위험요인에 노출되어 감염이 우려되는 사람
감시	감염병 발생과 관련된 자료, 감염병병원체 · 매개체에 대한 자료를 체계적이고 지속적으로 수집, 분석 및 해석하고 그 결과를 제때에 필요한 사람에게 배포하여 감염병 예방 및 관리에 사용하도록 하는 일체의 과정을 말함
표본감시	감염병 중 감염병환자의 발생빈도가 높아 전수조사가 어렵고 중증도가 비교적 낮은 감염병의 발생에 대하여 감시기관을 지정하여 정기적이고 지속적인 의과학적 감시를 실시하는 것을 말함
역학조사	감염병환자등이 발생한 경우 감염병의 차단과 확산 방지 등을 위하여 감염병환자등의 발생 규모를 파악하고 감염원을 추적하는 등의 활동과 감염병 예방접종 후 이상반응 사례가 발생한 경우나 감염병 여부가 불분명하나 그 발병원인을 조사할 필요가 있는 사례가 발생한 경우 그 원인을 규명하기 위하여 하는 활동을 말함
예방접종 후 이상반응	예방접종 후 그 접종으로 인하여 발생할 수 있는 모든 증상 또는 질병으로서 해당 예방접종과 시간적 관련성이 있는 것을 말함
고위험병원체	생물테러의 목적으로 이용되거나 사고 등에 의하여 외부에 유출될 경우 국민 건강에 심각한 위험을 초래할 수 있는 감염병병원체로서 보건복지부령으로 정하는 것을 말함 **고위험병원체의 종류**(시행규칙 [별표 1]) ▪ 세균 및 진균: 이질균(Shigella dysenteriae type 1) 등 ▪ 바이러스 및 프리온: 황열 바이러스(Yellow fever virus), 두창 바이러스(Variola virus) 등
관리대상 해외 신종감염병	기존 감염병의 변이 및 변종 또는 기존에 알려지지 아니한 새로운 병원체에 의해 발생하여 국제적으로 보건문제를 야기하고 국내 유입에 대비하여야 하는 감염병으로서 질병관리청장이 보건복지부장관과 협의하여 지정하는 것을 말함
의료 · 방역 물품	「약사법」에 따른 의약품 · 의약외품, 「의료기기법」에 따른 의료기기 등 의료 및 방역에 필요한 물품 및 장비로서 질병관리청장이 지정하는 것을 말함

책무, 권리, 의무	
국가 및 지방자치단체의 책무 (제4조) (21서울 · 충북 · 부산, 20경북, 19대구)	▪ 국가 및 지방자치단체는 감염병환자등의 인간으로서의 존엄과 가치를 존중하고 그 기본적 권리를 보호하며, 법률에 따르지 아니하고는 취업 제한 등의 불이익을 주어서는 아니 됨 ▪ 국가 및 지방자치단체는 감염병의 예방 및 관리를 위하여 다음의 사업을 수행하여야 함 • 감염병의 예방 및 방역대책 • 감염병환자등의 진료 및 보호 • 감염병 예방을 위한 예방접종계획의 수립 및 시행 • 감염병에 관한 교육 및 홍보

책무, 권리, 의무	
국가 및 지방자치단체의 책무 (제4조) (계속)	• 감염병에 관한 정보의 수집 · 분석 및 제공 • 감염병에 관한 조사 · 연구 • 감염병병원체(감염병병원체 확인을 위한 혈액, 체액 및 조직 등 검체를 포함) 수집 · 검사 · 보존 · 관리 및 약제내성 감시 • 감염병 예방 및 관리 등을 위한 전문인력의 양성 • 감염병 예방 및 관리 등의 업무를 수행한 전문인력의 보호 • 감염병 관리정보 교류 등을 위한 국제협력 • 감염병의 치료 및 예방을 위한 의료 · 방역 물품의 비축 • 감염병 예방 및 관리사업의 평가 • 기후변화, 저출산 · 고령화 등 인구변동 요인에 따른 감염병 발생조사 · 연구 및 예방대책 수립 • 한센병의 예방 및 진료 업무를 수행하는 법인 또는 단체에 대한 지원 • 감염병 예방 및 관리를 위한 정보시스템의 구축 및 운영 • 해외 신종감염병의 국내 유입에 대비한 계획 준비, 교육 및 훈련 • 해외 신종감염병 발생 동향의 지속적 파악, 위험성 평가 및 관리대상 해외 신종 감염병의 지정 • 관리대상 해외 신종감염병에 대한 병원체 등 정보 수집, 특성 분석, 연구를 통한 예방과 대응체계 마련, 보고서 발간 및 지침(매뉴얼을 포함함) 고시 ▪ 국가 · 지방자치단체(교육감을 포함)는 감염병의 효율적 치료 및 확산방지를 위하여 질병의 정보, 발생 및 전파 상황을 공유하고 상호 협력하여야 함
의료인 등의 책무와 권리 (제5조) (18전북)	▪ 「의료법」에 따른 의료인 및 의료기관의 장 등은 감염병 환자의 진료에 관한 정보를 제공받을 권리가 있고, 감염병 환자의 진단 및 치료 등으로 인하여 발생한 피해에 대하여 보상받을 수 있음 ▪ 「의료법」에 따른 의료인 및 의료기관의 장 등은 감염병 환자의 진단 · 관리 · 치료 등에 최선을 다하여야 하며, 보건복지부장관, 질병관리청장 또는 지방자치단체의 장의 행정명령에 적극 협조하여야 함 ▪ 「의료법」에 따른 의료인 및 의료기관의 장 등은 국가와 지방자치단체가 수행하는 감염병의 발생 감시와 예방 · 관리 및 역학조사 업무에 적극 협조하여야 함
국민의 권리와 의무 (제6조) (22경기, 20경북, 18전북)	▪ 국민은 감염병으로 격리 및 치료 등을 받은 경우 이로 인한 피해를 보상받을 수 있음 ▪ 국민은 감염병 발생 상황, 감염병 예방 및 관리 등에 관한 정보와 대응방법을 알 권리가 있고, 국가와 지방자치단체는 신속하게 정보를 공개하여야 함 ▪ 국민은 의료기관에서 이 법에 따른 감염병에 대한 진단 및 치료를 받을 권리가 있고, 국가와 지방자치단체는 이에 소요되는 비용을 부담하여야 함 ▪ 국민은 치료 및 격리조치 등 국가와 지방자치단체의 감염병 예방 및 관리를 위한 활동에 적극 협조하여야 함

감염병 예방 및 관리 계획의 수립 등 (제7조) (21전남, 19전북, 18강원, 17대전 · 충남)	▪ 질병관리청장은 보건복지부장관과 협의하여 감염병의 예방 및 관리에 관한 기본계획(이하 "기본계획")을 5년마다 수립 · 시행하여야 함 ▪ 감염병의 예방 및 관리에 관한 기본계획 • 감염병 예방 · 관리의 기본목표 및 추진방향 • 주요 감염병의 예방 · 관리에 관한 사업계획 및 추진방법 • 감염병 대비 의료 · 방역 물품의 비축 및 관리에 관한 사항 • 감염병 전문인력의 양성 방안 • 「의료법」에 따른 의료기관 종별 감염병 위기대응역량의 강화 방안 • 감염병 통계 및 정보통신기술 등을 활용한 감염병 정보의 관리 방안 • 감염병 관련 정보의 의료기관 간 공유 방안 • 그 밖에 감염병의 예방 및 관리에 필요한 사항 ▪ 특별시장 · 광역시장 · 도지사 · 특별자치도지사(이하 "시 · 도지사")와 시장 · 군수 · 구청장(자치구의 구청장을 말함)은 기본계획에 따라 시행계획을 수립 · 시행하여야 함

감염병병원		
감염병병원 (제8조의2) (20경북 · 부산 · 광주)	▪ 국가는 감염병의 연구 · 예방, 전문가 양성 및 교육, 환자의 진료 및 치료 등을 위한 시설,인력 및 연구능력을 갖춘 감염병전문병원 또는 감염병연구병원을 설립하거나 지정하여 운영함 ▪ 국가는 감염병환자의 진료 및 치료 등을 위하여 권역별로 보건복지부령으로 정하는 일정규모 이상의 병상(음압병상 및 격리병상을 포함)을 갖춘 감염병전문병원을 설립하거나 지정하여 운영함. 이 경우 인구 규모, 지리적 접근성 등을 고려하여 권역을 설정하여야 함 ▪ 국가는 예산의 범위에서 감염병전문병원 또는 감염병연구병원을설립하거나 지정하여 운영하는 데 필요한 예산을 지원할 수 있음 ▪ 감염병전문병원 또는 감염병연구병원을 설립하거나 지정하여 운영하는 데 필요한 절차, 방법, 지원내용 등의 사항은 대통령령으로 정함	
	감염병전문병원의 지정 등 (시행령 제1조의3) (20경북 · 부산)	▪ 감염병전문병원(이하 "중앙감염병병원")으로 지정받을 수 있는 의료기관은 종합병원 또는 상급종합병원으로서 보건복지부장관이 정하여 고시하는 의료기관으로 함 ▪ 중앙감염병병원은 매 분기별로 보건복지부장관이 정하는 바에 따라 그 업무추진 현황 등을 보건복지부장관에게 보고하여야 함 ▪ 보건복지부장관은 중앙감염병병원에 대해서는 기획재정부장관과 협의하여 건축비용, 운영비용 및 설비비용 등을 지원할 수 있음
	권역별 감염병전문병원의 지정(시행령 제1조의4) (20대구 · 부산)	▪ 권역별 감염병전문병원(이하 "권역별 감염병병원")으로 지정받을 수 있는 의료기관은 종합병원 또는 상급종합병원으로서 질병관리청장이 정하여 고시하는 의료기관으로 함

감염병병원

감염병병원 (제8조의2) (계속)	권역별 감염병전문병원의 지정(시행령 제1조의4) (계속)	▪ **질병관리청장**은 **권역별 감염병병원**을 지정하는 경우에는 다음의 사항을 종합적으로 고려하여야 함 • 해당 권역에서의 의료자원의 분포 수준 • 해당 권역에서의 주민의 인구와 생활권의 범위 • 해당 권역에서의 감염병의 발생 빈도 및 관리 수준 • 해당 권역에서의 항만 및 공항 등의 인접도 • 그 밖에 **질병관리청장**이 권역별 감염병 관리와 관련하여 특히 필요하다고 인정하는 사항
	권역별 감염병전문병원의 병상규모 (시행규칙 제5조의3) (21전남, 20인천 · 광주, 17전북)	보건복지부령으로 정하는 일정 규모 이상의 병상: **36병상 이상의 병상**

감염병병원 지정기준

	중앙감염병병원	권역별 감염병병원
지정자	보건복지부장관	질병관리청장
지정대상 의료기관	종합병원 또는 상급종합병원	종합병원 또는 상급종합병원
일반음압격리병상	▪ 80개 이상 ▪ 병상당 18제곱미터 이상의 면적	▪ 30개 이상 ▪ 병상당 18제곱미터 이상의 면적
중환자 음압격리병상	▪ 일반음압격리병상 개수의 100분의 20 이상 ▪ 병상당 20제곱미터 이상의 면적	▪ 일반 음압격리병상 개수의 100분의 20 이상 ▪ 병상당 20제곱미터 이상의 면적
고도음압격리병상	4개 이상	–
음압설비를 갖춘 수술실	–	2개 이상
의사 (전문의)	다음의 전문의를 각각 포함하여 10명 이상의 전문의를 둠 ▪ 감염병 관련 분야 전문의 6명 이상 ▪ 체외막산소공급기를 다룰 수 있는 전문의 2명 이상	다음의 전문의를 각각 포함하여 4명 이상의 전문의를 둠 ▪ 감염병 관련 분야 전문의 2명 이상 ▪ 체외막산소공급기를 다룰 수 있는 전문의 또는 중환자 관련 분야 전문의 1명 이상
간호사	21명 이상	8명 이상
당직체계	전문의 2명으로 구성된 당직체계를 24시간 운영	전문의 1명으로 구성된 당직체계를 24시간 운영

내성균 관리대책 (제8조의3) (20광주, 19광주)	▪ **보건복지부장관**은 내성균 발생 예방 및 확산 방지 등을 위하여 **감염병관리위원회의 심의**를 거쳐 **내성균 관리대책**을 **5년마다** 수립 · 추진하여야 함 ▪ **내성균 관리대책**에는 **정책목표 및 방향, 진료환경 개선 등 내성균 확산 방지를 위한 사항 및 감시체계 강화에 관한 사항**, 그 밖에 내성균 관리대책에 필요하다고 인정되는 사항이 포함되어야 함 ▪ 내성균 관리대책의 수립 절차 등에 관하여 필요한 사항은 **대통령령**으로 정함

긴급상황실		
긴급상황실 (제8조의5) (20충남)	▪ **질병관리청장**은 감염병 정보의 수집 · 전파, 상황관리, 감염병이 유입되거나 유행하는 긴급한 경우의 초동조치 및 지휘 등의 업무를 수행하기 위하여 **상시 긴급상황실을 설치 · 운영**하여야 함 ▪ 긴급상황실의 설치 · 운영에 필요한 사항은 **대통령령**으로 정함	
	긴급상황실의 설치 · 운영 (시행령 제1조의6) (20충남)	▪ 긴급상황실은 다음의 설치 · 운영요건을 모두 갖추어야 함 • 신속한 감염병 정보의 수집 · 전파와 감염병 위기상황의 종합관리 등을 위한 정보통신체계를갖출 것 • 감염병 위기상황의 효율적 대처를 위한 시설 · 장비 및 그 운영 · 관리체계를 갖출 것 • **긴급상황실의 24시간 운영에 필요한 전담인력을 확보할 것** • 긴급상황실의 업무를 원활하게 수행하기 위한 운영규정 및 업무매뉴얼을 마련할 것 ▪ 긴급상황실의 설치 · 운영에 관한 세부사항은 **질병관리청장**이 정함

감염병관리위원회	
감염병관리위원회 (제9조) (21전북, 17전남, 15대전)	▪ **감염병의 예방 및 관리에 관한 주요 시책을 심의**하기 위하여 **질병관리청**에 **감염병관리위원회**(이하 "위원회")를 둠 ▪ **감염병관리위원회 심의사항** • **기본계획의 수립** • **감염병 관련 의료 제공** • **감염병에 관한 조사 및 연구** • 감염병의 예방 · 관리 등에 관한 지식 보급 및 **감염병환자등의 인권 증진** • **해부명령에 관한 사항** • **예방접종의 실시기준과 방법에 관한 사항** • 필수예방접종 및 임시예방접종에 사용되는 의약품(이하 "필수예방접종약품등")의 사전 비축 및 장기 구매에 관한 사항

<table>
<tr><th colspan="3">감염병관리위원회</th></tr>
<tr><td>감염병관리위원회
(제9조)
(계속)</td><td colspan="2">• 필수예방접종약품등의 공급의 우선순위 등 분배기준, 그 밖에 필요한 사항의 결정
• 감염병 위기관리대책의 수립 및 시행
• 예방 · 치료 의료 · 방역 물품의 사전 비축, 장기 구매 및 생산에 관한 사항
• 의료 · 방역 물품(「약사법」에 따른 의약품 및 「의료기기법」에 따른 의료기기로 한정) 공급의 우선순위 등 분배기준, 그 밖에 필요한 사항의 결정
• 개발 중인 백신 또는 의약품의 구매 및 공급에 필요한 계약에 관한 사항
• 예방접종 등으로 인한 피해에 대한 국가보상에 관한 사항
• 내성균 관리대책에 관한 사항
• 그 밖에 감염병의 예방 및 관리에 관한 사항으로서 위원장이 위원회의 회의에 부치는 사항</td></tr>
<tr><td rowspan="3">위원회의 구성
(제10조)
(17울산)</td><td colspan="2">▪ 위원회는 위원장 1명과 부위원장 1명을 포함하여 30명 이내의 위원으로 구성함
▪ 위원장은 질병관리청장이 되고, 부위원장은 위원 중에서 위원장이 지명하며, 위원은 다음의 어느 하나에 해당하는 사람 중에서 위원장이 임명하거나 위촉하는 사람으로 함. 이 경우 공무원이 아닌 위원이 전체 위원의 과반수가 되도록 하여야 함
• 감염병의 예방 또는 관리 업무를 담당하는 공무원
• 감염병 또는 감염관리를 전공한 의료인
• 감염병과 관련된 전문지식을 소유한 사람
• 「지방자치법」에 따른 시 · 도지사협의체가 추천하는 사람
• 「비영리민간단체 지원법」에 따른 비영리민간단체가 추천하는 사람
• 그 밖에 감염병에 관한 지식과 경험이 풍부한 사람
▪ 위원회의 업무를 효율적으로 수행하기 위하여 위원회의 위원과 외부 전문가로 구성되는 분야별 전문위원회를 둘 수 있음
▪ 규정한 사항 외에 위원회 및 전문위원회의 구성 · 운영 등에 관하여 필요한 사항은 대통령령으로 정함</td></tr>
<tr><td>감염병관리위원회 위원의 임무 및 임기
(시행령 제2조)</td><td>▪ 위원회 위원 중 위촉위원의 임기는 2년으로 함
▪ 위원회 위원의 자리가 빈 경우 그 보궐위원의 임기는 전임위원 임기의 남은 기간으로 함</td></tr>
<tr><td>전문위원회의 구성
(시행령 제7조)
(17울산)</td><td>▪ 위원회에 다음의 분야별 전문위원회를 둠
• 예방접종 전문위원회
• 예방접종피해보상 전문위원회
• 후천성면역결핍증 전문위원회
• 결핵 전문위원회
• 역학조사 전문위원회
• 인수공통감염 전문위원회
• 의료관련감염 전문위원회</td></tr>
</table>

감염병관리위원회

위원회의 구성 (제10조) (계속)	전문위원회의 구성 (시행령 제7조) (계속)	• 감염병 위기관리 전문위원회 • 감염병 진단분석 전문위원회 • 감염병 연구기획 전문위원회 • 항생제 내성(耐性) 전문위원회 • 검역 전문위원회 ▪ 전문위원회는 각각 위원장 1명을 포함한 25명 이내의 위원으로 구성함 ▪ 전문위원회 위원장은 위원회 위원 중에서 위원회의 위원장이 임명함

신고와 보고

의사 등의 신고 (제11조) (22인천 · 경북, 21제주, 20부산, 19충북 · 광주)	▪ 의사, 치과의사 또는 한의사는 다음의 어느 하나에 해당하는 사실(표본감시 대상이 되는 제4급감염병으로 인한 경우는 제외)이 있으면 소속 의료기관의 장에게 보고하여야 하고, 해당 환자와 그 동거인에게 질병관리청장이 정하는 감염 방지 방법 등을 지도하여야 함. 다만, 의료기관에 소속되지 아니한 의사, 치과의사 또는 한의사는 그 사실을 관할 보건소장에게 신고하여야 함 • 감염병환자등을 진단하거나 그 사체를 검안한 경우 • 예방접종 후 이상반응자를 진단하거나 그 사체를 검안한 경우 • 감염병환자등이 제1급감염병부터 제3급감염병까지에 해당하는 감염병으로 사망한 경우 • 감염병환자로 의심되는 사람이 감염병병원체 검사를 거부하는 경우 ▪ 감염병병원체 확인기관의 소속 직원은 실험실 검사 등을 통하여 보건복지부령으로 정하는 감염병환자등을 발견한 경우 그 사실을 그 기관의 장에게 보고하여야 함 ▪ 보고를 받은 의료기관의 장 및 감염병병원체 확인기관의 장은 제1급감염병의 경우에는 즉시, 제2급감염병 및 제3급감염병의 경우에는 24시간 이내에, 제4급감염병의 경우에는 7일 이내에 질병관리청장 또는 관할 보건소장에게 신고하여야 함 ▪ 육군, 해군, 공군 또는 국방부 직할 부대에 소속된 군의관은 위 박스 내용 중 어느 하나에 해당하는 사실(표본감시 대상이 되는 제4급감염병으로 인한 경우는 제외)이 있으면 소속 부대장에게 보고하여야 하고, 보고를 받은 소속 부대장은 제1급감염병의 경우에는 즉시, 제2급감염병 및 제3급감염병의 경우에는 24시간 이내에 관할 보건소장에게 신고하여야 함 ▪ 감염병 표본감시기관은 표본감시 대상이 되는 제4급감염병으로 인하여 위 박스 내용 중 첫 번째와 세 번째에 해당하는 사실이 있으면 보건복지부령으로 정하는 바에 따라 질병관리청장 또는 관할 보건소장에게 신고하여야 함 ▪ 규정에 따른 감염병환자등의 진단 기준, 신고의 방법 및 절차 등에 관하여 필요한 사항은 보건복지부령으로 정함 ▪ 질병관리청장은 감염병이 발생하거나 유행할 가능성이 있어 관련 정보를 확보할 긴급한

신고와 보고		
의사 등의 신고 (제11조) (계속)		필요가 있다고 인정하는 경우「공공기관의 운영에 관한 법률」에 따른 공공기관 중 대통령령으로 정하는 공공기관의 장(건강보험심사평가원 및 국민건강보험공단)에게 정보 제공을 요구할 수 있음. 이 경우 정보 제공을 요구받은 기관의 장은 정당한 사유가 없는 한 이에 따라야 함
	의사 등의 감염병 발생신고 (시행규칙 제6조)	▪ 위 박스 내용 중 첫 번째와 세 번째에 해당하는 사실을 신고하려는 의사, 치과의사, 한의사, 의료기관의 장 또는 소속 부대장은 다음의 구분에 따른 신고서(전자문서로 된 신고서 포함)를 질병관리청장에게 정보시스템을 이용하여 제출하거나 감염병환자, 감염병의사환자 또는 병원체보유자(이하 "감염병환자등"이라 함) 또는 신고인의 소재지를 관할하는 보건소장에게 정보시스템 또는 팩스를 이용하여 제출해야 함. 다만, 제1급감염병의 경우에는 신고서를 제출하기 전에 질병관리청장 또는 관할 보건소장에게 구두, 전화등의 방법으로 알려야 함 ▪ 보고 및 신고를 해야 하는 감염병은 제1급감염병부터 제3급감염병까지로 함
	의사 등의 예방접종 후 이상반응 신고 (시행규칙 제7조) (13서울)	▪ 위 박스 내용 중 두 번째에 해당하는 사실을 신고하려는 의사, 치과의사, 한의사, 의료기관의 장 또는 소속 부대장은 예방접종 후 이상반응 발생신고서(전자문서로 된 신고서 포함)를 질병관리청장에게 정보시스템을 이용하여 제출하거나 이상반응자의 소재지를 관할하는 보건소장에게 정보시스템 또는 팩스를 이용하여 제출해야 함
그 밖의 신고의무자 (제12조) (11경북)		▪ 다음의 어느 하나에 해당하는 사람은 제1급감염병부터 제3급감염병까지에 해당하는 감염병 중 보건복지부령으로 정하는 감염병이 발생한 경우에는 의사, 치과의사 또는 한의사의 진단이나 검안을 요구하거나 해당 주소지를 관할하는 보건소장에게 신고하여야 함 • 일반가정에서는 세대를 같이하는 세대주. 다만, 세대주가 부재 중인 경우에는 그 세대원 • 학교, 사회복지시설, 병원, 관공서, 회사, 공연장, 예배장소, 선박 · 항공기 · 열차 등 운송수단, 각종 사무소 · 사업소, 음식점, 숙박업소 또는 그 밖에 여러 사람이 모이는 장소로서 보건복지부령으로 정하는 장소의 관리인, 경영자 또는 대표자 •「약사법」에 따른 약사 · 한약사 및 약국개설자 ▪ 신고의무자가 아니더라도 감염병환자등 또는 감염병으로 인한 사망자로 의심되는 사람을 발견하면 보건소장에게 알려야 함
	그 밖의 신고대상 감염병 (시행규칙 제8조)	▪ 보건복지부령으로 정하는 감염병 • 결핵 • 홍역 • 콜레라 • 장티푸스 • 파라티푸스 • 세균성이질 • 장출혈성대장균감염증 • A형간염

<table>
<tr><th colspan="3">신고와 보고</th></tr>
<tr><td>그 밖의 신고의무자
(제12조)
(계속)</td><td>그 밖의 신고대상 감염병
(시행규칙 제8조)
(계속)</td><td>▪ 보건복지부령으로 정하는 장소
• 「모자보건법」에 따른 산후조리원
• 「공중위생관리법」에 따른 목욕장업소, 이용업소, 미용업소</td></tr>
<tr><td rowspan="2">보건소장 등의 보고 등
(제13조)</td><td colspan="2">▪ 신고를 받은 보건소장은 그 내용을 관할 특별자치도지사 또는 시장 · 군수 · 구청장에게 보고하여야 하며, 보고를 받은 특별자치도지사 또는 시장 · 군수 · 구청장은 이를 질병관리청장 및 시 · 도지사에게 각각 보고하여야 함
▪ 보고를 받은 질병관리청장, 시 · 도지사 또는 시장 · 군수 · 구청장은 감염병환자로 의심되는 사람이 감염병병원체 검사를 거부하는 사람(제1급감염병 환자로 의심되는 경우에 한정함)에 대하여 감염병병원체 검사를 하게 할 수 있음</td></tr>
<tr><td>보건소장 등의 보고
(시행규칙 제10조)</td><td>▪ 제1급감염병의 발생, 사망, 병원체 검사결과의 보고: 신고를받은 후 즉시
▪ 제2급감염병 및 제3급감염병의 발생, 사망 및 병원체 검사결과의 보고: 신고를 받은 후 24시간 이내
▪ 제4급감염병의 발생 및 사망의 보고: 신고를 받은 후 7일 이내
▪ 예방접종 후 이상반응의 보고: 신고를 받은 후 즉시</td></tr>
</table>

감염병환자등의 명부 작성 및 관리 (시행규칙 제12조) (22전북 · 경기경채)	▪ 보건소장은 감염병환자등의 명부를 작성하고 이를 3년간 보관하여야 함 ▪ 보건소장은 예방접종 후 이상반응자의 명부를 작성하고 이를 10년간 보관하여야 함

인수공통감염병의 통보 (제14조) (22전남완도, 20경북, 18전남, 17울산, 15부산)	▪ 「가축전염병예방법」에 따라 신고를 받은 국립가축방역기관장, 신고대상 가축의 소재지를 관할하는 시장 · 군수 · 구청장 또는 시 · 도 가축방역기관의 장은 같은 법에 따른 가축전염병 중 다음의 어느 하나에 해당하는 감염병의 경우에는 즉시 질병관리청장에게 통보하여야 함 • 탄저 • 고병원성조류인플루엔자 • 광견병 • 그 밖에 대통령령으로 정하는 인수공통감염병(동물인플루엔자)

감염병 표본감시	
감염병 표본감시 등 (제16조) (16대구 · 울산)	▪ 질병관리청장은 감염병의 표본감시를 위하여 질병의 특성과 지역을 고려하여 「보건의료기본법」에 따른 보건의료기관이나 그 밖의 기관 또는 단체를 감염병 표본감시기관으로 지정할 수 있음 ▪ 질병관리청장, 시 · 도지사 또는 시장 · 군수 · 구청장은 지정받은 감염병 표본감시기관의 장에

<table>
<tr><th colspan="3">감염병 표본감시</th></tr>
<tr><td rowspan="2">감염병 표본감시 등
(제16조)
(계속)</td><td colspan="2">게 감염병의 표본감시와 관련하여 필요한 자료의 제출을 요구하거나 감염병의 예방 · 관리에 필요한 협조를 요청할 수 있음. 이 경우 표본감시기관은 특별한 사유가 없으면 이에 따라야 함
▪ 질병관리청장, 시 · 도지사 또는 시장 · 군수 · 구청장은 수집한 정보 중 국민 건강에 관한 중요한 정보를 관련 기관 · 단체 · 시설 또는 국민들에게 제공하여야 함
▪ 질병관리청장은 표본감시기관이 다음의 어느 하나에 해당하는 경우에는 그 지정을 취소할 수 있음
• 자료 제출 요구 또는 협조 요청에 따르지 아니하는 경우
• 폐업 등으로 감염병 표본감시 업무를 수행할 수 없는 경우
• 그 밖에 감염병 표본감시 업무를 게을리하는 등 보건복지부령으로 정하는 경우
▪ 표본감시의 대상이 되는 감염병은 제4급감염병으로 하고, 표본감시기관의 지정 및 지정취소의 사유 등에 관하여 필요한 사항은 보건복지부령으로 정함
▪ 질병관리청장은 감염병이 발생하거나 유행할 가능성이 있어 관련 정보를 확보할 긴급한 필요가 있다고 인정하는 경우 「공공기관의 운영에 관한 법률」에 따른 공공기관 중 대통령령으로 정하는 공공기관의 장에게 정보 제공을 요구할 수 있음. 이 경우 정보 제공을 요구받은 기관의 장은 정당한 사유가 없는 한 이에 따라야 함
▪ 제공되는 정보의 내용, 절차 및 정보의 취급에 필요한 사항은 대통령령으로 정함</td></tr>
<tr><td>감염병 표본감시기관의 지정 등
(시행규칙 제14조)
(16대구)</td><td>▪ 질병관리청장은 표본감시 대상 감염병별로 다음의 구분에 따른 기관 · 시설 · 단체 또는 법인 중에서 특별시장 · 광역시장 · 도지사 · 특별자치도지사(이하 "시 · 도지사")의 추천을 받아 감염병 표본감시기관(이하 "표본감시기관")을 지정할 수 있음
• 인플루엔자: 다음의 기관 · 시설 · 단체 또는 법인
◆ 「지역보건법」에 따른 보건소 중 보건의료원
◆ 보건환경연구원 · 의료기관 중 진단검사의학과 전문의가 상근하는 기관 및 인체에서 채취한 검사물에 대한 검사를 국가, 지방자치단체, 의료기관 등으로부터 위탁받아 처리하는 기관 중 진단검사의학과 전문의가 상근하는 기관
◆ 의원급 의료기관(소아과 · 내과 · 가정의학과 · 이비인후과 진료과목이 있는 의료기관)
• 제4급감염병 중 기생충감염병에 해당하는 감염병: 다음의 기관 · 시설 · 단체 또는 법인
◆ 「지역보건법」에 따른 보건소
◆ 보건환경연구원 · 의료기관 중 진단검사의학과 전문의가 상근하는 기관 및 국가, 지방자치단체, 의료기관 등으로부터 위탁</td></tr>
</table>

감염병 표본감시		
감염병 표본감시 등 (제16조) (계속)	감염병 표본감시기관의 지정 등 (시행규칙 제14조) (계속)	받아 처리하는 기관 중 진단검사의학과 전문의가 상근하는 기관 ◆ 의료기관 중 의원 · 병원 및 종합병원 ◆ 기생충감염병에 관한 연구 및 학술발표 등을 목적으로 결성된 학회 ◆ 기생충감염병의 예방 및 관리를 목적으로 설립된 비영리법인 • **제4급감염병(인플루엔자 및 기생충감염병은 제외**함): 다음의 기관 · 시설 · 단체 또는 법인 ◆ 「지역보건법」에 따른 보건소 ◆ 보건환경연구원 · 의료기관 중 진단검사의학과 전문의가 상근하는 기관 및 국가, 지방자치단체, 의료기관 등으로부터 위탁받아 처리하는 기관 중 진단검사의학과 전문의가 상근하는 기관 ◆ 의료기관 중 의원 · 병원 및 종합병원 ◆ 제4급감염병에 관한 연구 및 학술발표 등을 목적으로 결성된 학회

감염병병원체 확인기관 (제16조의2) (22서울, 21부산, 20광주 ,17울산, 15광주)	▪ 다음의 **감염병병원체 확인기관**은 실험실 검사 등을 통하여 **감염병병원체를 확인**할 수 있음 • **질병관리청** • **국립검역소** • **보건환경연구원** • **보건소** • **의료기관 중 진단검사의학과 전문의가 상근하는 기관** • 의과대학 중 **진단검사의학과가 개설된 의과대학** • 대한결핵협회(결핵환자의 병원체를 확인하는 경우만 해당) • 「민법」에 따라 한센병환자 등의 치료 · 재활을 지원할 목적으로 설립된 기관(한센병환자의 병원체를 확인하는 경우만 해당함) • 인체에서 채취한 검사물에 대한 검사를 **국가, 지방자치단체, 의료기관 등으로부터 위탁받아 처리하는 기관 중 진단검사의학과 전문의가 상근하는 기관** ▪ **질병관리청장**은 감염병병원체 확인의 정확성 · 신뢰성을 확보하기 위하여 감염병병원체 확인기관의 실험실 검사능력을 평가하고 관리할 수 있음

실태조사		
실태조사 (제17조) (17광주, 15경북)		▪ 질병관리청장 및 시 · 도지사는 감염병의 관리 및 감염 실태와 내성균 실태를 파악하기 위하여 실태조사를 실시하고, 그 결과를 공표하여야 함 ▪ 질병관리청장 및 시 · 도지사는 조사를 위하여 의료기관 등 관계 기관 · 법인 및 단체의 장에게 필요한 자료의 제출 또는 의견의 진술을 요청할 수 있음. 이 경우 요청을 받은 자는 정당한 사유가 없으면 이에 협조하여야 함
	실태조사의 방법 및 절차 등 (시행규칙 제15조) (17광주, 15경북)	▪ 실태조사에 포함되어야 할 사항 • 의료기관 감염관리 실태조사 ◆ 「의료법」에 따라 의료기관에 두는 감염관리위원회와 감염관리실의 설치 · 운영 등에 관한 사항 ◆ 의료기관의 감염관리 인력 · 장비 및 시설 등에 관한 사항 ◆ 의료기관의 감염관리체계에 관한 사항 ◆ 의료기관의 감염관리 교육 및 감염예방에 관한 사항 ◆ 그 밖에 의료기관의 감염관리에 관하여 질병관리청장이 특히 필요하다고 인정하는 사항 • 감염병 실태조사 ◆ 감염병환자등의 연령별 · 성별 · 지역별 분포 등에 관한 사항 ◆ 감염병환자등의 임상적 증상 및 경과 등에 관한 사항 ◆ 감염병환자등의 진단 · 검사 · 처방 등 진료정보에 관한 사항 ◆ 감염병의 진료 및 연구와 관련된 인력 · 시설 및 장비 등에 관한 사항 ◆ 감염병에 대한 각종 문헌 및 자료 등의 조사에 관한 사항 ◆ 그 밖에 감염병의 관리를 위하여 질병관리청장이 특히 필요하다고 인정하는 사항 • 내성균 실태조사 ◆ 항생제 사용 실태에 관한 사항 ◆ 내성균의 유형 및 발생경로 등에 관한 사항 ◆ 내성균의 연구와 관련된 인력 · 시설 및 장비 등에 관한 사항 ◆ 내성균에 대한 각종 문헌 및 자료 등의 조사에 관한 사항 ◆ 그 밖에 내성균의 관리를 위하여 질병관리청장이 특히 필요하다고 인정하는 사항 ▪ 실태조사의 실시 주기는 다음의 구분에 따름. 다만, 질병관리청장 또는 시 · 도지사가 필요하다고 인정하는 경우에는 실태조사를 수시로 실시할 수 있음 • 의료기관의 감염관리 실태조사: 3년 • 감염병 실태조사: 3년

실태조사

<table>
<tr><td>실태조사
(제17조)
(계속)</td><td>실태조사의 방법 및 절차 등
(시행규칙 제15조)
(계속)</td><td>• 내성균 실태조사: 매년
▪ 실태조사의 방법
• 감염병환자등 또는 내성균과 관련된 환자에 대한 설문조사 및 검체 검사
• 의료기관의 진료기록부 등에 대한 자료조사
• 국민건강보험 및 의료급여 청구 명세 등에 대한 자료조사
• 일반 국민에 대한 표본 설문조사 및 검체 검사
▪ 질병관리청장 또는 시·도지사는 실태조사의 결과를 질병관리청 또는 시·도의 인터넷 홈페이지 등에 공표해야 함</td></tr>
</table>

역학조사

<table>
<tr><td rowspan="2">역학조사
(제18조)
(22대전, 18서울·대구·충남·전북)</td><td colspan="2">▪ 질병관리청장, 시·도지사 또는 시장·군수·구청장은 감염병이 발생하여 유행할 우려가 있거나, 감염병 여부가 불분명하나 발병원인을 조사할 필요가 있다고 인정하면 지체 없이 역학조사를 하여야 하고, 그 결과에 관한 정보를 필요한 범위 에서 해당 의료기관에 제공하여야 함
▪ 질병관리청장, 시·도지사 또는 시장·군수·구청장은 역학조사를 하기 위하여 역학조사반을 각각 설치하여야 함
▪ 누구든지 질병관리청장, 시·도지사 또는 시장·군수·구청장이 실시하는 역학조사에서 다음의 행위를 하여서는 아니 됨
• 정당한 사유 없이 역학조사를 거부·방해 또는 회피하는 행위
• 거짓으로 진술하거나 거짓 자료를 제출하는 행위
• 고의적으로 사실을 누락·은폐하는 행위
▪ 역학조사의 내용과 시기·방법 및 역학조사반의 구성·임무 등에 관하여 필요한 사항은 대통령령으로 정함</td></tr>
<tr><td>역학조사의 내용
(시행령 제12조)
(22전남, 18서울, 17경기, 전북, 15경북)</td><td>▪ 감염병이 발생하여 유행할 우려가 있거나 감염병 여부가 불분명하여 발병원인을 조사하는 역학조사
• 감염병환자등 및 감염병의심자의 인적 사항
• 감염병환자등의 발병일 및 발병 장소
• 감염병의 감염원인 및 감염경로
• 감염병환자등 및 감염병의심자에 관한 진료기록
• 그 밖에 감염병의 원인 규명과 관련된 사항
▪ 예방접종에 관한 역학조사
• 예방접종 후 이상반응자의 인적 사항
• 예방접종기관, 접종일시 및 접종내용</td></tr>
</table>

역학조사		
역학조사 (제18조) (계속)	**역학조사의 내용** (시행령 제12조) (계속)	• 예방접종 후 이상반응에 관한 진료기록 • 예방접종약에 관한 사항 • 그 밖에 예방접종 후 이상반응의 원인 규명과 관련된 사항
	역학조사의 시기 (시행령 제13조) (18충남 · 전북, 17대전, 16서울, 15전북)	▪ **질병관리청장이 역학조사를 하여야 하는 경우** • **둘 이상의 시 · 도에서 역학조사가 동시에 필요한 경우** • **감염병 발생 및 유행 여부 또는 예방접종 후 이상반응에 관한 조사가 긴급히 필요한 경우** • **시 · 도지사의 역학조사가 불충분하였거나 불가능하다고 판단되는 경우** ▪ **시 · 도지사 또는 시장 · 군수 · 구청장이 역학조사를 하여야 하는 경우** • 관할 지역에서 감염병이 발생하여 유행할 우려가 있는 경우 • 관할 지역 밖에서 감염병이 발생하여 유행할 우려가 있는 경우로서 그 감염병이 관할구역과 역학적 연관성이 있다고 의심되는 경우 • 관할 지역에서 예방접종 후 이상반응 사례가 발생하여 그 원인 규명을 위한 조사가 필요한 경우
	역학조사반의 구성 (시행령 제15조) (20충북, 18전북, 17광주, 16서울, 11서울)	▪ 역학조사를 하기 위하여 **질병관리청에 중앙역학조사반을 두고**, 시 · 도에 시 · 도역학조사반을 두며, 시 · 군 · 구(자치구를 말함)에 시 · 군 · 구 역학조사반을 둠 ▪ **중앙역학조사반은 30명 이상, 시 · 도역학조사반 및 시 · 군 · 구역학조사반은 각각 10명 이상의 반원으로 구성**함 ▪ 역학조사반의 반장은 **방역관** 또는 **역학조사관**으로 함 ▪ 역학조사반원은 다음의 어느 하나에 해당하는 사람 중에서 질병관리청장, 시 · 도지사 및 시장 · 군수 · 구청장이 각각 임명하거나 위촉함 • 방역, 역학조사 또는 예방접종 업무를 담당하는 공무원 • 역학조사관 • 「농어촌 등 보건의료를 위한 특별조치법」에 따라 채용된 공중보건의사 • **「의료법」에 따른 의료인** • 그 밖에 감염병 등과 관련된 분야의 전문가 등으로서 질병관리청장, 시 · 도지사 및 시장 · 군수 · 구청장이 역학조사를 위해 필요하다고 인정하는 사람 ▪ 역학조사반은 **감염병 분야와 예방접종 후 이상반응 분야로 구분하여 운영**하되, **분야별 운영**에 필요한 사항은 **질병관리청장이 정함**

역학조사

<table>
<tr><td rowspan="1">역학조사
(제18조)
(계속)</td><td>역학조사반의 임무 등
(시행령 제16조)
(18서울 · 대구, 11서울)</td><td>▪ 역학조사반의 임무
• 중앙역학조사반
◆ 역학조사 계획의 수립, 시행 및 평가
◆ 역학조사의 실시 기준 및 방법의 개발
◆ 시 · 도역학조사반 및 시 · 군 · 구역학조사반에 대한 교육 · 훈련
◆ 감염병에 대한 역학적인 연구
◆ 감염병의 발생 · 유행 사례 및 예방접종 후 이상반응의 발생 사례 수집, 분석 및 제공
◆ 시 · 도역학조사반에 대한 기술지도 및 평가
• 시 · 도 역학조사반
◆ 관할 지역 역학조사 계획의 수립, 시행 및 평가
◆ 관할 지역 역학조사의 세부 실시 기준 및 방법의 개발
◆ 중앙역학조사반에 관할 지역 역학조사 결과 보고
◆ 관할 지역 감염병의 발생 · 유행 사례 및 예방접종 후 이상반응의 발생 사례 수집, 분석 및 제공
◆ 시 · 군 · 구역학조사반에 대한 기술지도 및 평가
• 시 · 군 · 구 역학조사반
◆ 관할 지역 역학조사 계획의 수립 및 시행
◆ 시 · 도역학조사반에 관할 지역 역학조사 결과 보고
◆ 관할 지역 감염병의 발생 · 유행 사례 및 예방접종 후 이상반응의 발생 사례 수집, 분석 및 제공
▪ 질병관리청장, 시 · 도지사 또는 시장 · 군수 · 구청장은 역학조사반원에게 예산의 범위에서 역학조사 활동에 필요한 수당과 여비를 지급할 수 있음</td></tr>
<tr><td>역학조사의 요청
(제18조의2)
(22충남)</td><td colspan="2">▪ 의료인 또는 의료기관의 장은 감염병 또는 알 수 없는 원인으로 인한 질병이 발생하였거나 발생할 것이 우려되는 경우 질병관리청장 또는 시 · 도지사에게 역학조사를 실시할 것을 요청할 수 있음
▪ 역학조사 실시 요청 및 통지의 방법 · 절차 등 필요한 사항은 보건복지부령으로 정함</td></tr>
</table>

건강진단

건강진단 (제19조) (15경북 · 대구)	성매개감염병의 예방을 위하여 종사자의 건강진단이 필요한 직업으로 보건복지부령으로 정하는 직업에 종사하는 자와 성매개감염병에 감염되어 그 전염을 매개할 상당한 우려가 있다고 시장 · 군수 · 구청장이 인정한 자는 보건복지부령으로 정하는 바에 따라 성매개감염병에 관한 건강진단을 받아야 함

건강진단

성매개감염병 및 후천성면역결핍증 건강진단규칙

정기건강진단
(제3조)
(15경북, 대구)

「감염병의 예방 및 관리에 관한 법률」, 「후천성면역결핍증 예방법」에 따라 성매개감염병 및 후천성면역결핍증에 관한 건강진단을 받아야 하는 직업에 종사하는 사람과 그 진단 항목 및 횟수는 별표와 같음

성매개감염병 및 후천성면역결핍증 건강진단 대상자와 건강진단 항목 및 횟수([별표])

성매개감염병 및 후천성면역결핍증 건강진단 대상자	건강진단 항목 및 횟수		
	매독검사	HIV검사	그 밖의 성매개감염병 검사
「청소년보호법 시행령」에 따른 영업소의 종업원	1회/6개월	1회/6개월	1회/6개월
「식품위생법 시행령」에 따른 유흥접객원	1회/3개월	1회/6개월	1회/3개월
「안마사에 관한 규칙」에 따른 안마시술소의 종업원	1회/3개월	1회/6개월	1회/3개월
특별자치도지사 · 시장 · 군수 · 구청장이 불특정 다수를 대상으로 성매개감염병 및 후천성면역결핍증을 감염시킬 우려가 있는 행위를 한다고 인정하는 영업장에 종사하는 사람	1회/3개월	1회/6개월	1회/3개월

해부명령
(제20조)
(21충남, 20대전, 18울산, 16부산 · 광주)

- 질병관리청장은 국민 건강에 중대한 위협을 미칠 우려가 있는 감염병으로 사망한 것으로 의심이 되어 시체를 해부하지 아니하고는 감염병 여부의 진단과 사망의 원인규명을 할 수 없다고 인정하면 그 시체의 해부를 명할 수 있음
- 해부를 하려면 미리 「장사 등에 관한 법률」에 따른 연고자(선순위자가 없는 경우에는 그 다음 순위자를 말함)의 동의를 받아야 함. 다만, 소재불명 및 연락두절 등 미리 연고자의 동의를 받기 어려운 특별한 사정이 있고 해부가 늦어질 경우 감염병 예방과 국민 건강의 보호라는 목적을 달성하기 어렵다고 판단되는 경우에는 연고자의 동의를 받지 아니하고 해부를 명할 수 있음
- 질병관리청장은 감염병 전문의, 해부학, 병리학 또는 법의학을 전공한 사람을 해부를 담당하는 의사로 지정하여 해부를 하여야 함
- 해부는 사망자가 걸린 것으로 의심되는 감염병의 종류별로 질병관리청장이 정하여 고시한 생물학적 안전 등급을 갖춘 시설에서 실시하여야 함
- 해부를 담당하는 의사의 지정, 감염병 종류별로 갖추어야 할 시설의 기준, 해당 시체의 관리 등에 관하여 필요한 사항은 보건복지부령으로 정함

고위험병원체	
고위험병원체의 분리, 분양·이동 및 이동신고 (제21조) (18강원, 16충남)	▪ 감염병환자, 식품, 동식물, 그 밖의 환경 등으로부터 고위험병원체를 분리한 자는 지체 없이 고위험병원체의 명칭, 분리된 검체명, 분리 일자 등을 질병관리청장에게 신고하여야 함 ▪ 고위험병원체를 분양·이동받으려는 자는 사전에 고위험병원체의 명칭, 분양 및 이동계획 등을 질병관리청장에게 신고하여야 함 ▪ 고위험병원체를 이동하려는 자는 사전에 고위험병원체의 명칭과 이동계획 등을 질병관리청장에게 신고하여야 함 ▪ 고위험병원체를 보유·관리하는 자는 매년 고위험병원체 보유현황에 대한 기록을 작성하여 질병관리청장에게 제출하여야 함 ▪ 신고 및 기록 작성·제출의 방법 및 절차 등에 관하여 필요한 사항은 보건복지부령으로 정함
고위험병원체의 반입 허가 등 (제22조) (18대구, 17전남)	▪ 감염병의 진단 및 학술 연구 등을 목적으로 고위험병원체를 국내로 반입하려는 자는 다음의 요건을 갖추어 질병관리청장의 허가를 받아야 함 • 고위험병원체 취급시설을 설치·운영하거나 고위험병원체 취급시설을 설치·운영하고 있는 자와 고위험병원체 취급시설을 사용하는 계약을 체결할 것 • 고위험병원체의 안전한 수송 및 비상조치 계획을 수립할 것 • 보건복지부령으로 정하는 요건을 갖춘 고위험병원체 전담관리자를 둘 것 ▪ 허가받은 사항을 변경하려는 자는 질병관리청장의 허가를 받아야 함. 다만, 대통령령으로 정하는 경미한 사항을 변경하려는 경우에는 질병관리청장에게 신고하여야 함 ▪ 고위험병원체의 반입 허가를 받은 자가 해당 고위험병원체를 인수하여 이동하려면 대통령령으로 정하는 바에 따라 그 인수 장소를 지정하고 이동계획을 질병관리청장에게 미리 신고하여야 함. 이 경우 질병관리청장은 그 내용을 검토하여 이 법에 적합하면 신고를 수리하여야 함 **고위험병원체 인수 장소 지정** (시행령 제19조): 고위험병원체를 인수하여 이동하려는 자는 질병관리청장이 정하는 장소 중에서 인수 장소를 지정하여야 함 ▪ 질병관리청장은 허가를 받은 자가 다음의 어느 하나에 해당하는 경우에는 그 허가를 취소할 수 있음. 다만, 첫 번째, 두 번째에 해당하는 경우에는 그 허가를 취소하여야 함 • 속임수나 그 밖의 부정한 방법으로 허가를 받은 경우 • 허가를 받은 날부터 1년 이내에 인수 신고를 하지 않은 경우 • 요건을 충족하지 못하는 경우
고위험병원체의 안전관리 등 (제23조) (22서울, 21제주, 17전남)	▪ 고위험병원체를 검사, 보유, 관리 및 이동하려는 자는 그 검사, 보유, 관리 및 이동에 필요한 시설(이하 "고위험병원체 취급시설")을 설치·운영하거나 고위험병원체 취급시설을 설치·운영하고 있는 자와 고위험병원체 취급시설을 사용하는 계약을 체결하여야 함 ▪ 고위험병원체 취급시설을 설치·운영하려는 자는 고위험병원체 취급시설의 안전관리 등급별로 질병관리청장의 허가를 받거나 질병관리청장에게 신고하여야 함. 이 경우 고위험병원체 취급

고위험병원체

고위험병원체의 안전관리 등 (제23조) (계속)

시설을 설치·운영하려는 자가 둘 이상인 경우에는 공동으로 허가를 받거나 신고하여야 함

- 허가를 받거나 신고한 자는 고위험병원체 취급시설을 폐쇄하는 경우 그 내용을 질병관리청장에게 신고하여야 함
- 허가를 받거나 신고한 자는 고위험병원체 취급시설의 안전관리 등급에 따라 대통령령으로 정하는 안전관리 준수사항을 지켜야 함
- 고위험병원체 취급시설의 안전관리 등급, 설치·운영 허가 및 신고의 기준과 절차, 폐쇄 신고의 기준과 절차 등에 필요한 사항은 대통령령으로 정함

고위험병원체 취급시설의 안전관리 등급의 분류 및 허가 또는 신고 대상(시행령 [별표 1의4])

등급	고위험병원체 취급시설의 내용	허가 또는 신고 여부
1등급	건강한 성인에게는 감염되더라도 질병을 일으키지 않는 것으로 알려진 고위험병원체를 취급하거나 이를 이용하는 실험을 실시하는 시설	신고
2등급	사람에게 감염되어 발병하더라도 치료가 용이한 질병을 일으킬 수 있는 고위험병원체를 취급하거나 이를 이용하는 실험을 실시하는 시설	신고
3등급	사람에게 감염되어 발병하였을 경우 증세가 심각할 수 있으나 치료가 가능한 질병을 일으킬 수 있는 고위험병원체를 취급하거나 이를 이용하는 실험을 실시하는 시설	허가
4등급	사람에게 감염되어 발병하였을 경우 증세가 치명적이며 치료가 어려운 질병을 일으킬 수 있는 고위험병원체를 취급하거나 이를 이용하는 실험을 실시하는 시설	허가

고위험병원체 취급시설의 허가취소 등 (제23조의2)

- 질병관리청장은 고위험병원체 취급시설 설치·운영의 허가를 받거나 신고를 한 자가 다음 각 호의 어느 하나에 해당하는 경우에는 그 허가를 취소하거나 고위험병원체 취급시설의 폐쇄를 명하거나 1년 이내의 기간을 정하여 그 시설의 운영을 정지하도록 명할 수 있다. 다만, 속임수나 그 밖의 부정한 방법으로 허가를 받거나 신고한 경우에는 허가를 취소하거나 고위험병원체 취급시설의 폐쇄를 명하여야 함
    - 속임수나 그 밖의 부정한 방법으로 허가를 받거나 신고한 경우
    - 변경허가를 받지 아니하거나 변경신고를 하지 아니하고 허가 내용 또는 신고 내용을 변경한 경우
    - 안전관리 준수사항을 지키지 아니한 경우
    - 허가 또는 신고의 기준에 미달한 경우
- 허가가 취소되거나 고위험병원체 취급시설의 폐쇄명령을 받은 자는 보유하고 있는 고위험병원체를 90일 이내에 폐기하고 그 결과를 질병관리청장에게 보고하여야 한다. 다만, 질병관리청장은 본문에 따라 고위험병원체를 폐기 및 보고하여야 하는 자가 천재지변 등 부득이한 사유로 기한 내에 처리할 수 없어 기한의 연장을 요청하는 경우에는 90일의 범위에서 그 기한을 연장할 수 있음

고위험병원체

고위험병원체 취급시설의 허가취소 등 (제23조의2) (계속)	고위험병원체의 폐기 (시행규칙 제20조의6)	▪ 고위험병원체 취급시설 설치 · 운영 허가가 취소되거나 고위험병원체 취급시설의 폐쇄명령을 받은 자는 **질병관리청 소속 공무원의 참관하에** 보유하고 있는 고위험병원체를 **폐기**해야 함 ▪ 고위험병원체를 폐기한 경우에는 다음 각 호의 사항이 포함된 폐기 결과를 폐기한 날부터 **10일 이내에 질병관리청장에게 보고**해야 함 • 고위험병원체 **정보** • 고위험병원체 **폐기 과정** • 고위험병원체 **폐기 결과**[**생물학적 표지자 테스트**(Biological Indicator test, BI test: 모든 미생물의 생존 여부를 확인함으로써 멸균을 확인하는 실험) 또는 **배양실험 결과**를 말한다] ▪ 질병관리청장이 고위험병원체를 직접 폐기하는 경우에는 폐기한 날부터 **10일 이내**에 해당 고위험병원체 취급시설 설치 · 운영 허가가 취소되거나 고위험병원체 취급시설의 폐쇄명령을 받은 자에게 고위험병원체 폐기 사실을 통보해야 함

생물테러감염병 병원체의 보유허가 등 (제23조의3)	▪ **감염병의 진단 및 학술연구 등을 목적**으로 생물테러감염병을 일으키는 병원체 중 **보건복지부령**으로 정하는 **생물테러감염병병원체를 보유하고자 하는 자**는 **사전**에 **질병관리청장의 허가**를 받아야 함. 다만, 감염병의사환자로부터 생물테러감염병병원체를 분리한 후 보유하는 경우 등 **대통령령으로 정하는 부득이한 사정**으로 사전에 허가를 받을 수 없는 경우에는 **보유 즉시 허가**를 받아야 함 ▪ 국내반입허가를 받은 경우에는 허가를 받은 것으로 봄 ▪ 허가받은 사항을 변경하고자 하는 경우에는 질병관리청장의 변경허가를 받아야 함. 다만, 고위험병원체를 취급하는 사람의 변경 등 대통령령으로 정하는 경미한 사항을 변경하려는 경우에는 질병관리청장에게 변경신고를 하여야 함 ▪ 질병관리청장은 생물테러감염병병원체의 보유허가를 받은 자가 속임수나 그 밖의 부정한 방법으로 허가를 받은 경우에는 그 허가를 취소하여야 함

예방접종

필수예방접종 (제24조) (21경북, 20대전 · 경북 · 전북)	▪ **특별자치도지사 또는 시장 · 군수 · 구청장**은 다음의 질병에 대하여 **관할 보건소**를 통하여 **필수예방접종(18종)을 실시하여야 함** • 디프테리아 • **홍역** • **B형간염** • 폴리오 • **파상풍** • **유행성이하선염** • **백일해** • **결핵** • 풍진

<table>
<tr><th colspan="3">예방접종</th></tr>
<tr><td rowspan="5">필수예방접종
(제24조)
(계속)</td><td colspan="2">• 수두 • 일본뇌염 • b형헤모필루스인플루엔자 • 폐렴구균
• 인플루엔자 • A형간염 • 사람유두종바이러스 감염증 • 그 밖에 질병관리청장이
감염병의 예방을 위하여 필요하다고 인정하여 지정하는 감염병 → 장티푸스, 신증후군출혈열
▪ 특별자치도지사 또는 시장 · 군수 · 구청장은 필수예방접종업무를 대통령령으로 정하는 바에 따라 관할구역 안에 있는 「의료법」에 따른 의료기관에 위탁할 수 있음</td></tr>
<tr><td>예방접종업무의 위탁
(시행령 제20조)</td><td>▪ 특별자치도지사 또는 시장 · 군수 · 구청장은 보건소에서시행하기 어렵거나 보건소를 이용하기 불편한 주민 등에 대한 예방접종업무를 다음에 해당하는 의료기관 중에서 특별자치도지사 또는 시장 · 군수 · 구청장이 지정하는 의료기관에 위탁할 수 있음. 이 경우 특별자치도지사 또는 시장 · 군수 · 구청장은 위탁한 기관을 공고해야 함
• 「의료법」에 따른 의원
• 「의료법」에 따른 병원급 의료기관(치과병원 및 한방병원은 의사를 두어 의과 진료과목을 추가로 설치 · 운영하는 경우로 한정함)
▪ 특별자치도지사 또는 시장 · 군수 · 구청장은 예방접종업무를 위탁할 때에는 다음의 사항이 포함된 위탁계약서를 작성하여야 함
• 예방접종업무의 위탁범위에 관한 사항
• 위탁계약 기간에 관한 사항
• 위탁계약 조건에 관한 사항
• 위탁계약 해지에 관한 사항
▪ 예방접종업무를 위탁한 경우의 예방접종 비용 산정 및 비용 상환 절차 등에 관하여 필요한 사항은 질병관리청장이 정하여 고시함</td></tr>
<tr><td colspan="2">▪ 특별자치도지사 또는 시장 · 군수 · 구청장은 필수예방접종 대상 아동 부모에게 보건복지부령으로 정하는 바에 따라 필수예방접종을 사전에 알려야 함. 이 경우 「개인정보 보호법」에 따른 고유식별정보를 처리할 수 있음</td></tr>
<tr><td>필수예방접종의 사전 알림
(시행규칙 제21조의2)</td><td>▪ 특별자치도지사 또는 시장 · 군수 · 구청장은 필수예방접종을 사전에 알리는경우 휴대전화에 의한 문자전송, 전자메일, 전화, 우편 또는 이에 상당하는 방법으로 알려야 함. 다만, 사전 알림에 동의한 사람에만 해당함
▪ 사전 알림에 동의하지 않거나 필요한 개인정보가 없는 경우에는 해당 지방자치단체의인터넷 홈페이지에 공고함으로써 필수예방접종을 사전에 알려야 함</td></tr>
</table>

<table>
<tr><th colspan="3">예방접종</th></tr>
<tr><td>임시예방접종
(제25조)
(17울산)</td><td colspan="2">특별자치도지사 또는 시장 · 군수 · 구청장은 다음의 어느 하나에 해당하면 관할 보건소를 통하여 임시예방접종을 하여야 함
▪ 질병관리청장이 감염병 예방을 위하여 특별자치도지사 또는 시장 · 군수 · 구청장에게 예방접종을 실시할 것을 요청한 경우
▪ 특별자치도지사 또는 시장 · 군수 · 구청장이 감염병 예방을 위하여 예방접종이 필요하다고 인정하는 경우</td></tr>
<tr><td>예방접종증명서
(제27조)
(22전북, 15서울)</td><td colspan="2">▪ 질병관리청장, 특별자치도지사 또는 시장 · 군수 · 구청장은 필수예방접종 또는 임시예방접종을 받은 사람 본인 또는 법정대리인에게 보건복지부령으로 정하는 바에 따라 예방접종증명서를 발급하여야 함
▪ 특별자치도지사나 시장 · 군수 · 구청장이 아닌 자가 이 법에 따른 예방접종을 한 때에는 질병관리청장, 특별자치도지사 또는 시장 · 군수 · 구청장은 보건복지부령으로 정하는 바에 따라 해당 예방접종을 한 자로 하여금 예방접종증명서를 발급하게 할 수 있음
▪ 예방접종증명서는 전자문서를 이용하여 발급할 수 있음</td></tr>
<tr><td rowspan="2">예방접종 기록의 보존 및 보고 등
(제28조)
(16충북, 15서울)</td><td colspan="2">▪ 특별자치도지사 또는 시장 · 군수 · 구청장은 필수예방접종 및 임시예방접종을 하거나 보고를 받은 경우에는 보건복지부령으로 정하는 바에 따라 예방접종에 관한 기록을 작성 · 보관하여야 하고, 그 내용을 시 · 도지사 및 질병관리청장에게 각각 보고하여야 함
▪ 특별자치도지사나 시장 · 군수 · 구청장이 아닌 자가 이 법에 따른 예방접종을 하면 보건복지부령으로 정하는 바에 따라 특별자치도지사 또는 시장 · 군수 · 구청장에게 보고하여야 함</td></tr>
<tr><td>예방접종에 관한 기록의 작성 및 보고
(시행규칙 제23조)
(15서울)</td><td>▪ 특별자치도지사 또는 시장 · 군수 · 구청장은 필수예방접종 및 임시예방접종을 한 경우 예방접종 실시 기록 및 보고서에 예방접종에 관한 기록을 작성하여야 함
▪ 특별자치도지사나 시장 · 군수 · 구청장이 아닌 자가 예방접종을 실시하면 예방접종 실시 기록 및 보고서에 예방접종에 관한 기록을 작성하고, 예방접종실시 기록 및 보고서를 특별자치도지사 또는 시장 · 군수 · 구청장에게 제출하여야 함
▪ 특별자치도지사 또는 시장 · 군수 · 구청장은 예방접종에 관한 기록을 작성하거나 제출받은 예방접종 실시 기록 및 보고서를 시 · 도지사 및 질병관리청장에게 각각 제출하여야 함
▪ 질병관리청장은 예방접종 대상자의 중복접종 등을 예방하기 위하여 다음의 어느 하나에 해당하는 사람에게 제출받은 예방접종에 관한 기록을 열람하게 할 수 있음
• 예방접종을 실시하는 보건소에서 예방접종을 하는 의료인
• 예방접종을 실시하는 의료기관에서 예방접종을 하는 의료인
• 「영유아보육법」에 따라 영유아의 예방접종 여부를 확인하여야 하는 어린이집의원장</td></tr>
</table>

예방접종	
예방접종에 관한 역학조사 (제29조) (22부산, 17대전)	질병관리청장, 시 · 도지사 또는 시장 · 군수 · 구청장은 다음의 구분에 따라 조사를 실시하고, 예방접종 후 이상반응 사례가 발생하면 그 원인을 밝히기 위하여 역학조사를 하여야 함 ▪ 질병관리청장 : 예방접종의 효과 및 예방접종 후 이상반응에 관한 조사 ▪ 시 · 도지사 또는 시장 · 군수 · 구청장 : 예방접종 후 이상반응에 관한 조사
예방접종 피해조사반 (제30조) (20부산)	▪ 예방접종으로 인한 질병 · 장애 · 사망의 원인 규명 및 피해 보상 등을 조사하고 제3자의 고의 또는 과실 유무를 조사하기 위하여 질병관리청에 예방접종피해조사반을 둠 ▪ 예방접종피해조사반의 설치 및 운영 등에 관하여 필요한 사항은 대통령령으로 정함
예방접종 완료 여부의 확인 (제31조) (18광주, 16충북 · 충남, 15충남)	▪ 특별자치도지사 또는 시장 · 군수 · 구청장은 초등학교와 중학교의 장에게 「학교보건법」에 따른 예방접종 완료 여부에 대한 검사 기록을 제출하도록 요청할 수 있음 ▪ 특별자치도지사 또는 시장 · 군수 · 구청장은 「유아교육법」에 따른 유치원의 장과 「영유아보육법」에 따른 어린이집의 원장에게 보건복지부령으로 정하는 바에 따라 영유아의 예방접종 여부를 확인하도록 요청할 수 있음 ▪ 특별자치도지사 또는 시장 · 군수 · 구청장은 제출 기록 및 확인 결과를 확인하여 예방접종을 끝내지 못한 영유아, 학생 등이 있으면 그 영유아 또는 학생 등에게 예방접종을 하여야 함
예방접종약품의 계획 생산 (시행규칙 제27조) (22전남, 19대구, 15충남)	▪ 질병관리청장이 의약품 제조업자로 하여금 예방접종약품을 미리 생산하게 할 수 있는 경우: • 예방접종약품의 원료를 외국으로부터 수입하여야 하는 경우 • 시범접종에 사용할 목적으로 생산하게 하는 경우 • 예방접종약품의 생산기간이 6개월 이상 걸릴 경우 • 예방접종약품의 국내 공급이 부족하다고 판단될 경우 ▪ 질병관리청장은 예방접종약품의 생산에 드는 비용을 다음의 구분에 따라 의약품 제조업자에게 미리 지급할 수 있음 • 원료의 수입에 드는 금액의 전액 • 예방접종약품의 제조에 드는 금액의 전액 • 예방접종약품의 제조에 드는 금액의 2분의 1

감염전파의 차단조치	
감염병 위기관리대책의 수립 · 시행 (제34조) (22부산, 19경북, 18서울, 17서울, 16광주)	▪ 보건복지부장관 및 질병관리청장은 감염병의 확산 또는 해외 신종감염병의 국내 유입으로 인한 재난상황에 대처하기 위하여 위원회의 심의를 거쳐 감염병 위기관리대책을 수립 · 시행하여야 함 ▪ 감염병 위기관리대책에는 다음의 사항이 포함되어야 함 • 재난상황 발생 및 해외 신종감염병 유입에 대한 대응체계 및 기관별 역할 • 재난 및 위기상황의 판단, 위기경보 결정 및 관리체계 • 감염병위기 시 동원하여야 할 의료인 등 전문인력, 시설, 의료기관의 명부 작성 • 의료 · 방역 물품의 비축방안 및 조달방안

<table>
<tr><th colspan="3">감염전파의 차단조치</th></tr>
<tr><td>감염병 위기관리대책의 수립 · 시행
(제34조)
(계속)</td><td colspan="2">• 재난 및 위기상황별 국민행동요령, 동원 대상 인력, 시설, 기관에 대한 교육 및 도상연습 등 실제 상황대비 훈련
• 감염취약계층에 대한 유형별 보호조치 방안 및 사회복지시설의 유형별 · 전파상황별 대응방안
• 그 밖에 재난상황 및 위기상황 극복을 위하여 필요하다고 보건복지부장관 및 질병관리청장이 인정하는 사항
▪ 보건복지부장관 및 질병관리청장은 감염병 위기관리대책에 따른 정기적인 훈련을 실시하여야 함</td></tr>
<tr><td>감염병위기 시 정보공개
(제34조의2)
(22대전, 18서울)</td><td colspan="2">▪ 질병관리청장, 시 · 도지사 및 시장 · 군수 · 구청장은 국민의 건강에 위해가 되는 감염병 확산으로 인하여 「재난 및 안전관리 기본법」에 따른 주의 이상의 위기경보가 발령되면 감염병 환자의 이동경로, 이동수단, 진료의료기관 및 접촉자 현황, 감염병의 지역별 · 연령대별 발생 및 검사 현황 등 국민들이 감염병 예방을 위하여 알아야 하는 정보를 정보통신망 게재 또는 보도자료 배포 등의 방법으로 신속히 공개하여야 함. 다만, 성별, 나이, 그 밖에 감염병 예방과 관계없다고 판단되는 정보로서 대통령령으로 정하는 정보는 제외하여야 함
▪ 질병관리청장, 시 · 도지사 및 시장 · 군수 · 구청장은 공개한 정보가 그 공개목적의 달성 등으로 공개될 필요가 없어진 때에는 지체 없이 그 공개된 정보를 삭제하여야 함
▪ 누구든지 공개된 사항이 다음의 어느 하나에 해당하는 경우에는 질병관리청장, 시 · 도지사 또는 시장 · 군수 · 구청장에게 서면이나 말로 또는 정보통신망을 이용하여 이의신청을 할 수 있음
• 공개된 사항이 사실과 다른 경우
• 공개된 사항에 관하여 의견이 있는 경우</td></tr>
<tr><td rowspan="2">감염병관리기관의 지정 등
(제36조)
(22경북, 18서울, 17부산)</td><td colspan="2">▪ 보건복지부장관, 질병관리청장 또는 시 · 도지사는 보건복지부령으로 정하는 바에 따라 「의료법」 3조에 따른 의료기관을 감염병관리기관으로 지정하여야 함
▪ 시장 · 군수 · 구청장은 보건복지부령으로 정하는 바에 따라 「의료법」에 따른 의료기관을 감염병관리기관으로 지정할 수 있음
▪ 지정받은 감염병관리기관(병원 및 종합병원 중에서 지정)의 장은 감염병을 예방하고 감염병환자등을 진료하는 감염병관리시설을 설치하여야 함. 이 경우 보건복지부령으로 정하는 일정규모 이상의 감염병관리기관에는 감염병의 전파를 막기 위하여 전실 및 음압시설 등을 갖춘 1인 병실을 보건복지부령으로 정하는 기준에 따라 설치하여야 함</td></tr>
<tr><td>감염병관리시설 등의 설치 기준 등
(시행규칙 제31조)
(22경북, 19경북 · 부산)</td><td>감염병관리시설, 격리소 · 요양소 또는 진료소의 설치 기준은 다음과 같으며, 그 밖의 세부 사항은 질병관리청장이 정함
▪ 감염병관리시설: 다음의 구분에 따름
• 300개 이상의 병상을 갖춘 감염병관리기관: 음압병실을 1개 이상 설치할 것</td></tr>
</table>

감염전파의 차단조치		
감염병관리기관의 지정 등 (제36조) (계속)	감염병관리시설 등의 설치 기준 등 (시행규칙 제31조) (계속)	• 300개 미만의 병상을 갖춘 감염병관리기관: 외부와 격리된 진료실 또는 격리된 병실을 1개 이상 설치할 것 ▪ 격리소 · 요양소: 「의료법 시행규칙」에 따른 의료기관의 시설 기준 중 의원에 해당하는 시설을 갖추거나 임시숙박시설 및 간이진료시설을 갖출 것 ▪ 진료소: 「의료법 시행규칙」에 따른 의료기관의 시설 기준 중 의원에 해당하는 시설을 갖추거나 「지역보건법」에 따른 보건지소일 것
	▪ 보건복지부장관, 질병관리청장, 시 · 도지사 또는 시장 · 군수 · 구청장은 감염병관리시설의 설치 및 운영에 드는 비용을 감염병관리기관에 지원하여야 함 ▪ 감염병관리기관이 아닌 의료기관이 감염병관리시설을 설치 · 운영하려면 보건복지부령으로 정하는 바에 따라 특별자치도지사 또는 시장 · 군수 · 구청장에게 신고하여야 함 ▪ 보건복지부장관, 질병관리청장, 시 · 도지사 또는 시장 · 군수 · 구청장은 감염병 발생 등 긴급 상황 발생 시 감염병관리기관에 진료개시 등 필요한 사항을 지시할 수 있음	
감염병위기 시 감염병관리기관의 설치 등 (제37조) (22경기경채, 20서울, 19대전)	▪ 보건복지부장관, 질병관리청장, 시 · 도지사 또는 시장 · 군수 · 구청장은 감염병환자가 대량으로 발생하거나 지정된 감염병관리기관만으로 감염병환자등을 모두 수용하기 어려운 경우에는 다음의 조치를 취할 수 있음 • 지정된 감염병관리기관이 아닌 의료기관을 일정 기간 동안 감염병관리기관으로 지정 • 격리소 · 요양소 또는 진료소의 설치 · 운영 ▪ 지정된 감염병관리기관의 장은 보건복지부령으로 정하는 바에 따라 감염병관리시설을 설치하여야 함 ▪ 보건복지부장관, 질병관리청장, 시 · 도지사 또는 시장 · 군수 · 구청장은 시설의 설치 및 운영에 드는 비용을 감염병관리기관에 지원하여야 함 ▪ 지정된 감염병관리기관의 장은 정당한 사유없이 명령을 거부할 수 없음	

감염병환자등의 입소 거부 금지 (제38조) (18서울)	감염병관리기관은 정당한 사유 없이 감염병환자등의 입소(入所)를 거부할 수 없음

감염병의심자 격리시설 지정	
감염병의심자 격리시설 지정 (제39조의3) (22경북, 20서울)	▪ 시 · 도지사는 감염병 발생 또는 유행 시 감염병의심자를 격리하기 위한 감염병의심자 격리시설을 지정하여야 함. 다만, 「의료법」에 따른 의료기관은 감염병의심자 격리시설로 지정할 수 없음 ▪ 질병관리청장 또는 시 · 도지사는 감염병의심자가 대량으로 발생하거나 지정된 감염병의심자 격리시설만으로 감염병의심자를 모두 수용하기 어려운 경우에는 감염병의심자 격리시설로 지정되지 아니한 시설을 일정기간 동안 감염병의심자 격리시설로 지정할 수 있음

<table>
<tr><th colspan="3">감염병의심자 격리시설 지정</th></tr>
<tr><td>감염병의심자 격리시설 지정
(제39조의3)
(계속)</td><td>감염병의심자 격리시설 지정 기준 등
(시행규칙 제31조의3)</td><td>▪ 감염병의심자를 격리하기 위한 감염병의심자 격리시설의 지정 기준은 다음과 같음
• 독립된 건물로서 여러 개의 방으로 구획되어 있을 것
• 구획된 각 방마다 샤워시설과 화장실이 모두 구비되어 있을 것
• 음압병상을 보유한 「의료법」에 따른 의료기관에 근접하여, 감염병의심자의 이송이 가능한 거리에 위치할 것
• 감염병의심자 격리시설의 규모는 해당 특별시 · 광역시 · 도 · 특별자치도의 인구, 지리적 여건, 교통 등을 고려하여 정할 것
▪ 시 · 도지사는 감염병 확산을 방지하기 위하여 감염병의심자와 다른 사람과의 접촉을 차단하여야하며, 격리기간 동안 감염병의심자의 생활에 불편함이 없도록 필요한 조치를 하여야 함</td></tr>
</table>

<table>
<tr><th colspan="3">의료·방역물품의 비축 및 수출금지</th></tr>
<tr><td>생물테러감염병 등에 대비한 의료 · 방역 물품의 비축
(제40조)
(16광주)</td><td colspan="2">▪ 질병관리청장은 생물테러감염병 및 그 밖의 감염병의 대유행이 우려되면 위원회의 심의를 거쳐 예방 · 치료 의료 · 방역 물품의 품목을 정하여 미리 비축하거나 장기 구매를 위한 계약을 미리 할 수 있음
▪ 질병관리청장은 생물테러감염병이나 그 밖의 감염병의 대유행이 우려되면 예방 · 치료 의약품을 정하여 의약품 제조업자에게 생산하게 할 수 있음
▪ 질병관리청장은 예방 · 치료 의약품의 효과와 이상반응에 관하여 조사하고, 이상반응 사례가 발생하면 역학조사를 하여야 함</td></tr>
<tr><td rowspan="2">수출금지 등
(제40조의3)
(22경북)</td><td colspan="2">▪ 보건복지부장관은 제1급감염병의 유행으로 그 예방 · 방역 및 치료에 필요한 의료 · 방역 물품 중 보건복지부령으로 정하는 물품의 급격한 가격상승 또는 공급부족으로 국민건강을 현저하게 저해할 우려가 있을 때에는 그 물품의 수출이나 국외 반출을 금지할 수 있음
▪ 보건복지부장관은 금지를 하려면 미리 관계 중앙행정기관의 장과 협의하여야 하고, 금지기간을 미리 정하여 공표하여야 함</td></tr>
<tr><td>수출금지 등 시행규칙
(제31조의4)
(22경북)</td><td>의료 · 방역 물품 중 보건복지부령으로 정하는 물품"이란 다음의 어느 하나에 해당하는 물품을 말함
▪ 「약사법」에 따른 의약외품에 해당하는 마스크
▪ 「약사법」에 따른 의약외품에 해당하는 손 소독용 외용 소독제
▪ 감염병 예방을 위하여 착용하는 보호장비
▪ 그 밖에 제1급감염병의 예방 · 방역 및 치료에 필요한 물품으로서 보건복지부장관이 정하여 고시하는 물품</td></tr>
</table>

감염병관리 통합정보시스템 (제40조의5) (22울산)	▪ 질병관리청장은 감염병의 예방 · 관리 · 치료 업무에 필요한 각종 자료 또는 정보의 효율적처리와 기록 · 관리 업무의 전산화를 위하여 감염병환자등, 「의료법」에 따른 의료인, 의약품 및 장비 등을 관리하는 감염병관리통합정보시스템을 구축 · 운영할 수 있음 ▪ 질병관리청장은 감염병정보시스템을 구축 · 운영하기 위하여 다음의 자료를 수집 · 관리 · 보유 및 처리할 수 있으며, 관련 기관 및 단체에 필요한 자료의 입력 또는 제출을 요청할 수 있음 • 감염병환자등의 인적사항 • 감염병 치료내용, 그 밖에 감염병환자등에 대한 예방 · 관리 · 치료 업무에 필요한 자료로서 대통령령으로 정하는 자료 ▪ 감염병정보시스템은 다음의 정보시스템과 전자적으로 연계하여 활용할 수 있음. 이 경우 연계를 통하여 수집할 수 있는 자료 또는 정보는 감염병환자등에 대한 예방 · 관리 · 치료 업무를 위한 것으로 한정함 • 「주민등록법」에 따른 주민등록전산정보를 처리하는 정보시스템 • 「지역보건법」에 따른 지역보건의료정보시스템 • 「식품안전기본법」에 따른 통합식품안전정보망 • 「가축전염병 예방법」에 따른 국가가축방역통합정보시스템 • 「재난 및 안전관리 기본법」에 따른 재난관리자원공동활용시스템 • 그 밖에 대통령령으로 정하는 정보시스템 ▪ 감염병정보시스템의 구축 · 운영 및 감염병 관련 정보의 요청 방법 등에 관하여 필요한사항은 보건복지부령으로 정함

감염병환자등의 관리	
감염병환자등의 관리 (제41조) (22충북, 21전북)	▪ 감염병 중 특히 전파 위험이 높은 감염병으로서 제1급감염병 및 질병관리청장이 고시한 감염병에 걸린 감염병환자등은 감염병관리기관, 감염병전문병원 및 감염병관리시설을 갖춘 감염병관리기관등에서 입원치료를 받아야 함 ▪ 질병관리청장, 시 · 도지사 또는 시장 · 군수 · 구청장은 다음의 어느 하나에 해당하는 사람에게 자가(自家)치료, 격리소 · 요양소 또는 진료소와 같은 시설에서의 치료(이하 "시설치료") 또는 의료기관 입원치료를 하게 할 수 있음 • 의사가 자가치료 또는 시설치료가 가능하다고 판단하는 사람 • 입원치료 대상자가 아닌 사람 • 감염병의심자 ▪ 보건복지부장관, 질병관리청장, 시 · 도지사 또는 시장 · 군수 · 구청장은 다음의 어느 하나에 해당하는 경우 치료 중인 사람을 다른 감염병관리기관등이나 감염병관리기관등이 아닌 의료기관으로 전원(轉院)하거나, 자가 또는 격리소 · 요양소 또는 진료소의 설치 · 운영하는 시설로 이송(이하 "전원등"이라 함)하여 치료받게 할 수 있음 • 중증도의 변경이 있는 경우

감염병환자등의 관리	
감염병환자등의 관리 (제41조) (계속)	• 의사가 입원치료의 필요성이 없다고 판단하는 경우 • 격리병상이 부족한 경우 등 질병관리청장이 전원등의 조치가 필요하다고 인정하는 경우 ▪ 감염병환자등은 조치를 따라야 하며, 정당한 사유 없이 이를 거부할 경우 치료에 드는 비용은 본인이 부담함 ▪ 입원치료, 자가치료, 시설치료의 방법 및 절차, 전원등의 방법 및 절차 등에 관하여 필요한 사항은 대통령령으로 정함 **질병관리청장이 지정하는 감염병의 종류**(질병관리청고시 제2022-10호) 「감염병의 예방 및 관리에 관한 법률」에 따른 감염병관리기관, 감염병전문병원 및 감염병관리시설을 갖춘 의료기관에서 입원치료를 받아야 하는 감염병의 종류는 다음과 같음 ▪ 결핵 ▪ 세균성이질 ▪ 성홍열 ▪ 홍역 ▪ 장출혈성대장균감염증 ▪ 코로나바이러스감염증-19 ▪ 콜레라 ▪ A형간염 ▪ 엠폭스(원숭이두창) ▪ 장티푸스 ▪ 폴리오 ▪ 파라티푸스 ▪ 수막구균 감염증

감염병에 관한 강제처분 (제42조) (22서울 · 경기, 21충남, 20대구, 19서울)	▪ 질병관리청장, 시 · 도지사 또는 시장 · 군수 · 구청장은 해당 공무원으로 하여금 다음의 어느 하나에 해당하는 감염병환자등이 있다고 인정되는 주거시설, 선박 · 항공기 · 열차 등 운송수단 또는 그 밖의 장소에 들어가 필요한 조사나 진찰을 하게 할 수 있으며, 그 진찰 결과 감염병환자등으로 인정될 때에는 동행하여 치료받게 하거나 입원시킬 수 있음 • 제1급감염병 • 제2급감염병 중 결핵, 홍역, 콜레라, 장티푸스, 파라티푸스, 세균성이질, 장출혈성대장균감염증, A형간염, 폴리오, 수막구균 감염증, 성홍열 또는 질병관리청장이 정하는 감염병 • 제3급감염병 중 질병관리청장이 정하는 감염병 • 세계보건기구 감시대상 감염병(두창, 폴리오, 신종인플루엔자, 중증급성호흡기증후군(SARS), 콜레라, 폐렴형 페스트, 황열, 바이러스성 출혈열, 웨스트나일열) ▪ 질병관리청장, 시 · 도지사 또는 시장 · 군수 · 구청장은 제1급감염병이 발생한 경우 해당 공무원으로 하여금 감염병의심자에게 다음의 조치를 하게 할 수 있음. 이 경우 해당 공무원은 감염병 증상 유무를 확인하기 위하여 필요한 조사나 진찰을 할 수 있음 • 자가(自家) 또는 시설에 격리 • 격리에 필요한 이동수단의 제한 • 유선 · 무선 통신, 정보통신기술을 활용한 기기 등을 이용한 감염병의 증상 유무 확인이나 위치정보의 수집. 이 경우 위치정보의 수집은 격리된 사람으로 한정함 • 감염 여부 검사 ▪ 질병관리청장, 시 · 도지사 또는 시장 · 군수 · 구청장은 조사나 진찰 결과 감염병환자등으

감염병에 관한 강제처분 (제42조) (계속)	로 인정된 사람에 대해서는 **해당 공무원과 동행하여 치료받게 하거나 입원시킬 수 있음** ▪ 질병관리청장, 시 · 도지사 또는 시장 · 군수 · 구청장은 **조사 · 진찰이나 검사를 거부하는 조사거부자에 대해서는 해당 공무원으로 하여금 감염병관리기관에 동행하여 필요한 조사나 진찰을 받게 하여야 함** ▪ 질병관리청장, 시 · 도지사 또는 시장 · 군수 · 구청장은 조사 · 진찰 · 격리 · 치료 또는 입원 조치를 위하여 필요한 경우에는 **관할 경찰서장에게 협조를 요청**할 수 있음. 이 경우 요청을 받은 관할 경찰서장은 정당한 사유가 없으면 이에 따라야 함 ▪ 질병관리청장, 시 · 도지사 또는 시장 · 군수 · 구청장은 조사거부자를 자가 또는 감염병관리시설에 격리할 수 있으며, 조사 · 진찰 결과 감염병환자등으로 인정될 때에는 감염병관리시설에서 치료받게 하거나 입원시켜야 함 ▪ 정당한 사유 없이 격리 조치가 해제되지 아니하는 경우 감염병의심자 및 조사거부자는 구제청구를 할 수 있으며, 그 절차 및 방법 등에 대해서는 「인신보호법」을 준용함. 이 경우 "감염병의심자 및 조사거부자"는 "피수용자"로, 격리 조치를 명한 "질병관리청장, 시 · 도지사 또는 시장 · 군수 · 구청장"은 "수용자"로 봄(다만, 「인신보호법」에 따라 구제절차에 따른 구제를 받을 수 있음이 명백한 때는 적용을 제외함). ▪ 조사 · 진찰 · 격리 · 치료를 하는 기관의 지정 기준, 감염병의심자에 대한 격리나 증상여부 확인 방법 등 필요한 사항은 대통령령으로 정함

<table>
<tr><th colspan="3">업무종사의 일시제한</th></tr>
<tr><td rowspan="2">업무 종사의 일시 제한
(제45조)
(19대전 · 인천, 18강원)</td><td colspan="2">▪ 감염병환자등은 보건복지부령으로 정하는 바에 따라 업무의 성질상 일반인과 접촉하는 일이 많은 직업에 종사할 수 없고, 누구든지 감염병환자등을 그러한 직업에 고용할 수 없음
▪ 건강진단에 따른 성매개감염병에 관한 건강진단을 받아야 할 자가 건강진단을 받지 아니한 때에는 직업에 종사할 수 없으며 해당 영업을 영위하는 자는 건강진단을 받지 아니한 자를 그 영업에 종사하게 하여서는 아니 됨</td></tr>
<tr><td>업무 종사의 일시 제한
(시행규칙 제33조)
(22서울 · 대전, 19대전 · 인천, 18강원)</td><td>▪ 일시적으로 업무 종사의 제한을 받는 감염병환자등은 다음의 감염병에 해당하는 감염병환자등으로 하고, 그 제한 기간은 감염력이 소멸되는 날까지로 함
• 콜레라 • 세균성이질
• 장티푸스 • 장출혈성대장균감염증
• 파라티푸스 • A형간염
▪ 업무 종사의 제한을 받는 업종
• 집단급식소 • 식품접객업</td></tr>
</table>

감염병에 대한 조치	
건강진단 및 예방접종 등의 조치 (제46조) (16광주)	질병관리청장, 시 · 도지사 또는 시장 · 군수 · 구청장은 보건복지부령으로 정하는 바에 따라 다음의 어느 하나에 해당하는 사람에게 건강진단을 받거나 감염병 예방에 필요한 예방접종을 받게 하는 등의 조치를 할 수 있음. 건강진단(예방접종) 명령서를 발급하여야 함 ▪ 감염병환자등의 가족 또는 그 동거인 ▪ 감염병 발생지역에 거주하는 사람 또는 그 지역에 출입하는 사람으로서 감염병에 감염되었을 것으로 의심되는 사람 ▪ 감염병환자등과 접촉하여 감염병에 감염되었을 것으로 의심되는 사람
감염병 유행에 대한 방역 조치 (제47조) (21광주, 20서울 · 인천, 19부산, 18부산)	질병관리청장, 시 · 도지사 또는 시장 · 군수 · 구청장은 감염병이 유행하면 감염병 전파를 막기 위하여 다음에 해당하는 모든 조치를 하거나 그에 필요한 일부 조치를 하여야 함 **[방역조치]** ▪ 감염병환자등이 있는 장소나 감염병병원체에 오염되었다고 인정되는 장소에 대한 다음의 조치 • 일시적 폐쇄 • 일반 공중의 출입금지 • 해당 장소 내 이동제한 • 그 밖에 통행차단을 위하여 필요한 조치 ▪ 의료기관에 대한 업무 정지 ▪ 감염병의심자를 적당한 장소에 일정한 기간 입원 또는 격리시키는 것 ▪ 감염병병원체에 오염되었거나 오염되었다고 의심되는 물건을 사용 · 접수 · 이동하거나 버리는 행위 또는 해당 물건의 세척을 금지하거나 태우거나 폐기처분하는 것 ▪ 감염병병원체에 오염된 장소에 대한 소독이나 그 밖에 필요한 조치를 명하는 것 ▪ 일정한 장소에서 세탁하는 것을 막거나 오물을 일정한 장소에서 처리하도록 명하는 것
감염병의 예방 조치 (제49조) (22경기, 21서울 · 충북, 20전남, 19경북)	▪ 질병관리청장, 시 · 도지사 또는 시장 · 군수 · 구청장은 감염병을 예방하기 위하여 다음에 해당하는 모든 조치를 하거나 그에 필요한 일부 조치를 하여야 하며, 보건복지부장관은 감염병을 예방하기 위하여 여러 사람의 집합에 대한 제한과 금지, 마스크 착용 등 방역지침의 준수, 의료관계요원과 시설의 동원 등에 해당하는 조치를 할 수 있는 등의 조치를 할 수 있음 **[예방조치]** • 관할 지역에 대한 교통의 전부 또는 일부를 차단하는 것 • 흥행, 집회, 제례 또는 그 밖의 여러 사람의 집합을 제한하거나 금지하는 것(보건복지부장관) • 감염병 전파의 위험성이 있는 장소 또는 시설의 관리자 · 운영자 및 이용자 등에 대하여 출입자 명단 작성, 마스크 착용 등 방역지침의 준수를 명하는 것(복건복지부장관) • 버스 · 열차 · 선박 · 항공기 등 감염병 전파가 우려되는 운송수단의 이용자에 대하여 마스크 착용 등 방역지침의 준수를 명하는 것(복건복지부장관) • 감염병 전파가 우려되어 지역 및 기간을 정하여 마스크 착용 등 방역지침 준수를 명하는 것(복건복지부장관)

<table>
<tr><th colspan="2">감염병에 대한 조치</th></tr>
<tr><td>감염병의 예방 조치
(제49조)
(계속)</td><td>• 건강진단, 시체 검안 또는 해부를 실시하는 것
• 감염병 전파의 위험성이 있는 음식물의 판매 · 수령을 금지하거나 그 음식물의 폐기나 그 밖에 필요한 처분을 명하는 것
• 인수공통감염병 예방을 위하여 살처분(殺處分)에 참여한 사람 또는 인수공통감염병에 드러난 사람 등에 대한 예방조치를 명하는 것
• 감염병 전파의 매개가 되는 물건의 소지 · 이동을 제한 · 금지하거나 그 물건에 대하여 폐기, 소각 또는 그 밖에 필요한 처분을 명하는 것
• 선박 · 항공기 · 열차 등 운송 수단, 사업장 또는 그 밖에 여러 사람이 모이는 장소에 의사를 배치하거나 감염병 예방에 필요한 시설의 설치를 명하는 것
• 공중위생에 관계있는 시설 또는 장소에 대한 소독이나 그 밖에 필요한 조치를 명하거나 상수도 · 하수도 · 우물 · 쓰레기장 · 화장실의 신설 · 개조 · 변경 · 폐지 또는 사용을 금지하는 것
• 쥐, 위생해충 또는 그 밖의 감염병 매개동물의 구제(驅除) 또는 구제시설의 설치를 명하는 것
• 일정한 장소에서의 어로(漁撈) · 수영 또는 일정한 우물의 사용을 제한하거나 금지하는 것
• 감염병 매개의 중간 숙주가 되는 동물류의 포획 또는 생식을 금지하는 것
• 감염병 유행기간 중 의료인 · 의료업자 및 그 밖에 필요한 의료관계요원을 동원하는 것(보건복지부장관)
• 감염병 유행기간 중 의료기관 병상, 연수원 · 숙박시설 등 시설을 동원하는 것(보건복지부장관)
• 감염병병원체에 오염되었거나 오염되었을 것으로 의심되는 시설 또는 장소에 대한 소독이나 그 밖에 필요한 조치를 명하는 것
• 감염병의심자를 적당한 장소에 일정한 기간 입원 또는 격리시키는 것
▪ 시 · 도지사 또는 시장 · 군수 · 구청장은 다음의 조치를 하려면 그 사용금지기간 동안 별도로 식수를 공급하여야 함
• 공중위생에 관계있는 시설 또는 장소에 대한 소독이나 그 밖에 필요한 조치를 명하거나 상수도 · 하수도 · 우물 · 쓰레기장 · 화장실의 신설 · 개조 · 변경 · 폐지 또는 사용을 금지하는 것
• 일정한 장소에서의 어로(漁撈) · 수영 또는 일정한 우물의 사용을 제한하거나 금지하는 것
▪ 시 · 도지사 또는 시장 · 군수 · 구청장은 다음의 예방조치를 하려면 그 사실을 주민에게 미리 알려야 함
• 관할 지역에 대한 교통의 전부 또는 일부를 차단하는 것
• 흥행, 집회, 제례 또는 그 밖의 여러 사람의 집합을 제한하거나 금지하는 것
• 감염병 전파의 매개가 되는 물건의 소지 · 이동을 제한 · 금지하거나 그 물건에 대하여 폐기, 소각 또는 그 밖에 필요한 처분을 명하는 것</td></tr>
</table>

감염병에 대한 조치	
감염병의 예방 조치 (제49조) (계속)	• 공중위생에 관계있는 시설 또는 장소에 대한 소독이나 그 밖에 필요한 조치를 명하거나 상수도 · 하수도 · 우물 · 쓰레기장 · 화장실의 신설 · 개조 · 변경 · 폐지 또는 사용을 금지하는 것 • 일정한 장소에서의 어로(漁撈) · 수영 또는 일정한 우물의 사용을 제한하거나 금지하는 것 • 감염병 매개의 중간 숙주가 되는 동물류의 포획 또는 생식을 금지하는 것 ▪ **시 · 도지사** 또는 **시장 · 군수 · 구청장**은 감염병 전파의 위험성이 있는 장소 또는 시설에 대하여 출입자 명단 작성, 마스크 착용 등 방역지침의 준수의 조치를 따르지 아니한 관리자 · 운영자에게 해당 장소나 시설의 폐쇄를 명하거나 **3개월 이내의 기간을 정하여 운영의 중단**을 명할 수 있음. 다만, 운영중단 명령을 받은 자가 그 운영중단기간 중에 운영을 계속한 경우에는 해당 장소나 시설의 폐쇄를 명하여야 함 ▪ 장소나 시설의 폐쇄 또는 운영 중단 명령을 받은 관리자 · 운영자는 정당한 사유가 없으면 이에 따라야 함 ▪ **시 · 도지사** 또는 **시장 · 군수 · 구청장**은 **폐쇄 명령에도 불구하고 관리자 · 운영자가 그 운영을 계속하는 경우**에는 **관계 공무원에게 해당 장소나 시설을 폐쇄**하기 위한 다음의 조치를 하게 할 수 있음 • **해당 장소나 시설의 간판이나 그 밖의 표지판의 제거** • 해당 장소나 시설이 폐쇄된 장소나 시설임을 알리는 **게시물 등의 부착**
감염취약계층의 보호 조치 (제49조의2)	▪ **보건복지부장관, 시 · 도지사 또는 시장 · 군수 · 구청장**은 **호흡기와 관련된 감염병**으로부터 **저소득층**과 **사회복지시설을 이용하는 어린이, 노인, 장애인** 및 기타 보건복지부령으로 정하는 대상(이하 "**감염취약계층**")을 보호하기 위하여 「재난 및 안전관리 기본법」에 따른 **주의 이상의 위기경보가 발령된 경우 감염취약계층에게 의료 · 방역물품**(「약사법」에 따른 의약외품으로 한정) 지급 등 필요한 조치를 취할 수 있음 ▪ **질병관리청장, 시 · 도지사 또는 시장 · 군수 · 구청장**은 「재난 및 안전관리 기본법」에 따른 **주의 이상의 위기경보**가 발령된 경우 감염취약계층이 이용하는 「사회복지사업법」의 사회복지시설에 대하여 소독이나 그 밖에 필요한 조치를 명할 수 있음
의료인, 환자 및 의료기관 보호를 위한 한시적 비대면 진료 (제49조의3)	▪ 의료업에 종사하는 의료인(「의료법」에 따른 의료인 중 의사 · 치과의사 · 한의사만 해당함)은 감염병과 관련하여 「재난 및 안전관리 기본법」에 따른 **심각 단계 이상**의 위기경보가 발령된 때에는 환자, 의료인 및 의료기관 등을 감염의 위험에서 보호하기 위하여 필요하다고 인정하는 경우 보건복지부장관이 정하는 범위에서 **유선 · 무선 · 화상통신, 컴퓨터 등 정보통신기술을 활용**하여 의료기관 **외부에 있는 환자에게 건강 또는 질병의 지속적 관찰, 진단, 상담 및 처방**을 할 수 있음 ▪ **보건복지부장관**은 위원회의 심의를 거쳐 **한시적 비대면 진료**의 지역, 기간 등 **범위**를 **결정**함

소독

소독 의무
(제51조)
(22전남 · 부산 · 대전, 21울산)

- 특별자치도지사 또는 시장 · 군수 · 구청장은 감염병을 예방하기 위하여 청소나 소독을 실시하거나 쥐, 위생해충 등의 구제조치(이하“소독”)를 하여야 함. 이 경우 소독은 사람의 건강과 자연에 유해한 영향을 최소화하여 안전하게 실시하여야 함
- 소독의 기준과 방법은 보건복지부령으로 정함
- 공동주택, 숙박업소 등 여러 사람이 거주하거나 이용하는 시설 중 대통령령으로 정하는 시설을 관리 · 운영하는 자는 보건복지부령으로 정하는 바에 따라 감염병 예방에 필요한 소독을 하여야 함

방역기동반의 운영 및 소독의 기준 등
(시행규칙 제36조)
(20강원)

- 특별자치도지사 또는 시장 · 군수 · 구청장은 청소나 소독을 실시하거나 쥐, 위생해충 등의 구제조치(이하 “소독”)를 실시하기 위하여 관할 보건소마다 방역기동반을 편성 · 운영할 수 있음
- 소독을 하여야 하는 시설을 관리 · 운영하는 자는 소독횟수 기준에 따라 소독을 하여야 함

소독횟수 기준(시행규칙 [별표 7]) (22전남완도 · 부산 · 대전, 21울산, 20대구)

소독을 해야 하는 시설의 종류	소독횟수	
	4월부터 9월까지	10월부터 3월까지
▪ 「공중위생관리법」에 따른 숙박업소(객실 수 20실 이상인 경우만 해당함), 「관광진흥법」에 따른 관광숙박업소 ▪ 「식품위생법 시행령」에 따른(위탁급식영업은 제외) 식품접객업업소 중 연면적 300제곱미터 이상의 업소 ▪ 「여객자동차 운수사업법」에 따른 시내버스 · 농어촌버스 · 마을버스 · 시외버스 · 전세버스 · 장의자동차, 「항공법」에 따른 항공기와 공항시설, 「해운법」에 따른 여객선, 「항만법」에 따른 연면적 300제곱미터 이상의 대합실, 「철도사업법」 및 「도시철도법」에 따른 여객운송 철도차량과 역사(驛舍) 및 역 시설 ▪ 「유통산업발전법」에 따른 대형마트, 전문점, 백화점, 쇼핑센터, 복합쇼핑몰, 그 밖의 대규모 점포와 「전통시장 및 상점가 육성을 위한 특별법」에 따른 전통시장 ▪ 「의료법」에 따른 병원급 의료기관	1회 이상/1개월	1회 이상/2개월
▪ 「식품위생법」에 따른 집단급식소(한 번에 100명 이상에게 계속적으로 식사를 공급하는 경우만 해당) ▪ 「식품위생법 시행령」에 따른 위탁급식영업을 하는 식품접객업소 중 연면적 300제곱미터 이상의 업소 ▪ 「건축법 시행령」에 따른 기숙사	1회 이상/2개월	1회 이상/3개월

소독

<table>
<tr><td>소독 의무
(제51조)
(계속)</td><td>방역기동반의 운영 및 소독의 기준 등
(시행규칙 제36조)
(계속)</td><td>
<table>
<tr><th rowspan="2">소독을 해야 하는 시설의 종류</th><th colspan="2">소독횟수</th></tr>
<tr><th>4월부터 9월까지</th><th>10월부터 3월까지</th></tr>
<tr><td>▪ 「소방시설 설치 · 유지 및 안전관리에 관한 법률 시행령」에 따른 합숙소(50명 이상을 수용할 수 있는 경우만 해당)
▪ 「공연법」에 따른 공연장(객석 수 300석 이상인 경우만 해당)
▪ 「초 · 중등교육법」 및 「고등교육법」에 따른 학교
▪ 「학원의 설립 · 운영 및 과외교습에 관한 법률」에 따른 연면적 1천제곱미터 이상의 학원
▪ 연면적 2천제곱미터 이상의 사무실용 건축물 및 복합용도의 건축물
▪ 「영유아보육법」에 따른 어린이집 및 「유아교육법」에 따른 유치원(50명 이상을 수용하는 어린이집 및 유치원만 해당)</td><td></td><td></td></tr>
<tr><td>▪ 「주택법」에 따른 공동주택(300세대 이상인 경우만 해당)</td><td>1회 이상/ 3개월</td><td>1회 이상/ 6개월</td></tr>
</table>
</td></tr>
<tr><td>소독업의 신고 등
(제52조)
(20제주)</td><td colspan="2">소독을 업으로 하려는 자(주택관리업자는 제외)는 보건복지부령으로 정하는 시설 · 장비 및 인력을 갖추어 특별자치도지사 또는 시장 · 군수 · 구청장에게 신고하여야 함. 신고한 사항을 변경하려는 경우에도 또한 같음</td></tr>
<tr><td>소독업의 휴업 등의 신고(제53조)</td><td colspan="2">소독업자가 그 영업을 30일 이상 휴업하거나 폐업하려면 보건복지부령으로 정하는 바에 따라 특별자치도지사 또는 시장 · 군수 · 구청장에게 신고하여야 함</td></tr>
<tr><td>소독의 실시 등
(제54조) (20대전)</td><td colspan="2">소독업자가 소독하였을 때에는 보건복지부령으로 정하는 바에 따라 그 소독에 관한 사항을 기록 · 보존(2년)하여야 함</td></tr>
<tr><td>영업정지 등
(제59조)
(16경북)</td><td colspan="2">▪ 특별자치도지사 또는 시장 · 군수 · 구청장은 소독업자가 다음의 어느 하나에 해당하면 영업소의 폐쇄를 명하거나 6개월 이내의 기간을 정하여 영업의 정지를 명할 수 있음. 다만, 시정명령에 따르지 아니한 경우에 해당하는 경우에는 영업소의 폐쇄를 명하여야 함
• 소독업의 신고 등에 따른 변경 신고를 하지 아니하거나 휴업, 폐업 또는 재개업 신고를 하지 아니한 경우
• 소독의 기준과 방법에 따르지 아니하고 소독을 실시하거나 소독실시 사항을 기록 · 보존하지 아니한 경우
• 관계 서류의 제출 요구에 따르지 아니하거나 소속 공무원의 검사 및 질문을 거부 · 방해 또는 기피한 경우
• 시정명령에 따르지 아니한 경우</td></tr>
</table>

<table>
<tr><th colspan="3">소독</th></tr>
<tr><td>영업정지 등
(제59조)
(계속)</td><td colspan="2">• 영업정지기간 중에 소독업을 한 경우
▪ 특별자치도지사 · 시장 · 군수 · 구청장은 영업소의 폐쇄명령을 받고도 계속하여 영업을 하거나 소독업의 신고를 하지 아니하고 소독업을 하는 경우에는 관계 공무원에게 해당 영업소를 폐쇄하기 위한 다음의 조치를 하게 할 수 있음
• 해당 영업소의 간판이나 그 밖의 영업표지 등의 제거 · 삭제
• 해당 영업소가 적법한 영업소가 아님을 알리는 게시물 등의 부착</td></tr>
</table>

<table>
<tr><th colspan="3">방역관</th></tr>
<tr><td rowspan="2">방역관
(제60조)
(21부산,
17강원 · 인천)</td><td colspan="2">▪ 질병관리청장 및 시 · 도지사는 감염병 예방 및 방역에 관한 업무를 담당하는 방역관을 소속 공무원 중에서 임명함. 다만, 감염병 예방 및 방역에 관한 업무를 처리하기 위하여 필요한 경우에는 시장 · 군수 · 구청장이 방역관을 소속 공무원 중에서 임명할 수 있음
▪ 방역관은 다음의 업무(국가 및 지방자치단체의 책무 관련 사업)를 담당함
• 감염병의 예방 및 방역대책
• 감염병환자등의 진료 및 보호
• 감염병 예방을 위한 예방접종계획의 수립 및 시행
• 감염병에 관한 교육 및 홍보
• 감염병에 관한 정보의 수집 · 분석 및 제공
• 감염병에 관한 조사 · 연구
• 감염병병원체(감염병병원체 확인을 위한 혈액, 체액 및 조직 등 검체를 포함) 수집 · 검사 · 보존 · 관리 및 약제내성 감시
• 질병관리청 소속 방역관: 감염병 예방을 위한 전문인력의 양성
▪ 방역관은 감염병의 국내 유입 또는 유행이 예견되어 긴급한 대처가 필요한 경우 업무를 수행하기 위하여 통행의 제한 및 주민의 대피, 감염병의 매개가 되는 음식물 · 물건 등의 폐기 · 소각, 의료인 등 감염병 관리인력에 대한 임무부여 및 방역물자의 배치 등 감염병 발생지역의 현장에 대한 조치권한을 가짐
▪ 규정한 사항 외에 방역관의 자격 · 직무 · 조치권한의 범위 등에 관하여 필요한 사항은 대통령령으로 정함</td></tr>
<tr><td>방역관의 자격 및 직무 등
(시행령 제25조)
(17강원 · 인천, 16서울)</td><td>▪ 방역관은 감염병 관련 분야의 경험이 풍부한 4급 이상 공무원 중에서 임명함. 다만, 시 · 군 · 구 소속 방역관은 감염병 관련 분야의 경험이 풍부한 5급 이상 공무원 중에서 임명할 수 있음
▪ 조치권한 외에 방역관이 가지는 감염병 발생지역의 현장에 대한 조치권한
• 감염병의심자를 적당한 장소에 일정한 기간 입원조치 또는 격리조치
• 감염병병원체에 오염된 장소 또는 건물에 대한 소독이나 그 밖에 필요한 조치</td></tr>
</table>

<table>
<tr><th colspan="3">방역관</th></tr>
<tr><td>방역관
(제60조)
(계속)</td><td>방역관의 자격 및 직무 등
(시행령 제25조)
(계속)</td><td>• 일정한 장소에서 세탁하는 것을 막거나 오물을 일정한 장소에서 처리하도록 명하는 조치
• 인수공통감염병 예방을 위하여 살처분에 참여한 사람 또는 인수공통감염병에 노출된 사람 등에 대한 예방조치</td></tr>
</table>

<table>
<tr><th colspan="3">역학조사관</th></tr>
<tr><td rowspan="2">역학조사관
(제60조의2)
(21경북 · 전북 · 부산, 20인천)</td><td colspan="2">▪ 감염병 역학조사에 관한 사무를 처리하기 위하여 질병관리청 소속 공무원으로 100명 이상, 시 · 도 소속 공무원으로 각각 2명 이상의 역학조사관을 두어야 함. 이 경우 시 · 도 역학조사관 중 1명 이상은 「의료법」에 따른 의료인 중 의사로 임명하여야 함
▪ 시장 · 군수 · 구청장은 역학조사에 관한 사무를 처리하기 위하여 필요한 경우 소속 공무원으로 역학조사관을 둘 수 있음. 다만, 인구수 등을 고려하여 보건복지부령으로 정하는 기준을 충족하는 시 · 군 · 구의 장은 소속 공무원으로 1명 이상의 역학조사관을 두어야 함
▪ 역학조사관은 다음의 어느 하나에 해당하는 사람으로서 역학조사 인력의 양성에 따른 역학조사 교육 · 훈련 과정을 이수한 사람 중에서 임명함
• 방역, 역학조사 또는 예방접종 업무를 담당하는 공무원
• 「의료법」에 따른 의료인
• 그 밖에 「약사법」에 따른 약사, 「수의사법」에 따른 수의사 등 감염병 · 역학 관련 분야의 전문가
▪ 역학조사관은 감염병의 확산이 예견되는 긴급한 상황으로서 즉시 조치를 취하지 아니하면 감염병이 확산되어 공중위생에 심각한 위해를 가할 것으로 우려되는 경우 일시적으로 일시적 폐쇄, 일반 공중의 출입금지, 해당 장소 내 이동제한, 그 밖에 통행차단을 위하여 필요한 조치를 할 수 있음
▪ 역학조사관은 조치를 한 경우 즉시 질병관리청장, 시 · 도지사 또는 시장 · 군수 · 구청장에게 보고하여야 함
▪ 질병관리청장, 시 · 도지사 또는 시장 · 군수 · 구청장은 임명된 역학조사관에게 예산의 범위에서 직무 수행에 필요한 비용 등을 지원할 수 있음
▪ 규정한 사항 외에 역학조사관의 자격 · 직무 · 권한 · 비용지원 등에 관하여 필요한 사항은 대통령령으로 정함</td></tr>
<tr><td>역학조사관의 자격 및 직무 등
(시행령 제26조)</td><td>역학조사관의 업무
▪ 역학조사 계획 수립
▪ 역학조사 수행 및 결과 분석
▪ 역학조사 실시 기준 및 방법의 개발
▪ 역학조사 기술지도
▪ 역학조사 교육훈련
▪ 감염병에 대한 역학적인 연구</td></tr>
</table>

검역위원

<table>
<tr><td rowspan="2">검역위원
(제61조)
(21경북 · 부산, 20충북, 19강원, 18대구)</td><td colspan="2">▪ 시 · 도지사는 감염병을 예방하기 위하여 필요하면 검역위원을 두고 검역에 관한 사무를 담당하게 하며, 특별히 필요하면 운송수단 등을 검역하게 할 수 있음
▪ 검역위원은 사무나 검역을 수행하기 위하여 운송수단 등에 무상으로 승선하거나 승차할 수 있음
▪ 검역위원의 임명 및 직무 등에 관하여 필요한 사항은 보건복지부령으로 정함</td></tr>
<tr><td>검역위원의 임명 및 직무
(시행규칙 제43조)
(20충북, 18대구, 17부산, 14경북)</td><td>▪ 시 · 도지사는 보건 · 위생 분야에 종사하는 소속 공무원 중에서 검역위원을 임명할 수 있음
▪ 검역위원의 직무
• 역학조사에 관한 사항
• 감염병병원체에 오염된 장소의 소독에 관한 사항
• 감염병환자등의 추적, 입원치료 및 감시에 관한 사항
• 감염병병원체에 오염되거나 오염이 의심되는 물건 및 장소에 대한 수거, 파기, 매몰 또는 폐쇄에 관한 사항
• 검역의 공고에 관한 사항</td></tr>
</table>

예방위원

<table>
<tr><td rowspan="2">예방위원
(제62조)
(21경북 · 부산, 20대전 · 충북, 18대구)</td><td colspan="2">▪ 특별자치도지사 또는 시장 · 군수 · 구청장은 감염병이 유행하거나 유행할 우려가 있으면 특별자치도 또는 시 · 군 · 구(자치구를 말함)에 감염병 예방 사무를 담당하는 예방위원을 둘 수 있음
▪ 예방위원은 무보수로 함. 다만, 특별자치도 또는 시 · 군 · 구의 인구 2만명당 1명의 비율로 유급위원을 둘 수 있음</td></tr>
<tr><td>예방위원의 임명 및 직무
(시행규칙 제44조)
(20충북, 18대구, 17부산, 14경북)</td><td>▪ 특별자치도지사 또는 시장 · 군수 · 구청장은 다음의 어느 하나에 해당하는 사람 중에서 예방위원을 임명 또는 위촉할 수 있음
• 의사, 한의사, 수의사, 약사 또는 간호사
• 「고등교육법」에 따른 학교에서 공중보건 분야 학과를 졸업한 사람
• 공중보건 분야에 근무하고 있는 소속 공무원
• 그 밖에 공중보건 분야에 관한 학식과 경험이 풍부하다고 인정하는 사람
▪ 예방위원의 직무
• 역학조사에 관한 사항
• 감염병 발생의 정보 수집 및 판단에 관한 사항
• 위생교육에 관한 사항
• 감염병환자등의 관리 및 치료에 관한 기술자문에 관한 사항
• 그 밖에 감염병 예방을 위하여 필요한 사항</td></tr>
</table>

특별자치도·시·군·구, 시·도가 부담·보조할 경비	
특별자치도 · 시 · 군 · 구가 부담할 경비 (제64조) (20서울, 19서울 · 전남, 17부산, 16대구)	다음의 경비는 특별자치도와 시 · 군 · 구가 부담함 ▪ 한센병의 예방 및 진료 업무를 수행하는 법인 또는 단체에 대한 지원 경비의 일부 ▪ 필수예방접종 및 임시예방접종에 따른 예방접종에 드는 경비 ▪ 의료기관이 예방접종을 하는 데 드는 경비의 전부 또는 일부 ▪ 특별자치도지사 또는 시장 · 군수 · 구청장이 지정한 감염병관리기관의 감염병관리시설의 설치 · 운영에 드는 경비 ▪ 특별자치도지사 또는 시장 · 군수 · 구청장이 설치한 격리소 · 요양소 또는 진료소 및 지정된 감염병관리기관의 감염병관리시설 설치 · 운영에 드는 경비 ▪ 교통 차단 또는 입원으로 인하여 생업이 어려운 사람에 대한 「국민기초생활 보장법」에 따른 최저보장수준 지원 ▪ 특별자치도 · 시 · 군 · 구에서 실시하는 소독이나 그 밖의 조치에 드는 경비 ▪ 특별자치도지사 또는 시장 · 군수 · 구청장이 의사를 배치하거나 의료인 · 의료업자 · 의료관계요원 등을 동원하는 데 드는 수당 · 치료비 또는 조제료 ▪ 특별자치도지사 또는 시장 · 군수 · 구청장이 동원한 의료기관 병상, 연수원 · 숙박시설 등 시설의 운영비 등 경비 ▪ 식수 공급에 드는 경비 ▪ 예방위원의 배치에 드는 경비 ▪ 특별자치도지사 또는 시장 · 군수 · 구청장이 실시하는 심리지원에 드는 경비 ▪ 특별자치도지사 또는 시장 · 군수 · 구청장이 위탁하여 관계 전문기관이 심리지원을 실시하는 데 드는 경비 ▪ 그 밖에 이 법에 따라 특별자치도 · 시 · 군 · 구가 실시하는 감염병 예방 사무에 필요한 경비
시 · 도가 부담할 경비 (제65조) (22부산, 20서울, 19서울 · 전북 · 전남)	다음의 경비는 시 · 도가 부담함 ▪ 한센병의 예방 및 진료 업무를 수행하는 법인 또는 단체에 대한 지원 경비의 일부 ▪ 시 · 도지사가 지정한 감염병관리기관의 감염병관리시설의 설치 · 운영에 드는 경비 ▪ 시 · 도지사가 설치한 격리소 · 요양소 또는 진료소 및 지정된 감염병관리기관의 감염병관리시설 설치 · 운영에 드는 경비 ▪ 시 · 도지사가 지정한 감염병의심자 격리시설의 설치 · 운영에 드는 경비 ▪ 내국인 감염병환자등의입원치료, 조사, 진찰 등에 드는 경비 ▪ 감염병환자등의 가족 또는 동거인, 접촉자 등에 대한 건강진단 및 예방접종 등에 드는 경비 ▪ 교통 차단으로 생업이 어려운 자에 대한 「국민기초생활 보장법」에 따른 최저보장수준 지원 ▪ 시 · 도지사가 의료인 · 의료업자 · 의료관계요원 등을 동원하는 데 드는 수당 · 치료비 또는 조제료 ▪ 시 · 도지사가 동원한 의료기관 병상, 연수원 · 숙박시설 등 시설의 운영비 등 경비 ▪ 식수 공급에 드는 경비

특별자치도·시·군·구, 시·도가 부담·보조할 경비		
시·도가 부담할 경비 (제65조) (계속)	▪ 시·도지사가 의료인 등을 방역업무에 종사하게 하는 데 드는 수당 등 경비 ▪ 시·도지사가 실시하는 심리지원에 드는 경비 ▪ 검역위원의 배치에 드는 경비 ▪ 시·도지사가 위탁하여 관계 전문기관이 심리지원을 실시하는 데 드는 경비 ▪ 그 밖에 이 법에 따라 시·도가 실시하는 감염병 예방 사무에 필요한 경비	
시·도가 보조할 경비 (제66조) (11경북)	시·도(특별자치도는 제외)는 시·군·구가 부담할 경비에 관하여 대통령령으로 정하는 바에 따라 보조하여야 함	
	시·도의 보조 비율 (시행령 제27조) (22광주, 11경북)	시·도(특별자치도는 제외)의 경비 보조액은 시·군·구가 부담하는 금액의 3분의 2로 함

국가가 부담·보조할 경비	
국고 부담 경비 (제67조) (22충남, 20서울·인천, 19서울·전북)	다음의 경비는 국가가 부담함 ▪ 감염병환자등의 진료 및 보호에 드는 경비 ▪ 감염병 교육 및 홍보를 위한 경비 ▪ 감염병 예방을 위한 전문인력의 양성에 드는 경비 ▪ 표본감시활동에 드는 경비 ▪ 교육·훈련에 드는 경비 ▪ 해부에 필요 시체의 운송과 해부 후 처리에 드는 경비 ▪ 시신의 장사를 치르는 데 드는 경비 ▪ 예방접종약품의 생산 및 연구 등에 드는 경비 ▪ 필수예방접종약품등의 비축에 드는 경비 ▪ 보건복지부장관 또는 질병관리청장이 지정한 감염병관리기관의 감염병관리시설의 설치·운영에 드는 경비 ▪ 보건복지부장관 및 질병관리청장이 설치한 격리소·요양소 또는 진료소 및 지정된 감염병관리기관의 감염병관리시설 설치·운영에 드는 경비 ▪ 질병관리청장이 정한 감염병의심자 격리시설의 설치·운영에 드는 경비 ▪ 위원회의 심의를 거친 품목의 비축 또는 장기구매를 위한 계약에 드는 경비 ▪ 국가가 의료인·의료업자·의료관계요원 등을 동원하는 데 드는 수당·치료비 또는 조제료 ▪ 국가가 동원한 의료기관 병상, 연수원·숙박시설 등 시설의 운영비 등 경비 ▪ 국가가 의료인 등을 방역업무에 종사하게 하는 데 드는 수당 등 경비 ▪ 국가가 실시하는 심리지원에 드는 경비 ▪ 국가가 위탁하여 관계 전문기관이 심리지원을 실시하는 데 드는 경비 ▪ 예방접종 등으로 인한 피해보상을 위한 경비

국가가 부담·보조할 경비	
국가가 보조할 경비 (제68조) (11경북)	국가는 다음의 경비를 보조하여야 함 ▪ 한센병의 예방 및 진료 업무를 수행하는 법인 또는 단체에 대한 지원 경비의 일부 ▪ 시 · 도가 부담할 경비의 2분의 1 이상

<table>
<tr><th colspan="3">본인으로부터 징수할 수 있는 경비</th></tr>
<tr><td rowspan="2">본인으로부터 징수할 수 있는 경비 (제69조) (19서울)</td><td colspan="2">특별자치도지사 또는 시장 · 군수 · 구청장은 보건복지부령으로 정하는 바에 따라 감염병환자등의 관리 및 감염병에 관한 강제처분에 따른 입원치료비 외에 본인의 지병이나 본인에게 새로 발병한 질환 등으로 입원, 진찰, 검사 및 치료 등에 드는 경비를 본인이나 그 보호자로부터 징수할 수 있음</td></tr>
<tr><td>본인으로부터 징수할 수 있는 경비 (시행규칙 제45조) (19서울)</td><td>본인이나 그 보호자로부터 징수할 수 있는 경비
▪ 진찰비, 치료비, 검사료
▪ 수술비
▪ 입원료
▪ 그 밖에 진료에 든 경비</td></tr>
</table>

손실보상	
손실보상 (제70조)	▪ 보건복지부장관, 시 · 도지사 및 시장 · 군수 · 구청장은 손실을 입은 자에게 손실보상심의위원회의 심의 · 의결에 따라 그 손실을 보상하여야 함 ▪ 손실보상금을 받으려는 자는 보건복지부령으로 정하는 바에 따라 손실보상청구서에 관련 서류를 첨부하여 보건복지부장관, 시 · 도지사 또는 시장 · 군수 · 구청장에게 청구하여야 함
손실보상심의위원회 (제70조의2) (18부산)	▪ 손실보상에 관한 사항을 심의 · 의결하기 위하여 보건복지부 및 시 · 도에 손실보상심의위원회(이하 "심의위원회")를 둠 ▪ 위원회는 위원장 2인을 포함한 20인 이내의 위원으로 구성하되, 보건복지부에 설치된 심의위원회의 위원장은 보건복지부차관과 민간위원이 공동으로 되며, 시 · 도에 설치된 심의위원회의 위원장은 부시장 또는 부지사와 민간위원이 공동으로 됨 ▪ 심의위원회 위원은 관련 분야에 대한 학식과 경험이 풍부한 사람과 관계 공무원 중에서 대통령령으로 정하는 바에 따라 보건복지부장관 또는 시 · 도지사가 임명하거나 위촉함 ▪ 심의위원회는 심의 · 의결을 위하여 필요한 경우 관계자에게 출석 또는 자료의 제출 등을 요구할 수 있음 ▪ 그 밖의 심의위원회의 구성과 운영 등에 관하여 필요한 사항은 대통령령으로 정함

<table>
<tr><th colspan="3">예방접종에 따른 피해의 국가보상</th></tr>
<tr><td rowspan="2">예방접종 등에 따른 피해의 국가보상
(제71조)
(22경북, 21부산, 19경북, 17대전 · 전북)</td><td colspan="2">▪ 국가는 예방접종을 받은 사람 또는 생산된 예방 · 치료 의약품을 투여받은 사람이 그 예방접종 또는 예방 · 치료 의약품으로 인하여 질병에 걸리거나 장애인이 되거나 사망하였을 때에는 대통령령으로 정하는 기준과 절차에 따라 다음의 구분에 따른 보상을 하여야 함
• 질병으로 진료를 받은 사람: 진료비 전액 및 정액 간병비
• 장애인이 된 사람: 일시보상금
• 사망한 사람: 대통령령으로 정하는 유족에 대한 일시보상금 및 장제비
▪ 보상받을 수 있는 질병, 장애 또는 사망은 예방접종약품의 이상이나 예방접종 행위자 및 예방 · 치료 의약품 투여자 등의 과실 유무에 관계없이 해당 예방접종 또는 예방 · 치료 의약품을 투여받은 것으로 인하여 발생한 피해로서 질병관리청장이 인정하는 경우로 함
▪ 질병관리청장은 보상청구가 있은 날부터 120일 이내에 질병, 장애 또는 사망에 해당하는지를 결정하여야 함. 이 경우 미리 위원회의 의견을 들어야 함
▪ 보상의 청구, 결정의 방법과 절차 등에 관하여 필요한 사항은 대통령령으로 정함</td></tr>
<tr><td>예방접종 등에 따른 피해의 보상 기준
(시행령 제29조)
(21부산, 16경북)</td><td>보상금의 지급 기준 및 신청기한
▪ 진료비
• 지급 기준: 예방접종피해로 발생한 질병의 진료비 중 「국민건강보험법」에 따라 보험자가 부담하거나 지급한 금액을 제외한 잔액 또는 「의료급여법」에 따라 의료급여기금이 부담한 금액을 제외한 잔액. 다만, 일시보상금을 지급받은 경우에는 진료비를 지급하지 않음
• 신청기한: 해당 예방접종피해가 발생한 날부터 5년 이내
▪ 간병비: 입원진료의 경우에 한정하여 1일당 5만원
▪ 장애인이 된 사람에 대한 일시보상금
• 지급 기준
◆ 「장애인복지법」에 따른 장애인 중 장애의 정도가 심한 장애인: 사망한 사람에 대한 일시보상금의 100분의 100
◆ 「장애인복지법」에 따른 장애인 중 장애의 정도가 심하지 않은 장애인: 사망한 사람에 대한 일시보상금의 100분의 55
◆ 장애인으로서 「국민연금법」, 「공무원연금법」, 「공무원 재해보상법」 및 「산업재해보상보험법」 등 질병관리청장이 정하여 고시하는 법률에서 정한 장애 등급이나 장해 등급에 해당하는 장애인: 사망한 사람에 대한 일시보상금의 100분의 20 범위에서 해당 장애 등급이나 장해 등급의 기준별로 질병관리청장이 정하여 고시하는 금액
• 신청기한: 장애진단을 받은 날부터 5년 이내
▪ 사망한 사람에 대한 일시보상금</td></tr>
</table>

예방접종에 따른 피해의 국가보상

<table>
<tr><td rowspan="2">예방접종 등에 따른 피해의 국가보상
(제71조)
(계속)</td><td>예방접종 등에 따른 피해의 보상 기준
(시행령 제29조)
(계속)</td><td>• 지급 기준: 사망 당시의 「최저임금법」에 따른 월 최저임금액에 240을 곱한 금액에 상당하는 금액
• 신청기한: 사망한 날부터 5년 이내
▪ 장제비: 30만원</td></tr>
<tr><td>예방접종 등에 따른 피해의 보상 절차
(시행령 제31조)
(22경북, 19경북, 17대전 · 전북)</td><td>▪ 보상을 받으려는 사람은 보건복지부령으로 정하는 바에 따라 보상청구서에 피해에 관한 증명서류를 첨부하여 관할 특별자치도지사 또는 시장 · 군수 · 구청장에게 제출하여야 함
▪ 시장 · 군수 · 구청장은 받은 피해보상청구서류를 시 · 도지사에게 제출하고, 피해보상청구서류를 받은 시 · 도지사와 피해보상청구서류를 받은 특별자치도지사는 지체 없이 예방접종으로 인한 피해에 관한 기초조사를 한 후 피해보상청구서류에 기초조사 결과 및 의견서를 첨부하여 질병관리청장에게 제출하여야 함
▪ 질병관리청장은 예방접종피해보상 전문위원회의 의견을 들어 보상 여부를 결정한 후 그 사실을 시 · 도지사에게 통보하고, 시 · 도지사(특별자치도지사는 제외)는 시장 · 군수 · 구청장에게 통보하여야 함. 이 경우 통보를 받은 특별자치도지사 또는 시장 · 군수 · 구청장은 보상을 받으려는 사람에게 결정 내용을 통보하여야 함
▪ 질병관리청장은 보상을 하기로 결정한 사람에 대하여 보상 기준에 따른 보상금을 지급함
▪ 규정한 사항 외에 예방접종으로 인한 피해보상 심의의 절차 및 방법에 관하여 필요한 사항은 질병관리청장이 정함</td></tr>
</table>

위임 및 위탁

<table>
<tr><td rowspan="2">위임 및 위탁
(제76조)
(16광주, 14울산)</td><td colspan="2">▪ 보건복지부장관의 권한 또는 업무는 대통령령으로 정하는 바에 따라 그 일부를 질병관리청장 또는 시 · 도지사에게 위임하거나 관련 기관 또는 관련 단체에 위탁할 수 있음
▪ 질병관리청장의 권한 또는 업무는 대통령령으로 정하는 바에 따라 그 일부를 시 · 도지사에게 위임하거나 관련 기관 또는 관련 단체에 위탁할 수 있음</td></tr>
<tr><td>권한의 위임 및 업무의 위탁
(시행령 제32조)
(16광주, 14울산)</td><td>▪ 보건복지부장관은 법 다음의 권한을 질병관리청장에게 위임함
• 중앙감염병병원의 운영 및 지원
• 내성균 관리대책의 수립 · 추진
• 의견 청취 및 자료 제출 요청 등 협조 요청
▪ 보건복지부장관은 손실보상에 따른 업무를 다음의 어느 하나에 해당하는 자에게 위탁할 수 있음
• 「고등교육법」에 따른 학교</td></tr>
</table>

위임 및 위탁

<table>
<tr><td>위임 및 위탁
(제76조)
(계속)</td><td>권한의 위임 및 업무의 위탁
(시행령 제32조)
(계속)</td><td>• 「공공기관의 운영에 관한 법률」에 따른 공공기관
• 「민법」 또는 다른 법률에 따라 설립된 비영리법인으로서 감염병의 예방 및 관리와 관련된 업무를 수행하는 법인
• 「정부출연연구기관 등의 설립 · 운영 및 육성에 관한 법률」에 따른 정부출연연구기관
• 그 밖에 감염병의 예방 및 관리 업무에 전문성이 있다고 보건복지부장관이 인정하는 기관 또는 단체</td></tr>
</table>

정보 제공

<table>
<tr><td rowspan="3">정보 제공 요청 및 정보 확인 등
(제76조의2)
(16대구)</td><td colspan="2">▪ 질병관리청장 또는 시 · 도지사는 감염병 예방 및 감염 전파의 차단을 위하여 필요한 경우 관계 중앙행정기관(그 소속기관 및 책임운영기관 포함)의 장, 지방자치단체의 장(「지방교육자치에 관한 법률」에 따른 교육감 포함), 「공공기관의 운영에 관한 법률」에 따른 공공기관, 의료기관 및 약국, 법인 · 단체 · 개인에 대하여 감염병환자등 및 감염병의심자에 관한 다음의 정보 제공을 요청할 수 있으며, 요청을 받은 자는 이에 따라야 함
• 성명, 「주민등록법」에 따른 주민등록번호, 주소 및 전화번호(휴대전화번호를 포함) 등 인적사항
• 「의료법」에 따른 처방전 및 진료기록부등
• 질병관리청장이 정하는 기간의 출입국관리기록
• 그 밖에 이동경로를 파악하기 위하여 대통령령으로 정하는 정보</td></tr>
<tr><td>제공 요청할 수 있는 정보
(시행령 제32조의2)</td><td>대통령령으로 정하는 정보
▪ 「여신전문금융업법」에 따른 신용카드 · 직불카드 · 선불카드 사용명세
▪ 「대중교통의 육성 및 이용촉진에 관한 법률」에 따른 교통카드 사용명세
▪ 「개인정보 보호법」에 따른 영상정보처리기기를 통하여 수집된 영상정보</td></tr>
<tr><td colspan="2">▪ 질병관리청장, 시 · 도지사 또는 시장 · 군수 · 구청장은 감염병 예방 및 감염 전파의 차단을 위하여 필요한 경우 감염병환자등 및 감염병의심자의 위치정보를 「국가경찰과 자치경찰의 조직 및 운영에 관한 법률」에 따른 경찰청, 시 · 도경찰청 및 경찰서(이하 이 조에서 "경찰관서"라 함)의 장에게 요청할 수 있음
▪ 질병관리청장, 시 · 도지사 또는 시장 · 군수 · 구청장은 수집된 정보의 주체에게 다음의 사실을 통지하여야 함
• 감염병 예방 및 감염 전파의 차단을 위하여 필요한 정보가 수집되었다는 사실
• 정보가 다른 기관에 제공되었을 경우 그 사실
• 이 법에 따른 감염병 관련 업무 이외의 목적으로 정보를 사용할 수 없으며, 업무 종료 시 지체 없이 파기된다는 사실</td></tr>
</table>

Part 06

검역법

| 의료기술직 | 방역직 | 보건직 |

Part 06 검역법

검역법[시행 2022. 06. 22.], 시행령[시행 2022. 12. 20.], 시행규칙[시행 2022. 11. 01.]

목적(제1조) (19대전 · 제주)

- 우리나라로 들어오거나 외국으로 나가는 사람을 검역하는 절차를 규정함
- 운송수단 및 화물을 검역하는 절차를 규정함
- 감염병을 예방하기 위한 조치에 관한 사항을 규정함
- 국내외로 감염병이 번지는 것을 방지함
- 국민의 건강을 유지 · 보호함

정의(제2조) (22부산 · 전남, 21전북, 20충남 · 전북 · 부산)

<table>
<tr><td>검역감염병</td><td colspan="2">▪ 콜레라(5일)
▪ 페스트(6일)
▪ 황열(6일)
▪ 중증 급성호흡기 증후군(SARS)(10일)
▪ 동물인플루엔자 인체감염증(10일)
▪ 신종인플루엔자(최대잠복기간)
▪ 중동 호흡기 증후군(MERS)(14일)
▪ 에볼라바이러스병(21일)
▪ 위의 8가지 외의 감염병으로서 외국에서 발생하여 국내로 들어올 우려가 있거나 우리나라에서 발생하여 외국으로 번질 우려가 있어 질병관리청장이 긴급 검역조치가 필요하다고 인정하여 고시하는 감염병</td></tr>
<tr><td>운송수단</td><td colspan="2">선박, 항공기, 열차 또는 자동차</td></tr>
<tr><td>운송수단의 장</td><td colspan="2">운송수단을 운행 · 조종하는 사람이나 운행 · 조종의 책임자 또는 운송수단의 소유자</td></tr>
<tr><td>검역감염병 환자</td><td colspan="2">검역감염병 병원체가 인체에 침입하여 증상을 나타내는 사람으로서 의사, 치과의사 또는 한의사의 진단 및 검사를 통하여 확인된 사람</td></tr>
<tr><td>검역감염병 의사환자</td><td colspan="2">검역감염병 병원체가 인체에 침입한 것으로 의심되나 검역감염병 환자로 확인되기 전 단계에 있는 사람</td></tr>
<tr><td>검역감염병 접촉자</td><td colspan="2">검역감염병 환자, 검역감염병 의사환자 및 병원체 보유자와 접촉하거나 접촉이 의심되는 사람</td></tr>
<tr><td rowspan="2">감염병 매개체</td><td rowspan="2">공중보건에 위해한 감염성 병원체를 전파할 수 있는 설치류나 해충으로서 보건복지부령으로 정하는 것</td><td>감염병 매개체의 범위(시행규칙 제1조의2)</td></tr>
<tr><td>보건복지부령으로 정하는 것: 쥐, 모기, 그 밖에 공중보건에 위해한 감염성 병원체를 전파할 수 있는 설치류나 해충으로서 질병관리청장이 정하여 고시하는 것</td></tr>
</table>

검역관리지역	검역감염병이 유행하거나 유행할 우려가 있어 국내로 유입될 가능성이 있는 지역으로서 감염관리지역 등의 지정 및 해제에 따라 지정된 지역
중점검역관리지역	검역관리지역 중 유행하거나 유행할 우려가 있는 검역감염병이 치명적이고 감염력이 높아 집중적인 검역이 필요한 지역으로서 검역관리지역등의 지정 및 해제에 따라 지정된 지역

국가의 책무와 국민의 권리, 의무	
국가의 책무 (제3조) (22전남)	▪ **국가**는 검역 업무를 수행할 때에 **검역 대상자의 인권을 보호**하여야 함 ▪ 국가는 검역감염병이 국내외로 번지는 것에 신속하게 대처하기 위한 **대응 방안을 수립**하여야 함
국민의 권리와 의무 (제3조의2)	▪ 국민은 검역감염병 발생상황, 예방 및 관리 등에 대한 정보와 대응 방법을 **알 권리**가 있음 ▪ 국민은 검역감염병으로 격리 등을 받은 경우 이로 인한 피해를 **보상받을 수 있음** ▪ 국민은 검역감염병이 국내외로 번지는 것을 막기 위한 **국가와 지방자치단체의 시책에 적극 협력**하여야 함

검역관리 기본계획의 수립 · 시행 등 (제4조의2)	▪ 질병관리청장은 검역전문위원회의 심의를 거쳐 검역관리 기본계획을 **5년**마다 수립 · 시행하여야 함 ▪ 기본계획은 다음의 사항을 포함함 • 검역 기본목표와 추진방향 • **검역 사업계획과 추진방법** • **검역 통계 및 정보의 관리 방안** • **검역공무원의 교육과 역량강화 방안** • 그 밖에 검역관리에 필요한 사항 ▪ 검역소장은 기본계획에 따라 소관별로 연도별 시행계획을 수립 · 시행하여야 함

검역관리지역		
검역관리지역등의 지정 및 해제 (제5조) (20서울, 19충북)	▪ **질병관리청장**은 **검역전문위원회의 심의**를 거쳐 **검역관리지역 및 중점검역관리지역을 지정 또는 해제**할 수 있음 (19충북) ▪ 검역관리지역등의 지정 · 해제 기준 및 절차 등에 관하여 필요한 사항은 **보건복지부령**으로 정함	
	검역관리지역등의 지정 절차 등 (시행규칙 제2조) (20서울, 19충북)	▪ **질병관리청장**은 다음의 어느 하나에 해당하는 지역을 **검역관리지역 및 중점검역관리지역으로 지정**할 수 있음 • **세계보건기구(WHO)가 「국제보건규칙(IHR)」에 따라 검역감염병 발생 정**

<table>
<tr><th colspan="3">검역관리지역</th></tr>
<tr><td>검역관리지역등의 지정 및 해제
(제5조)
(계속)</td><td>검역관리지역등의 지정 절차 등
(시행규칙 제2조)
(계속)</td><td>보를 제공한 국가 또는 지역
• 검역감염병이 유행하거나 유행할 우려가 있어 국내로 검역감염병을 유입 · 확산시킬 가능성이 있는 국가 또는 지역
• 치명적이고 감염력이 높은 검역감염병이 발생하거나 발생할 우려가 있어 집중적인 검역이 필요한 국가 또는 지역
▪ 질병관리청장은 지정한 검역관리지역등의 지정 사유가 소멸되었을 때에는 그 지정을 해제해야 함
▪ 질병관리청장은 따라 검역관리지역등을 지정하거나 지정 해제한 경우에는 질병관리청 인터넷 홈페이지에 그 사실을 게시해야 함</td></tr>
</table>

<table>
<tr><th colspan="3">검역조사</th></tr>
<tr><td rowspan="3">검역조사의 대상 등
(제6조)
(21제주, 17충남)</td><td colspan="2">▪ 다음의 어느 하나에 해당하는 사람과 운송수단 및 화물(운송수단 내의 컨테이너, 운송수단 내 비치용품, 소모용품 및 개인 소지 물품을 포함함)은 검역조사를 받아야 함
• 우리나라로 들어오거나 외국으로 나가는 승객, 승무원 등 모든 사람(이하 "출입국자"라 한다), 운송수단 및 보건복지부령으로 정하는 화물
• 범죄의 예방, 수사 업무나 피의자 체포 업무 수행 등 대통령령으로 정하는 사유로 운송수단과 접촉한 사람과 운송수단 및 화물</td></tr>
<tr><td>검역조사의 대상
(시행령 제2조)</td><td>대통령령으로 정하는 사유
▪ 범죄의 예방, 수사 업무나 피의자 체포 업무 수행을 위한 경우
▪ 긴급 위난(危難) 시의 구조를 위한 경우</td></tr>
<tr><td colspan="2">▪ 검역조사를 받지 아니한 운송수단과 사람 및 화물은 검역 절차가 끝나기 전에는 우리나라로 들어오거나 외국으로 나갈 수 없음
▪ 검역감염병 환자등과 사망자가 없는 운송수단으로서 다음의 어느 하나에 해당하는 운송수단은 대통령령으로 정하는 바에 따라 검역조사의 전부 또는 일부를 생략할 수 있음
• 외국으로 나가는 운송수단으로서 질병관리청장이 우리나라에서 검역감염병이 발생하여 국외로 번질 우려가 없다고 인정하는 운송수단(출입국자 및 화물 포함)
• 연료나 자재 및 생활필수품 등을 공급받을 목적으로 우리나라에 일시 머무르는 운송수단 중 보건복지부령으로 정하는 운송수단
• 군용(軍用) 운송수단으로서 해당 운송수단의 장이 운송수단 안에 검역감염병 환자등과 감염병 매개체가 없다는 사실을 통보한 군용 운송수단
• 「남북교류협력에 관한 법률」에 따른 통일부장관이 요청하는 운송수단(이 경우 검역조사 또는 그 절차의 일부를 생략할 수 있음)
• 관계 중앙행정기관의 장이 검역조사의 생략을 요청하는 운송수단으로서 질병관리청장이 인정하는 운송수단</td></tr>
</table>

검역조사

<table>
<tr><th rowspan="2">검역조사의 대상 등
(제6조)
(계속)</th><th>검역조사 대상 화물의 범위
(시행규칙 제2조의2)</th><th>검역조사의 생략 등
(시행규칙 제3조) (17충남)</th></tr>
<tr><td>보건복지부령으로 정하는 화물이란 다음의 화물을 말함. 다만, 운송수단의 탱크에 실린 기체류 및 액체류 화물은 제외함
▪ 감염병 매개체의 서식이 확인되거나 의심되는 운송수단 내 화물
▪ 검역감염병 환자, 검역감염병 의사환자 및 병원체 보유자로 확인되거나 의심되는 사람이 소지한 물품
▪ 그 밖에 검역소장이 검역조사를 할 필요가 있다고 인정하는 화물</td><td>보건복지부령으로 정하는 운송수단이란 다음의 어느 하나의 사유로 우리나라에 일시 머무르는 운송수단을 말함
▪ 급유 또는 급수를 위한 경우
▪ 운행에 필요한 물품을 공급받기 위한 경우
▪ 도착 또는 출발 증명서를 받기 위한 경우
▪ 운송수단을 수리하기 위한 경우
▪ 태풍 등 기상악화의 경우</td></tr>
</table>

검역장소

<table>
<tr><td rowspan="2">검역장소
(제10조)
(20부산, 19충북, 18대구, 17충남)</td><td rowspan="2">▪ 질병관리청장은 관계 중앙행정기관의 장과 협의하여 검역 장소를 정함
▪ 검역을 받으려는 출입국자 및 운송수단은 검역 장소에 도착하여 검역조사를 받아야 함. 다만, 검역 장소에서 검역조사를 받기 어렵거나 검역조사가 완료되기 어려운 경우 보건복지부령으로 정하는 검역구역에서 검역조사를 받을 수 있음
▪ 다음의 어느 하나에 해당하는 경우는 검역소장이 정하는 장소에서 검역조사를 받을 수 있음
• 나포, 귀순, 조난 및 응급환자 발생 등 부득이한 경우
• 날씨나 그 밖의 부득이한 사유로 보건복지부령으로 정하는 경우</td><th>검역장소 등(시행규칙 제5조)
(19충북, 18대구)</th></tr>
<tr><td>▪ 날씨나 그 밖의 부득이한 사유로 보건복지부령으로 정하는 경우
• 날씨가 나빠 검역 장소에서 검역을 하기 어려운 경우
• 조수(潮水) 간만(干滿)의 차 또는 파고(波高)로 검역 장소에서 검역을 하기 어려운 경우
• 운송수단이 고장 등으로 검역 장소에 정박·착륙 또는 도착할 수 없는 경우
• 검역관이 검역 장소로 이동할 수단이 없어 검역 장소에서 검역을 하기 어려운 경우
• 화물의 긴급 하역(荷役) 등 선박이 도착하는 즉시 신속한 검역이 필요한 경우
• 그 밖에 위의 경우에 준하는 부득이한 사유가 있다고 검역소장이 인정하는 경우
▪ 검역조사를 받아야 하는 장소는 「남북교류협력에 관한 법률」에 따른 출입장소로 함</td></tr>
</table>

<table>
<tr><th colspan="3">검역 시각</th></tr>
<tr><td rowspan="3">검역 시각
(제11조)
(20부산,
19충북 · 전남,
18부산)</td><td colspan="2">▪ 검역소장은 검역조사의 대상이 검역 장소에 도착하는 즉시 검역조사를 하여야 함. 다만, 즉시 검역조사를 하지 못하는 보건복지부령으로 정하는 부득이한 사유가 있는 경우에는 검역 장소에 대기하거나 격리할 것을 조건으로 승객, 승무원 및 화물을 내리게 할 수 있음</td></tr>
<tr><td>즉시 검역조사의 예외
(시행규칙 제5조의2)</td><td>보건복지부령으로 정하는 부득이한 사유
▪ 기상악화, 천재지변 등으로 정상적인 검역조사의 수행이 불가능한 경우
▪ 운송수단의 장이 운송수단 및 승객의 안전상 이유 등으로 검역조사의 연기를 요청한 경우
▪ 그 밖에 검역소장이 검역공무원의 안전상 이유 등으로 즉시 검역조사를 하기 어렵다고 인정하는 경우</td></tr>
<tr><td colspan="2">▪ 외국으로 나가는 운송수단의 장은 검역소장에게 출발 예정 시각을 통보하여야 함
▪ 검역소장은 통보받은 출발 예정 시각 전에 검역조사를 마쳐야 함</td></tr>
</table>

<table>
<tr><th colspan="2">검역조사</th></tr>
<tr><td>검역조사
(제12조)
(22경기 · 서울,
18울산)</td><td>▪ 검역소장은 다음의 사항에 대하여 검역조사를 함. 다만, 자동차의 경우에는 출입국자의 검역감염병 감염 · 위험요인 여부 및 예방관리에 관한 사항 외의 사항을 생략할 수 있음
• 운송수단 및 화물의 보건 · 위생 상태에 대한 경과(經過)와 현황
• 출입국자의 검역감염병 감염 · 위험요인 여부 및 예방관리에 관한 사항
• 운송수단의 식품 보관 상태
• 감염병 매개체의 서식 유무와 번식 상태
▪ 육로를 통하여 들어오는 출입국자는 출입하기 전에 검역구역이나 보건복지부령으로 정하는 장소에서 검역조사를 받아야 함
▪ 검역소장은 검역조사를 하기 위하여 출입국자와 운송수단의 장에게 필요한 서류를 제출하거나 제시하도록 요구할 수 있으며, 필요한 사항을 질문하거나 검사 · 조사할 수 있음
▪ 검역소장은 검역업무를 신속하고 정확하게 수행하기 위하여 정보화기기, 영상정보처리기기, 전자감지기 등 장비를 활용할 수 있음</td></tr>
<tr><td>신고 의무 및 조치 등
(제12조의2)
(15서울 · 대전 · 대구)</td><td>▪ 다음의 어느 하나에 해당하는 사람은 해당 검역관리지역 또는 중점검역관리지역을 출발한 후 검역감염병의 최대 잠복기간이 경과하지 아니한 경우 그 사실을 보건복지부령으로 정하는 바에 따라 검역소장에게 건강 상태 등을 신고하여야 함
• 검역관리지역에 체류하거나 그 지역을 경유하여 국내에 입국하는 사람 중 검역감염병을 의심할 수 있는 증상이 있는 사람
• 중점검역관리지역에 체류하거나 그 지역을 경유하여 국내에 입국하는 사람
▪ 질병관리청장은 검역감염병의 의심자나 중점검역관리지역의 체류 경유하여 국내에 입국하는 사람에 해당하는 사람의 건강 상태 등을 신고할 수 있도록 공항, 항만 및 육로의 입</td></tr>
</table>

<table>
<tr><th colspan="2">검역조사</th></tr>
<tr><td>신고 의무 및 조치 등
(제12조의2)
(계속)</td><td>국장 등 보건복지부령으로 정하는 장소에 해외감염병신고센터를 설치(검역소장에게 위임)하여야 함
▪ 검역소장은 검역감염병의 전파가 우려될 경우에는 위 박스에 해당되어 신고하는 사람에게 다음의 조치를 할 수 있음
• 여행지역과 시기에 관한 정보의 요구
• 검역감염병 관련 건강 상태에 관한 정보의 요구
• 예방접종을 증명할 수 있는 서류의 요구
• 검역감염병의 감염 여부를 파악하기 위한 검사 또는 검진
• 그 밖에 검역감염병의 전파를 방지하기 위하여 필요한 조치로서 보건복지부령으로 정하는 조치
▪ 검역감염병이 국내에서 발생하여 외국으로 전파될 위험이 있는 경우, 외국으로 나가는 사람 중 검역감염병을 의심할 수 있는 증상이 있는 사람은 해외감염병신고센터에 건강 상태 등을 신고하여야 함. 이 경우, 검역소장은 건강 상태 등을 신고한 자에 대하여 상기 내용의 조치를 실시할 수 있음</td></tr>
<tr><td>항공기 검역조사
(제12조의3)
(22경기)</td><td>▪ 항공기 검역조사를 받으려는 운송수단의 장은 보건복지부령으로 정하는 바에 따라 검역조사에 필요한 서류를 검역소장에게 제출하여야 함
▪ 검역소장은 제출한 서류를 심사하여 검역감염병이 국내에 전파될 우려가 없다고 판단한 경우에는 서류 심사로 검역조사를 할 수 있음. 다만, 검역감염병의 전파 위험이 큰 경우 등 보건복지부령으로 정하는 경우에는 탑승하여 검역조사를 하여야 함</td></tr>
<tr><td>선박 검역조사
(제12조의4)
(22경기, 20부산, 19충북, 17충남)</td><td>▪ 선박 검역조사를 받으려는 운송수단의 장은 보건복지부령으로 정하는 바에 따라 검역조사에 필요한 서류를 검역소장에게 제출하여야 함. 이 경우 운송수단의 장은 검역 장소에 도착하여 선박에 노란색 기(旗)를 달거나 노란색 전조등을 켜는 등 검역 표시를 하여야 함
▪ 검역소장은 제출한 서류를 심사하여 검역감염병이 국내에 전파될 우려가 없다고 판단한 경우에는 서류 심사로 검역조사를 할 수 있음. 다만, 검역감염병의 전파 위험이 큰 경우 등 보건복지부령으로 정하는 경우에는 승선하여 검역조사를 하여야 함
▪ 검역소장은 제출한 서류의 사실 확인 및 보건위생관리를 위하여 보건복지부령으로 정하는 바에 따라 대상 선박을 선정하여 검역조사 이후에 보건위생조사를 실시할 수 있음</td></tr>
<tr><td>육로 검역조사
(제12조의5)
(22경기)</td><td>▪ 육로를 통하여 들어오는 출입국자 및 운송수단은 보건복지부령으로 정하는 바에 따라 검역조사를 받아야 함
▪ 질병관리청장은 육로를 통하여 들어오는 출입국자 및 운송수단 에 대하여 통일부장관이 「남북교류협력에 관한 법률」에 따라 협의를 요청할 때에는 보건복지부령으로 정하는 바에 따라 검역통보 절차의 일부를 생략할 수 있음</td></tr>
</table>

검역 전의 승선·탑승		
검역 전의 승선 · 탑승 (제13조) (18대구)	▪ 검역조사를 받아야 할 운송수단에 검역조사가 완료되어 검역증이 발급되기 전에는 검역공무원이 아닌 사람은 승선하거나 탑승할 수 없음. 다만, 미리 보건복지부령으로 정하는 바에 따라 검역소장의 허가를 받은 경우에는 그러하지 아니함 ▪ 검역소장의 허가를 받지 아니하고 승선하거나 탑승한 사람은 검역조사를 받아야 하며, 검역소장의 허가를 받아 승선하거나 탑승한 사람이 검역감염병 증상이 있거나 검역감염병 환자등과 접촉한 경우 즉시 검역소장에게 신고를 하여야 함 ▪ 검역소장은 신고를 받은 경우 신고한 자에 대해 즉시 검역조사를 실시하여야 함	**검역 전 승선 · 탑승의 허가 등**(시행규칙 제7조) (18대구) ▪ 검역증이 발급되기 전에 도선(導船) 등 부득이한 사유로 승선 · 탑승하기 위하여 검역소장의 허가를 받으려는 사람은 검역 전 승선 · 탑승 허가 신청서를 검역소장에게 제출하여야 함 ▪ 다음의 경우에는 검역소장의 허가를 받은 것으로 봄 • 긴급한 위기 · 위난으로부터 구조하기 위한 경우 • 범죄의 예방 · 수사 또는 피의자의 체포에 관한 업무를 수행하는 경우

검역조치 (제15조)	▪ 질병관리청장은 검역감염병 유입과 전파를 차단하기 위하여 검역감염병에 감염되었거나 감염된 것으로 의심되는 사람, 검역감염병 병원체에 오염되었거나 오염된 것으로 의심되거나 감염병 매개체가 서식하는 것으로 의심되는 운송수단이나 화물에 대하여 다음의 전부 또는 일부의 조치를 할 수 있음 • 검역감염병 환자등을 감시하거나 격리시키는 것(검역소장 위임) • 검역감염병 접촉자 또는 보건복지부령으로 정하는 검역감염병 위험요인에 노출된 사람을 감시하거나 격리시키는 것(검역소장 위임) • 검역감염병 병원체에 오염되었거나 오염된 것으로 의심되는 화물을 소독 또는 폐기하거나 옮기지 못하게 하는 것(검역소장 위임) • 검역감염병 병원체에 오염되었거나 오염된 것으로 의심되는 곳을 소독하거나 사용을 금지 또는 제한하는 것(검역소장 위임) • 검역감염병 병원체 오염 여부를 확인할 필요가 있다고 인정되는 운송수단 및 화물을 검사하는 것(질병대응센터장 위임) • 감염병 매개체가 서식하거나 서식하는 것으로 의심되는 운송수단과 화물을 소독하고 감염병 매개체를 없애도록 운송수단의 장이나 화물의 소유자 또는 관리자에게 명하는 것(검역소장 위임) • 검역감염병의 감염 여부를 확인할 필요가 있다고 인정되는 사람을 진찰하거나(검역소장 위임) • 검역감염병의 감염 여부를 확인할 필요가 있다고 인정되는 사람을 검사하는 것(질병대응센터장 위임)

검역조치 (제15조) (계속)	• 검역감염병의 예방이 필요한 사람에게 예방접종을 하는 것(검역소장 위임) ▪ 질병관리청장이 적절한 조치를 시행할 수 없는 경우에는 운송수단의 장에게 그 이유를 알리고 회항 또는 지정하는 장소로 이동할 것을 지시(검역소장 위임)할 수 있음. 이 경우 해당 운송수단의 장은 그 지시에 따라야 함

검역감염병 환자 격리

검역감염병 환자등의 격리 (제16조) (21서울, 15충북)	▪ 질병관리청장은 검역감염병 환자등을 감시하거나 격리시키는 것에 따라 검역감염병 환자등을 다음의 어느 하나에 해당하는 시설에 격리함(검역소장 위임). 다만, 사람 간 전파가능성이 낮은 경우 등 질병관리청장이 정하는 경우는 격리 대상에서 제외할 수 있음 • 검역소에서 관리하는 격리시설로서 질병관리청장이 지정한 시설 • 「감염병의 예방 및 관리에 관한 법률」에 따른 감염병관리기관, 격리소 · 요양소 또는 진료소 • 자가(自家) • 「감염병의 예방 및 관리에 관한 법률」에 따른 감염병전문병원 • 국내에 거주지가 없는 경우 질병관리청장이 지정하는 시설 또는 장소 ▪ 질병관리청장은 검역감염병 환자등이 많이 발생하여 격리시설이나 감염병관리기관 등이 부족한 경우에는 보건복지부령으로 정하는 바에 따라 임시 격리시설을 설치 · 운영(질병대응센터장 위임)할 수 있음 ▪ 질병관리청장은 격리조치(이송 포함)를 할 때에 필요하면 특별시장 · 광역시장 · 특별자치시장 · 도지사 · 특별자치도지사(이하 "시 · 도지사") 또는 시장 · 군수 · 구청장(자치구의 구청장)에게 협조를 요청할 수 있음(검역소장 위임) ▪ 검역감염병 환자등의 격리 기간은 검역감염병 환자등의 감염력이 없어질 때까지로 하고, 격리 기간이 지나면 즉시 해제하여야 함 ▪ 격리 기간 동안 격리된 사람은 검역소장의 허가를 받지 아니하고는 다른 사람과 접촉할 수 없음 ▪ 검역소장은 검역감염병 환자등을 격리하였을 때에는 보건복지부령으로 정하는 바에 따라 격리 사실을 격리 대상자 및 격리 대상자의 가족, 보호자 또는 격리 대상자가 지정한 사람에게 알려야 함
임시 격리시설의 설치 · 운영 (시행규칙 제14조)	▪ 질병대응센터장은 다음의 시설에 임시 격리시설을 설치 · 운영할 수 있음 • 검역소 내의 별도로 구획된 시설 • 검역감염병 환자등이 발생한 운송수단 • 국제공항 및 국제여객터미널 등 검역구역 내에 관계 행정기관의 장과 협의하여 지정하는 시설 • 간이 진료시설 설치와 격리가 가능한 숙박시설로서 관계 행정기관의 장 및 특별시장 · 광역시장 · 특별자치시장 · 도지사 · 특별자치도지사 또는 시장 · 군수 · 구청장(자치구의 구청장을 말한다) 등과 협의하여 지정하는 시설

검역감염병 접촉자

구분	내용	검역감염병의 최대 잠복기간 (시행규칙 제14조의3) (22전북, 21경북, 20울산, 19강원 · 대구)
검역감염병 접촉자에 대한 감시 등 (제17조) (22경북, 21경북, 20울산, 19강원 · 충남)	▪ 질병관리청장은 검역감염병 접촉자 또는 검역감염병 위험요인에 노출된 사람이 입국 후 거주하거나 체류하는 지역의 **특별자치도지사 · 시장 · 군수 · 구청장**에게 **건강 상태를 감시**하거나 **격리시킬 것을 요청**할 수 있음 **(검역소장 위임)** ▪ **특별자치도지사 · 시장 · 군수 · 구청장**은 감시하는 동안 검역감염병 접촉자 또는 검역감염병 위험요인에 노출된 사람이 검역감염병 환자등으로 확인된 경우에는 지체 없이 격리 등 필요한 조치를 하고 즉시 그 사실을 **질병관리청장에게 보고**하여야 함 ▪ **감시 또는 격리 기간**은 보건복지부령으로 정하는 **해당 검역감염병의 최대 잠복기간을 초과할 수 없음**	▪ 콜레라: 5일 • 페스트: 6일 ▪ 황열: 6일 ▪ 중증 급성호흡기 증후군(SARS): 10일 ▪ 동물인플루엔자 인체감염증: 10일 ▪ 중동 호흡기 증후군(MERS): 14일 ▪ 에볼라바이러스병: 21일 ▪ 신종인플루엔자 및 질병관리청장이 긴급검역조치가 필요하다고 인정하는 검역감염병: **검역전문위원회에서 정하는 최대 잠복기간**

구분	내용
출입국의 금지 또는 정지 요청 (제24조) (16대구)	▪ **질병관리청장**은 공중보건상 큰 위해를 끼칠 염려가 있다고 인정되는 다음에 해당하는 사람에 대하여는 **법무부장관**에게 출국 또는 입국의 금지 또는 정지를 요청할 수 있음. 다만, **입국의 금지 또는 정지의 요청은 외국인의 경우에만 해당함** • 검역감염병 **환자등** • 검역감염병 **접촉자** • 검역감염병 **위험요인에 노출된 사람** • 검역관리지역등에서 입국하거나 이 지역을 경유하여 입국하는 사람

시체 등의 반입

구분	내용	
시체 등의 반입 및 조사 (제25조)	▪ 국내로 시체를 반입하려는 자는 검역감염병으로 인한 사망 여부를 확인하기 위하여 보건복지부령으로 정하는 바에 따라 필요한 서류를 제출하거나 제시하여야 함 ▪ 검역소장은 검역감염병으로 죽은 사람의 시체, 유골 및 유물로서, 방부처리(防腐處理) 후 불침투성(不浸透性) 관(棺)에 밀봉되어 있지 아니하거나 화장조치(火葬措置)가 되어 있지 아니한 것에 대하여는 국내 반입을 허용하지 아니함	
	시체 반입에 필요한 서류 (시행규칙 제19조)	시체를 반입하려는 자는 다음의 서류를 검역소장에게 제출하여야 함 ▪ 사망진단서 또는 시체검안서 ▪ 방부처리 증명서류(검역감염병으로 사망한 경우만 해당) ▪ **항공화물운송장 사본** 또는 **선하증권(船荷證券) 사본** ▪ 그 밖에 검역소장이 검역감염병으로 인한 사망 여부를 확인하기 위하여 제출을 요구하는 서류

선박위생 증명서의 발급 등 (제27조)	▪ 검역소장은 선장 또는 선박의 소유자가 선박위생 증명서 발급을 신청하면 그 선박에 대하여 검역감염병 병원체의 오염 여부와 감염병 매개체 유무 등에 관한 조사를 하고, 그 결과 해당 선박에 검역감염병 병원체의 오염 의심이 없고 감염병 매개체가 서식하지 아니한 경우에는 6개월간 유효한 선박위생관리 면제증명서를 내줌 ▪ 검역소장은 조사 결과 해당 선박에 검역감염병 병원체의 오염이 의심되거나 감염병 매개체의 서식이 의심되면 보건복지부령으로 정하는 자격이 있는 자에게 소독을 하게 하거나 감염병 매개체를 없애도록 한 후 6개월간 유효한 선박위생관리 증명서를 내줌 ▪ 검역소장은 조치명령을 받아 소독하거나 감염병 매개체를 없앤 선장 또는 선박의 소유자가 명령 이행에 대한 증명서 발급을 신청하면 6개월간 유효한 선박위생관리 증명서를 내줌 ▪ 검역소장은 선박이 선적지(船籍地)로 돌아가거나 검역조사 및 검역조치를 이행할 수 없는 특별한 사유가 있는 경우에는 선박위생관리 면제증명서 및 선박위생관리 증명서의 유효기간을 1개월의 범위에서 연장할 수 있음
국제공인예방접종 (제28조의2) (22경기 · 광주)	▪ 질병관리청장은 외국으로 나가는 사람의 요청이 있을 경우에는 검역감염병의 예방접종을 실시(검역소장 위임)하고 국제공인예방접종증명서를 내주어야 한다(검역소장 위임). ▪ 질병관리청장은 검역감염병의 예방접종 후 이상반응에 대비하여 관련 응급처치 비상품을 구비(검역소장 위임)하여야 함 ▪ 국제공인예방접종기관의 장은 검역감염병의 예방접종을 수행한 경우 예방접종증명서를 발급하여야 하며, 검역소장은 예방접종증명서의 사실을 확인한 후 국제공인예방접종증명서를 발급함
검역구역의 보건위생관리 (제29조)	▪ 질병관리청장은 검역감염병이나 검역감염병 외의 감염병이 유행하거나 유행할 우려가 있다고 인정하면 보건복지부령으로 정하는 바에 따라 검역구역 내 운송수단, 시설, 건물, 물품 및 그 밖의 장소와 그 관계인에 대하여 보건위생관리에 필요한 다음의 조치를 하거나 필요한 지시를 할 수 있음 • 검역감염병 및 검역감염병 외의 감염병에 관한 역학조사(검역소장 위임) • 살충 · 살균을 위한 소독과 감염병 매개체를 없애는 일(검역소장 위임) • 검역감염병 보균자 및 검역감염병 외의 감염병 보균자 색출 검사(질병대응센터장 위임)와 예방접종(검역소장 위임) • 운송수단에 실리는 식재료, 식품 및 식수검사(질병대응센터장 위임) • 어패류와 식품을 다루는 사람에 대한 위생지도와 교육 · 홍보(검역소장 위임) • 검역구역 안의 감염병 매개체의 서식 분포 등에 대한 조사(질병대응센터장 위임) • 선박의 균형을 유지하기 위하여 선박에 실은 물에 대한 조사(질병대응센터장 위임) • 그 밖에 질병관리청장이 검역감염병 및 검역감염병 외의 감염병을 예방하기 위하여 필요하다고 인정하는 사항(검역소장 위임)

승객예약자료

<table>
<tr><td rowspan="2">승객예약자료의 요청
(제29조의4)</td><td colspan="2">▪ 질병관리청장은 다음의 업무를 수행하기 위하여 필요한 경우에는 운송수단의 장에게 운송수단의 장이 보유하고 있는 승객예약자료를 정보통신망을 통하여 열람할 수 있도록 하거나 지체 없이 문서(전자문서 포함)로 제출할 것을 요청할 수 있음
• 검역감염병 발생국가에서 입국하거나 검역감염병 발생국가를 경유하여 입국한 것으로 의심되는 사람에 대한 검역업무
• 검역감염병에 감염되었거나 감염되었을 것으로 우려되는 사람이 출국 또는 입국하는 경우의 검역업무
• 검역조사 업무
• 검역감염병의 전파가 우려될 경우에 신고하는 사람에 대한 조치 업무
▪ 열람하거나 제출받을 수 있는 자료의 범위는 다음으로 한정함
• 성명, 국적, 생년월일, 여권번호 및 예약번호
• 주소 및 전화번호
• 운송수단의 편명, 입항일시
• 예약 및 탑승수속 시점
• 탑승권 번호 · 좌석번호 · 발권일 · 발권장소
• 여행경로 및 여행사
• 가족, 단체여행객 등 동반탑승자 및 동반탑승자의 좌석번호
• 수하물에 관한 자료
▪ 제공받은 승객예약자료의 보관방법, 보존기한, 파기 등에 관하여 필요한 사항은 대통령령으로 정함</td></tr>
<tr><td>승객예약자료의 관리
(시행령 제5조)</td><td>▪ 질병관리청장은 제출받은 승객예약자료를 그 제출받은 날부터 2개월 동안 보관해야 함
▪ 질병관리청장은 승객예약자료의 보존기한이 지났을 때에는 보존기한이 지난 날부터 7일 이내에 다음의 구분에 따라 해당 승객예약자료를 삭제하거나 파기해야 함
• 전자문서로 되어 있는 승객예약자료: 복구 또는 재생이 불가능한 방법으로 영구 삭제할 것
• 전자문서로 되어 있는 것을 제외한 승객예약자료: 파쇄 또는 소각의 방법으로 파기할 것</td></tr>
</table>

검역소

<table>
<tr><td>검역소의 설치
(제29조의7)</td><td>▪ 검역감염병이 국내외로 전파되는 것을 방지하고 국민의 건강을 안전하게 보호하기 위하여 공항, 항만, 철도역 및 국경에 국립검역소를 설치하여 운영함
▪ 질병관리청장은 대통령령으로 정하는 기준에 따라 권역별 거점검역소를 운영할 수 있음</td></tr>
</table>

<table>
<tr><th colspan="3">검역소</th></tr>
<tr><td rowspan="2">검역소의 기능 및 업무
(제29조의8)</td><td colspan="2">검역소는 다음의 기능 및 업무를 수행
▪ 검역감염병의 국내유입 및 국외전파를 방지하기 위한 검역
▪ 입국자 중 감염병 증상이 있는 자의 역학조사
▪ 검역감염병 환자등 및 검역감염병 접촉자의 격리, 진단검사
▪ 검역구역의 보건위생관리
▪ 검역감염병의 예방교육 및 홍보
▪ 그 밖에 검역과 관련하여 보건복지부령으로 정하는 업무</td></tr>
<tr><td>검역소의 업무
(시행규칙 제25조의5)</td><td>보건복지부령으로 정하는 업무
▪ 검역 통계 및 검역 정보의 관리
▪ 검역소 내 격리에 필요한 시설의 운영
▪ 검역 업무 관계 기관과의 대내외 협력</td></tr>
</table>

<table>
<tr><th colspan="3">검역공무원</th></tr>
<tr><td>검역공무원
(제30조)
(16울산)</td><td>▪ 이 법에 규정한 직무를 수행하기 위하여 검역소에 검역소장, 검역관 및 그 밖의 공무원(이하 "검역공무원"이라 함)을 둠
▪ 질병관리청장은 검역공무원에 대하여 정기적으로 업무수행에 관한 교육 · 훈련을 실시하여야 함
▪ 검역공무원의 자격 등에 관하여 필요한 사항은 보건복지부령으로 정함</td><td>검역공무원의 자격 등
(시행규칙 제26조)
(16울산)
▪ 검역관은 의무직 · 보건직 · 약무직 · 간호직 또는 의료기술직 공무원으로서 질병관리청장이 정한 검역 관련 전문교육을 이수한 사람이어야 함
▪ 그 밖의 공무원 중 검역관의 업무를 지원 또는 보조하는 공무원은 검역소장이 실시하는 검역 관련 기본교육을 이수한 사람이어야 함</td></tr>
<tr><td>검역공무원의 권한
(제31조)</td><td colspan="2">▪ 검역공무원은 이 법에 규정된 직무를 수행하기 위하여 검역 대상이 되는 운송수단과 그 밖에 필요한 장소에 출입할 수 있으며, 운송수단의 운행과 관련된 서류나 시설 · 장비 등을 검사 · 조사할 수 있음</td></tr>
</table>

청문 (제34조의2)	질병관리청장은 국제공인예방접종지정기관의 지정을 취소하려는 경우에는 청문을 하여야 함
권한의 위임 (시행령 제7조)	▪ 질병관리청장은 법 제37조에 따라 다음의 권한을 질병대응센터장에게 위임함 • 검역감염병 병원체 오염 여부를 확인할 필요가 있다고 인정되는 운송수단 및 화물을 검사하는 것 • 검역감염병의 감염 여부를 확인할 필요가 있다고 인정되는 사람을 검사 • 임시 격리시설의 설치 · 운영

권한의 위임 (시행령 제7조) (계속)	• 보균자 색출 검사, 식재료 · 식품 및 식수검사, 조사, 협조의 요청 • 수수료의 징수(질병대응센터장에게 위임된 사무에 대한 수수료의 징수로 한정한다) ▪ 질병관리청장은 다음의 권한을 **검역소장**에게 위임함 • 해외감염병신고센터의 설치 • 검역조치, 검역감염병의 감염 여부를 확인할 필요가 있다고 인정되는 사람을 진찰, 예방접종 및 협조의 요청 • 회항 또는 이동 지시 • 격리조치(이송 포함) 및 협조의 요청 • 건강 상태 감시 또는 격리의 요청 • 승객, 승무원, 도보출입자, 운송수단 및 화물에 대한 이동금지 등의 조치 • 검역감염병 예방접종의 실시 및 국제공인예방접종증명서의 발급, 응급처치 비상품의 구비 • 보건위생관리 조치 • 수수료의 징수(검역소장에게 위임된 사무에 대한 수수료의 징수로 한정한다)
비밀누설 금지 (제38조)	검역조사 등 검역 관련 업무에 종사하거나 종사하였던 사람은 **검역조사, 항공기 검역조사, 선박 검역조사, 육로에서의 검역조사, 검역정보시스템의 구축 · 운영, 승객예약자료 제공 요청 및 협조 요청 등**에서 업무상 알게 된 비밀을 다른 사람에게 누설하여서는 아니 됨 → 위반 시 1년 이하의 징역 또는 1천만원 이하의 벌금

Part 07

후천성면역결핍증 예방법
(약칭: 에이즈예방법)

| 의료기술직 | 방역직 |

Part 07

후천성면역결핍증 예방법 (약칭: 에이즈예방법)

에이즈예방법[시행 2020. 09. 12.], 시행령[시행 2020. 09. 12.], 시행규칙[시행 2020. 09. 12.]

목적(제1조) (18울산)

- 후천성면역결핍증의 예방 · 관리
- 감염인의 보호 · 지원에 필요한 사항을 정함
- 국민건강의 보호에 이바지함

정의(제2조) (17광주)

구분		내용
감염인		인체면역결핍바이러스에 감염된 사람
후천성면역결핍증환자		감염인 중 대통령령으로 정하는 후천성면역결핍증 특유의 임상증상이 나타난 사람
	임상증상 (시행령 제2조)	세포면역기능에 결함이 있고, 주폐포자충폐렴(住肺胞子蟲肺炎), 결핵 등의 기회감염 또는 기회질환이 있는 경우를 말함

구분	내용
국가 · 지방자치단체 및 국민의 의무 (제3조) (21부산)	▪ 국가와 지방자치단체는 후천성면역결핍증의 예방 · 관리와 감염인의 보호 · 지원을 위한 대책을 수립 · 시행하고 감염인에 대한 차별 및 편견의 방지와 후천성면역결핍증의 예방을 위한 교육과 홍보를 하여야 함 ▪ 국가와 지방자치단체는 국제사회와 협력하여 후천성면역결핍증의 예방과 치료를 위한 활동에 이바지하여야 함 ▪ 국민은 후천성면역결핍증에 관한 올바른 지식을 가지고 예방을 위한 주의를 하여야 하며, 국가나 지방자치단체가 이 법에 따라 하는 조치에 적극 협력하여야 함 ▪ 국가 · 지방자치단체 및 국민은 감염인의 인간으로서의 존엄과 가치를 존중하고 그 기본적 권리를 보호하며, 이 법에서 정한 사항 외의 불이익을 주거나 차별대우를 하여서는 아니 됨 ▪ 사용자는 근로자가 감염인이라는 이유로 근로관계에 있어서 법률에서 정한 사항 외의 불이익을 주거나 차별대우를 하여서는 아니 됨
의사 또는 의료기관 등의 신고 (제5조) (22충북, 21서울 · 전남 · 부산, 20경북)	▪ 감염인을 진단하거나 감염인의 사체를 검안한 의사 또는 의료기관은 보건복지부령으로 정하는 바에 따라 24시간 이내에 진단 · 검안 사실을 관할 보건소장에게 신고하고, 감염인과 그 배우자(사실혼 관계에 있는 사람을 포함) 및 성 접촉자에게 후천성면역결핍증의 전파 방지에 필요한 사항을 알리고 이를 준수하도록 지도하여야 함. 이 경우 가능하면 감염인의 의사를 참고하여야 함 ▪ 학술연구 혈액 및 혈액제제에 대한 검사에 의하여 감염인을 발견한 사람이나 해당 연구 또는 검사를 한 기관의 장은 보건복지부령으로 정하는 바에 따라 24시간 이내에 질병관리청장에게 신고하여야 함

의사 또는 의료기관 등의 신고 (제5조) (계속)	▪ 감염인이 사망한 경우 이를 처리한 의사 또는 의료기관은 보건복지부령으로 정하는 바에 따라 24시간 이내에 관할 보건소장에게 신고하여야 함 ▪ 신고를 받은 보건소장은 특별자치시장 · 특별자치도지사 · 시장 · 군수 또는 구청장(자치구의 구청장)에게 이를 보고하여야 하고, 보고를 받은 특별자치시장 · 특별자치도지사는 질병관리청장에게, 시장 · 군수 · 구청장은 특별시장 · 광역시장 또는 도지사를 거쳐 질병관리청장에게 이를 보고하여야 함
비밀 누설 금지 (제7조)	다음의 어느 하나에 해당하는 사람은 이 법 또는 이 법에 따른 명령이나 다른 법령에서 정하고 있는 경우 또는 본인의 동의가 있는 경우를 제외하고는 재직 중에는 물론 퇴직 후에도 감염인에 대하여 업무상 알게 된 비밀을 누설하여서는 아니 됨 ▪ 국가 또는 지방자치단체에서 후천성면역결핍증의 예방 · 관리와 감염인의 보호 · 지원에 관한 사무에 종사하는 사람 ▪ 감염인의 진단 · 검안 · 진료 및 간호에 참여한 사람 ▪ 감염인에 관한 기록을 유지 · 관리하는 사람

검진

검진 (제8조) (21충북, 20서울 · 강원, 19광주 · 전남)	▪ 질병관리청장, 특별시장 · 광역시장 · 특별자치시장 · 도지사 또는 특별자치도지사(이하 "시 · 도지사"), 시장 · 군수 · 구청장은 공중과 접촉이 많은 업소에 종사하는 사람으로서 검진 대상이 되는 사람에 대하여 후천성면역결핍증에 관한 정기검진 또는 수시검진을 하여야 함	
	정기검진 (시행령 제11조)	정기검진은 6개월 간격으로 1년에 2회 실시함
	▪ 질병관리청장, 시 · 도지사, 시장 · 군수 · 구청장은 후천성면역결핍증에 감염되었다고 판단되는 충분한 사유가 있는 사람 또는 후천성면역결핍증에 감염되기 쉬운 환경에 있는 사람으로서 다음의 어느 하나에 해당하는 사람에 대하여 후천성면역결핍증에 관한 검진을 할 수 있음 • 감염인의 배우자 및 성 접촉자 • 그 밖에 후천성면역결핍증의 예방을 위하여 검진이 필요하다고 질병관리청장이 인정하는 사람	
	검진통지 (시행령 제12조)	질병관리청장이나 특별시장 · 광역시장 · 특별자치시장 · 도지사 또는 특별자치도지사(이하 "시 · 도지사"라 한다) 또는 시장 · 군수 · 구청장(자치구의 구청장)이 수시검진을 실시할 때와 후천성면역결핍증에 관한 검진을 실시할 때에는 검진대상자에게 검진받을 것을 검진기일 5일전까지 통지하여야 함
	▪ 해외에서 입국하는 외국인 중 대통령령으로 정하는 장기체류자는 입국 전 1개월 이내에 발급받은 후천성면역결핍증 음성확인서를 질병관리청장에게 보여주어야 함. 이를 보여주지 못하는 경우에는 입국 후 72시간 이내에 검진을 받아야 함	

<table>
<tr><th colspan="3">검진</th></tr>
<tr><td rowspan="4">검진
(제8조)
(계속)</td><td>검진대상자
(시행령 제10조)</td><td>▪ "대통령령으로 정하는 장기체류자"란 「출입국관리법」에 따른 재난상륙허가의 대상자로서 질병관리청장이 후천성면역결핍증의 예방을 위하여 필요하다고 인정하는 사람을 말함. 다만, 배우자를 동반하는 사람은 제외함
▪ 후천성면역결핍증 음성확인서는 각국의 공공검사기관이나 의료기관에서 영문으로 발급한 것이어야 함</td></tr>
<tr><td>관계부처의 협조
(시행령 제10조의2)</td><td>외국인의 입국시 검사음성확인서의 소지여부확인과 미소지자에 대한 검진의 원활한 수행을 위하여 법무부장관은 다음에서 정하는 바에 따라 협조하여야 함
▪ 외국인에 대하여 입국사증 발급의 결정을 통보할 때에는 검사음성확인서를 소지하고 입국하여야 하고 검사음성확인서를 소지하지 아니하고 입국하는 경우에는 입국후 72시간이내에 검진을 받아야 함을 고지함
▪ 외국인에 대하여 입국심사를 할 때, 거류신고를 접수할 때, 체류자격을 변경할 때 또는 상륙허가를 할 때에 검사음성확인서의 소지여부를 확인하고, 이를 소지하지 아니한 자가 있을 경우에는 미소지자의 국적 · 성명 · 연령 · 성별 · 체류지등을 체류지 관할보건소장에게 통지함. 다만, 재난상륙허가대상자의 경우에는 관할검역소장에게 통지함</td></tr>
<tr><td colspan="2">▪ 후천성면역결핍증에 관한 검진을 하는 자는 검진 전에 검진 대상자에게 이름 · 주민등록번호 · 주소 등을 밝히지 아니하거나 가명을 사용하여 검진(이하 "익명검진"이라 함)할 수 있다는 사실을 알려 주어야 하고, 익명검진을 신청하는 경우에도 검진을 하여야 함</td></tr>
<tr><td>검진절차 및 신고 등
(시행규칙 제7조)</td><td>▪ 검진을 목적으로 혈액검사를 실시하는 기관(이하 "검사기관")은 후천성면역결핍증 검사대장 또는 후천성면역결핍증 익명검사대장 및 검사결과(전자문서 포함)를 작성 · 보관하여야 함
▪ 검사기관은 검사 결과 감염이 의심되는 검사물을 발견한 때에는 다음의 어느 하나에 해당하는 자(이하 "확인검사기관의 장")에게 검사를 의뢰하여 확인검사를 받아야 함
• 질병관리청장
• 보건환경연구원의 장
• 질병관리청장이 지정 · 고시하는 확인검사기관의 장
▪ 익명검진을 실시한 자는 검진결과 감염인으로 밝혀진 자가 있는 경우 밝혀진 때부터 24시간 이내에 다음의 사항을 보건소장에게 신고해야 함. 이 경우 감염인의 정보는 익명으로 관리해야 함
• 감염인의 성별
• 확인진단일</td></tr>
</table>

검진

<table>
<tr><td rowspan="2">검진
(제8조)
(계속)</td><td>검진절차 및 신고 등
(시행규칙 제7조)
(계속)</td><td>• 검사물번호
• 검진의사의 성명과 검진기관의 주소 및 명칭
▪ 신고를 받은 보건소장은 특별자치도지사 · 시장 · 군수 또는 구청장에게 이를 보고하여야 하고, 보고를 받은 특별자치도지사는 질병관리청장에게, 시장 · 군수 · 구청장은 특별시장 · 광역시장 또는 도지사를 경유하여 질병관리청장에게 이를 보고하여야 함</td></tr>
<tr><td colspan="2">▪ 검진을 하는 자는 검진 결과 감염인으로 밝혀진 사람이 있는 경우에는 보건복지부령으로 정하는 바에 따라 관할 보건소장에게 신고하여야 함. 이 경우 감염인의 정보는 익명으로 관리하여야 함</td></tr>
</table>

성매개감염병 및 후천성면역결핍증 건강진단 대상자와 건강진단 항목 및 횟수

<table>
<tr><th rowspan="2">성매개감염병 및 후천성면역결핍증
건강진단 대상자</th><th colspan="3">건강진단 항목 및 횟수</th></tr>
<tr><th>매독검사</th><th>HIV검사</th><th>그 밖의
성매개감염병 검사</th></tr>
<tr><td>1. 「청소년보호법 시행령」 제6조제2항제1호에 따른 영업소의 종업원</td><td>1회/6개월</td><td>1회/6개월</td><td>1회/6개월</td></tr>
<tr><td>2. 「식품위생법 시행령」 제22조제1항에 따른 유흥접객원</td><td>1회/3개월</td><td>1회/6개월</td><td>1회/3개월</td></tr>
<tr><td>3. 「안마사에 관한 규칙」 제6조에 따른 안마시술소의 종업원</td><td>1회/3개월</td><td>1회/6개월</td><td>1회/3개월</td></tr>
<tr><td>4. 특별자치도지사 · 시장 · 군수 · 구청장이 불특정 다수를 대상으로 성매개감염병 및 후천성면역결핍증을 감염시킬 우려가 있는 행위를 한다고 인정하는 영업장에 종사하는 사람</td><td>1회/3개월</td><td>1회/6개월</td><td>1회/3개월</td></tr>
</table>

<table>
<tr><td>검진 결과의 통보
(제8조의2)
(21충북 · 충남 · 전남,
20서울 · 강원 · 광주)</td><td>▪ 후천성면역결핍증에 관한 검진을 한 자는 검진 대상자 본인 외의 사람에게 검진 결과를 통보할 수 없음. 다만, 검진 대상자가 군(軍), 교정시설 등 공동생활자인 경우에는 해당 기관의 장에게 통보하고, 미성년자, 심신미약자, 심신상실자인 경우에는 그 법정대리인에게 통보함
▪ 검진 결과 통보의 경우 감염인으로 판정을 받은 사람에게는 면접통보 등 검진 결과의 비밀이 유지될 수 있는 방법으로 하여야 함
▪ 사업주는 근로자에게 후천성면역결핍증에 관한 검진결과서를 제출하도록 요구할 수 없음</td></tr>
</table>

혈액·장기·조직 등의 검사

<table>
<tr><td>혈액 · 장기 · 조직 등의 검사
(제9조)
(15대구,
18서울 · 광주)</td><td>▪ 「혈액관리법」의 혈액원(血液院)과 혈액제제[혈액과 혈장(血漿) 포함]를 수입하는 자는 해당 혈액원에서 채혈된 혈액이나 수입 혈액제제에 대하여 보건복지부령으로 정하는 바에 따라 인체면역결핍바이러스의 감염 여부를 검사하여야 함. 다만, 인체면역결핍바이러스에 감염되어 있지 아니하다는 해당 제품 수출국가의 증명서류가 첨부되어 있는 수입 혈액제제로서 질병관리청장이 그 검사가 필요 없다고 인정하는 경우에는 그러하지 아니함</td></tr>
</table>

<table>
<tr><th colspan="3">혈액·장기·조직 등의 검사</th></tr>
<tr><td rowspan="3">혈액 · 장기 · 조직 등의 검사
(제9조)
(계속)</td><td colspan="2">▪ 의사 또는 의료기관은 다음의 어느 하나에 해당하는 행위를 하기 전에 보건복지부령으로 정하는 바에 따라 인체면역결핍바이러스의 감염 여부를 검사하여야 함
• 장기(인공장기 포함) · 조직의 이식
• 정액의 제공
• 그 밖에 인체면역결핍바이러스 감염의 위험이 있는 매개체의 사용
▪ 검사를 받지 아니하거나 검사를 한 결과 인체면역결핍바이러스에 감염된 것으로 나타난 혈액 · 수입 혈액제제 · 장기 · 조직 · 정액 · 매개체는 이를 유통 · 판매하거나 사용하여서는 아니 됨</td></tr>
<tr><td>혈액 · 장기 · 조직 등의 검사
(시행규칙 제8조)
(18서울)</td><td>▪ 혈액원은 채혈된 모든 혈액에 대하여, 의사 또는 의료기관은 장기 · 조직 및 정액 기타 매개체에 대하여 각각 후천성면역결핍증 감염여부를 검사하고 감염이 의심되는 혈액 · 장기 · 조직 · 정액 및 매개체에 대하여는 확인검사기관의 장에게 검사를 의뢰하여 확인검사를 받아야 함
▪ 수입혈액제제 또는 원료혈액제제를 수입하는 자가 서류를 첨부하지 아니하고 당해제품을 수입한 때에는 통관 이전에 식품의약품안전처장의 검사를 받아야 함</td></tr>
<tr><td>확인검사
(시행규칙 제9조)
(15대구)</td><td>확인검사기관의 장은 검사기관 또는 의료기관등으로부터 후천성면역결핍증 감염여부의 확인검사를 의뢰받은 때에는 지체없이 검사를 실시하고 검사결과를 의뢰기관에 통지하며, 감염 사실을 발견한 때에는 즉시 질병관리청장에게 보고하여야 함</td></tr>
</table>

역학조사 (제10조) (22경기)	질병관리청장, 시 · 도지사, 시장 · 군수 · 구청장은 감염인 및 감염이 의심되는 충분한 사유가 있는 사람에 대하여 후천성면역결핍증에 관한 검진이나 전파 경로의 파악 등을 위한 역학조사를 할 수 있음

<table>
<tr><th colspan="3">전문진료기관</th></tr>
<tr><td rowspan="2">전문진료기관 등의 설치
(제13조)</td><td colspan="2">▪ 질병관리청장은 후천성면역결핍증의 예방 · 관리와 그 감염인의 보호 · 지원 또는 치료를 위하여 필요한 전문진료기관 또는 연구기관을 설치 · 운영할 수 있음
▪ 전문진료기관 또는 연구기관의 설치 및 운영에 필요한 사항은 대통령령으로 정함</td></tr>
<tr><td>전문진료기관 등의 시설기준
(시행령 제13조)</td><td>▪ 연구기관은 후천성면역결핍증의 예방 · 관리 및 진료에 관한 연구를 수행할 수 있는 충분한 시설 · 능력을 갖추어야 함
▪ 전문진료기관의 시설은 병원의 시설기준에 적합한 시설을 갖추어야 함. 다만, 검진만을 하는 경우에는 그러하지 아니함</td></tr>
</table>

치료	
치료 권고 (제14조)	**질병관리청장, 시 · 도지사 또는 시장 · 군수 · 구청장**은 인체면역결핍바이러스의 전염을 방지하기 위하여 감염인 중 다른 사람에게 감염시킬 우려가 있는 사람 등 다음으로로 정하는 감염인에게 전문진료기관 또는 요양시설에서 **치료를 받거나 요양을 하도록 권고**할 수 있음 ▪ 검진 결과 감염인으로 판명된 사람으로서 **검진을 받아야 할 업소에 종사**하거나 종사할 가능성이 높은 감염인 ▪ **주의 능력과 주위 환경 등으로 보아 다른 사람에게 감염시킬 우려가 있다고 인정되는 감염인** ▪ **생계유지 능력이 없고, 다른 사람에 의하여 부양 또는 보호를 받고 있지 아니한 감염인**
치료 및 보호조치 등 (제15조) (11서울)	**질병관리청장, 시 · 도지사 또는 시장 · 군수 · 구청장**은 **치료 권고에 따르지 아니하는 감염인** 중 감염인의 주의 능력과 주위 환경 등으로 보아 다른 사람에게 감염시킬 우려가 높다고 인정되는 감염인에 대하여는 **치료 및 보호조치를 강제할 수 있음**

요양시설 등의 설치 · 운영 (제16조) (11서울)	▪ **질병관리청장 또는 시 · 도지사**는 감염인의 요양 및 치료 등을 위한 요양시설과 감염인에 대한 정보 제공, 상담 및 자활 등을 위한 시설(이하 "쉼터")을 설치 · 운영할 수 있음 ▪ 요양시설 및 쉼터의 설치 · 운영에 필요한 사항은 **보건복지부령**으로 정함
예방치료기술의 확보 등 (제17조의2) (21부산, 11서울)	▪ **질병관리청장**은 **후천성면역결핍증의 예방과 치료를 위한 의약품 및 기술을 확보**하기 위하여 노력하여야 함 ▪ **질병관리청장**은 의약품 및 기술 확보를 위한 연구 사업을 지원할 수 있음
취업의 제한 (제18조) (11서울)	▪ 감염인은 공중과 접촉이 많은 업소의 종사자가 **정기검진을 받아야 하는 업소에 종사할 수 없음** ▪ 업소를 경영하는 자는 감염인 또는 검진을 받지 아니한 사람을 그 업소에 종사하게 하여서는 아니 됨 → 위반 시 3년 이하의 징역 또는 3천만원 이하의 벌금

생활보호		
부양가족의 보호 (제20조)	**특별자치시장 · 특별자치도지사 · 시장 · 군수 또는 구청장**은 감염인 중 그 부양가족의 생계유지가 곤란하다고 인정할 때에는 **대통령령**으로 정하는 바에 따라 그 부양가족의 생활보호에 필요한 조치를 하여야 함	
	감염인이 속한 가구의 생활보장 (시행령 제24조)	특별자치시장 · 특별자치도지사 · 시장 · 군수 또는 구청장(「국민기초생활 보장법」의 교육급여의 경우에는 특별시 · 광역시 · 특별자치시 · 도 · 특별자치도의 교육감을 말한다)은 감염인이 속한 가구의 소득인정액이 「국민기초생활 보장법」에 따른 기준 **중위소득의 100분의 50 이하**인 경우에는 감염인과 그 부양가족을 부양을 받을 수 없는 것으로 보건복지부장관이 정하는 경우에 해당하는 경우로 보아 국민기초생활급여를 실시하여야 함

<table>
<tr><th colspan="3">비용부담</th></tr>
<tr><td rowspan="2">비용 부담
(제22조)
(18전남)</td><td colspan="2">다음의 어느 하나에 해당하는 비용은 대통령령으로 정하는 바에 따라 국가 또는 지방자치단체가 부담하거나 그 전부 또는 일부를 보조함
▪ 검진 비용
▪ 역학조사 비용
▪ 전문진료기관 또는 연구기관의 설치 · 운영 비용
▪ 전문진료기관에서의 진료 비용
▪ 생활보호 비용
▪ 위탁받은 단체 또는 기관의 후천성면역결핍증 예방을 위한 교육과 홍보 비용
▪ 위탁받은 단체 또는 기관의 요양시설 및 쉼터의 설치 · 운영 비용</td></tr>
<tr><td>비용 부담
(시행령 제25조)
(18전남)</td><td>비용부담은 다음과 같이 함
▪ 연구기관 또는 전문진료기관의 설치 · 운영비용은 국가가 이를 부담함
▪ 검진비용, 역학조사비용 및 전문진료기관에서의 진료비용은 당해업무를 국가기관이 행할 경우에는 국가에서 이를 부담하고, 지방자치단체가 행할 경우에는 국가가 당해 지방자치단체에 그 비용의 2분의1(50%)을 보조함
▪ 생활보호비용의 부담비율은 「국민기초생활 보장법」에서 정하는 바에 의함
▪ 홍보 및 교육비용과 요양시설 및 쉼터의 설치 · 운영비용은 국가 또는 지방자치단체가 그 전부 또는 일부를 보조함</td></tr>
</table>

권한의 위임 · 위탁 (제23조)	▪ 이 법에 따른 질병관리청장의 권한은 그 일부를 대통령령으로 정하는 바에 따라 시 · 도지사 또는 국립검역소장에게 위임할 수 있음 ▪ 질병관리청장 또는 지방자치단체의 장은 대통령령으로 정하는 바에 따라 예방을 위한 교육과 홍보를 민간단체 또는 관계 전문기관에 위탁할 수 있음 ▪ 질병관리청장 또는 시 · 도지사는 대통령령으로 정하는 바에 따라 요양시설 및 쉼터의 설치 · 운영을 민간단체 또는 관계 전문기관에 위탁할 수 있음

Part 08

결핵예방법

| 의료기술직 | 방역직 |

Part 08 결핵예방법

결핵예방법[시행 2020. 09. 12.], 시행령[시행 2020. 10. 13.], 시행규칙[시행 2022. 7. 1.]

목적(제1조)

- 결핵을 예방함
- 결핵환자에 대한 적절한 의료를 실시함
- 결핵으로 생기는 개인적 · 사회적 피해를 방지하여 국민의 건강증진에 이바지함

정의(제2조) (20부산, 16서울)

구분	내용
결핵	결핵균으로 인하여 발생하는 질환
결핵환자	결핵균이 인체 내에 침입하여 임상적 특징이 나타나는 자로서 결핵균검사에서 양성으로 확인된 자
결핵의사환자	임상적, 방사선학적 또는 조직학적 소견상 결핵에 해당하지만 결핵균검사에서 양성으로 확인되지 아니한 자
전염성결핵환자	결핵환자 중 객담의 결핵균검사에서 양성으로 확인되어 타인에게 전염시킬 수 있는 환자
잠복결핵감염자	결핵에 감염되어 결핵감염검사에서 양성으로 확인되었으나 결핵에 해당하는 임상적, 방사선학적 또는 조직학적 소견이 없으며 결핵균검사에서 음성으로 확인된 자

구분	내용
국가 · 지방자치단체 및 의사 등의 의무 (제3조)	▪ 국가와 지방자치단체는 결핵예방과 결핵환자의 조기발견 및 적절한 치료, 결핵퇴치를 위한 조사 · 연구 등 결핵관리업무를 수행하여야 함 ▪ 「의료법」에 따른 의료기관의 장 및 의사와 그 밖의 의료업무 종사자는 국가와 지방자치단체가 실시하는 결핵관리업무에 협조하여야 함
결핵예방의 날 (제4조)	▪ 매년 3월 24일 ▪ 국가와 지방자치단체는 결핵예방의 날 취지에 부합하는 행사와 교육 · 홍보사업을 실시
결핵관리종합계획의 수립 · 시행 (제5조)	▪ 질병관리청장은 「감염병의 예방 및 관리에 관한 법률」에 따른 감염병관리위원회 내 결핵전문위원회의 심의를 거쳐 결핵관리종합계획을 5년마다 수립 · 시행하여야 함 ▪ 결핵관리종합계획에는 다음의 사항이 포함되어야 함 • 결핵예방 및 관리를 위한 기본시책 • 결핵환자 및 결핵의사환자와 잠복결핵감염자의 치료 및 보호 · 관리 • 결핵에 관한 홍보 및 교육 • 결핵에 관한 조사 · 연구 및 개발 • 다제내성(多劑耐性)결핵[아이소니아지드(isoniazid) 및 리팜피신(rifampicin)을 포함하는 2개 이상의 항결핵약제에 내성을 가진 결핵균에 감염된 것을 말한다]의 예방 및 관리

결핵통계사업(제6조)	질병관리청장은 결핵의 발생과 관리실태에 대한 자료를 지속적이고 체계적으로 수집 · 분석하여 통계를 산출하는 사업(이하 "결핵통계사업"이라 함)을 실시하여야 함

결핵관리사업

<table>
<tr><td rowspan="2">결핵관리사업 등
(제7조)</td><td colspan="2">▪ 질병관리청장은 결핵의 예방 및 퇴치를 위한 다음의 결핵관리사업을 실시하여야 함
• 결핵의 예방 및 관리사업
• 결핵환자 조기발견 사업
• 결핵환자등과 잠복결핵감염자의 진료 및 투약 등 치료와 관리사업
• 전염성 결핵환자 접촉자 조사 및 관리사업
• 결핵퇴치를 위한 조사 · 연구
• 결핵의 발생과 관리실태 등에 대한 정보의 수집 · 분석 및 제공
• 결핵예방을 위한 교육 · 홍보사업
• 그 밖에 결핵관리에 필요하다고 인정하는 사업
▪ 질병관리청장은 결핵관리사업에 필요한 각종 자료 또는 정보의 처리 · 기록 · 관리 업무의 전자화를 위하여 전산정보시스템(이하 "결핵통합관리시스템"이라 한다)을 구축 · 운영할 수 있음
▪ 결핵통합관리시스템의 구축 · 운영에 필요한 사항은 대통령령으로 정함</td></tr>
<tr><td>결핵관리사업 등에 필요한 자료 등 제출 요구
(시행규칙 제2조)</td><td>▪ 질병관리청장이 제출을 요청할 수 있는 자료는 결핵환자 및 결핵의사환자와 잠복결핵감염자의 고유식별정보 등 인적사항, 영상의학정보, 진료 · 투약정보, 그 밖에 결핵관리사업에 필요하다고 질병관리청장이 정하여 고시하는 자료로 함
▪ 질병관리청장은 자료를 요구할 때에는 자료의 사용 목적, 범위 및 제출방법 등을 명시하여 전자문서 또는 서면으로 요구하여야 함</td></tr>
</table>

신고 및 조치

의료기관 등의 신고의무 (제8조) (21충북, 17서울)	▪ 의사 및 그 밖의 의료기관 종사자는 다음의 어느 하나에 해당하는 경우에는 지체 없이 소속된 의료기관의 장에게 보고하여야 함. 다만, 의료기관에 소속되지 아니한 의사는 그 사실을 관할 보건소장에게 신고하여야 함 • 결핵환자등을 진단 및 치료한 경우 • 결핵환자등이 사망하였거나 그 사체를 검안(檢案)한 경우 ▪ 보고를 받은 의료기관의 장은 24시간 이내에 관할 보건소장에게 신고하여야 함 ▪ 의료기관에 소속되지 아니한 의사 또는 의료기관의 장은 신고한 결핵환자등을 치료한 결과를 관할 보건소장에게 보고하여야 함

신고 및 조치

<table>
<tr><td rowspan="1">의료기관 등의 신고의무
(제8조)
(계속)</td><td>결핵환자등의 신고 및 치료 결과 보고
(시행규칙 제3조)</td><td>▪ 의료기관에 소속되지 아니한 의사 또는 의료기관의 장은 결핵환자등을 진단 및 치료한 경우 또는 결핵환자등이 사망하였거나 그 사체를 검안(檢案)한 경우의 어느 하나에 해당하는 사실이 발생하거나 이러한 사실을 보고받은 경우에는 다음의 내용을 적어 관할 보건소장에게 지체 없이 신고하여야 함
• 환자 또는 사망자의 인적사항
• 검사 · 진단 · 치료 정보
• 신고자 정보
▪ 결핵환자등을 치료한 결과를 보고하려는 의료기관에 소속되지 아니한 의사 또는 의료기관의 장은 다음의 내용을 적어 관할 보건소장에게 제출하여야 함
• 완치, 실패 등 결핵환자등의 치료 결과
• 보고자 정보
▪ 신고와 보고는 팩스 또는 결핵통합관리시스템을 통하여 할 수 있음</td></tr>
<tr><td>결핵환자등 발생 시 조치
(제9조)</td><td colspan="2">보건소장은 신고된 결핵환자 등에 대하여 인적사항, 접촉자, 집단생활 여부 등 감염원을 조사하기 위하여 보건복지부령으로 정하는 바에 따라 사례조사를 실시하여야 함</td></tr>
<tr><td>결핵 집단발생 시의 조치
(제10조)
(20전남, 19울산)</td><td colspan="2">▪ 시 · 도지사 또는 시장 · 군수 · 구청장은 결핵이 집단적으로 발생한 것이 의심되는 경우에는 역학조사를 실시하고, 질병관리청장이 정하는 기준에 따라 결핵검진과 잠복결핵검진을 실시한 후 잠복결핵감염자에 대한 치료 등의 조치를 하여야 함
▪ 질병관리청장, 시 · 도지사 또는 시장 · 군수 · 구청장은 역학조사를 하기 위하여 역학조사반을 각각 설치하여야 함</td></tr>
<tr><td>결핵 집단발생에 따른 조치 명령
(제10조의2)</td><td colspan="2">시 · 도지사 또는 시장 · 군수 · 구청장은 집단생활시설에서 결핵이 집단적으로 발생한 것이 의심되거나 발생한 것을 확인한 경우 해당 시설의 장에게 보건복지부령으로 정하는 바에 따라 역학조사의 협조 등 결핵의 전파 방지 및 예방에 필요한 조치를 명할 수 있음</td></tr>
</table>

결핵검진

<table>
<tr><td rowspan="2">결핵검진 등
(제11조)
(21충북, 15서울 · 대구)</td><td colspan="2">▪ 다음의 어느 하나에 해당하는 기관 · 학교의 장 등은 그 기관 · 학교 등의 종사자 · 교직원에게 결핵검진등을 실시하여야 함. 다만, 다른 법령에 따라 건강진단을 받은 경우에는 이 법에 따른 결핵검진등을 받은 것으로 갈음할 수 있음</td></tr>
<tr><td>• 「의료법」에 따른 의료기관의 장
• 「모자보건법」에 따른 산후조리업자
• 「초 · 중등교육법」에 따른 학교의 장
• 「유아교육법」에 따른 유치원의 장</td><td>• 「영유아보육법」에 따른 어린이집의 장
• 「아동복지법」에 따른 아동복지시설의 장
• 그 밖에 보건복지부령으로 정하는 기관 · 학교 등의 장</td></tr>
</table>

<table>
<tr><th colspan="3">결핵검진</th></tr>
<tr><td rowspan="2">결핵검진 등
(제11조)
(계속)</td><td colspan="2">▪ 특별자치시장 · 특별자치도지사 또는 시장 · 군수 · 구청장은 결핵을 조기발견하기 위하여 필요한 경우에는 결핵발생의 우려가 높은 다음의 어느 하나에 해당하는 자에 대하여 결핵검진등을 실시할 수 있음
• 「사회복지사업법」에 따른 사회복지시설에 수용되어 있는 자 및 그 시설의 직원
• 부랑인, 노숙인, 미신고 시설 수용자 등 집단생활을 하는 자
• 결핵에 감염될 상당한 우려가 있다고 인정하여 학교의 장이 요청하는 자
• 그 밖에 결핵에 감염될 상당한 우려가 있다고 특별자치시장 · 특별자치도지사 또는 시장 · 군수 · 구청장이 인정하는 자
▪ 결핵검진등의 대상, 주기 및 실시방법 등에 관하여 필요한 사항은 보건복지부령으로 정함</td></tr>
<tr><td>결핵검진등의 주기 및 실시방법
(시행규칙 제4조)
(21충북)</td><td>▪ 결핵검진등의 실시주기는 다음의 구분에 따름
• 결핵검진: 매년 실시할 것
• 잠복결핵감염검진: 기관 · 학교 등에 소속된 기간(다른 기관 · 학교 등으로 그 소속을 변경하여 근무한 기간을 포함한다) 중 1회 실시할 것. 다만, 다음의 어느 하나에 해당하는 사람은 매년 실시함
◆ 결핵환자를 검진 · 치료하는 의료인
◆ 결핵환자를 진단하는 의료기사
◆ 그 밖에 호흡기를 통하여 감염이 우려되는 의료기관의 종사자로서 질병관리청장이 정하여 고시하는 사람
▪ 신규채용된 사람에 대해서는 신규채용을 한 날부터 1개월 이내에 최초의 결핵검진등을 실시해야 하고, 휴직 · 파견 등의 사유로 6개월 이상 업무에 종사하지 않다가 다시 업무에 종사하게 된 사람에 대해서는 다시 업무에 종사하게 된 날부터 1개월 이내에 결핵검진을 실시해야 함
▪ 결핵검진등의 실시방법은 다음의 구분에 따름
• 결핵검진: 다음의 검사
◆ 임상적, 방사선학적 또는 조직학적 검사
◆ 객담(喀痰)의 결핵균 검사
◆ 결핵감염의 위험정도를 고려하여 질병관리청장이 정하여 고시하는 검사
• 잠복결핵감염검진: 면역학적 검사. 다만, 결핵 또는 잠복결핵감염의 치료 이력이나 면역학적 검사에서 잠복결핵감염 양성 판정을 받은 적이 있는 경우에는 문진과 진찰로 대체할 수 있음
▪ 결핵검진등의 실시주기, 실시 방법 및 그 밖에 결핵검진등의 실시에 필요한 사항은 질병관리청장이 정함</td></tr>
</table>

<table>
<tr><th colspan="3">업무의 제한</th></tr>
<tr><td rowspan="2">업무종사의 일시 제한
(13조)</td><td colspan="2">▪ 특별자치시장 · 특별자치도지사 또는 시장 · 군수 · 구청장은 전염성결핵환자에 대하여 접객업이나 그 밖에 사람들과 접촉이 많은 업무에 종사하거나 집단생활시설에서 수행하는 업무에 종사하는 것을 보건복지부령으로 정하는 바에 따라 전염성 소실(消失)의 판정을 받을 때까지 정지하거나 금지하도록 명하여야 함
▪ 업무종사 정지 또는 금지 명령을 받은 환자는 전염성 소실 판정을 받을 때까지 업무에 종사할 수 없음
▪ 업무종사 정지 또는 금지 명령을 받은 환자의 사업주 또는 고용주는 해당 환자가 전염성 소실 판정을 받을 때까지 업무 종사를 금지하여야 함
▪ 사업주 또는 고용주는 비전염성결핵환자에 대하여 결핵환자라는 이유만으로 취업을 거부할 수 없음
▪ 취업이 정지되거나 금지되는 업무에 대하여는 보건복지부령으로 정함</td></tr>
<tr><td>취업이 정지 또는 금지되는 업무
(시행규칙 제5조)</td><td>전염성결핵환자의 업무의 종사가 일정 기간 정지되거나 금지되는 업무는 다음과 같음
▪ 「의료법」에 따른 의료기관에서 근무하는 의료인의 업무 및 그 보조업무
▪ 「영유아보육법」에 따른 보육교직원과 「유아교육법」에 따른 유치원 및 「초 · 중등교육법」에 따른 학교에서 근무하는 교직원의 업무 및 그 보조업무
▪ 「선박안전법 시행규칙」에 따른 원양구역을 항해구역으로 하는 선박의 승무 업무 및 「항공법」에 따른 객실승무원의 1회 8시간 이상 비행근무 업무
▪ 그 밖에 여러 사람이 모이는 장소에서 공중(公衆)과 직접 접촉하는 횟수가 잦거나, 영유아 · 임산부 · 노인 등 결핵발병 고위험군과 대면하는 빈도가 높아 호흡기를 통한 전염성결핵의 전파가 우려된다고 질병관리청장이 정하여 고시하는 업무</td></tr>
</table>

<table>
<tr><th colspan="3">전염성 소실</th></tr>
<tr><td rowspan="2">전염성 소실과 재취업
(제14조)</td><td colspan="2">▪ 특별자치시장 · 특별자치도지사 또는 시장 · 군수 · 구청장은 취업이 정지 또는 금지된 자가 보건복지부령으로 정하는 바에 따라 전염성 소실(消失)의 판정을 받은 경우 그 정지 또는 금지 명령을 취소하여야 함
▪ 사업주 또는 고용주는 정지 또는 금지 명령이 취소된 자를 종전의 업무에 복직시켜야 함</td></tr>
<tr><td>전염성 소실의 판정절차
(시행규칙 제6조) (20울산)</td><td>전염성 소실(消失) 여부는 객담검사의 결과에 따라 의사가 판정함</td></tr>
</table>

<table>
<tr><th colspan="3">입원명령</th></tr>
<tr><td>입원명령
(제15조)</td><td colspan="2">▪ 시·도지사 또는 시장·군수·구청장은 결핵환자가 동거자 또는 제3자에게 결핵을 전염시킬 우려가 있다고 인정할 때에는 결핵의 예방을 위하여 결핵환자에게 일정 기간 보건복지부령으로 정하는 의료기관에 입원할 것을 명할 수 있음
▪ 의료기관의 장은 입원명령을 받은 자가 입원신청을 할 때에는 정당한 사유 없이 입원을 거절하지 못함
▪ 입원 방법 및 절차 등에 관하여 필요한 세부사항은 대통령령으로 정함</td></tr>
<tr><td rowspan="2">입원명령거부자 등에 대한 조치
(제15조의2)</td><td colspan="2">▪ 시·도지사 또는 시장·군수·구청장은 결핵환자가 다음의 어느 하나에 해당하는 경우 의료기관 중 질병관리청장이 지정하는 의료기관에 격리치료를 명하여야 함
• 입원명령을 거부한 경우
• 입원치료 중 임의로 퇴원하거나 치료 중단 또는 무단 외출 등으로 공중(公衆)에 결핵을 전파시킬 우려가 있는 경우
▪ 시·도지사 또는 시장·군수·구청장이 격리치료를 명할 경우 관할 경찰서장에게 이에 필요한 협조를 요청할 수 있음</td></tr>
<tr><td>격리치료 의료기관의 지정 기준 등
(시행규칙 제7조의2)</td><td>▪ 격리치료를 하는 의료기관(격리치료기관)은 의료기관 중에서 환자의 거주지, 환자가 진료를 받았던 의료기관 등을 고려하여 질병관리청장이 정함
▪ 격리치료기관은 다음의 구분에 따른 시설을 갖추어야 함
• 결핵환자를 1인실에 입원시키는 경우: 음압시설(陰壓施設: 방 안의 기압을 낮춰 내부 공기가 방 밖으로 나가지 못하게 만드는 설비)이 갖추어진 병실
• 음압시설을 갖추기 곤란한 경우: 결핵환자를 입원시킬 수 있는 단독병실
• 음압시설이 갖추어지지 아니하였거나 결핵환자를 단독시설에 입원시키기 곤란할 경우: 다른 환자에게 호흡기를 통하여 결핵을 전파하는 것을 차단하는 조치를 한 공동격리실</td></tr>
<tr><td>입원명령 등을 받은 결핵환자 등의 생활보호
(제16조)</td><td colspan="2">시·도지사 또는 시장·군수·구청장은 입원명령 또는 격리치료명령을 받은 결핵환자가 의료기관에 입원·치료 중일 경우 본인 또는 그 부양가족의 생계유지가 곤란하다고 인정될 때에는 대통령령으로 정하는 바에 따라 본인 또는 그 부양가족에 대한 비용 지원 등 생활보호에 필요한 조치를 하여야 함</td></tr>
</table>

결핵환자등의 의료 (제18조)	▪ 시·도지사 또는 시장·군수·구청장은 관할 구역에 거주하는 결핵환자등에 대한 적절한 의료 등을 실시하기 위하여 전문 인력을 배치하고, 보건복지부령으로 정하는 조치를 하여야 함 ▪ 시·도지사 또는 시장·군수·구청장은 의료를 전담하는 의사, 간호사, 임상병리사, 방사선사 및 간호조무사에 대하여 예산의 범위에서 임상연구에 드는 비용(의사만 해당한다)과 결핵전염 위험성에 대한 보상금을 지급할 수 있음

결핵환자등의 의료 (제18조) (계속)	▪ 시·도지사 또는 시장·군수·구청장은 필요한 경우 의료를 받은 자로부터 수수료 또는 의료비를 징수할 수 있음 이 경우 해당 수수료 또는 의료비는 질병관리청장이 정하는 기준에 따라 지방자치단체의 조례로 정함
전염성결핵환자 접촉자의 관리 (제19조) (20전남, 19울산)	▪ 특별자치시장·특별자치도지사 또는 시장·군수·구청장은 전염성결핵환자와 접촉하여 결핵에 감염되기 쉬운 다음의 어느 하나에 해당하는 자에 대하여는 보건복지부령으로 정하는 기준에 따라 결핵검진 등을 실시하여야 함 • 전염성결핵환자의 가족 및 최근 접촉자 • 전염성결핵환자가 소속한 학교, 군부대, 사회복지시설 및 사업장 등의 집단생활시설에서 생활을 같이한 자 ▪ 특별자치시장·특별자치도지사 또는 시장·군수·구청장은 검진 결과 결핵환자등이나 잠복결핵감염자를 발견하였을 때에는 질병관리청장이 정하는 바에 따라 결핵 치료 및 잠복결핵감염치료 등 결핵의 전파 방지 및 예방에 필요한 조치를 하여야 함
결핵환자등과 잠복결핵감염자에 대한 지원(제20조)	▪ 질병관리청장은 대통령령으로 정하는 바에 따라 결핵환자등과 잠복결핵감염자에 대하여 예산의 범위에서 결핵 치료에 드는 비용을 지원할 수 있음
대한결핵협회 (제21조)	▪ 결핵에 관한 조사·연구와 예방 및 퇴치사업을 수행하기 위하여 대한결핵협회를 둠 ▪ 협회는 법인으로 함 ▪ 대한결핵협회가 아닌 자는 대한결핵협회 또는 이와 유사한 명칭을 사용하지 못함 ▪ 협회에 관하여는 이 법에 규정된 것을 제외하고는 「민법」 중 사단법인에 관한 규정을 준용함

<table>
<tr><th colspan="4">모금</th></tr>
<tr><td rowspan="4">모금 등
(제25조)</td><td colspan="3">▪ 협회는 크리스마스씰 모금 및 그 밖의 모금을 하려면 모금계획을 수립하여 질병관리청장의 허가를 받아야 함
▪ 정부 각 기관·공공단체 또는 대통령령으로 정하는 법인은 크리스마스씰 모금 및 그 밖의 모금에 협조하여야 함
▪ 모금의 사용방법 및 실적보고 등에 필요한 사항은 대통령령으로 정함</td></tr>
<tr><td rowspan="2">모금의 사용
(시행령 제10조)</td><td colspan="2">모금은 법 제5조제2항 각 호에 따른 용도 외에는 사용하지 못함. 다만, 질병관리청장이 인정하는 경우에는 모금액의 100분의 5를 초과하지 아니하는 범위에서 모금비용에 충당할 수 있음</td></tr>
<tr><td>법 제5조제2항 각 호</td><td>▪ 결핵예방 및 관리를 위한 기본시책
▪ 결핵환자 및 결핵의사환자와 잠복결핵감염자의 치료 및 보호·관리
▪ 결핵에 관한 홍보 및 교육</td></tr>
</table>

모금			
모금 등 (제25조) (계속)	모금의 사용 (시행령 제10조) (계속)	법 제5조제2항 각 호 (계속)	▪ 결핵에 관한 조사 · 연구 및 개발 ▪ 다제내성(多劑耐性)결핵[아이소니아지드(isoniazid) 및 리팜피신(rifampicin)을 포함하는 2개 이상의 항결핵약제에 내성을 가진 결핵균에 감염된 것을 말한다]의 예방 및 관리 ▪ 그 밖에 결핵관리에 필요한 사항

경비와 보조금	
특별자치시 · 특별자치도 또는 시 · 군 · 구가 부담하는 경비 (제26조)	▪ 다음의 경비는 특별자치시 · 특별자치도 또는 시 · 군 · 구가 부담함 • 결핵 집단발생 시 조치에 드는 경비 • 결핵검진 등에 드는 경비 • 결핵예방접종과 관련된 경비 • 결핵환자의 입원비 • 생활보호조치에 드는 경비 • 전염성결핵환자 접촉자의 관리에 드는 경비 • 그 밖에 특별자치시장 · 특별자치도지사 또는 시장 · 군수 · 구청장이 시행하는 결핵예방 및 결핵환자 발견 등에 드는 경비
시 · 도가 부담하는 경비 및 보조금 (제27조)	▪ 다음의 경비는 시 · 도가 부담함 • 결핵관리업무를 수행하는 법인 또는 단체의 지부의 결핵관리에 드는 경비 • 결핵 집단발생 시 조치에 드는 경비 • 그 밖에 시 · 도지사가 시행하는 결핵예방 및 관리 등에 드는 경비 ▪ 시 · 도(특별자치시 · 특별자치도는 제외한다)는 시 · 군 · 구가 부담하는 경비를 대통령령으로 정하는 바에 따라 보조하여야 함
국가가 부담하는 경비 및 보조금 (제28조)	▪ 다음의 경비는 국가가 부담함 • 결핵예방에 필요한 의약품 생산 보조비 • 결핵진료기관의 설치와 운영에 드는 경비 • 결핵예방 홍보 등 경비 • 결핵통계사업 경비 • 결핵관리사업과 결핵통합관리시스템 운영에 드는 경비 • 결핵환자등과 잠복결핵감염자에 대한 지원 경비 • 그 밖에 결핵관리업무에 드는 경비 ▪ 국가는 시 · 도가 부담 또는 보조하는 경비를 대통령령으로 정하는 바에 따라 보조하여야 함

경비와 보조금	
국가 및 시 · 도의 보조금 (시행령 제12조)	▪ 특별시 · 광역시 · 도(시 · 도)는 시 · 군 · 구가 부담하는 경비의 **3분의 2를 보조**하여야 함. 다만, **결핵 집단발생 시 조치에 드는 경비**는 **시 · 도가 전액을 보조**하여야 함 ▪ 국가는 **시 · 도가 부담하거나 보조하는 경비의 2분의 1 이상을 보조**하여야 함

권한의 위임 · 위탁 (제30조)	▪ 이 법에 따른 **질병관리청장의 권한**은 그 일부를 대통령령으로 정하는 바에 따라 **시 · 도지사 또는 시장 · 군수 · 구청장에게 위임**할 수 있음 ▪ 질병관리청장 또는 지방자치단체의 장은 결핵관리업무 중 교육 · 홍보 · 조사 · 연구 · 진단 · 치료 등의 일부를 대통령령으로 정하는 바에 따라 단체 또는 관계 전문기관에 위탁할 수 있음

Part 09

혈액관리법

| 의료기술직 | 방역직 |

Part 09 혈액관리법

혈액관리법[시형 2022. 09. 24.], 시행령[시행 2021. 06. 30.], 시행규칙[시행 2022. 10. 12.]

목적(제1조)

- 혈액관리업무에 관하여 필요한 사항을 규정함
- 수혈자와 헌혈자(獻血者)를 보호함
- 혈액관리를 적절하게 함
- 국민보건의 향상에 이바지함

정의(제2조)

혈액	인체에서 채혈한 혈구 및 혈장
혈액관리업무	수혈이나 혈액제제의 제조에 필요한 혈액을 채혈 · 검사 · 제조 · 보존 · 공급 또는 품질관리하는 업무
혈액원	혈액관리업무를 수행하기 위하여 허가를 받은 자
헌혈자	자기의 혈액을 혈액원에 무상으로 제공하는 사람
부적격혈액	채혈 시 또는 채혈 후에 이상이 발견된 혈액 또는 혈액제제로서 보건복지부령으로 정하는 혈액 또는 혈액제제.

부적격혈액의 범위 및 혈액 · 혈액제제의 적격여부 판정기준(시행규칙 [별표 1]) (19서울, 17강원)

- 채혈과정에서 응고 또는 오염된 혈액 및 혈액제제
- 다음의 혈액선별검사에서 부적격기준에 해당되는 혈액 및 혈액제제

검사항목 및 검사방법		부적격기준
비(B)형간염검사	B형간염표면항원(HBsAg) 검사	양성
	B형간염바이러스(HBV) 핵산증폭검사	양성
시(C)형간염검사	C형간염바이러스(HCV) 항체 검사	양성
	C형간염바이러스(HCV) 핵산증폭검사	양성
후천성면역결핍증검사	사람면역결핍바이러스(HIV) 항체 검사	양성
	사람면역결핍바이러스(HIV) 핵산증폭검사	양성
사람T세포림프친화 바이러스(HTLV) 검사 (혈장성분은 제외한다)	사람T세포림프친화바이러스(HTLV) Ⅰ형/Ⅱ형 항체 검사(혈장성분은 제외한다)	양성
매독검사		양성
간기능검사(ALT검사, 수혈용으로 사용되는 혈액만 해당한다)		101 IU/L 이상

※ B형간염표면항원(HBsAg) 검사, C형간염바이러스(HCV) 항체 검사, 사람면역결핍바이러스(HIV) 항체 검사, 사람T세포림프친화바이러스(HTLV) Ⅰ형/Ⅱ형 항체 검사의 검사방법은 효소면역측정법(EIA) 또는 이와 동등이상의 감도를 가진 시험방법에 따라야 함

정의(제2조)

- 채혈금지대상자 기준 중 감염병 요인, 약물 요인 및 선별검사결과 부적격 요인에 해당하는 자로부터 채혈된 혈액 및 혈액제제
- 심한 혼탁을 보이거나 변색 또는 용혈된 혈액 및 혈액제제
- 혈액용기의 밀봉 또는 표지가 파손된 혈액 및 혈액제제
- 보존기간이 경과한 혈액 및 혈액제제
- 그 밖에 안전성 등의 이유로 부적격 요인에 해당한다고 보건복지부장관이 정하는 혈액 및 혈액제제

채혈금지대상자	감염병 환자, 약물복용 환자 등 건강기준에 미달하는 사람으로서 헌혈을 하기에 부적합하다고 보건복지부령으로 정하는 사람

채혈금지대상자(시행규칙 [별표 1]) (22충북, 20서울, 15서울 · 울산 · 전남)

I. 공통기준

- 건강진단관련 요인
  - 체중이 남자는 50킬로그램 미만, 여자는 45킬로그램 미만인 자
  - 체온이 섭씨 37.5도를 초과하는 자
  - 수축기혈압이 90밀리미터(수은주압) 미만 또는 180밀리미터(수은주압)이상인 자
  - 이완기혈압이 100밀리미터(수은주압) 이상인 자
  - 맥박이 1분에 50회 미만 또는 100회를 초과하는 자
- 질병관련 요인
  - 감염병
    - 만성 B형간염, C형간염, 후천성면역결핍증, 바베스열원충증, 샤가스병 또는 크로이츠펠트-야콥병 등 「감염병의 예방 및 관리에 관한 법률」 제2조에 따른 감염병 중 보건복지부장관이 지정하는 혈액 매개 감염병의 환자, 의사환자, 병원체보유자
    - 일정기간 채혈금지 대상자

      가) 말라리아 병력자로 치료종료 후 3년이 경과하지 아니한 자

      나) 브루셀라증 병력자로 치료종료 후 2년이 경과하지 아니한 자

      다) 매독 병력자로 치료종료 후 1년이 경과하지 아니한 자

      라) 급성 B형간염 병력자로 완치 후 6개월이 경과하지 아니한 자

      마) 그 밖에 보건복지부장관이 정하는 혈액매개 감염병환자 또는 병력자
  - 그 밖의 질병
    - 발열, 인후통, 설사 등 급성 감염성 질환이 의심되는 증상이 없어진지 3일이 경과하지 아니한 자
    - 암환자, 만성폐쇄성폐질환 등 호흡기질환자, 간경변 등 간질환자, 심장병환자, 당뇨병환자, 류마티즘 등 자가면역질환자, 신부전 등 신장질환자, 혈우병, 적혈구증다증 등 혈액질환자, 한센병환자, 성병환자(매독환자는 제외한다), 알콜중독자, 마약중독자 또는 경련환자. 다만, 의사가 헌혈가능하다고 판정한 경우에는 그러하지 아니함
- 약물 또는 예방접종 관련 요인
  - 약물
    - 혈소판 기능에 영향을 주는 약물인 아스피린을 투여 받은 후 3일, 티클로피딘 등을 투여받은 후 2주가 경과하지 아니한 자(혈소판 헌혈의 경우에 한한다)
    - 이소트레티노인, 피나스테라이드 성분의 약물을 투여 받고 4주가 경과하지 아니한 자
    - 두타스테라이드 성분의 약물을 투여 받고 6개월이 경과하지 아니한 자

정의(제2조)

- B형간염 면역글로불린, 태반주사제를 투여 받고 1년이 경과하지 아니한 자
- 아시트레틴 성분의 약물을 투여 받고 3년이 경과하지 아니한 자
- 보건복지부장관이 인정하여 고시하는 약물의 투여자로서 해당 약물의 성격, 효과 및 유해성 등을 고려하여 보건복지부장관이 정하는 기간을 경과하지 아니한 자
- 과거에 에트레티네이트 성분의 약물을 투여 받은 적이 있는 자, 소에서 유래한 인슐린을 투여 받은 적이 있는 자, 뇌하수체 유래 성장호르몬을 투여 받은 적이 있는 자, 변종크로이츠펠트-야콥병의 위험지역에서 채혈된 혈액의 혈청으로 제조된 진단시약 등 투여자, 보건복지부장관이 인정하여 고시하는 약물의 투여자는 영구 금지

- 예방접종
  - 콜레라, 디프테리아, 인플루엔자, A형간염, B형간염, 주사용 장티푸스, 주사용 소아마비, 파상풍, 백일해, 일본뇌염, 신증후군출혈열(유행성출혈열), 탄저, 공수병 예방접종을 받은 후 24시간이 경과하지 않은 사람
  - 홍역, 유행성이하선염, 황열, 경구용 소아마비, 경구용 장티푸스 예방접종을 받은 날부터 2주가 경과하지 않은 사람
  - 풍진, 수두 예방접종 또는 BCG 접종을 받은 날부터 4주가 경과하지 않은 사람

- 진료 및 처치 관련 요인
  - 임신 중인 자, 분만 또는 유산 후 6개월 이내인 자. 다만, 본인이 출산한 신생아에게 수혈하고자 하는 경우에는 그러하지 아니함
  - 수혈 후 1년이 경과하지 아니한 자
  - 전혈채혈일로부터 8주, 혈장성분채혈, 혈소판혈장성분채혈 및 두단위혈소판성분채혈일로부터 14일, 백혈구성분채혈 및 한단위혈소판성분채혈일로부터 72시간, 두단위적혈구성분채혈일로부터 16주가 경과하지 아니한 자
  - 과거 경막 또는 각막을 이식 받은 경험이 있는 자
- 선별검사결과 부적격 요인: 과거 헌혈검사에서 B형간염검사, C형간염검사, 후천성면역결핍증검사, 인체(T)림프영양성바이러스검사(혈장성분헌혈의 경우는 제외한다) 및 그 밖에 보건복지부장관이 별도로 정하는 혈액검사 결과 부적격 기준에 해당되는 자
- 그 밖의 요인
  - 문진 결과 헌혈불가로 판정된 자
  - 그 밖에 의사의 진단에 의하여 건강상태가 불량하거나 채혈이 부적당하다고 인정되는 자

Ⅱ. 개별기준

채혈의 종류	기준
320밀리리터 전혈채혈	▪ 16세 미만인 자 또는 70세 이상인 자 ▪ 혈액의 비중이 1.053 미만인 자, 혈액 100밀리리터당 혈색소량이 12.5그램 미만인 자 또는 적혈구용적률이 38퍼센트 미만인 자 ▪ 과거 1년 이내에 전혈채혈횟수가 5회 이상인 자
400밀리리터 전혈채혈	▪ 17세 미만인 자 또는 70세 이상인 자 ▪ 체중이 50킬로그램 미만인 자 ▪ 혈액의 비중이 1.053 미만인 자, 혈액 100밀리리터당 혈색소량이 12.5그램 미만인 자 또는 적혈구용적률이 38퍼센트 미만인 자 ▪ 과거 1년 이내에 전혈채혈횟수가 5회 이상인 자

정의(제2조)

혈장 성분채혈	▪ 17세 미만인 자 또는 70세 이상인 자 ▪ 혈액의 비중이 1.052 미만 또는 혈액 100밀리리터당 혈색소량이 12.0그램 미만인 자 ▪ 직전 헌혈혈액검사 결과 혈액 100밀리리터당 혈청단백량이 6.0그램 미만인 자
한단위 혈소판 성분채혈	▪ 17세 미만인 자 또는 60세 이상인 자 ▪ 혈액의 비중이 1.052 미만 또는 혈액 100밀리리터당 혈색소량이 12.0그램 미만인 자 ▪ 혈액 1마이크로리터당 혈소판수가 15만개 미만인 자 ▪ 한단위 혈소판성분채혈 72시간이 경과하지 아니한 자 ▪ 과거 1년 이내에 성분채혈횟수가 24회 이상인 자
두단위 혈소판 성분채혈	▪ 17세 미만인 자 또는 60세 이상인 자 ▪ 혈액의 비중이 1.052 미만 또는 혈액 100밀리리터당 혈색소량이 12.0그램 미만인 자 ▪ 혈액 1마이크로리터당 혈소판수가 25만개 미만인 자 ▪ 과거 1년 이내에 성분채혈횟수가 24회 이상인 자
혈소판 혈장 성분채혈	▪ 17세 미만인 자 또는 60세 이상인 자 ▪ 혈액의 비중이 1.052 미만 또는 혈액 100밀리리터당 혈색소량이 12.0그램 미만인 자 ▪ 직전 헌혈혈액검사 결과 혈액 100밀리리터당 혈청단백량이 6.0그램 미만인 자 ▪ 혈액 1마이크로리터당 혈소판수가 15만개 미만인 자 ▪ 과거 1년 이내에 성분채혈횟수가 24회 이상인 자
두단위 적혈구 성분채혈	▪ 17세 미만인 자 또는 60세 이상인 자 ▪ 체중이 70킬로그램 미만인 자 ▪ 혈액 100밀리리터당 혈색소량이 14.0그램 미만인 자 ▪ 과거 1년 이내에 전혈채혈횟수가 4회이상 또는 성분채혈횟수가 24회 이상 또는 두단위적혈구성분채혈횟수가 2회 이상인 자

비고: 65세 이상인 자의 헌혈은 60세부터 64세까지 헌혈한 경험이 있는 자에만 가능함

특정수혈부작용	수혈한 혈액제제로 인하여 발생한 부작용으로서 보건복지부령으로 정하는 것	
	특정수혈부작용 (시행규칙 제3조) (20대구, 18충남)	▪ 사망 ▪ 장애 ▪ 입원치료를 요하는 부작용 ▪ 바이러스등에 의하여 감염되는 질병 ▪ 의료기관의 장이 위의 규정에 의한 부작용과 유사하다고 판단하는 부작용
혈액제제	혈액을 원료로 하여 제조한 「약사법」에 따른 의약품으로서 다음의 어느 하나에 해당하는 것 ▪ 전혈 ▪ 농축적혈구 ▪ 신선동결혈장 ▪ 농축혈소판 ▪ 그 밖에 보건복지부령으로 정하는 혈액 관련 의약품([별표 2] 참조)	

정의(제2조)

혈액 관련 의약품(시행규칙 [별표 2]) (17경북, 16부산)

- 백혈구제거적혈구
- 백혈구여과제거적혈구
- **세척적혈구**
- 동결해동적혈구
- **농축백혈구**
- 혈소판풍부혈장
- 백혈구여과제거혈소판
- 세척혈소판
- 신선액상혈장
- **동결혈장**
- 동결침전제제
- 동결침전물제거혈장
- 성분채혈적혈구
- 성분채혈백혈구
- 성분채혈백혈구혈소판
- 성분채혈혈소판
- 백혈구여과제거 성분채혈혈소판
- **성분채혈혈장**
- 다종백혈구여과제거성분채혈혈소판
- 다종성분채혈혈장
- 방사선조사(照射) 농축적혈구
- 방사선조사 백혈구여과제거적혈구
- 방사선조사 세척적혈구
- 방사선조사 농축혈소판
- 방사선조사 백혈구여과제거성분채혈혈소판
- 방사선조사 다종백혈구여과제거성분채혈혈소판
- 방사선조사 세척혈소판

구분	내용
원료혈장	혈액제제 중 혈장분획제제의 제조를 위하여 혈액원이 혈장분획제제 제조업자에게 공급하는 혈장 〈시행 2023. 6. 22.〉
헌혈환급예치금	**수혈비용을 보상하거나 헌혈사업에 사용할 목적**으로 **혈액원이 보건복지부장관에게 예치**하는 금액
채혈	수혈 등에 사용되는 혈액제제를 제조하기 위하여 헌혈자로부터 혈액을 채취하는 행위
채혈부작용	**채혈한 후에 헌혈자에게 나타날 수 있는 혈관미주신경반응 또는 피하출혈** 등 미리 예상하지 못한 부작용

구분	내용
혈액 매매행위 등의 금지 (제3조) (22경기)	▪ 누구든지 **금전, 재산상의 이익 또는 그 밖의 대가적 급부를 받거나 받기로 하고** 자신의 혈액(헌혈증서 포함)을 **제공하거나 제공할 것을 약속하여서는 아니 됨** ▪ 누구든지 **금전, 재산상의 이익 또는 그 밖의 대가적 급부를 주거나 주기로 하고** 다른 사람의 혈액(헌혈증서 포함)을 제공받거나 제공받을 것을 약속하여서는 아니 됨 ▪ 누구든지 위의 두 경우에 위반되는 행위를 **교사 · 방조 또는 알선**하여서는 아니 됨 ▪ 누구든지 위의 두 경우에 **위반되는 행위가 있음을 알았을 때**에는 그 행위와 관련되는 혈액을 채혈하거나 수혈하여서는 아니 됨
국가와 지방자치단체의 책무 (제4조)	**국가와 지방자치단체는 적극적인 헌혈기부문화를 조성**하고 건강한 국민의 헌혈을 장려할 수 있도록 **대국민 교육 및 홍보 등 필요한 지원책을 수립 · 시행**하여야 함

국가헌혈추진협의회

구분	내용
국가헌혈추진협의회 구성 및 운영 (제4조의2)	▪ **보건복지부장관 소속**으로 **국가헌혈추진협의회**(이하 "국가헌혈협의회")를 둠 ▪ 국가헌혈협의회는 다음의 사항을 심의함 • 헌혈기부문화 조성과 헌혈 장려를 위한 정책 방향의 설정 및 협력 · 조정 • 헌혈기부문화 조성과 헌혈 장려를 위한 제도 개선 및 예산 지원에 관한 사항

<table>
<tr><th colspan="3">국가헌혈추진협의회</th></tr>
<tr><td rowspan="2">국가헌혈추진협의회 구성 및 운영
(제4조의2)
(계속)</td><td colspan="2">• 그 밖에 헌혈기부문화 조성과 헌혈 장려를 위하여 보건복지부장관이 필요하다고 인정하는 사항
▪ 국가헌혈협의회의 구성 · 운영 등에 필요한 사항은 대통령령으로 정함</td></tr>
<tr><td>국가헌혈추진협의회의 구성
(시행령 제2조)</td><td>▪ 국가헌혈추진협의회(이하 "국가헌혈협의회")는 위원장 1명을 포함하여 10명 이내의 위원으로 구성함
▪ 국가헌혈협의회의 위원장은 보건복지부 제2차관으로 함
▪ 국가헌혈협의회의 위원은 다음의 중앙행정기관 소속 3급 공무원, 고위공무원단에 속하는 일반직공무원 또는 이에 상당하는 공무원 중에서 소속 기관의 장이 지명하는 사람이 됨
• 기획재정부
• 교육부
• 국방부
• 행정안전부
• 국무조정실
• 그 밖에 보건복지부장관이 필요하다고 인정하는 중앙행정기관</td></tr>
</table>

헌혈 권장 등 (제4조의3) (16전남)	매년 6월 14일을 헌혈자의 날로 하고, 보건복지부장관은 헌혈자의 날의 취지에 적합한 기념행사를 실시하는 등 건강한 국민에게 헌혈을 권장할 수 있음
헌혈자 보호와 의무 등 (제4조의4) (15경북)	▪ 헌혈자는 숭고한 박애정신의 실천자로서 헌혈을 하는 현장에서 존중받아야 함 ▪ 헌혈자는 안전한 혈액의 채혈 및 공급을 위하여 신상 및 병력에 대한 정보를 사실대로 성실하게 제공하여야 함 ▪ 혈액원이 헌혈자로부터 채혈할 때에는 쾌적하고 안전한 환경에서 하여야 함 ▪ 혈액원은 헌혈자가 자유의사로 헌혈할 수 있도록 헌혈에 관한 유의 사항을 설명하여야 하며, 헌혈자로부터 채혈에 대한 동의를 받아야 함 ▪ 헌혈 적격 여부를 판정하기 위한 문진 사항의 기록과 면담은 헌혈자의 개인비밀이 보호될 수 있는 환경에서 하여야 함 ▪ 혈액원은 채혈부작용의 발생 여부를 세심히 관찰하여야 하며, 채혈부작용을 예방하기 위하여 필요한 조치를 하여야 함 ▪ 헌혈자에게 채혈부작용이 나타나는 경우 혈액원은 지체 없이 적절한 조치를 하여야 함

혈액관리기본계획의 수립 (제4조의5) (22경기)	▪ 보건복지부장관은 혈액의 안정적 수급 및 관리에 관한 정책을 효율적으로 추진하기 위하여 혈액관리위원회의 심의를 거쳐 혈액관리에 관한 기본계획을 5년마다 수립하여야 함 ▪ 기본계획에는 다음의 사항이 포함되어야 함

<table>
<tr><td>혈액관리기본 계획의 수립
(제4조의5)
(계속)</td><td>• 헌혈 증진과 혈액관리의 발전 방향 및 목표
• 혈액관리에 관한 각 부처 및 기관 · 단체의 협조에 관한 사항
• 헌혈 및 수혈의 안전성 향상 방안
• 혈액제제의 안전성 향상, 안정적 수급 및 적정한 사용 방안
• 그 밖에 보건복지부장관이 혈액관리를 위하여 필요하다고 인정하는 사항</td></tr>
<tr><td>헌혈추진협의회의 구성
(제4조의6)</td><td>▪ 특별시장 · 광역시장 · 특별자치시장 · 도지사 · 특별자치도지사 또는 시장 · 군수 · 구청장은 헌혈 증진을 위한 홍보 및 적극적인 헌혈기부문화 조성을 위하여 지역사회의 주민 · 단체 또는 공공기관이 참여하는 헌혈추진협의회를 구성함
▪ 헌혈추진협의회의 구성 및 운영 등에 필요한 사항은 해당 특별시 · 광역시 · 특별자치시 · 도 · 특별자치도 또는 시 · 군 · 구의 조례로 정함</td></tr>
<tr><td>헌혈자에 대한 예우 및 지원
(제4조의8)</td><td>▪ 국가 및 지방자치단체는 헌혈기부문화 조성을 위하여 헌혈자를 위한 예우 증진 사업을 할 수 있음
▪ 보건복지부장관은 헌혈에 관하여 특히 공로가 있는 자에게 훈장 또는 포장을 추천하거나 표창을 행할 수 있음
▪ 헌혈자 예우에 필요한 사항은 대통령령으로 정함 〈시행 2023. 6. 22.〉</td></tr>
</table>

<table>
<tr><td colspan="3">혈액관리위원회</td></tr>
<tr><td rowspan="2">혈액관리위원회의 설치 및 운영
(제5조)</td><td colspan="2">▪ 혈액관리에 관한 다음의 사항을 심의하기 위하여 보건복지부장관 소속으로 혈액관리위원회를 둠
• 혈액관리제도의 개선 및 헌혈 추진 방안
• 헌혈환급적립금의 활용 방안
• 혈액 수가의 조정
• 혈액제제의 수급 및 안전성에 관한 사항
• 혈액원의 개설 및 혈액관리업무의 심사평가에 관한 사항
• 특정수혈부작용에 관한 사항
• 기본계획의 수립에 관한 사항
• 그 밖에 혈액관리에 관하여 보건복지부장관이 위원회의 회의에 부치는 사항
▪ 위원회는 위원장 1명과 부위원장 1명을 포함하여 15명 이내의 위원으로 구성하고, 그 임기는 2년으로 함. 다만, 공무원인 위원의 임기는 그 재임기간으로 함
▪ 위원회의 위원장은 혈액관리에 관한 학식과 행정 경험을 두루 갖추고 생명윤리에 대한 인식이 확고한 사람 중에서 보건복지부장관이 위촉함</td></tr>
<tr><td>혈액관리위원회의 구성
(시행령 제4조)</td><td>▪ 혈액관리위원회의 부위원장은 보건복지부의 3급 공무원, 고위공무원단에 속하는 일반직공무원 또는 이에 상당하는 공무원 중에서 보건복지부장관이 임명함</td></tr>
</table>

<table>
<tr><th colspan="3">혈액관리업무</th></tr>
<tr><td>혈액관리업무
(제6조)
(19충남, 18충북, 16울산, 15충북)</td><td colspan="2">▪ 혈액관리업무는 다음의 어느 하나에 해당하는 자만이 할 수 있음. 다만, 보건복지부령으로 정하는 혈액제제 제조업자에 해당하는 자는 혈액관리업무 중 채혈을 할 수 없음
• 의료기관
• 대한적십자사
• 보건복지부령으로 정하는 혈액제제 제조업자
▪ 의료기관, 대한적십자사에서 혈액관리업무를 하는 자는 보건복지부령으로 정하는 기준에 적합한 시설 · 장비를 갖추어야 함
▪ 의료기관, 대한적십자사에서 혈액관리업무를 하는 자로서 혈액원을 개설하려는 자는 보건복지부령으로 정하는 바에 따라 보건복지부장관의 허가를 받아야 함. 허가받은 사항 중 보건복지부령으로 정하는 중요한 사항을 변경하려는 경우에도 또한 같음
▪ 혈액관리업무를 하려는 자는 「약사법」에 따라 의약품 제조업의 허가를 받아야 하며, 품목별로 품목허가를 받거나 품목신고를 하여야 함</td></tr>
<tr><td>혈액관리업무의 금지 등
(제6조의2)</td><td colspan="2">▪ 보건복지부장관의 허가를 받지 아니한 자는 혈액관리업무를 하지 못함. 다만, 보건복지부령으로 정하는 혈액제제 제조업자는 그러하지 아니함
▪ 이 법에 따라 혈액원으로 허가받지 아니한 자는 혈액원 또는 이와 유사한 명칭을 사용하지 못함</td></tr>
</table>

<table>
<tr><th colspan="3">혈액제제 제조관리자</th></tr>
<tr><td rowspan="2">혈액제제 제조관리자 등
(제6조의3)
(18충북)</td><td colspan="2">▪ 혈액원에는 1명 이상의 의사를 두고 혈액의 검사 · 제조 · 보존 등 혈액제제 제조업무를 관리하게 하여야 함
▪ 혈액제제의 제조업무를 관리하는 제조관리자는 혈액제제의 제조업무에 종사하는 사람에 대한 지도 · 감독에 관한 사항과 품질관리, 제조시설의 관리 및 그 밖에 그 제조관리에 관하여 보건복지부령으로 정하는 사항을 준수하여야 함</td></tr>
<tr><td>제조관리자의 준수사항
(시행규칙 제5조의4)</td><td>혈액원의 제조관리자가 준수하여야 하는 사항
▪ 보건위생상 위해가 없도록 혈액의 검사 · 혈액제제의 제조 · 보존 등 혈액제제의 제 조업무에 필요한 시설 및 장비를 위생적으로 관리할 것
▪ 혈액제제 제조업무에 종사하는 자에 대한 교육계획을 수립하고 연 2회 이상 교육을 실시할 것
▪ 혈액제제 제조업무가 업무지침서에 맞게 수행되는지 여부를 연 1회 이상 점검하고 그 내용을 기록할 것
▪ 혈액제제 제조과정에 대한 시험검사를 실시할 것</td></tr>
</table>

혈액원의 휴업 등의 신고 (제6조의4) (22충남, 18충북)	▪ 혈액원의 개설자가 그 업무를 휴업·폐업 또는 재개업하려는 경우에는 보건복지부령으로 정하는 바에 따라 보건복지부장관에게 신고하여야 함 ▪ 혈액원의 개설자는 폐업 또는 휴업의 신고를 할 때에는 기록·보존하고 있는 혈액관리업무기록 등을 대한적십자사 회장에게 이관하여야 함. 다만, 혈액원의 개설자가 보건복지부령으로 정하는 바에 따라 혈액관리업무기록 등의 보관계획서를 제출하여 보건복지부장관의 허가를 받은 경우에는 이를 직접 보관할 수 있음

헌혈자의 건강진단		
헌혈자의 신원 확인 및 건강진단 등 (제7조) (20강원·충남·대구, 19전남, 18서울)	▪ 혈액원은 보건복지부령으로 정하는 바에 따라 채혈 전에 헌혈자에 대하여 신원 확인 및 건강진단을 하여야 함 ▪ 혈액원은 보건복지부령으로 정하는 감염병 환자 및 건강기준에 미달하는 사람으로부터 채혈을 하여서는 아니 됨 ▪ 혈액원은 신원이 확실하지 아니하거나 신원 확인에 필요한 요구에 따르지 아니하는 사람으로부터 채혈을 하여서는 아니 됨 ▪ 보건복지부장관은 혈액제제의 안전성을 확보하기 위하여 필요하다고 인정할 때에는 관계 중앙행정기관의 장 또는 공공기관의 장으로 하여금 감염병 환자 또는 약물복용 환자 등의 관련 정보를 혈액원 등에 제공하도록 요청할 수 있음. 이 경우 관계 중앙행정기관의 장 또는 공공기관의 장은 정당한 사유가 없으면 그 요청에 따라야 함 ▪ 혈액원은 보건복지부령으로 정하는 바에 따라 헌혈자로부터 채혈하기 전에 채혈금지대상 여부 및 과거 헌혈경력과 그 검사 결과를 조회하여야 함. 다만, 천재지변, 긴급 수혈 등 보건복지부령으로 정하는 경우에는 그러하지 아니함	
	헌혈자의 건강진단 등 (시행규칙 제6조) (20강원·충남·대구, 19전남, 18서울)	▪ 혈액원은 헌혈자로부터 채혈하기 전에 사진이 붙어 있어 본인임을 확인할 수 있는 주민등록증, 여권, 학생증, 그 밖의 신분증명서에 따라 그 신원을 확인하여야 함. 다만, 학생, 군인 등의 단체헌혈의 경우 그 관리·감독자의 확인으로 갈음할 수 있음 ▪ 신원확인 후에 혈액원은 헌혈자에 대하여 채혈을 실시하기 전에 다음에 해당하는 건강진단을 실시하여야 함 • 과거의 헌혈경력 및 혈액검사결과와 채혈금지대상자 여부의 조회 • 문진·시진 및 촉진 • 체온 및 맥박 측정 • 체중 측정 • 혈압 측정 • 다음의 어느 하나에 따른 빈혈검사 ◆ 황산구리법에 따른 혈액비중검사 ◆ 혈색소검사

헌혈자의 건강진단		
헌혈자의 신원 확인 및 건강진단 등 (제7조) (계속)	헌혈자의 건강진단 등 (시행규칙 제6조) (계속)	◆ 적혈구용적률검사 • 혈소판계수검사(혈소판성분채혈의 경우에만 해당) ▪ 혈액원은 과거의 헌혈경력 및 혈액검사결과와 채혈금지대상자 여부의 조회를 하려는 때에는 신청서(전자문서 포함)를 대한적십자사 회장에게 제출해야 함 ▪ 조회를 하지 않을 수 있는 경우는 다음과 같음 • 헌혈자 본인에게 수혈하기 위하여 채혈하는 경우 • 천재지변, 재해, 그 밖에 이에 준하는 사유로 인하여 전산 또는 유선 등의 방법으로 정보조회가 불가능한 경우 • 긴급하게 수혈하지 아니하면 수혈자의 생명이 위태로운 경우로서 신속한 정보조회가 불가능한 경우 ▪ 혈액원 등이 제공받을 수 있는 정보의 범위 • 감염병환자 및 약물복용환자 등의 주민등록번호 등 인적 사항 • 진단명 또는 처방약물명 • 진단일 또는 처방일

채혈금지대상자의 관리 (제7조의2) (20강원, 18서울)	▪ 보건복지부장관은 보건복지부령으로 정하는 바에 따라 채혈금지대상자의 명부를 작성 · 관리(대한적십자사 회장에게 위탁)할 수 있음 ▪ 혈액원은 채혈금지대상자로부터 채혈을 하여서는 아니 됨 ▪ 혈액원은 보건복지부령으로 정하는 안전성검사를 통과한 채혈금지대상자에 대하여는 채혈을 할 수 있음. 이 경우 그 결과를 보건복지부령으로 정하는 바에 따라 보건복지부장관에게 보고하여야 함 ▪ 보건복지부장관은 채혈금지대상자 명부에 있는 사람에게 명부의 기재 사항 등을 대통령령으로 정하는 바에 따라 개별적으로 알릴 수 있음(대한적십자사 회장에게 위탁) ▪ 채혈금지대상자의 명부를 작성 · 관리하는 업무에 종사하는 사람 또는 종사하였던 사람은 업무상 알게 된 비밀을 정당한 사유 없이 누설하여서는 아니 됨
혈액 등의 안전성 확보 (제8조) (19부산, 16서울, 15전남)	▪ 혈액원은 다음의 방법으로 혈액 및 혈액제제의 적격 여부를 검사하고 그 결과를 확인하여야 함 • 헌혈자로부터 채혈 • 보건복지부령으로 정하는 헌혈금지약물의 복용 여부 확인 ▪ 혈액원 등 혈액관리업무를 하는 자(이하 "혈액원등")는 검사 결과 부적격혈액을 발견하였을 때에는 보건복지부령으로 정하는 바에 따라 이를 폐기처분하고 그 결과를 보건복지부장관에게 보고하여야 함. 다만, 부적격혈액을 예방접종약의 원료로 사용하는 등 대통령령으로 정하는 경우에는 그러하지 아니함

혈액 등의 안전성 확보 (제8조) (계속)	▪ 혈액 및 혈액제제의 적격 여부에 관한 판정기준은 **보건복지부령**으로 정함 ▪ 혈액원은 헌혈금지약물의 복용 여부 확인 결과 부적격혈액을 발견하였으나 그 혈액이 이미 의료기관으로 출고된 경우에는 해당 의료기관에 부적격혈액에 대한 사항을 즉시 알리고, 부적격혈액을 폐기처분하도록 조치를 하여야 함 ▪ 혈액원은 부적격혈액의 수혈 등으로 사고가 발생할 위험이 있거나 사고가 발생하였을 때에는 이를 그 혈액을 수혈받은 사람에게 알려야 함 ▪ 혈액원은 **헌혈자 및 그의 혈액검사에 관한 정보를 보건복지부령으로 정하는 바에 따라 보건복지부장관에게 보고(대한적십자사 회장에게 위탁)**하여야 함 ▪ **보건복지부장관**은 보고받은 **헌혈자 및 그의 혈액검사에 관한 정보를 적절히 유지 · 관리(대한적십자사 회장에게 위탁)**하여야 함 ▪ 혈액 및 혈액제제의 적격 여부 검사와 그 밖에 부적격혈액 발생 시의 조치에 필요한 사항은 보건복지부령으로 정함

혈액의 적격여부 검사등 (시행규칙 제8조) (19부산, 15전남)	▪ 혈액원은 헌혈자로부터 혈액을 채혈한 때에는 **지체없이** 그 혈액에 대한 간기능검사(ALT검사, 수혈용으로 사용되는 혈액만 해당한다), 비(B)형간염검사, 시(C)형간염검사, 매독검사, 후천성면역결핍증검사, 사람T세포림프친화바이러스(HTLV) 검사(혈장성분은 제외한다), 그 밖에 **보건복지부장관이 정하는 검사를 실시**하고, **혈액 및 혈액제제의 적격 여부를 확인**하여야 함. 다만, 다음의 어느 하나에 해당하는 경우로서 혈액선별검사 중 B형간염바이러스(HBV) · C형간염바이러스(HCV) · 사람면역결핍바이러스(HIV) 핵산증폭검사 및 사람T세포림프친화바이러스(HTLV) 검사를 하는 경우에는 **그 결과를 수혈 후에 확인**할 수 있음 • 섬 지역에서 긴급하게 수혈하지 아니하면 생명이 위태로운 상황 또는 기상악화 등으로 적격 여부가 확인된 혈액 · 혈액제제를 공급받을 수 없는 경우 • 성분채혈백혈구 또는 성분채혈백혈구혈소판을 수혈하는 경우 ▪ 혈액원은 **헌혈자 본인에게 수혈하기 위하여 헌혈자로부터 혈액을 채혈한 때**에는 위의 **검사를 실시하지 아니할 수 있음** ▪ 검사는 의사의 지도하에 「의료기사 등에 관한 법률」조에 따른 **임상병리사**에 의하여 실시되어야 함 ▪ 혈액원은 검사 결과(**후천성면역결핍증 검사결과를 제외**)를 **헌혈자에게 통보**하여야 함. 다만, 헌혈자가 적격으로 판정된 검사결과의 통보를 명시적으로 거부하는 경우에는 그러하지 아니함
부적격혈액 폐기처분의 예외 (시행령 제6조) (19부산)	**부적격혈액을 폐기처분하지 아니할 수 있는 경우**는 다음과 같음 ▪ **예방접종약의 원료로 사용되는 경우** ▪ 의학연구 또는 의약품 · 의료기기 개발에 사용되는 경우 ▪ 혈액제제 등의 의약품이나 의료기기의 품질관리를 위한 시험에 사용되는 경우

<table>
<tr><td>헌혈자의 혈액정보 통보
(시행규칙 제11조의4)</td><td>▪ 혈액원은 헌혈자에 대한 다음의 혈액정보를 채혈일부터 3일 이내에 통보서(전자문서 포함)에 기재하여 대한적십자사 회장에게 통보해야 함
• 헌혈자의 인적사항
• 혈액 및 혈액제제 종류
• 헌혈일자 및 헌혈증서번호
• 혈액검사 결과
▪ 혈액원은 혈액정보를 통보한 혈액을 공급하거나 폐기한 때에는 통보서(전자문서 포함)에 다음의 어느 하나에 해당하는 사항을 기재하여 공급일 또는 폐기일부터 7일 이내에 대한적십자사 회장에게 통보해야 함
• 혈액을 혈액제제로 제조하여 공급한 경우 : 혈액제제의 공급일자 및 공급처(자체에서 소비할 목적으로 제조하는 경우를 포함한다)
• 혈액이 부적격혈액으로 분류되어 폐기처분한 경우 : 혈액제제의 폐기일자 및 폐기사유</td></tr>
</table>

<table>
<tr><th colspan="3">혈액 관리</th></tr>
<tr><td rowspan="2">혈액의 관리 등
(제9조)
(17서울, 15충남)</td><td colspan="2">▪ 혈액원등은 채혈 시의 혈액량, 혈액관리의 적정 온도 등 보건복지부령으로 정하는 기준에 따라 혈액관리업무를 하여야 함
▪ 혈액원은 채혈한 혈액을 안전하고 신속하게 공급하기 위하여 혈액 공급 차량을 운영할 수 있음
▪ 혈액 공급 차량의 형태, 표시 및 내부 장치 등에 관한 구체적인 사항은 보건복지부령으로 정함</td></tr>
<tr><td>혈액관리업무
(시행규칙 제12조)
(21전남, 17서울, 15충남, 11충남)</td><td>▪ 채혈업무
• 의사 또는 간호사는 채혈 전에 건강진단을 실시하고 보건복지부장관이 고시하는 헌혈기록카드를 작성하여야 함
• 채혈은 채혈에 필요한 시설을 갖춘 곳에서 의사의 지도하에 행하여야 함
• 1인 1회 채혈량(항응고제 및 검사용 혈액을 제외)은 다음 한도의 110퍼센트를 초과하여서는 아니 됨. 다만, 희귀혈액을 채혈하는 경우에는 그러하지 아니함
◆ 전혈채혈 : 400밀리리터
◆ 성분채혈 : 500밀리리터
◆ 2종류 이상의 혈액성분을 동시에 채혈하는 다종성분채혈 : 600밀리리터
• 채혈은 항응고제가 포함된 혈액백 또는 성분채혈키트를 사용하여 무균적으로 하여야 함</td></tr>
</table>

혈액 관리

혈액의 관리 등 (제9조) (계속)	**혈액관리업무** (시행규칙 제12조) (계속)	• 혈액제제제조를 위하여 채혈된 혈액은 제조하기까지 다음의 방법에 따라 관리하여야 함 ◆ 전혈채혈 : 섭씨 1도 이상 10도 이하에서 관리할 것. 다만, 혈소판제조용의 경우에는 섭씨 20도 이상 24도 이하에서 관리할 것 ◆ 혈소판성분채혈 : 섭씨 20도 이상 24도 이하에서 관리할 것 ◆ 혈장성분채혈 : 섭씨 6도 이하에서 관리할 것 ▪ 혈액제제의 보존업무 • 혈액제제의 보존온도 · 보존방법 및 보존기간 등은 별표 2의2의 기준에 따라야 함 • 보존온도를 유지하는 장치와 그 유지온도를 기록하는 장치를 갖추어야 함 • 혈액제제의 부적격여부를 주기적으로 점검하여야 함 • 이상이 없는 혈액제제를 보존중에 폐기하거나 변질시키지 말아야 함 ▪ 혈액제제의 공급업무 • 혈액제제의 운송거리 및 시간을 고려하여 보존온도를 유지할 수 있는 적절한 용기에 넣어 운송 · 공급하여야 함 • 혈액원은 혈액제제를 공급한 때에는 혈액제제 운송 및 수령확인서를 2부 작성하여 1부는 3년간 보관하고 1부는 혈액제제를 수령한 자에게 내주며, 혈액제제를 수령한 자는 해당 확인서를 3년간 보관하여야 함 ▪ 품질관리 업무: 혈원등은 혈액관리업무를 시행함에 있어 보건복지부장관이 고시하는 업무절차 및 정도관리 등에 관한 표준업무규정을 준수하여야 한다

혈액제제의 보존기준(시행규칙 [별표 2의2])

제제종류	보존온도	보존기간	비고
1. 전혈	1~6℃	CPDA 보존액 : 채혈 후 21일 CPDA-1 보존액 : 채혈 후 35일 ADD/M(SAG/M) 보존액 : 채혈 후 35일	
2. 농축적혈구	1~6℃	전혈과 동일	
3. 신선동결혈장	-18℃이하	채혈 후 1년	해동 후 3시간 이내 사용. 다만, 1~6℃ 보관하는 경우 24시간까지 사용 가능

혈액 관리

혈액의 관리 등
(제9조)
(계속)

4. 농축**혈소판**	20~24℃	제조 후 120시간	보관시 교반 필요
5. 백혈구제거적혈구	1~6℃	제조 후 24시간 폐쇄형은 전혈과 동일	
6. 백혈구여과제거적혈구	1~6℃	폐쇄형여과는 전혈과 동일, 개방형여과는 제조 후 24시간	
7. 세척적혈구	1~6℃	**제조 후 24시간**	
8. 동결해동적혈구	−65℃ 이하 동결, 해동 후 1~6℃	제조 후 10년, 개방형은 세척 후 24시간, 폐쇄형은 세척 후 10일	
9. **농축백혈구**	20~24℃	제조 후 24시간	
10. **혈소판풍부혈장**	20~24℃	제조 후 120시간	보관시 교반 필요
11. 백혈구여과제거혈소판	20~24℃	폐쇄용 여과는 농축혈소판과 동일 개방형 여과는 제조 후 24시간	보관시 교반 필요
12. 세척혈소판	20~24℃	제조 후 4시간	
13. 신선액상혈장	1~6℃	제조 후 12시간	
14. 동결혈장	−18℃이하	채혈 후 1년	해동 후 3시간 이내 사용. 다만, 1~6℃ 보관하는 경우 24시간까지 사용 가능
15. **동결침전제제**	−18℃이하	**채혈 후 1년**	**해동 후 1시간 이내 사용. 다만, 20~24℃ 보관하는 경우 6시간까지 사용 가능**
16. 동결침전물제거혈장	−18℃이하	채혈 후 1년	해동 후 3시간 이내 사용. 다만, 1~6℃ 보관하는 경우 24시간까지 사용 가능
17. 성분채혈적혈구	1~6℃	채혈 후 35일	혈액첨가제 사용시
18. 성분채혈백혈구	20~24℃	채혈 후 24시간	
19. 성분채혈혈소판백혈구	20~24℃	채혈 후 24시간	보관시 교반 필요
20. 성분채혈혈소판	20~24℃	제조 후 120시간	
21. 백혈구여과제거 성분채혈혈소판	20~24℃	제조 후 120시간	보관시 교반 필요
22. 성분채혈혈장	−18℃이하	채혈 후 1년	
23. 다종백혈구여과제거성분채혈혈소판	20~24℃	제조 후 120시간	보관 시 교반 필요

혈액 관리

<table>
<tr><td rowspan="8">혈액의 관리 등
(제9조)
(계속)</td><td>24. 다종성분채혈혈장</td><td>-18℃ 이하</td><td>채혈 후 1년</td><td></td></tr>
<tr><td>25. 방사선조사 농축적혈구</td><td>1~6℃</td><td>방사선조사(照射) 후 28일. 다만, 방사선조사 대상이 되는 농축적혈구의 남은 보존기간이 더 짧은 경우에는 그 보존기간을 말한다.</td><td></td></tr>
<tr><td>26. 방사선조사 백혈구여과제거적혈구</td><td>1~6℃</td><td>방사선조사 후 28일. 다만, 방사선조사 대상이 되는 백혈구여과제거적혈구의 남은 보존기간이 더 짧은 경우에는 그 보존기간을 말한다.</td><td></td></tr>
<tr><td>27. 방사선조사 세척적혈구</td><td>1~6℃</td><td>방사선조사 대상 세척적혈구의 남은 보존기간</td><td></td></tr>
<tr><td>28. 방사선조사 농축혈소판</td><td>20~24℃</td><td>방사선조사 대상 농축혈소판의 남은 보존기간</td><td>보관 시 교반 필요</td></tr>
<tr><td>29. 방사선조사 백혈구여과제거성분채혈혈소판</td><td>20~24℃</td><td>방사선조사 대상 백혈구여과제거성분채혈혈소판의 남은 보존기간</td><td>보관 시 교반 필요</td></tr>
<tr><td>30. 방사선조사 다종백혈구여과제거성분채혈혈소판</td><td>20~24℃</td><td>방사선조사 대상 백혈구여과제거성분채혈혈소판의 남은 보존기간</td><td>보관 시 교반 필요</td></tr>
<tr><td>31. 방사선조사 세척혈소판</td><td>20~24℃</td><td>방사선조사 대상 세척혈소판의 남은 보존기간</td><td></td></tr>
</table>

비고: 성분채혈혈장 등을 혈장분획제제의 원료로 사용하기 위하여 보관하는 경우 그 보존기준은 **식품의약품안전처장**이 따로 고시하는 바에 따른다.

의료기관 준수사항

의료기관의 준수사항 (제9조의2)

- 병상 수와 혈액 사용량을 고려하여 보건복지부령으로 정하는 의료기관의 장은 안전하고 적정한 혈액 사용을 위하여 **수혈관리위원회와 수혈관리실을 설치 · 운영**하고 혈액 관련 업무를 전담하는 인력을 두는 등 필요한 조치를 하여야 함
- 수혈관리위원회의 구성과 운영, 수혈관리실의 설치와 운영 및 혈액 관련 업무를 전담하는 인력의 자격요건, 인원 수, 업무내용 등에 관하여 필요한 사항은 보건복지부령으로 정함

수혈관리위원회 및 수혈관리실의 설치 등 (시행규칙 제12조의3)

- 보건복지부령으로 정하는 의료기관"이란 다음의 구분에 따른 의료기관을 말함
  - **수혈관리위원회를 설치 · 운영해야 하는 의료기관**
    - 100개 이상의 병상을 갖춘 의료기관으로서 전년도 혈액제제 사용량이 1천단위 이상인 의료기관

의료기관 준수사항		
의료기관의 준수사항 (제9조의2) (계속)	수혈관리위원회 및 수혈관리실의 설치 등 (시행규칙 제12조의3) (계속)	• **수혈관리실을 설치 · 운영해야 하는 의료기관** ◆ 100개 이상의 병상을 갖춘 의료기관으로서 전년도 혈액제제 사용량이 5천단위 이상인 의료기관 ▪ **수혈관리위원회**는 다음의 사항을 **심의**함 • 수혈관리계획의 수립 및 시행 • 안전하고 적정한 수혈관리를 위한 자체 규정 • 수혈용 혈액의 보관량 · 사용량 · 폐기량의 적정성 • 수혈용 혈액의 안정적인 수급 방안 • 수혈 관련 부작용의 예방 · 대응방법 • 수혈 관련 교육 및 홍보 방법 • 그 밖에 안전하고 적정한 혈액 사용을 위하여 보건복지부장관이 정하는 사항 ▪ **수혈관리실**은 다음의 업무를 **수행**함 • 수혈용 혈액의 보관 · 사용 · 폐기 현황의 관리 • 수혈 관련 자료의 수집 · 분석 및 평가 • 수혈의 적정성에 대한 평가 • 수혈 관련 부작용의 발생 감시 및 대응 • 수혈 관련 교육 및 홍보 • 그 밖에 수혈관리에 필요한 업무 ▪ 위에서 규정한 사항 외에 수혈관리위원회 및 수혈관리실의 설치 등에 필요한 사항은 보건복지부장관이 정함
	수혈관리위원회의 구성 및 운영 (시행규칙 제12조의4)	▪ 수혈관리위원회는 **위원장 1명과 부위원장 1명을 포함한 7명 이상 15명 이하의 위원**으로 구성함 ▪ 수혈관리위원회의 **위원장**은 **해당 의료기관의 장**으로 하고, 부위원장은 위원 중에서 위원장이 지명함 ▪ 수혈관리위원회의 위원은 다음의 사람이 됨 • **진료부서의 장** • **간호부서의 장** • **수혈관리실의 장(수혈관리실을 설치한 경우만 해당한다)** • **수혈관리 분야에 관한 학식과 경험이 풍부한 사람 중에서 위원장이 위촉하는 사람**
	수혈관리실의 근무인력 (시행규칙 제12조의5)	▪ 의료기관의 장은 수혈관리실에 다음의 인력을 두어야 함. 이 경우 **다음의 인력 중 1명 이상은 수혈관리실에서 전담 근무해야 함** • 수혈관리에 관한 경험과 지식이 있는 의사 1명 이상

<table>
<tr><th colspan="3">의료기관 준수사항</th></tr>
<tr><td>의료기관의 준수사항
(제9조의2)
(계속)</td><td>수혈관리실의 근무인력
(시행규칙 제12조의5)
(계속)</td><td>• 수혈관리에 관한 경험과 지식이 있는 간호사 1명 이상
• 수혈관리에 관한 경험과 지식이 있는 임상병리사 1명 이상 또는 의료기관의 장이 수혈관리를 위하여 필요하다고 인정하는 사람 1명 이상
▪ 수혈관리실에서 근무하는 사람은 정한 교육기준에 따라 교육을 받아야 함</td></tr>
</table>

<table>
<tr><th colspan="3">특정수혈부작용</th></tr>
<tr><td rowspan="2">특정수혈부작용에 대한 조치
(제10조)
(21경북, 14서울)</td><td colspan="2">▪ 의료기관의 장은 특정수혈부작용이 발생한 경우에는 보건복지부령으로 정하는 바에 따라 그 사실을 시 · 도지사에게 신고하여야 함
▪ 시 · 도지사는 특정수혈부작용의 발생 신고를 받은 때에는 이를 보건복지부장관에게 통보하여야 함
▪ 보건복지부장관은 특정수혈부작용의 발생 신고를 통보받으면 그 발생 원인의 파악 등을 위한 실태조사를 하여야 함</td></tr>
<tr><td>특정수혈부작용의 신고 등
(시행규칙 제13조)
(14서울)</td><td>▪ 의료기관의 장은 특정수혈부작용이 발생한 사실을 확인한 날부터 15일 이내에 해당 의료기관 소재지의 보건소장을 거쳐 특별시장 · 광역시장 · 특별자치시장 · 도지사 · 특별자치도지사(이하 시 · 도지사)에게 특정수혈부작용이 발생한 사실을 신고해야 함. 다만, 사망의 경우에는 지체 없이 신고해야 함
▪ 시 · 도지사는 매월 말일을 기준으로 특정수혈부작용 발생현황 보고서를 작성하여 다음 달 10일까지 보건복지부장관에게 제출해야 함. 다만, 사망의 경우에는 지체 없이 제출해야 함
▪ 실태조사에는 다음의 내용이 포함되어야 함
• 수혈자의 인적사항, 수혈기록 및 의무기록 조사
• 헌혈자의 헌혈기록 및 과거 헌혈혈액 검사결과 조회
• 수혈자 및 헌혈자의 특정수혈부작용 관련 진료내역 및 검사결과 확인
• 헌혈혈액 보관검체 검사결과 확인
• 헌혈자 채혈혈액 검사결과 확인</td></tr>
<tr><td>특정수혈부작용 및 채혈부작용의 보상
(제10조의2)
(18전남 · 울산, 15대구)</td><td colspan="2">▪ 혈액원은 다음의 어느 하나에 해당하는 사람에 대하여 특정수혈부작용 및 채혈부작용에 대한 보상금을 지급할 수 있음
• 헌혈이 직접적인 원인이 되어 질병이 발생하거나 사망한 채혈부작용자
• 혈액원이 공급한 혈액이 직접적인 원인이 되어 질병이 발생하거나 사망한 특정수혈부작용자
▪ 보상금은 위원회의 심의에 따라 결정되며, 보상금이 결정된 때에는 위원장은 그 심의 결</td></tr>
</table>

<table>
<tr><th colspan="2">특정수혈부작용</th></tr>
<tr><td>특정수혈부작용 및 채혈부작용의 보상
(제10조의2)
(계속)</td><td>과를 지체 없이 혈액원에 통보하여야 함
▪ 다음의 어느 하나에 해당하는 경우에는 보상금을 지급하지 아니할 수 있음
• 채혈부작용이 헌혈자 본인의 고의 또는 중대한 과실로 인하여 발생한 경우
• 채혈부작용이라고 결정된 사람 또는 그 가족이 손해배상청구소송 등을 제기한 경우 또는 소송제기 의사를 표시한 경우
▪ 지급할 수 있는 보상금의 범위는 다음과 같음. 다만, 혈액의 공급과정에서 혈액원의 과실이 없는 경우에는 위자료만 지급할 수 있음
• 진료비
• 장애인이 된 자에 대한 일시보상금
• 사망한 자에 대한 일시보상금
• 장제비
• 일실(逸失)소득
• 위자료</td></tr>
</table>

혈액제제의 수가 (제11조)	혈액원이 헌혈자로부터 채혈하여 제조한 혈액제제를 의료기관에 공급하는 가격과 혈액원으로부터 혈액제제를 공급받은 의료기관이 수혈자에게 공급하는 가격은 보건복지부장관이 정하여 고시함

<table>
<tr><th colspan="3">기록 및 서류의 작성</th></tr>
<tr><td rowspan="2">기록의 작성 등
(제12조)
(19부산, 18광주)</td><td colspan="2">▪ 혈액원등은 보건복지부령으로 정하는 바에 따라 혈액관리업무에 관한 기록을 작성하여 갖추어 두어야 함
▪ 기록(전자혈액관리업무기록 포함)은 기록한 날부터 보건복지부령으로 정하는 기간 동안 보존하여야 함
▪ 혈액관리업무에 종사하는 자는 이 법 또는 다른 법령에 특별히 규정된 경우를 제외하고는 건강진단 · 채혈 · 검사 등 업무상 알게 된 다른 사람의 비밀을 누설하거나 발표하여서는 아니 됨</td></tr>
<tr><td>서류의 작성 등
(시행규칙 제14조)
(19부산, 18광주)</td><td>▪ 혈액원 등은 다음의 서류를 작성 · 비치하여야 함
• 헌혈경력 및 검사결과 조회서
• 부적격혈액처리현황
• 헌혈자 혈액정보 통보기록
• 보건복지부장관이 고시하는 헌혈기록카드
• 특정수혈부작용발생신고기록
▪ “보건복지부령이 정하는 기간”이라 함은 10년을 말함</td></tr>
</table>

<table>
<tr><th colspan="3">수혈비용의 보장</th></tr>
<tr><td rowspan="2">헌혈증서의 발급 및 수혈비용의 보상 등
(제14조)
(19충북 · 부산)</td><td colspan="2">▪ 혈액원이 헌혈자로부터 헌혈을 받았을 때에는 보건복지부령으로 정하는 바에 따라 헌혈증서를 그 헌혈자에게 발급하여야 함. 이 경우 헌혈증서를 잃어버리거나 훼손되어 못쓰게 된 것이 확인된 경우에는 보건복지부령으로 정하는 바에 따라 재발급 받을 수 있음
▪ 헌혈증서는 휴대전화에 의한 문자메시지, 전자우편 등의 수단으로 제공할 수 있음
▪ 헌혈자 또는 그 헌혈자의 헌혈증서를 양도받은 사람은 의료기관에 그 헌혈증서를 제출하면 무상으로 혈액제제를 수혈받을 수 있음. 다만, 재발급되어 유효하지 아니하게 된 헌혈증서를 사용한 경우 혈액제제의 수혈비용은 수혈자가 부담하여야 함
▪ 수혈을 요구받은 의료기관은 정당한 이유 없이 그 요구를 거부하지 못함
▪ 보건복지부장관은 의료기관이 헌혈증서 제출자에게 수혈을 하였을 때에는 보건복지부령으로 정하는 바에 따라 헌혈환급적립금에서 그 비용을 해당 의료기관에 보상(보상업무는 대한적십자사 회장에게 위탁)하여야 함</td></tr>
<tr><td>수혈비용의 보상
(시행규칙 제17조)</td><td>▪ 수혈비용의 보상은 혈액원의 의료기관에 대한 혈액공급가액과 의료기관의 혈액관리료 및 수혈수수료를 합한 금액으로 함. 다만, 수혈을 받은 사람이 다른 법령의 규정에 따라 수혈비용의 일부를 지급받은 경우에는 그 금액을 제외한 금액으로 보상할 수 있음
▪ 의료기관은 수혈비용의 보상을 받고자 할 때에는 수혈비용청구서에 수혈자내역서를 첨부하여 대한적십자사 회장에게 청구해야 함
▪ 의료기관은 수혈을 받은 사람의 진료비 중 본인이 부담해야 할 비용에서 대한적십자사 회장에게 청구하는 금액을 공제해야 함
▪ 대한적십자사 회장은 수혈비용의 보상청구를 받은 때에는 그 청구를 받은 날부터 1개월 이내에 이를 보상해야 함</td></tr>
</table>

<table>
<tr><td>헌혈환급예치금 및 헌혈환급적립금
(제15조)
(19대구, 11충남)</td><td>▪ 혈액원이 헌혈자로부터 헌혈을 받았을 때에는 보건복지부령으로 정하는 바에 따라 헌혈환급예치금을 보건복지부장관에게 내야 함(대한적십자사 회장에게 위탁). 다만, 헌혈 혈액이 검사 결과 부적격혈액으로 판정된 경우에는 헌혈환급예치금의 전부 또는 일부를 돌려주거나 면제할 수 있음
▪ 보건복지부장관은 헌혈환급예치금으로 헌혈환급적립금(이하 "적립금")을 조성 · 관리(대한적십자사 회장에게 위탁)함
▪ 적립금은 다음에 해당하는 용도에만 사용하여야 함
• 수혈비용의 보상 • 헌혈의 장려 • 혈액관리와 관련된 연구
• 그 밖에 대통령령으로 정하는 용도
◆ 특정수혈부작용에 대한 실태조사 및 연구
◆ 혈액원 혈액관리업무의 전산화에 대한 지원
▪ • 적립금의 관리 및 운영 등에 필요한 사항은 대통령령으로 정함</td></tr>
</table>

군의료기관에 대한 특례 (제16조)	군의료기관에 설치하는 혈액원의 혈액관리업무에 관하여는 이 법의 규정에도 불구하고 **국방부장관이 보건복지부장관과 협의**한 후 **국방부령**으로 정함
권한의 위임 · 위탁 등 (제17조)	▪ **보건복지부장관**은 이 법에 따른 권한의 일부를 대통령령으로 정하는 바에 따라 **시 · 도지사에게 위임**할 수 있음 ▪ **보건복지부장관**은 이 법에 따른 다음의 업무를 대통령령으로 정하는 바에 따라 **대한적십자사 회장에게 위탁**할 수 있음 • **채혈금지대상자 명부의 작성 · 관리 및 통지에 관한 업무** • **헌혈자의 혈액정보 관리에 관한 업무** • **보상업무** • **헌혈환급예치금의 수납업무** • **적립금의 조성 · 관리 업무**

개설허가의 취소 등 (제17조의3) (18대구)	▪ **보건복지부장관**은 혈액원이 다음의 어느 하나에 해당하면 혈액원의 **개설허가를 취소하거나 6개월의 범위에서 업무의 정지** 또는 위반 사항에 대한 **시정을 명할 수 있음** • 혈액원 개설허가를 받은 날부터 **3개월이 지나도록 정당한 사유 없이 그 업무를 시작하지 아니한 경우** • 개설허가를 받은 혈액원의 시설이 **시설 · 장비 기준에 적합하지 아니한 경우** • 혈액원이 **제조관리자를 두지 아니한 경우** • 혈액원에 대한 검사 또는 심사평가 결과 **혈액관리업무가 부적절하였음이 발견된 경우** • 혈액원이 다음을 위반하여 사업계획, 예산안, 수입 · 지출결산서 또는 회계감사 보고서를 제출하지 아니한 경우 ◆ 혈액원은 매년 사업계획 및 예산안을 작성하여 해당 회계연도가 시작되기 1개월 전에 보건복지부장관에게 제출하여야 함 ◆ 혈액원은 매 회계연도 경과 후 3개월 이내에 수입 · 지출결산서에 「공인회계사법」에 따라 등록한 공인회계사 또는 등록한 회계법인의 회계감사 보고서를 첨부하여 보건복지부장관에게 제출하여야 함 • 그 밖에 이 법 또는 이 법에 따른 명령을 위반한 경우 ▪ 보건복지부장관은 의료기관이 다음을 위반한 경우 위반 사항에 대한 시정을 명할 수 있음 • 병상 수와 혈액 사용량을 고려하여 보건복지부령으로 정하는 의료기관의 장은 안전하고 적정한 혈액 사용을 위하여 수혈관리위원회와 수혈관리실을 설치 · 운영하고 혈액 관련 업무를 전담하는 인력을 두는 등 필요한 조치를 하여야 함 ▪ 위에 따른 행정처분의 세부적인 기준은 보건복지부령으로 정함

Part 10

마약류 관리에 관한 법률

(약칭: 마약류관리법)

| 의료기술직 |

Part 10 마약류 관리에 관한 법률 (약칭: 마약류관리법)

마약류관리법[시행 2022. 12. 11.], 시행령[시행 2022. 12. 20.], 시행규칙[시행 2022. 01. 17.]

목적(제1조)

- 마약 · 향정신성의약품 · 대마 및 원료물질의 취급 · 관리를 적정하게 함
- 오용 또는 남용으로 인한 보건상의 위해를 방지함
- 국민보건 향상에 이바지함

정의(제2조) (21충북, 18울산 · 부산, 17경북, 10대구)

<table>
<tr><td>마약류</td><td colspan="2">마약 · 향정신성의약품 및 대마</td></tr>
<tr><td rowspan="4">마약</td><td>양귀비</td><td>양귀비과의 파파베르 솜니페룸 엘(Papaver somniferum L.), 파파베르 세티게룸 디시(Papaver setigerum DC.) 또는 파파베르 브락테아툼(Papaver bracteatum)</td></tr>
<tr><td>아편</td><td>양귀비의 액즙이 응결된 것과 이를 가공한 것. 다만, 의약품으로 가공한 것은 제외함</td></tr>
<tr><td>코카 잎[엽]</td><td>코카 관목[: 에리드록시론속의 모든 식물을 말한다]의 잎. 다만, 엑고닌 · 코카인 및 엑고닌 알칼로이드 성분이 모두 제거된 잎은 제외함</td></tr>
<tr><td colspan="2">▪ 양귀비, 아편 또는 코카 잎에서 추출되는 모든 알카로이드 및 그와 동일한 화학적 합성품으로서 대통령령으로 정하는 것
▪ 위에 규정된 것 외에 그와 동일하게 남용되거나 해독작용을 일으킬 우려가 있는 화학적 합성품으로서 대통령령으로 정하는 것
▪ 위에서 열거된 것을 함유하는 혼합물질 또는 혼합제제. 다만, 다른 약물이나 물질과 혼합되어 위에 열거된 것으로 다시 제조하거나 제제할 수 없고, 그것에 의하여 신체적 또는 정신적 의존성을 일으키지 아니하는 것으로서 총리령으로 정하는 것[이하 “한외마약”이라 한다]은 제외함</td></tr>
<tr><td>향정신성의약품</td><td colspan="2">인간의 중추신경계에 작용하는 것으로서 이를 오용하거나 남용할 경우 인체에 심각한 위해가 있다고 인정되는 다음의 어느 하나에 해당하는 것으로서 대통령령으로 정하는 것을 말함
▪ 오용하거나 남용할 우려가 심하고 의료용으로 쓰이지 아니하며 안전성이 결여되어 있는 것으로서 이를 오용하거나 남용할 경우 심한 신체적 또는 정신적 의존성을 일으키는 약물 또는 이를 함유하는 물질
▪ 오용하거나 남용할 우려가 심하고 매우 제한된 의료용으로만 쓰이는 것으로서 이를 오용하거나 남용할 경우 심한 신체적 또는 정신적 의존성을 일으키는 약물 또는 이를 함유하는 물질
▪ 위에 규정된 것보다 오용하거나 남용할 우려가 상대적으로 적고 의료용으로 쓰이는 것으로서 이를 오용하거나 남용할 경우 그리 심하지 아니한 신체적 의존성을 일으키거나 심한 정신적 의존성을 일으키는 약물 또는 이를 함유하는 물질
▪ 위의 모두에 규정된 것보다 오용하거나 남용할 우려가 상대적으로 적고 의료용으로 쓰이</td></tr>
</table>

정의(제2조) (21충북, 18울산 · 부산, 17경북, 10대구)

구분		내용
향정신성의약품 (계속)		는 것으로서 이를 오용하거나 남용할 경우 다목에 규정된 것보다 신체적 또는 정신적 의존성을 일으킬 우려가 적은 약물 또는 이를 함유하는 물질 ▪ 위에서 열거된 것을 함유하는 혼합물질 또는 혼합제제. 다만, 다른 약물 또는 물질과 혼합되어 위에 열거된 것으로 다시 제조하거나 제제할 수 없고, 그것에 의하여 신체적 또는 정신적 의존성을 일으키지 아니하는 것으로서 총리령으로 정하는 것은 제외함
대마		다음의 어느 하나에 해당하는 것을 말함. 다만, 대마초[칸나비스 사티바 엘(Cannabis sativa L)을 말한다]의 종자) · 뿌리 및 성숙한 대마초의 줄기와 그 제품은 제외함 ▪ 대마초와 그 수지 ▪ 대마초 또는 그 수지를 원료로 하여 제조된 모든 제품 ▪ 위에 규정된 것과 동일한 화학적 합성품으로서 대통령령으로 정하는 것 ▪ 위의 모두에 규정된 것을 함유하는 혼합물질 또는 혼합제제
마약류취급자		다음의 어느 하나에 해당하는 자로서 이 법에 따라 허가 또는 지정을 받은 자
	마약류수출입업자	마약 또는 향정신성의약품의 수출입을 업으로 하는 자
	마약류제조업자	마약 또는 향정신성의약품의 제조[제제 및 소분 포함]을 업으로 하는 자
	마약류원료사용자	한외마약 또는 의약품을 제조할 때 마약 또는 향정신성의약품을 원료로 사용하는 자
	대마재배자	섬유 또는 종자를 채취할 목적으로 대마초를 재배하는 자
	마약류도매업자	마약류소매업자, 마약류취급의료업자, 마약류관리자 또는 마약류취급학술연구자에게 마약 또는 향정신성의약품을 판매하는 것을 업으로 하는 자
	마약류관리자	「의료법」에 따른 의료기관에 종사하는 약사로서 그 의료기관에서 환자에게 투약하거나 투약하기 위하여 제공하는 마약 또는 향정신성의약품을 조제 · 수수하고 관리하는 책임을 진 자
	마약류취급학술연구자	학술연구를 위하여 마약 또는 향정신성의약품을 사용하거나, 대마초를 재배하거나 대마를 수입하여 사용하는 자
	마약류소매업자	「약사법」에 따라 등록한 약국개설자로서 마약류취급의료업자의 처방전에 따라 마약 또는 향정신성의약품을 조제하여 판매하는 것을 업으로 하는 자
	마약류취급의료업자	의료기관에서 의료에 종사하는 의사 · 치과의사 · 한의사 또는 「수의사법」에 따라 동물 진료에 종사하는 수의사로서 의료나 동물 진료를 목적으로 마약 또는 향정신성의약품을 투약하거나 투약하기 위하여 제공하거나 마약 또는 향정신성의약품을 기재한 처방전을 발급하는 자
원료물질		마약류가 아닌 물질 중 마약 또는 향정신성의약품의 제조에 사용되는 물질로서 대통령령으로 정하는 것을 말함

정의(제2조) (21충북, 18울산 · 부산, 17경북, 10대구)	
원료물질취급자	원료물질의 제조 · 수출입 · 매매에 종사하거나 이를 사용하는 자를 말함
군수용마약류	국방부 및 그 직할 기관과 육군 · 해군 · 공군에서 관리하는 마약류를 말함
치료보호	마약류 중독자의 마약류에 대한 정신적 · 신체적 의존성을 극복시키고 재발을 예방하여 건강한 사회인으로 복귀시키기 위한 입원 치료와 통원치료를 말함

마약퇴치의 날 (제2조의3) (18충남)	▪ 마약류 등의 오남용에 대한 사회적 경각심을 높이고 마약류에 관한 범죄를 예방하기 위하여 매년 6월 26일을 마약퇴치의 날로 정함 ▪ 국가와 지방자치단체는 마약퇴치의 날 취지에 적합한 행사와 교육 · 홍보사업을 실시할 수 있음
일반 행위의 금지 (제3조) (18충북)	누구든지 다음의 어느 하나에 해당하는 행위를 하여서는 아니 됨 ▪ 이 법에 따르지 아니한 마약류의 사용 ▪ 마약의 원료가 되는 식물을 재배하거나 그 성분을 함유하는 원료 · 종자 · 종묘(種苗)를 소지, 소유, 관리, 수출입, 수수, 매매 또는 매매의 알선을 하거나 그 성분을 추출하는 행위. 다만, 대통령령으로 정하는 바에 따라 식품의약품안전처장의 승인을 받은 경우는 제외함 ▪ 헤로인, 그 염류 또는 이를 함유하는 것을 소지, 소유, 관리, 수입, 제조, 매매, 매매의 알선, 수수, 운반, 사용, 투약하거나 투약하기 위하여 제공하는 행위. 다만, 대통령령으로 정하는 바에 따라 식품의약품안전처장의 승인을 받은 경우는 제외함 ▪ 마약 또는 향정신성의약품을 제조할 목적으로 원료물질을 제조, 수출입, 매매, 매매의 알선, 수수, 소지, 소유 또는 사용하는 행위. 다만, 대통령령으로 정하는 바에 따라 식품의약품안전처장의 승인을 받은 경우는 제외함 ▪ 향정신성의약품 또는 이를 함유하는 향정신성의약품을 소지, 소유, 사용, 관리, 수출입, 제조, 매매, 매매의 알선 또는 수수하는 행위. 다만, 대통령령으로 정하는 바에 따라 식품의약품안전처장의 승인을 받은 경우는 제외함 ▪ 향정신성의약품의 원료가 되는 식물 또는 버섯류에서 그 성분을 추출하거나 그 식물 또는 버섯류를 수출입, 매매, 매매의 알선, 수수, 흡연 또는 섭취하거나 흡연 또는 섭취할 목적으로 그 식물 또는 버섯류를 소지 · 소유하는 행위. 다만, 대통령령으로 정하는 바에 따라 식품의약품안전처장의 승인을 받은 경우는 제외함 ▪ 수출입 · 제조 · 매매하거나 매매를 알선하는 행위. 다만, 공무, 학술연구 또는 의료 목적을 위하여 대통령령으로 정하는 바에 따라 식품의약품안전처장의 승인을 받은 경우는 제외함 ▪ 다음의 어느 하나에 해당하는 행위 　• 대마 또는 대마초 종자의 껍질을 흡연 또는 섭취하는 행위(의료 목적으로 섭취하는 행위는 제외)

<table>
<tr>
<td>일반 행위의 금지
(제3조)
(계속)</td>
<td>• 위의 행위를 할 목적으로 대마, 대마초 종자 또는 대마초 종자의 껍질을 소지하는 행위
• 위의 모두의 행위를 하려 한다는 정(情)을 알면서 대마초 종자나 대마초 종자의 껍질을 매매하거나 매매를 알선하는 행위
▪ 상기 규정에서 금지한 행위를 하기 위한 장소 · 시설 · 장비 · 자금 또는 운반 수단을 타인에게 제공하는 행위</td>
</tr>
</table>

마약류 취급

<table>
<tr>
<td rowspan="2">마약류취급자가 아닌 자의 마약류 취급 금지
(제4조)
(18충북)</td>
<td colspan="2">▪ 마약류취급자가 아니면 다음의 어느 하나에 해당하는 행위를 하여서는 아니 됨
• 마약 또는 향정신성의약품을 소지, 소유, 사용, 운반, 관리, 수입, 수출, 제조, 조제, 투약, 수수, 매매, 매매의 알선 또는 제공하는 행위
• 대마를 재배 · 소지 · 소유 · 수수 · 운반 · 보관 또는 사용하는 행위
• 마약 또는 향정신성의약품을 기재한 처방전을 발급하는 행위
• 한외마약을 제조하는 행위
▪ 다음의 어느 하나에 해당하는 경우에는 마약류취급자가 아닌 자도 마약류를 취급할 수 있음
• 마약 또는 향정신성의약품을 마약류취급의료업자로부터 투약받아 소지하는 경우
• 마약 또는 향정신성의약품을 마약류소매업자로부터 구입하거나 양수하여 소지하는 경우
• 마약류취급자를 위하여 마약류를 운반 · 보관 · 소지 또는 관리하는 경우
• 공무상 마약류를 압류 · 수거 또는 몰수하여 관리하는 경우
• 마약류 취급 자격 상실자 등이 마약류취급자에게 그 마약류를 인계하기 전까지 소지하는 경우
• 의료 목적으로 사용하기 위하여 대마를 운반 · 보관 또는 소지하는 경우
• 그 밖에 총리령으로 정하는 바에 따라 식품의약품안전처장의 승인을 받은 경우
▪ 마약류취급자는 이 법에 따르지 아니하고는 마약류를 취급하여서는 아니 됨. 다만, 대통령령으로 정하는 바에 따라 식품의약품안전처장의 승인을 받은 경우에는 그러하지 아니함</td>
</tr>
<tr>
<td>마약류취급자의 예외적인 마약류 취급
(시행령 제4조)</td>
<td>▪ 마약류취급자가 식품의약품안전처장으로부터 마약류 취급에 관한 승인을 받을 수 있는 경우는 다음과 같음
• 마약류수출입업자 · 마약류제조업자 · 마약류원료사용자 또는 마약류취급학술연구자가 마약류 품질관리를 목적으로 취급하려는 경우
• 마약류수출입업자 · 마약류제조업자 · 마약류원료사용자 또는 마약류취급학술연구자가 마약 · 향정신성의약품 또는 한외마약의 품목허가를 받기 위한 임상연구나 시험제품을 제조하기 위하여 취급하려는 경우
• 마약류를 취급할 필요가 있다고 식품의약품안전처장이 인정하는 경우
▪ 승인신청에 필요한 사항은 총리령으로 정함</td>
</tr>
</table>

<table>
<tr><th colspan="3">마약류 취급</th></tr>
<tr><td>마약류취급자가 아닌 자의 마약류 취급 금지
(제4조)
(계속)</td><td>마약류취급자가 아닌 자의 마약류 취급
(시행규칙 제5조)
(18충북)</td><td>마약류취급자가 아닌 자가 마약류를 취급할 수 있는 경우
▪ 의약품제조업자 등이 마약 · 향정신성의약품 또는 한외마약의 품목허가를 받기 위한 임상연구나 시험제품을 제조하기 위하여 취급하는 경우
▪ 혼합물질 또는 혼합제제가 포함된 의약품의 품목허가를 받거나 품목신고를 하기 위한 임상연구나 시험제품을 제조하기 위하여 취급하는 경우
▪ 의약품제조업자 등이 품질관리를 목적으로 취급하는 경우
▪ 의약품을 분류 · 포장하는 기계 · 기구 등을 제작하는 자가 시험제품을 제작하거나 제품의 성능을 시험하기 위하여 향정신성의약품을 취급하는 경우
▪ 공무수행 또는 공무수행을 보조하기 위하여 부득이 마약류 취급을 필요로 하는 경우
▪ 「대외무역법」에 의한 외국의 수출자의 위임을 받은 무역거래자가 물품매도확약서를 발행하여 마약류의 구매의 알선행위를 하는 경우
▪ 도핑(doping) 검사 및 그 검사를 위한 시험을 목적으로 마약류 취급을 필요로 하는 경우
▪ 자가치료를 목적으로 마약 또는 향정신성의약품을 휴대하고 출입국하는 경우
▪ 국내에 대체치료수단이 없어 자가치료를 목적으로 한국희귀 · 필수의약품센터를 통하여 수입된 마약 또는 향정신성의약품을 취급하는 경우
▪ 의료봉사 단체 또는 의료기관 등이 해외 의료봉사 · 원조 · 지원을 위하여 취급하는 경우
▪ 「항공안전법」에 따른 구급의료용품 탑재 등 식품의약품안전처장이 필요하다고 인정하여 공고하는 경우</td></tr>
</table>

임시마약류 지정 등 (제5조의2) (15대전)	▪ 식품의약품안전처장은 마약류가 아닌 물질 · 약물 · 제제 · 제품 등(이하 이 조에서 "물질등"이라 함) 중 오용 또는 남용으로 인한 보건상의 위해가 우려되어 긴급히 마약류에 준하여 취급 · 관리할 필요가 있다고 인정하는 물질등을 임시마약류로 지정할 수 있음. 이 경우 임시마약류는 다음에서 정하는 바와 같이 구분하여 지정함 • 1군 임시마약류: 중추신경계에 작용하거나 마약류와 구조적 · 효과적 유사성을 지닌 물질로서 의존성을 유발하는 등 신체적 · 정신적 위해를 끼칠 가능성이 높은 물질 • 2군 임시마약류: 의존성을 유발하는 등 신체적 · 정신적 위해를 끼칠 가능성이 있는 물질

임시마약류 지정 등 (제5조의2) (계속)	▪ 상기 내용에도 불구하고 다음의 어느 하나에 해당하는 의약품은 임시마약류의 지정 대상에서 제외함 • 「약사법」에 따라 식품의약품안전처장으로부터 의약품 품목허가를 받거나 품목신고를 한 의약품 • 「약사법」에 따라 식품의약품안전처장으로부터 승인을 받은 임상시험용 의약품 ▪ 식품의약품안전처장이 임시마약류를 지정하려는 때에는 미리 대통령령으로 정하는 관계 기관과의 협의를 거쳐 다음의 사항을 1개월 이상 관보 및 인터넷 홈페이지에 예고하여야 하고, 임시마약류를 지정한 때에는 다음의 첫 번째~세 번째 및 다섯 번째의 사항을 관보 및 인터넷 홈페이지에 공고하여야 함 • 임시마약류의 지정 사유 • 임시마약류의 명칭 • 1군 임시마약류 또는 2군 임시마약류의 구분 • 임시마약류 지정의 예고 기간 등 임시마약류의 지정 예고에 관한 사항 • 임시마약류 지정 기간 등 임시마약류의 지정에 관한 사항 ▪ 지정 전에 예고한 임시마약류(이하 "예고임시마약류")에 대한 효력은 임시마약류로 예고한 날부터 임시마약류 지정 공고 전날까지로 하며, 예고임시마약류를 임시마약류로 지정하려는 때에는 3년의 범위에서 기간을 정하여 지정하여야 함. 다만, 마약류 지정을 검토할 필요가 있는 임시마약류에 대하여는 그 지정기간이 끝나기 전에 예고하여 임시마약류로 다시 지정할 수 있음

마약류안전관리심의위원회	
마약류안전관리심의위원회 (제5조의3) (21대구, 20인천 · 전남)	▪ 다음의 사항을 심의하기 위하여 식품의약품안전처에 마약류안전관리심의위원회(이하 "심의위원회")를 둠 • 마약류의 오남용 방지를 위한 조치기준에 관한 사항 • 마약류의 안전사용 기준에 관한 사항 • 마약류 통합정보의 제공 및 활용에 관한 사항 • 그 밖에 식품의약품안전처장이 필요하다고 인정하는 사항 ▪ 심의위원회는 위원장 1명을 포함하여 30명 이내의 위원으로 구성하며, 위원장은 식품의약품안전처 차장이 됨 ▪ 위원은 다음의 어느 하나에 해당하는 사람 중에서 식품의약품안전처장이 임명하거나 위촉함 • 마약류의 안전관리, 범죄수사 등의 업무를 담당하는 공무원 • 마약류의 오남용 방지 분야의 전문지식을 가진 사람 • 「비영리민간단체 지원법」에 따른 비영리민간단체가 추천하는 사람 • 그 밖에 마약류 안전관리 또는 관련 법률에 관한 학식과 경험이 풍부한 사람 ▪ 그 밖에 심의위원회의 운영 등에 필요한 사항은 대통령령으로 정함

마약류안전관리심의위원회		
마약류안전관리심의위원회 (제5조의3) (계속)	마약류안전관리심의위원회의 위원 임기 (시행령 제5조의4)	마약류안전관리심의위원회의 위원 임기는 다음의 구분에 따름 ▪ 임명되거나 위촉된 공무원위원: 같은 호에 따른 마약류의 안전관리 등의 업무를 담당하는 직위에 재직하는 기간 ▪ 위촉된 위원: 2년. 다만, 위원의 사임 등으로 새로 위촉된 위원의 임기는 전임위원 임기의 남은 기간으로 함

마약류취급자의 허가 및 지정	
마약류취급자의 허가 등 (제6조) (22전남완도, 20강원 · 대구 · 울산, 19대구)	▪ 마약류취급자가 되려는 다음의 어느 하나에 해당하는 자로서 총리령으로 정하는 바에 따라 마약류수출입업자, 마약류제조업자 및 마약류원료사용자, 마약류취급학술연구자에 해당하는 자는 식품의약품안전처장의 허가를 받아야 하고, 마약류도매업자에 해당하는 자는 특별시장 · 광역시장 · 특별자치시장 · 도지사 또는 특별자치도지사(이하"시 · 도지사"라 한다)의 허가를 받아야 하며, 대마재배자에 해당하는 자는 특별자치시장 · 시장 · 군수 또는 구청장의 허가를 받아야 함. 허가받은 사항을 변경할 때에도 또한 같음 • 마약류수출입업자: 「약사법」에 따른 수입자로서 식품의약품안전처장에게 의약품 품목허가를 받거나 품목신고를 한 자 • 마약류제조업자 및 마약류원료사용자: 「약사법」에 따라 의약품제조업의 허가를 받은 자 • 마약류도매업자: 「약사법」에 따라 등록된 약국개설자 또는 의약품 도매상의 허가를 받은 자 • 마약류취급학술연구자: 연구기관 및 학술기관 등에서 학술연구를 위하여 마약류의 사용을 필요로 하는 자 • 대마재배자: 「농업 · 농촌 및 식품산업 기본법」에 따른 농업인으로서 섬유나 종자를 채취할 목적으로 대마초를 재배하려는 자 ▪ 마약류관리자가 되려면 마약류취급의료업자가 있는 의료기관에 종사하는 약사로서 총리령으로 정하는 바에 따라시 · 도지사의 지정을 받아야 함. 지정받은 사항을 변경할 때에도 또한 같음 ▪ 다음의 어느 하나에 해당하는 사람은 마약류수출입업자, 마약류취급학술연구자 또는 대마재배자로 허가를 받을 수 없음 • 피성년후견인, 피한정후견인 또는 미성년자 • 「정신건강증진 및 정신질환자 복지서비스 지원에 관한 법률」에 따른 정신질환자(정신건강의학과 전문의가 마약류에 관한 업무를 담당하는 것이 적합하다고 인정한 사람은 제외) 또는 마약류 중독자 • 「약사법」 · 「의료법」 · 「보건범죄 단속에 관한 특별조치법」 또는 그 밖에 마약류 관련 법률을 위반하거나 이 법을 위반하여 금고 이상의 형을 선고받고 그 집행이 끝나거나 받지 아니하기로 확정된 후 3년이 지나지 아니한 사람 ▪ 마약류취급자의 허가 취소처분을 받고 2년이 지나지 아니한 자 또는 지정 취소처분을 받고 1년

마약류취급자의 허가 및 지정

마약류취급자의 허가 등 (제6조) (계속)

이 지나지 아니한 자에 대하여는 허가 또는 지정을 할 수 없음. 다만, 정신질환자, 마약류 중독자에 해당하여 허가 또는 지정이 취소된 경우는 제외함

마약류취급자의 허가 및 지정

내용	허가 및 지정권자
마약류수출입업자 마약류제조업자 및 마약류원료사용자 마약류취급학술연구자	식품의약품안전처장의 허가
마약류도매업자	특별시장 · 광역시장 · 특별자치시장 · 도지사 또는 특별자치도지사(시 · 도지사) 허가
	특별자치시장 · 시장 · 군수 또는 구청장의 허가 〈시행 2023. 6.11.〉
대마재배자	특별자치시장 · 시장 · 군수 또는 구청장의 허가
마약류관리자	시 · 도지사의 지정
	특별자치시장 · 시장 · 군수 또는 구청장의 지정 〈시행 2023. 6.11.〉
마약류소매업자 마약류취급의료업자	허가 또는 지정 불필요

허가증 등의 양도 금지와 폐업 등의 신고 등 (제8조)

- 마약류취급자는 그 허가증 또는 지정서를 타인에게 빌려주거나 양도(讓渡)하여서는 아니 됨
- 마약류취급자나 원료물질수출입업자등이 마약류의 취급 또는 원료물질의 수출입 · 제조에 관한 업무를 폐업 또는 휴업하거나 그 휴업한 업무를 다시 시작(이하 "폐업등"이라 한다)하려는 경우에는 총리령으로 정하는 바에 따라 해당 허가관청에 그 사실을 신고하여야 함. 다만, 다음의 폐업등을 신고한 경우에는 본문에 따라 폐업등을 신고한 것으로 봄
  - 의료기관 개설자인 마약류취급의료업자가 「의료법」에 따라 의료업의 폐업등을 신고한 경우
  - 마약류소매업자가 「약사법」에 따라 약국의 폐업등을 신고한 경우
- 마약류취급자나 원료물질수출입업자등이 다음의 어느 하나에 해당하게 되었을 때에는 다음의 구분에 따른 자는 총리령으로 정하는 바에 따라 해당 허가관청에 그 사실 및 소지 마약류 또는 원료물질의 품명, 수량 등 총리령으로 정하는 사항을 신고하여야 함
  - 사망한 경우: 상속인(상속인이 분명하지 아니한 경우에는 그 상속재산의 관리인을 말함)
  - 피성년후견인 또는 피한정후견인이 된 경우: 후견인
  - 법인이 해산한 경우: 청산인
  - 학술연구를 마친 경우: 마약류취급학술연구자

마약류 취급의 보고 (제11조)	▪ 마약류취급자 또는 마약류취급승인자는 수출입 · 제조 · 판매 · 양수 · 양도 · 구입 · 사용 · 폐기 · 조제 · 투약하거나 투약하기 위하여 제공 또는 학술연구를 위하여 사용한 마약 또는 향정신성의약품의 품명 · 수량 · 취급연월일 · 구입처 · 재고량 · 일련번호와 상대방(마약 또는 향정신성의약품의 조제 또는 투약의 대상이 동물인 경우에는 그 소유자 또는 관리자를 말한다)의 성명 등에 관한 사항을 식품의약품안전처장에게 보고하여야 함. 이 경우 마약류취급자 또는 마약류취급승인자가 마약류 취급의 상대방일 때에는 취급범위, 허가 · 승인번호 및 허가 · 취급승인일을 함께 보고하여야 함 ▪ 마약류취급의료업자와 마약류소매업자는 다음의 사항을 식품의약품안전처장에게 보고하여야 함 • 마약 또는 향정신성의약품을 조제 또는 투약 받거나 투약하기 위하여 제공받은 환자의 주민등록번호(외국인인 경우에는 여권번호 또는 외국인 등록번호를 말함) 및 「통계법」에 따라 작성 · 고시된 한국표준질병 · 사인분류에 따른 질병분류기호(마약 또는 향정신성의약품의 조제 또는 투약의 대상이 동물인 경우에는 그 종류, 질병명과 소유자 또는 관리자의 주민등록번호를 말함) • 마약 또는 향정신성의약품을 투약하거나 투약하기 위하여 제공하거나 이를 기재한 처방전을 발급한 자의 업소명칭, 성명 및 면허번호 ▪ 마약류관리자가 있는 의료기관의 경우 그 의료기관에서 마약류취급의료업자 또는 마약류관리자가 투약하거나 투약하기 위하여 제공하는 마약 또는 향정신성의약품에 대하여는 해당 마약류관리자가 식품의약품안전처장에게 보고하여야 함 ▪ 마약류취급의료업자 또는 마약류소매업자가 조제 · 투약보고를 하는 경우로서 다음의 어느 하나에 해당하는 경우에는 해당 정보를 식품의약품안전처장에게 보고하지 아니할 수 있음 • 처방전에 질병분류기호 또는 질병명이 기재되지 아니한 경우: 해당 질병분류기호 또는 질병명(마약류소매업자에 한정한다) • 수의사가 동물진료를 목적으로 마약 또는 향정신성의약품의 투약을 동물병원 내에서 완료한 경우: 해당 동물의 소유자 또는 관리자의 주민등록번호 • 국가안전보장에 관련된 정보 및 보안을 위하여 처방전을 공개할 수 없는 경우: 해당 환자 또는 처방의사의 성명이나 환자의 주민등록번호 ▪ 상기 규정에 따른 보고 대상 · 절차 · 시기 등 및 변경보고 등에 필요한 사항은 총리령으로 정함

마약류통합정보관리센터	
마약류통합정보 관리센터 (제11조의2)	▪ 식품의약품안전처장은 마약류 취급의 보고받거나 통지받은 정보(이하 "마약류 통합정보"라 함) 등을 효과적으로 관리하기 위하여 대통령령으로 정하는 바에 따라 관계 전문기관을 마약류통합정보관리센터(이하 "통합정보센터"라 함)로 지정하여 다음의 업무를 위탁할 수 있음

<table>
<tr><th colspan="3">마약류통합정보관리센터</th></tr>
<tr><td rowspan="2">마약류통합정보 관리센터
(제11조의2)
(계속)</td><td colspan="2">• 마약류 통합정보의 수집 · 조사 · 이용 및 제공에 관한 사항
• 마약류 통합정보 관리를 위한 계획의 수립 및 시행에 관한 사항
• 마약류 취급 보고에 관한 교육 및 홍보에 관한 사항
• 마약류 통합정보의 표준화 및 활용에 관한 연구 · 조사 및 교육에 관한 사항
• 마약류통합관리시스템의 구축 및 운영에 관한 사항
• 마약류통합관리시스템과의 연계 사용을 위한 외부 소프트웨어의 기능 검사 및 결과 공개에 관한 사항
• 그 밖에 마약류의 통합정보 관리에 관하여 총리령으로 정하는 사항
▪ 그 밖에 통합정보센터의 운영 등에 필요한 사항은 대통령령으로 정함</td></tr>
<tr><td>마약류통합정보 관리센터의 업무
(시행규칙 제22조의2)</td><td>총리령으로 정하는 사항이란 다음의 업무에 관한 사항을 말함
• 마약류통합관리시스템의 관리
• 대마의 취급 · 관리에 관하여 보고된 정보의 수집 · 조사 · 이용 및 제공
• 그 밖에 마약류의 통합정보 관리를 위해 식품의약품안전처장이 필요하다고 인정하는 업무</td></tr>
</table>

<table>
<tr><th colspan="3">사고마약류</th></tr>
<tr><td rowspan="2">사고마약류 등의 처리
(제12조)
(19충남, 18경북, 17부산, 16서울, 14서울)</td><td colspan="2">▪ 마약류취급자 또는 마약류취급승인자는 소지하고 있는 마약류에 대하여 다음의 어느 하나에 해당하는 사유가 발생하면 총리령으로 정하는 바에 따라 해당 허가관청(마약류취급의료업자의 경우에는 해당 의료기관의 개설허가나 신고관청을 말하며, 마약류소매업자의 경우에는 약국 개설 등록관청을 말함)에 지체 없이 그 사유를 보고하여야 함
• 재해로 인한 상실
• 분실 또는 도난
• 또는 파손
▪ 마약류취급자 또는 마약류취급승인자가 소지하고 있는 마약류를 다음의 어느 하나에 해당하는 사유로 폐기하려는 경우에는 총리령으로 정하는 바에 따라 폐기하여야 함
• 변질 · 부패 또는 파손에 해당하는 사유
• 유효기한 또는 사용기한의 경과
• 유효기한 또는 사용기한이 지나지 아니하였으나 재고관리 또는 보관을 하기에 곤란한 사유</td></tr>
<tr><td>사고마약류 등의 처리
(시행규칙 제23조)
(14서울)</td><td>▪ 마약류취급자 또는 마약류취급승인자가 사고마약류의 보고를 하고자 하는 경우에는 그 사유가 발생한 것을 안 날부터 5일 이내에 별지 서식에 따른 보고서(전자문서로 된 보고서 포함)에 그 사실을 증명하는 서류(전자문서 포함)를 첨부하여 지방식품의약품안전청장, 시 · 도지사 또는 시장 · 군수 · 구청장에게 제출하여야 함. 다만, 변질 · 부패 또는 파손의 사유가 발생하여 보고하는 경우에는 그 사실을 증명하는 서류를 첨부하지 아니 함</td></tr>
</table>

사고마약류

사고마약류 등의 처리 (제12조) (계속)	**사고마약류 등의 처리** (시행규칙 제23조) (계속)	▪ 사고마약류의 보고를 받은 지방식품의약품안전청장, 시·도지사 또는 시장·군수·구청장은 이를 식품의약품안전처장에게 보고하여야 함 ▪ 사실을 증명하는 서류(전자문서 포함)는 다음의 기관에서 발급하는 서류에 한함 • 재해로 인한 상실의 사유 : 관할 시·도지사 • 분실 또는 도난의 사유 : 수사기관 ▪ 마약류취급자 또는 마약류취급승인자는 사고마약류 등을 폐기하려는 때에는 신청서(전자문서로 된 신청서 포함)를 지방식품의약품안전청장, 시·도지사 또는 시장·군수·구청장에게 제출하여야 함 ▪ 마약류를 폐기처분한 지방식품의약품안전청장, 시·도지사 또는 시장·군수·구청장은 별지 서식에 따른 보고서(전자문서로 된 보고서 포함)를 지체없이 식품의약품안전처장에게 제출하여야 함

사고마약류 발생의 보고 관청 (19충남, 16서울)

사고마약류 발생	보고 관청
병원, 치과병원, 한방병원, 요양병원, 종합병원	시·도지사
의원, 치과의원, 한의원	시장·군수·구청장
마약류도매업자	시·도지사 특별자치시장·시장·군수·구청장 〈시행 2023. 6. 11.〉
마약류소매업자(약국)	시장·군수·구청장
마약류제조업자, 마약류수출업자, 마약류취급학술연구자, 마약류원료사용자	지방식품의약품안전청장
대마재배업자	특별자치시장·시장·군수·구청장
마약류관리자	특별자치시장·시장·군수·구청장 〈시행 2023. 6. 11.〉

광고

광고 (제14조) (22울산, 17울산)	▪ 마약류제조업자·마약류수출입업자는 품목허가를 받은 마약 또는 향정신성의약품을 의학·약학·수의학에 관한 전문가 등을 대상으로 하는 매체 또는 수단에 의한 경우에 한정하여 광고할 수 있음 ▪ 광고의 매체 또는 수단은 다음과 같음 • 의학·약학·수의학에 관한 사항을 전문적으로 취급하는 신문 또는 잡지 • 제품설명회. 이 경우 설명 내용에는 부작용 등 사용 시 주의사항에 관한 정보가 포함되어야 함 ▪ 마약 또는 향정신성의약품에 관한 광고의 기준은 총리령으로 정함

광고		
광고 (제14조) (계속)	마약 및 향정신성의약품의 광고기준 (시행규칙 제25조) (22울산)	▪ 마약 및 향정신성의약품의 명칭, 제조방법, 효능이나 효과에 관하여 허가를 받은 사항 외의광고를 하여서는 아니 됨 ▪ 마약 및 향정신성의약품의 효능이나 효과를 광고하는 때에는 다음의 광고를 하여서는 아니 됨 • 우수한 치료효과를 나타낸다는 등으로 그 사용결과를 표시 또는 암시하는 광고 • 적응증상을 서술적 또는 위협적인 표현으로 표시 또는 암시하는 광고 • 마약 및 향정신성의약품의 사용을 직접 또는 간접적으로 강요하는 광고 ▪ 마약 및 향정신성의약품의 사용에 있어서 이를 오 · 남용하게 할 염려가 있는 표현의 광고를하여서는 아니 됨 ▪ 마약 및 향정신성의약품에 관하여 의사 · 치과의사 · 수의사 또는 약사나 기타의 자가 이를지정 · 공인 · 추천 · 지도 또는 신용하고 있다는 등의 광고를 하여서는 아니 됨 ▪ 의사 · 치과의사 · 수의사 또는 약사가 마약 및 향정신성의약품의 제조방법, 효능이나 효과 등에 관하여 연구 또는 발견한 사실에 대하여 의학 또는 약학상 공인된 사항 이외의 광고를하여서는 아니 됨 ▪ 마약 및 향정신성의약품에 관하여 그 사용자의 감사장이나 체험기를 이용하거나 구입 · 주문쇄도 기타 이와 유사한 뜻을 표현하는 광고를 하여서는 아니 됨 ▪ 마약 및 향정신성의약품의 제조방법, 효능이나 효과 등에 관하여 광고에 문헌을 인용하는 경우에는 의학 또는 약학상 인정된 문헌에 한하여 인용하되, 인용문헌의 본뜻을 정확하게 전하여야 하며 연구자의 성명, 문헌명과 발표연월일을 명시하여야 함 ▪ 마약 및 향정신성의약품을 광고할 때에는 다른 의약품 · 마약 또는 향정신성의약품을 비방하거나 비난한다고 의심되는 광고 또는 외국제품과 유사하다거나 보다 우수하다는 내용등의 모호한 표현의 광고를 하여서는 아니 됨 ▪ 마약 및 향정신성의약품의 부작용을 부정하는 표현 또는 부당하게 안전성을 강조하는 표현의 광고를 하여서는 아니 됨 ▪ 마약 및 향정신성의약품을 판매하는 때에는 사은품 또는 현상품을 제공하거나 마약 및 향정신성의약품을 상품으로 제공하는 방법에 의한 광고를 하여서는 아니 됨

<table>
<tr><th colspan="3">마약류 저장</th></tr>
<tr><td rowspan="2">마약류의 저장
(제15조)
(21경북, 19서울, 18대구)</td><td colspan="2">마약류취급자, 마약류취급승인자 또는 마약류나 예고임시마약류 또는 임시마약류를 취급하는 자는 그 보관·소지 또는 관리하는 마약류나 예고임시마약류 또는 임시마약류를 총리령으로 정하는 바에 따라 다른 의약품과 구별하여 저장하여야 함. 이 경우 마약은 잠금장치가 되어 있는 견고한 장소에 저장하여야 함</td></tr>
<tr><td>마약류의 저장
(시행규칙 제26조)
(19서울, 18대구)</td><td>마약류, 예고임시마약류 또는 임시마약류의 저장기준은 다음과 같음
▪ 마약류, 예고임시마약류 또는 임시마약류의 저장장소(대마의 저장장소를 제외한다)는 마약류취급자, 마약류취급승인자 또는 마약류, 예고임시마약류 또는 임시마약류를 취급하는 자의 업소 또는 사무소(「약사법 시행규칙」에 따라 마약류의 보관·배송 등의 업무를 위탁받은 마약류도매업자의 업소 또는 사무소 포함) 안에 있어야 하고, 마약류, 예고임시마약류 또는 임시마약류저장시설은 일반인이 쉽게 발견할 수 없는 장소에 설치하되 이동할 수 없도록 설치할 것
▪ 마약은 이중으로 잠금장치가 설치된 철제금고(철제와 동등 이상의 견고한 재질로 만들어진 금고 포함)에 저장할 것
▪ 향정신성의약품, 예고임시마약류 또는 임시마약류는 잠금장치가 설치된 장소에 저장할 것. 다만, 마약류소매업자·마약류취급의료업자 또는 마약류관리자가 원활한 조제를 목적으로 업무시간중 조제대에 비치하는 향정신성의약품은 제외함
▪ 대마의 저장장소에는 대마를 반출·반입하는 경우를 제외하고는 잠금장치를 설치하고 다른 사람의 출입을 제한하는 조치를 취할 것</td></tr>
</table>

<table>
<tr><th colspan="2">마약류 판매</th></tr>
<tr><td>수입한 마약 등의 판매(제20조)</td><td>마약류수출입업자는 수입한 마약 또는 향정신성의약품을 마약류제조업자, 마약류원료사용자 및 마약류도매업자 외의 자에게 판매하지 못함</td></tr>
<tr><td>제조한 마약 등의 판매
(제22조)</td><td>▪ 마약류제조업자는 제조한 마약을 마약류도매업자 외의 자에게 판매하여서는 아니 됨
▪ 마약류제조업자가 제조한 향정신성의약품은 마약류수출입업자, 마약류도매업자, 마약류소매업자 또는 마약류취급의료업자 외의 자에게 판매하여서는 아니 된다</td></tr>
<tr><td>마약류의 도매
(제26조)</td><td>▪ 마약류도매업자는 그 영업소가 있는 특별시·광역시·특별자치시·도 또는 특별자치도내의 마약류소매업자, 마약류취급의료업자, 마약류관리자 또는 마약류취급학술연구자 외의 자에게 마약을 판매하여서는 아니 됨. 다만, 해당 허가관청의 승인을 받아 판매하는 경우에는 그러하지 아니함
▪ 마약류도매업자는 마약류취급학술연구자, 마약류도매업자, 마약류소매업자, 마약류취급의료업자 또는 마약류관리자 외의 자에게 향정신성의약품을 판매하여서는 아니 됨. 다만, 해당 허가관청의 승인을 받아 판매하는 경우에는 그러하지 아니하다</td></tr>
</table>

마약류 판매	
마약류의 소매 (제28조)	▪ **마약류소매업자**가 아니면 마약류취급의료업자가 발급한 마약 또는 향정신성의약품을기재한 **처방전에 따라 조제한 마약 또는 향정신성의약품을 판매하지 못함.** 다만, 마약류취급의료업자가 「약사법」에 따라 자신이 직접 조제할 수 있는 경우는 제외함 ▪ 마약류소매업자는 그 조제한 **처방전을 2년간 보존**하여야 함 ▪ 마약류소매업자는 「전자문서 및 전자거래 기본법」에 따라 전자거래를 통한 마약 또는 향정신성의약품의 판매를 하여서는 아니 됨

처방전의 기재 (제32조) (22서울, 19서울)	▪ **마약류취급의료업자는 처방전에 따르지 아니하고는 마약 또는 향정신성의약품을 투약하거나 투약하기 위하여 제공하여서는 아니 됨.** 다만, 다음의 어느 하나에 해당하는 경우에는 그러하지 아니함 • 「약사법」에 따라 **자신이 직접 조제할 수 있는 마약류취급의료업자가 진료기록부에 그가 사용하려는 마약 또는 향정신성의약품의 품명과 수량을 적고 이를 직접 투약하거나 투약하기 위하여 제공하는 경우** • 「수의사법」에 따라 **수의사**가 진료부에 사용하려는 마약 또는 향정신성의약품의 품명과 수량을 적고 이를 동물에게 직접 투약하거나 투약하기 위하여 제공하는 경우 ▪ 마약류취급의료업자가 마약 또는 향정신성의약품을 기재한 **처방전을 발급할 때**에는 그 처방전에 발급자의 업소 **소재지, 상호 또는 명칭, 면허번호와 환자나 동물의 소유자 · 관리자의 성명 및 주민등록번호를 기입**하여 서명 또는 날인하여야 함 ▪ **처방전 또는 진료기록부**(「전자서명법」에 따른 전자서명이 기재된 전자문서 포함)는 **2년간 보존**하여야 함
마약류관리자 (제33조) (19서울)	▪ **4명 이상의 마약류취급의료업자가 의료에 종사하는 의료기관의 대표자**는 그 의료기관에 **마약류관리자를 두어야 함.** 다만, **향정신성의약품만을 취급하는 의료기관의 경우에는 그러하지 아니함** ▪ 마약류관리자가 다음의 어느 하나에 해당하는 경우에는 해당 의료기관의 대표자는 다른 마약류관리자(다른 마약류관리자가 없는 경우에는 후임 마약류관리자가 결정될 때까지 그 의료기관에 종사하는 마약류취급의료업자)에게 관리 중인 마약류를 인계하게 하고 그 이유를 해당 허가관청에 신고하여야 함 • 마약류관리자 지정의 효력이 상실된 경우 • 마약류취급자의 지정이 취소되거나 업무정지처분을 받은 경우

마약류취급학술연구자	
마약류취급 학술연구자 (제35조)	**마약류취급학술연구자**가 대마초를 재배하거나 대마를 수입하여 학술연구에 사용하였을 때에는 **총리령**으로 정하는 바에 따라 그 사용(대마초 재배 현황 포함) 및 연구에관한 장부를 작성하고, 그 내용을 **식품의약품안전처장**에게 보고

마약류취급학술연구자		
마약류취급 학술연구자 (제35조) (계속)	마약류취급학술연구자의 보고 의무 (시행규칙 제37조)	대마를 취급하는 마약류취급학술연구자는 매 반기의 대마초의 사용(대마초 재배 현황 포함) 및 연구에 대하여 **매 반기가 종료된 다음 달 10일까지 지방식품의약품안전청장**에게 제출

대마재배자의 보고		
대마재배자의 보고 (제36조)	▪ **대마재배자**는 총리령으로 정하는 바에 따라 대마초의 재배 면적과 생산 현황 및 수량을 **특별자치시장 · 시장 · 군수 또는 구청장에게 보고**. ▪ 대마재배자는 그가 재배한 대마초 중 그 **종자 · 뿌리 및 성숙한 줄기를 제외**하고는 이를 소각(燒却) · 매몰하거나 그 밖에 그 유출을 방지할 수 있는 방법으로 폐기하고 그 결과를 **총리령**으로 정하는 바에 따라 **특별자치시장 · 시장 · 군수 또는 구청장에게 보고**	
	대마재배자의 보고 (시행규칙 제38조)	대마초의 재배면적 · 생산현황 및 수량을 보고하고자 하는 대마재배자는 **매년 2회(전반기에는 5월31일까지, 하반기에는 매년 11월 30일까지 특별자치시장 · 시장 · 군수 또는 구청장**에게 **제출**
	대마의 폐기보고 (시행규칙 제39조)	대마재배자는 그가 재배한 대마초 중 종자 · 뿌리 및 성숙한 줄기를 제외하고는 이를 특별자치시장 · 시장 · 군수 또는 구청장이 지정하는 공무원의 **참관하에 폐기**해야 하며, **참관자의 확인을 받아 그 폐기한 날부터 10일 이내**에 특별자치시장 · 시장 · 군수 또는 구청장에게 제출

마약의 사용		
마약 사용의 금지 (제39조) (20광주)	**마약류취급의료업자**는 **마약 중독자에게 그 중독 증상을 완화시키거나 치료하기 위하여** 다음의 어느 하나에 해당하는 행위를 하여서는 아니 됨. 다만, **치료보호기관**에서 **보건복지부장관 또는 시 · 도지사의 허가를 받은 경우에는 그러하지 아니함** • 마약을 **투약**하는 행위 • 마약을 **투약하기 위하여 제공**하는 행위 • 마약을 기재한 **처방전을 발급**하는 행위	
	마약 중독자에 대한 마약 사용 (시행령 제13조)	치료보호기관의 장이 중독자의 증상을 고려하여 특히 필요하다고 인정하는 경우로서 보건복지부령으로 정하는 바에 따라 **보건복지부장관** 또는 특별시장 · 광역시장 · 특별자치시장 · 도지사 또는 특별자치도지사(이하 "**시 · 도지사**"라 한다)의 **허가**를 받은 경우로 한정함

마약류 중독자의 치료보호 (제40조) (22전남 · 경북, 20전남, 19대구 · 울산 · 부산,)	▪ **보건복지부장관 또는 시 · 도지사**는 마약류 사용자의 마약류 중독 여부를 판별하거나 마약류 중독자로 판명된 사람을 **치료보호하기** 위하여 **치료보호기관을 설치 · 운영**하거나 **지정할 수 있음** ▪ **보건복지부장관 또는 시 · 도지사**는 마약류 사용자에 대하여 치료보호기관에서 마약류 중독 여부의 판별검사를 받게 하거나 마약류 중독자로 판명된 사람에 대하여 치료보호를 받게 할 수 있음. 이 경우 **판별검사 기간은 1개월 이내로 하고, 치료보호 기간은 12개월 이내**로 함 ▪ **보건복지부장관 또는 시 · 도지사**는 **판별검사 또는 치료보호**를 하려면 **치료보호심사위원회의 심의**를 거쳐야 함 ▪ 판별검사 및 치료보호에 관한 사항을 심의하기 위하여 **보건복지부, 특별시, 광역시, 특별자치시, 도 및 특별자치도에 치료보호심사위원회**를 둠 ▪ 규정에 따른 치료보호기관의 설치 · 운영 및 지정, 판별검사 및 치료보호, 치료보호심사위원회의 구성 · 운영 · 직무 등에 관하여 필요한 사항은 **대통령령**으로 정함
허가 등의 취소와 업무정지 (제44조) (17강원)	▪ **마약류취급자, 마약류취급승인자 또는 원료물질수출입업자등**이 다음의 어느 하나에 해당하는 경우에는 해당 허가관청은 이 법에 따른 허가(품목허가를 포함), 지정 또는 승인을 취소하거나 **1년의 범위에서 그 업무 또는 마약류 및 원료물질 취급의 전부 또는 일부의 정지를 명할 수 있음.** 다만, 국민보건에 위해를 끼쳤거나 끼칠 우려가 있는 마약, 향정신성의약품 또는 한외마약의 경우에는 그 취급자에게 책임질 사유가 없고 그 약품의 성분 · 처방 등을 변경함으로써 그 허가 목적을 달성할 수 있다고 인정되는 경우에는 그 변경만을 명할 수 있음 • **업무 또는 마약류 및 원료물질 취급의 전부 또는 일부의 정지를 명하는 경우** ◆ **마약류 취급 제한 규정을 위반한 경우** ◆ 조치를 위반한 때 ◆ 각 호 외의 부분 후단 및 같은 조 제2항 후단에 따른 변경허가 또는 변경지정을 받지 아니한 경우 ◆ 변경허가를 받지 아니한 경우 ◆ 허가증 또는 지정서를 재발급받지 아니한 경우 ◆ 마약류를 양도한 경우 ◆ 마약류 취급의 보고를 위반하여 **보고하지 아니하거나 거짓으로 보고한 경우** ◆ 사고 마약류 등의 처리 등 **보고하지 아니하거나 사고 마약류 등을 폐기한 경우** ◆ 마약류를 광고한 경우 ◆ 마약류를 저장한 경우 ◆ **마약류를 봉함하지 아니하거나 봉함하지 아니한 마약류를 수수한 경우** ◆ 기재를 하지 아니하거나 거짓으로 기재한 경우 ◆ 판매한 경우 ◆ 처방전에 따르지 아니하고 투약 등을 하거나 처방전을 거짓으로 기재한 경우 및

허가 등의 취소와 업무정지 (제44조) (계속)	처방전을 작성 · 비치 · 보존하지 아니한 경우 ◆ 마약류관리자를 두지 아니한 경우 ◆ 기록 · 보존을 하지 아니하거나 거짓으로 기록한 경우 ◆ 정당한 사유 없이 2년간 계속하여 대마초를 재배하지 아니한 경우 ◆ 마약류취급자의 관리의무를 위반한 경우 ◆ 관계 공무원의 검사 · 질문 · 수거를 거부 · 방해하거나 기피한 경우 ◆ 마약류취급자 또는 원료물질수출입업자등이 교육을 받지 아니한 경우 ◆ 원료물질의 수출입 승인을 받지 아니하고 수출입한 경우나 승인받은 내용과 다르게 수출입한 경우 ◆ 원료물질의 제조, 수출입, 수수 또는 매매에 대한 기록을 작성 · 보존하지 아니하거나 거짓으로 기록한 경우 ◆ 원료물질의 수출입, 수수 또는 매매에 대한 기록 작성의 의무를 회피할 목적으로 소량으로 나누어 원료물질을 거래한 경우 ◆ 신고를 하지 아니한 경우 ◆ 수출입 승인 또는 변경승인을 받지 아니한 경우 • 허가(품목허가를 포함), 지정 또는 승인을 취소하는 경우 ◆ 다음의 결격사유에 해당한 경우 ① 피성년후견인, 피한정후견인 또는 미성년자 ② 정신질환자 또는 마약류 중독자 ③ 금고 이상의 형을 선고받고 그 집행이 끝나거나 받지 아니하기로 확정된 후 3년이 지나지 아니한 사람 ◆ 허가 또는 변경허가를 받지 아니한 경우 ◆ 마약류 취급 제한 규정을 위반한 경우, 마약류를 봉함하지 아니하거나 봉함하지 아니한 마약류를 수수한 경우, 관계 공무원의 검사 · 질문 · 수거를 거부 · 방해하거나 기피한 경우 또는 마약류 양도 위반 2회 이상 위반한 경우 ◆ 마약류 취급의 보고를 위반하여 보고하지 아니하거나 거짓으로 보고한 경우, 사고 마약류 등의 처리 등 보고하지 아니하거나 사고 마약류 등을 폐기한 경우, 마약류관리자를 두지 아니한 경우, 수출입 승인 또는 변경승인을 받지 아니한 경우 또는 마약류 양도 승인을 3회 이상 위반한 경우 ◆ 마약의 유효성분 함량이나 제제할 때 발생하는 마약의 손실률(損失率) 등에 대하여 총리령으로 정하는 기준을 3회 이상 위반한 경우 ◆ 마약류취급자가 되기 위하여 필요한 약사 등의 자격을 상실하거나 「약사법」에 따른 의약품제조업, 의약품 도매상 등의 허가가 취소 등이 된 경우 ◆ 원료물질수출입업자등이 「부가가치세법」에 따라 관할 세무서장에게 폐업신고를 하거나 관할 세무서장이 사업자등록을 말소한 경우

허가 등의 취소와 업무정지 (제44조) (계속)	▪ 행정처분의 기준은 총리령으로 정함 ▪ 식품의약품안전처장은 원료물질수출입업자등이 폐업신고를 하거나 사업자등록을 말소한 경우의 사유로 허가를 취소하기 위하여 필요한 경우에는 관할 세무서장에게 원료물질수출입업자등의 폐업 여부에 대한 정보의 제공을 요청할 수 있음. 이 경우 요청을 받은 관할 세무서장은 특별한 사유가 없으면 「전자정부법」에 따라 영업자의 폐업 여부에 대한 정보를 제공하여야 함
청문 (제45조)	허가관청은 마약류취급자 또는 원료물질수출입업자등의 허가 또는 지정을 취소하려면 청문을 하여야 함

처분	
과징금처분 (제46조)	▪ 허가관청은 마약류취급자 또는 원료물질수출입업자등에 대하여 업무정지처분을 하게 되는 경우에는 대통령령으로 정하는 바에 따라 업무정지처분을 갈음하여 2억원 이하의 과징금을 부과할 수 있음. 이 경우 과징금 부과는 업무정지처분으로 인하여 국민보건에 큰 위해를 가져오거나 가져올 우려가 있는 경우로 한정하며, 3회를 초과하여 부과할 수 없음 ▪ 과징금을 부과하는 위반행위의 종류, 위반 정도 등에 따른 과징금의 금액과 그 밖에 필요한 사항은 대통령령으로 정함
부정 마약류의 처분 (제47조) (20강원)	식품의약품안전처장은 이 법이나 그 밖의 마약류에 관한 법령을 위반하여 소지, 소유, 사용, 관리, 재배, 수출입, 제조, 매매, 매매의 알선, 수수, 투약 또는 투약하기 위하여 제공하거나 조제 또는 연구에 사용하는 마약류, 예고임시마약류 및 임시마약류에 대하여는 압류나 그 밖에 필요한 처분을 할 수 있음

마약류취급자와 원료물질수출입업자의 교육		
마약류취급자와 원료물질수출입업자등의 교육 (제50조)	마약류취급자(대마재배자는 제외) 또는 원료물질수출입업자등은 식품의약품안전처장 또는 시·도지사가 하는 마약류 또는 원료물질 관리에 관한 교육을 받아야 함	
	마약류취급자와 원료물질수출입업자등의 교육 (시행규칙 제47조) (21전북)	▪ 마약류수출입업자·마약류제조업자·마약류원료사용자·마약류취급학술연구자 및 원료물질수출입업자등은 지방식품의약품안전청장이, 마약류도매업자·마약류소매업자·마약류관리자 및 마약류취급의료업자(마약류관리자를 둔 의료기관의 마약류취급의료업자를 제외)는 시·도지사가 실시하는 마약류 또는 원료물질 관리에 관한 교육을 받아야 함 ▪ 교육은 1회 2시간으로 하되, 그 교육을 받을 시기는 법 제2조제5호에 따른 마약류취급자(대마재배자를 제외한다) 또는 원료물질수출입업자등으로 허가 또는 지정(교육을 이수한 지 1년이 지나지 아니한 자가 폐업 등의 사유로 다시 허가 또는 지정을 받은 경우는 제외한다)을 받은 후 1년 이내로 함

마약류취급자와 원료물질수출입업자의 교육		
마약류취급자와 원료물질수출입 업자등의 교육 (제50조) (계속)	마약류취급자와 원료물질수출입 업자등의 교육 (시행규칙 제47조) (계속)	▪ 지방식품의약품안전청장 또는 시 · 도지사는 마약류 또는 원료물질의 계속된 도난 · 분실로 인하여 주의를 촉구할 필요성이 있거나 마약류 관련 법령의 개정 등으로 마약류 또는 원료물질 관리에 관한 교육이 필요하다고 인정되는 때에는 1년에 1회에 한하여 추가로 교육을 실시할 수 있음

실태조사 (제51조의3)	보건복지부장관은 이 법의 적절한 시행을 위하여 마약류 중독자에 대한 실태조사를 5년마다 하여야 함

몰수 마약류 처분		
몰수 마약류의 처분방법 등 (제53조) (19강원, 15대구)	▪ 몰수된 마약류는 시 · 도지사에게 인계하여야 함 ▪ 시 · 도지사는 몰수된 마약류를 인수하였을 때에는 이를 폐기하거나 그 밖에 필요한 처분을 하여야 함 ▪ 처분에 필요한 사항은 대통령령으로 정함	
	몰수 마약류의 폐기방법 (시행령 제21조) (15대구)	시 · 도지사가 몰수 마약류를 폐기하는 경우 ▪ 가연성이 있는 마약류는 보건위생상 위해가 발생할 우려가 없는 장소에서 태워버릴 것 ▪ 중화 · 가수분해 · 산화 · 환원 · 희석 또는 그 밖의 방법으로 마약류가 아닌 것으로 변화시킬 것 ▪ 마약류를 폐기할 수 없는 경우에는 지하수를 오염시킬 우려가 없는 지하 1미터 이상의 땅속에 파묻거나, 해수면 위에 떠오를 우려가 없는 방법으로 바닷물 속에 가라앉히거나, 그 밖에 보건위생상 위해가 발생할 우려가 없는 방법으로 처리할 것
	몰수 마약류의 처분 (시행령 제22조)	▪ "필요한 처분"은 다음의 어느 하나에 해당하는 경우로서 시 · 도지사가 몰수 마약류를 이에 제공할 필요가 있다고 인정하여 실시하는 처분으로 함 • 마약류취급학술연구자가 연구용으로 필요한 양만 쓰려는 경우 • 공무상 시험용으로 쓰려는 경우 • 몰수 마약류를 법에 따라 제조 또는 수입 등이 된 마약류로 재활용하려는 경우 ▪ 마약류를 제공받으려는 자는 총리령으로 정하는 바에 따라 신청서를 시 · 도지사에게 제출하여야 함 ▪ 마약류를 재활용하려는 시 · 도지사는 그 양수인을 지정하여야 함

수수료 (제55조)	다음의 어느 하나에 해당하는 자는 총리령으로 정하는 바에 따라 수수료를 내야 함 ▪ 허가 또는 지정을 받으려는 자 ▪ 허가 또는 지정 사항을 변경하려는 자 ▪ 허가증 또는 지정서를 재발급받으려는 자
권한의 위임 (제56조)	**식품의약품안전처장의 권한은** 대통령령으로 정하는 바에 따라 그 일부를 **소속 기관의 장 또는 시 · 도지사에게 위임**할 수 있으며, **시 · 도지사의 권한은** 대통령령으로 정하는 바에 따라 그 일부를 **시장 · 군수 · 구청장에게 위임**할 수 있음

Part 11

공공보건의료에 관한 법률
(약칭: 공공보건의료법)

| 의료기술직 |

Part 11 공공보건의료에 관한 법률 (약칭: 공공보건의료법)

공공보건의료법[시행 2022. 02. 08.], 시행령[시행 2021. 09. 24.], 시행규칙[시행 2022. 02. 18.]

목적(제1조)

- 공공보건의료의 기본적인 사항을 정함
- 국민에게 양질의 공공보건의료를 효과적으로 제공함
- 국민보건의 향상에 이바지함

정의(제2조) (22울산, 21충북, 20부산 · 전남, 19서울 · 부산)

<table>
<tr><td>공공보건의료</td><td colspan="2">국가, 지방자치단체 및 보건의료기관이 지역 · 계층 · 분야에 관계없이 국민의 보편적인 의료 이용을 보장하고 건강을 보호 · 증진하는 모든 활동</td></tr>
<tr><td>공공보건
의료사업</td><td colspan="2">다음의 사업을 말함
▪ 보건의료 공급이 원활하지 못한 지역 및 분야에 대한 의료 공급에 관한 사업
▪ 보건의료 보장이 취약한 계층에 대한 의료 공급에 관한 사업
▪ 발생 규모, 심각성 등의 사유로 국가와 지방자치단체의 대응이 필요한 감염병과 비감염병의 예방 및 관리, 재난으로 인한 환자의 진료 등 관리, 건강 증진, 보건교육에 관한 사업
▪ 그 밖에 국가가 관리할 필요가 있는 보건의료로서 보건복지부령으로 정하는 사업</td></tr>
<tr><td rowspan="3">공공보건
의료기관</td><td colspan="2">국가나 지방자치단체 또는 대통령령으로 정하는 공공단체가 공공보건의료의 제공을 주요한 목적으로 하여 설립 · 운영하는 보건의료기관</td></tr>
<tr><td>공공단체의 범위
(시행령 제2조)
(21충북, 20전남, 16부산)</td><td>대통령령으로 정하는 공공단체란 다음의 기관 등을 말함
▪ 국립대학병원
▪ 근로복지공단
▪ 국립대학치과병원
▪ 서울대학교병원
▪ 국립중앙의료원
▪ 서울대학교치과병원
▪ 국민건강보험공단
▪ 지방의료원
▪ 대한적십자사
▪ 국립암센터
▪ 한국원자력의학원
▪ 한국보훈복지의료공단</td></tr>
<tr><td>공공보건의료기관의 개설 통보
(시행규칙 제2조)</td><td>특별시장 · 광역시장 · 도지사 · 특별자치도지사는 「의료법」 제33조제4항에 따라 개설허가한 의료기관이 공공보건의료기관인 경우에는 개설허가를 한 날부터 1개월 이내에 보건복지부장관에게 그 사실을 통보하여야 함</td></tr>
<tr><td>공공보건의료
수행기관</td><td colspan="2">▪ 공공보건의료기관
▪ 의료취약지 거점의료기관
▪ 공공전문진료센터
▪ 보건복지부장관, 특별시장 · 광역시장 · 도지사 · 특별자치도지사 또는 시장 · 군수 · 구청장과 협약을 체결한 의료기관</td></tr>
</table>

정의(제2조) (22울산, 21충북, 20부산 · 전남, 19서울 · 부산)

<table>
<tr><td rowspan="1">공공보건의료 수행기관 (계속)</td><td colspan="2">

- 책임의료기관
- 「심뇌혈관질환의 예방 및 관리에 관한 법률」에 따른 심뇌혈관질환센터
- 「심뇌혈관질환의 예방 및 관리에 관한 법률」에 따른 중앙심뇌혈관질환센터, 권역심뇌혈관질환센터, 지역심뇌혈관질환센터 <시행 2023. 6.11.>
- 응급의료기관, 권역외상센터 및 지역외상센터
- 지역암센터
- 그 밖에 공공보건의료의 제공을 위하여 필요하다고 인정하여 보건복지부령으로 정하는 기관
</td></tr>
<tr><td>공공보건의료 전달체계</td><td>국가 또는 지방자치단체가 제7조제1항의 사항을 제공하기 위하여 다음의 보건의료기관 간의 역할 수행 체계를 구축하는 것

- 국립중앙의료원
- 서울대학교병원 및 국립대학병원
- 권역별로 설치 · 운영되며, 보건복지부장관이 지정하는 보건의료기관
- 지방의료원
- 위를 제외한 보건의료기관 중 공공보건의료 수행기관
</td><td>**제7조제1항**
공공보건의료기관은 다음에 해당하는 보건의료를 우선적으로 제공하여야 함

- 의료급여환자 등 취약계층에 대한 보건의료
- 아동과 모성, 장애인, 정신질환, 응급진료 등 수익성이 낮아 공급이 부족한 보건의료
- 재난 및 감염병 등 신속한 대응이 필요한 공공보건의료
- 질병 예방과 건강 증진에 관련된 보건의료
- 교육 · 훈련 및 인력 지원을 통한 지역적 균형을 확보하기 위한 보건의료
- 그 밖에 「보건의료기본법」 제15조에 따른 보건의료발전계획에 따라 보건복지부장관이 정하는 보건의료
</td></tr>
</table>

공공보건의료 기본계획 등

<table>
<tr><td>공공보건의료 기본계획 (제4조) (20전북)</td><td>

- 보건복지부장관은 국민에게 양질의 공공보건의료를 제공하기 위하여 공공보건의료정책심의위원회의 심의를 거쳐 보건의료발전계획과 연계하여 공공보건의료 기본계획을 5년마다 수립하여야 하고, 이를 기초로 매년 주요 시책 추진계획을 수립 · 시행하여야 함
- 공공보건의료 기본계획에는 다음의 사항이 포함되어야 함
  - 공공보건의료의 목표와 방향
  - 공공보건의료의 추진 계획 및 방법
  - 공공보건의료 확충을 위한 인력, 병상, 시설 등 보건의료자원의 조달 및 관리 방안
  - 공공보건의료 전달체계의 구축 · 관리 방안
  - 공공보건의료가 취약한 지역 · 계층 · 분야에 대한 지원 방안
  - 공중보건 위기 상황 시 대응 방안
  - 그 밖에 공공보건의료 강화를 위하여 보건복지부령으로 정하는 사항
- 보건복지부장관은 보건의료시책상 필요한 경우 공공보건의료정책심의위원회의 심의를 거쳐 공공보건의료 기본계획을 변경할 수 있음
</td></tr>
</table>

<table>
<tr><th colspan="3">공공보건의료 기본계획 등</th></tr>
<tr><td>공공보건의료 기본계획
(제4조)
(계속)</td><td colspan="2">▪ 관계 중앙행정기관의 장, 공공단체의 장과 시 · 도지사는 매년 공공보건의료 기본계획에 따라 공공보건의료 시행계획을 수립 · 시행하여야 함. 이 경우 시 · 도지사는 시 · 도공공보건의료위원회의 심의를 거쳐 시행계획을 변경할 수 있음
▪ 관계 중앙행정기관의 장, 공공단체의 장과 시 · 도지사는 전년도 시행계획에 따른 추진실적 및 다음 연도의 시행계획을 매년 보건복지부장관에게 제출하여야 함
▪ 시행계획의 수립 · 시행 및 추진실적의 평가 등에 필요한 사항은 대통령령으로 정함</td></tr>
<tr><td rowspan="3">공공보건의료 정책심의위원회
(제5조)</td><td colspan="2">▪ 공공보건의료에 관한 주요 시책을 심의하기 위하여 보건복지부장관 소속으로 공공보건의료 정책심의위원회를 둠
▪ 심의위원회는 위원장 1명을 포함한 20명 이내의 위원으로 구성하되, 공무원이 아닌 위원이 전체 위원의 과반수 이상이 되도록 하여야 함
▪ 위원장은 보건복지부장관으로 함
▪ 위원은 다음의 사람 중에서 보건복지부장관이 임명 또는 위촉함
• 대통령령으로 정하는 관계 중앙행정기관 소속 공무원
• 공공보건의료 수요자를 대표하는 사람
• 공공보건의료 공급자를 대표하는 사람
• 공공보건의료에 관한 학식과 경험이 풍부한 사람</td></tr>
<tr><td>공공보건의료정책 심의위원회의 구성
(시행령 제5조의2)</td><td>▪ "대통령령으로 정하는 관계 중앙행정기관 소속 공무원"이란 다음의 사람을 말함. 이 경우 복수차관이 있는 기관은 해당 기관의 장이 지명하는 차관으로 함
• 기획재정부차관 • 국방부차관
• 교육부차관 • 행정안전부차관
• 과학기술정보통신부차관 • 고용노동부차관
• 법무부차관 • 국가보훈처차장
▪ 위촉된 위원의 임기는 2년으로 하며, 한 차례만 연임할 수 있음</td></tr>
<tr><td colspan="2">▪ 심의위원회는 다음의 사항을 심의함
• 공공보건의료 기본계획의 수립 및 변경, 시행계획의 평가에 관한 사항
• 의료취약지 지정에 관한 사항
• 공공전문진료센터의 필요성 및 규모에 관한 사항
• 관계 중앙행정기관에서 관할하는 공공보건의료기관의 효율적 운영과 협력 및 연계에 관한 사항
▪ 심의위원회는 매년 정기적으로 개최하여야 함
▪ 심의위원회의 효율적인 운영을 위하여 위원회에 분야별로 분과위원회를 둘 수 있음
▪ 이 법에서 규정한 것 외에 심의위원회 및 분과위원회의 구성 · 운영과 그 밖에 필요한 사항은 대통령령으로 정함</td></tr>
</table>

<table>
<tr><th colspan="3">공공보건의료 수행기관</th></tr>
<tr><td>공공보건의료기관의 의무
(제7조)
(22충남, 21부산, 20부산, 17서울)</td><td colspan="2">공공보건의료기관은 다음에 해당하는 보건의료를 우선적으로 제공하여야 함
▪ 의료급여환자 등 취약계층에 대한 보건의료
▪ 아동과 모성, 장애인, 정신질환, 응급진료 등 수익성이 낮아 공급이 부족한 보건의료
▪ 재난 및 감염병 등 신속한 대응이 필요한 공공보건의료
▪ 질병 예방과 건강 증진에 관련된 보건의료
▪ 교육 · 훈련 및 인력 지원을 통한 지역적 균형을 확보하기 위한 보건의료</td></tr>
<tr><td>공공보건의료계획의 수립
(제8조)</td><td colspan="2">▪ 공공보건의료기관의 장은 공공보건의료 기본계획의 시행을 위한 공공보건의료계획을 매년 수립하고 이를 전년도 시행결과와 함께 보건복지부장관에게 보고하여야 함
▪ 보건복지부장관은 공공보건의료계획의 내용에 관하여 필요하다고 인정하는 경우에는 보건복지부령으로 정하는 바에 따라 공공보건의료기관의 장에게 그 계획의 변경을 권고할 수 있음
▪ 공공보건의료계획의 내용 및 수립 절차 등에 관하여 필요한 사항은 보건복지부령으로 정함</td></tr>
<tr><td rowspan="2">일정 규모 이하의 기관에 대한 특례
(제11조)</td><td colspan="2">보건소 등 보건복지부령으로 정하는 일정 규모 이하의 공공보건의료기관에는 제8조(공공보건의료계획의 수립), 제9조(공공보건의료계획의 시행결과 평가), 제13조(의료취약지 거점의료기관의 지정) 및 제14조(공공전문진료센터의 지정)를 적용하지 아니함</td></tr>
<tr><td>공공보건의료계획 수립 등의 제외 대상
(시행규칙 제7조)</td><td>보건복지부령으로 정하는 일정 규모 이하의 공공보건의료기관
▪ 「농어촌 등 보건의료를 위한 특별조치법」에 따른 보건진료소
▪ 「의료법」의 의원급 의료기관
▪ 「지역보건법」에 따른 보건소와 보건지소</td></tr>
<tr><td>의료취약지의 지정 · 고시
(제12조)
(22경기, 20경북, 19서울 · 부산)</td><td colspan="2">▪ 보건복지부장관은 주기적으로 국민의 의료 이용 실태 및 의료자원의 분포 등에 관한 다음의 사항을 평가 · 분석하여야 함
• 인구 수, 성별 · 연령별 인구 분포, 소득 등에 따른 지역 내 국민의 의료 이용 실태에 관한 사항
• 의료인력 · 의료기관의 수 등 지역 내 의료공급에 관한 사항
• 지역적 특성 등을 고려한 의료기관 접근성에 관한 사항
• 그 밖에 의료 이용 실태 및 의료자원 공급에 관한 사항으로서 보건복지부장관이 정하는 사항
▪ 보건복지부장관은 평가 · 분석 결과 의료서비스의 공급이 현저하게 부족한 지역을 의료취약지로 지정 · 고시할 수 있음
• 보건의료 인력의 공급에 대한 지원
• 의료기관의 설립 및 운영을 위한 비용의 보조 등
▪ 의료취약지 지정의 기준, 방법, 절차 및 기간 등에 관하여 필요한 사항은 보건복지부령으로 정함</td></tr>
</table>

<table>
<tr><th colspan="3">공공보건의료 수행기관</th></tr>
<tr><td>의료취약지의 지정 · 고시
(제12조)
(계속)</td><td>의료취약지의 지정 절차
(시행규칙 제8조)
(19부산)</td><td>▪ 보건복지부장관은 국민의 의료 이용 실태 및 의료자원의 분포 등에 관한 사항을 2년마다 평가 · 분석해야 함
▪ 보건복지부장관은 법 의료취약지를 지정 · 고시한 경우 그 지역을 관할하는 시 · 도지사에게 지체 없이 통보해야 함</td></tr>
<tr><td rowspan="2">의료취약지 거점의료기관의 지정
(제13조)
(22경기 · 경북 · 충남, 16서울)</td><td colspan="2">▪ 시 · 도지사는 관할 의료취약지의 주민에게 적정한 보건의료를 제공하기 위하여 필요한 시설 · 인력 및 장비를 갖추었거나 갖출 능력이 있다고 인정하는 의료기관 중에서 거점의료기관을 지정할 수 있음
▪ 의료취약지 거점의료기관으로 지정받으려는 의료기관은 시 · 도지사에게 신청하여야 함. 이 경우 공공보건의료기관이 신청하면 시 · 도지사는 그 지정을 우선적으로 고려할 수 있음
▪ 의료취약지 거점의료기관으로 지정받은 의료기관은 보건복지부령으로 정하는 바에 따라 의료취약지에서 적정한 보건의료를 제공하기 위한 계획을 수립하고 그 시행결과를 시 · 도지사에게 보고하여야 함
▪ 보건복지부장관 또는 시 · 도지사 및 시장 · 군수 · 구청장은 의료취약지 거점의료기관의 시설 · 장비 확충 및 운영에 드는 비용의 전부 또는 일부를 지원할 수 있음
▪ 보건복지부장관은 의료취약지 거점의료기관으로 지정된 의료기관의 수가 너무 많거나 적은 경우에는 보건복지부령으로 정하는 바에 따라 시 · 도지사에게 지정의 개선을 권고할 수 있음
▪ 의료취약지 거점의료기관 지정의 기준, 방법 및 절차 등에 관하여 필요한 사항은 보건복지부령으로 정함</td></tr>
<tr><td>공공보건의료사업의 시행결과 평가
(시행규칙 제14조)</td><td>▪ 보건복지부장관은 의료취약지 거점의료기관에 대해 공공보건의료사업의 시행결과를 평가하는 경우 시 · 도지사가 보고한 의료취약지 거점의료기관의 평가결과를 종합하여 2년마다 평가함
▪ 보건복지부장관은 공공전문진료센터에 대하여 공공보건의료사업의 시행결과를 평가하는 경우 공공전문진료센터가 제출한 시행결과를 종합하여 매년 평가함
▪ 보건복지부장관은 책임의료기관에 대하여 공공보건의료사업의 시행결과를 평가하는 경우 책임의료기관이 제출한 시행결과를 종합하여 매년 평가함</td></tr>
<tr><td>공공전문진료센터의 지정
(제14조)
(20울산, 18전북)</td><td colspan="2">▪ 보건복지부장관은 다음의 보건의료를 원활하게 제공하기 위하여 전문진료 분야별로 필요한 시설 · 인력 및 장비를 갖추었거나 갖출 능력이 있다고 인정하는 의료기관 중에서 공공전문진료센터를 지정할 수 있음
• 수익성이 낮아 공급이 원활하지 아니한 전문진료
• 국민건강을 위하여 국가가 육성하여야 할 필요성이 큰 전문진료
• 지역별 공급의 차이가 커서 국가가 지원하여야 할 필요가 있는 전문진료
▪ 공공전문진료센터로 지정받으려는 의료기관은 보건복지부장관에게 신청하여야 함 이 경우 공공보건의료기관이 신청하면 보건복지부장관은 그 지정을 우선적으로 고려할 수 있음</td></tr>
</table>

공공보건의료 수행기관	
공공전문진료 센터의 지정 (제14조) (계속)	▪ 공공전문진료센터는 지정받은 전문진료 분야에서 양질의 보건의료서비스 제공과 인력에 대한 교육 등을 하여야 하며, 보건복지부령으로 정하는 바에 따라 이를 위한 계획을 수립하고 그 시행결과를 보건복지부장관에게 보고하여야 함 ▪ **보건복지부장관 또는 시 · 도지사**는 공공전문진료센터의 시설 · 장비 확충 및 운영에 드는 **비용의 전부 또는 일부를 지원**할 수 있음 ▪ 공공전문진료센터 지정의 기준, 방법 및 절차 등에 관하여 필요한 사항은 **보건복지부령**으로 정함
의료취약지 거점의료기관 등의 지정 취소 (제18조) (22전북)	▪ **보건복지부장관 또는 시 · 도지사는 의료취약지 거점의료기관, 공공전문진료센터 또는 책임의료기관**이 다음의 어느 하나에 해당하는 경우에는 **그 지정을 취소할 수 있음.** 다만, **제1호에 해당하는 경우에는 그 지정을 취소**하여야 함 • **거짓이나 그 밖의 부정한 방법으로 지정을 받은 경우** • **국가 또는 지방자치단체가 지원한 예산을 부당하게 집행하거나 목적과 다르게 집행한 경우** • 보고의무를 이행하지 아니한 경우 • 지정기준에 미달하게 된 경우 • 정당한 사유 없이 명령을 이행하지 아니한 경우 • 그 밖에 보건복지부령으로 정하는 사유에 해당하는 경우 ▪ 지정이 취소된 의료기관은 **지정이 취소된 날부터 2년 이내**에는 의료취약지 거점의료기관, 공공전문진료센터 및 책임의료기관으로 지정받을 수 없음 ▪ 보건복지부장관 또는 시 · 도지사는 제1항에 따라 지정을 취소하는 경우 해당 의료기관에 지급한 보조금의 전부 또는 일부를 환수할 수 있음. 다만, **거짓이나 그 밖의 부정한 방법으로 지정을 받은 경우 또는 국가 또는 지방자치단체가 지원한 예산을 부당하게 집행하거나 목적과 다르게 집행한 경우에 해당하는 경우에는 보조금의 전부 또는 일부를 환수하여야 함**

교육·훈련의 실시 등	
공공보건의료 지원센터의 설치 · 운영 (제21조) (20전남)	**보건복지부장관**은 공공보건의료에 관한 업무 중 다음의 업무 수행을 지원하게 하기 위하여 **공공보건의료 지원센터를 설치 · 운영**할 수 있음 ▪ **공공보건의료 수행기관에 대한 기술 및 경영개선 지원** ▪ **공공의료분야 지침 개발 및 보급 지원** ▪ 공공보건의료 인력에 대한 교육 · 훈련 프로그램의 개발 및 보급 ▪ 공공보건의료와 관련된 정보 · 통계의 수집 및 분석 ▪ **공공보건의료계획의 시행결과 평가** ▪ 공공보건의료사업의 시행결과 평가 ▪ 공공보건의료 지원단 간의 교류 · 협력 지원 ▪ 그 밖에 보건복지부장관이 정하는 공공보건의료에 관한 업무

교육·훈련의 실시 등	
공공보건의료 지원단의 설치 · 운영 (제22조) (21서울, 18경북)	▪ 시 · 도지사는 공공보건의료에 관한 업무 수행을 지원하게 하기 위하여 공공보건의료 지원단을 설치 · 운영할 수 있음 (21서울, 18경북) ▪ 시 · 도지사는 제1항에 따른 공공보건의료 지원단의 운영을 공공보건의료 수행기관이나 공공보건의료를 수행하는 법인 또는 단체, 그 밖에 공공보건의료 지원단의 원활한 운영을 위하여 보건복지부령으로 정하는 기관에 위탁할 수 있음. 이 경우 시 · 도지사는 그 운영에 필요한 경비의 전부 또는 일부를 지원할 수 있음

과태료 (제25조) (22인천)	▪ 조사 또는 검사를 기피하거나 거부 · 방해한 자에게는 300만원 이하의 과태료를 부과함 ▪ 과태료는 대통령령으로 정하는 바에 따라 보건복지부장관 또는 지방자치단체의 장이 부과 · 징수함

Part 12

지역보건법

| 의료기술직 |

Part 12 지역보건법

지역보건법[시행 2022. 08. 18.], 시행령[시행 2022. 08. 18.], 시행규칙[시행 2019. 10. 03.]

목적(제1조) (20부산, 18전북, 17대전, 16인천)

- 보건소 등 지역보건의료기관의 설치 · 운영에 관한 사항을 규정함
- 보건의료 관련기관 · 단체와의 연계 · 협력을 통하여
- 지역보건의료기관의 기능을 효과적으로 수행하는 데 필요한 사항을 규정함
- 지역보건의료정책을 효율적으로 추진하여
- 지역주민의 건강 증진에 이바지함

정의(제2조) (22경기 · 경북 · 전남완도, 20경북, 18경북)

구분	내용
지역보건의료기관	지역주민의 건강을 증진하고 질병을 예방 · 관리하기 위하여 이 법에 따라 설치 · 운영하는 보건소, 보건의료원, 보건지소 및 건강생활지원센터
지역보건의료서비스	지역주민의 건강을 증진하고 질병을 예방 · 관리하기 위하여 지역보건의료기관이 직접 제공하거나 보건의료 관련기관 · 단체를 통하여 제공하는 서비스로서 보건의료인이 행하는 모든 활동
보건의료 관련기관 · 단체	지역사회 내에서 공중 또는 특정 다수인을 위하여 지역보건의료서비스를 제공하는 의료기관, 약국, 보건의료인 단체 등

구분	내용
국가와 지방자치단체의 책무 (제3조) (20충북 · 전북, 14울산, 11경북)	▪ 국가 및 지방자치단체는 지역보건의료에 관한 조사 · 연구, 정보의 수집 · 관리 · 활용 · 보호, 인력의 양성 · 확보 및 고용 안정과 자질 향상 등을 위하여 노력하여야 함 ▪ 국가 및 지방자치단체는 지역보건의료 업무의 효율적 추진을 위하여 기술적 · 재정적 지원을 하여야 함 ▪ 국가 및 지방자치단체는 지역주민의 건강 상태에 격차가 발생하지 아니하도록 필요한 방안을 마련하여야 함

지역사회 건강실태조사

지역사회 건강실태조사 (제4조) (21서울 · 광주, 20경북, 19서울 · 대전 · 충남)		▪ 국가와 지방지치단체는 지역주민의 건강 상태 및 건강 문제의 원인 등을 파악하기 위하여 매년 지역사회 건강실태조사를 실시하여야 함 ▪ 지역사회 건강실태조사의 방법, 내용 등에 관하여 필요한 사항은 대통령령으로 정함
	지역사회 건강실태조사의 방법 및 내용 (시행령 제2조) (20경북, 19서울 · 대전 · 충남, 17서울)	▪ 질병관리청장은 보건복지부장관과 협의하여 「지역보건법」에 따른 지역사회 건강실태조사를 매년 지방자치단체의 장에게 협조를 요청하여 실시함

지역사회 건강실태조사		
지역사회 건강실태조사 (제4조) (계속)	지역사회 건강실태조사의 방법 및 내용 (시행령 제2조) (계속)	▪ 협조 요청을 받은 지방자치단체의 장은 매년 보건소(보건의료원 포함)를 통하여 지역 주민을 대상으로 지역사회 건강실태조사를 실시하여야 함. 이 경우 지방자치단체의 장은 지역사회 건강실태조사의 결과를 질병관리청장에게 통보하여야 함 ▪ 지역사회 건강실태조사는 표본조사를 원칙으로 하되, 필요한 경우에는 전수조사를 할 수 있음 ▪ 지역사회 건강실태조사의 내용에는 다음의 사항이 포함 • 흡연, 음주 등 건강 관련 생활습관에 관한 사항 • 건강검진 및 예방접종 등 질병 예방에 관한 사항 • 질병 및 보건의료서비스 이용 실태에 관한 사항 • 사고 및 중독에 관한 사항 • 활동의 제한 및 삶의 질에 관한 사항 • 그 밖에 지역사회 건강실태조사에 포함되어야 한다고 질병관리청장이 정하는 사항

지역보건의료업무의 전자화 (제5조)	▪ 보건복지부장관은 지역보건의료기관(보건진료소를 포함)의 기능을 수행하는 데 필요한 각종 자료 및 정보의 효율적 처리와 기록 · 관리 업무의 전자화를 위하여 지역보건의료정보시스템을 구축 · 운영할 수 있음 ▪ 보건복지부장관은 지역보건의료정보시스템을 구축 · 운영하는 데 필요한 자료로서 다음의 어느 하나에 해당하는 자료를 수집 · 관리 · 보유 · 활용(실적보고 및 통계산출을 말함)할 수 있으며, 관련 기관 및 단체에 필요한 자료의 제공을 요청할 수 있음. 이 경우 요청을 받은 기관 및 단체는 정당한 사유가 없으면 그 요청에 따라야 함 • 지역보건의료서비스의 제공에 관한 자료 • 지역보건의료서비스 제공의 신청, 조사 및 실시에 관한 자료 • 그 밖에 지역보건의료기관의 기능을 수행하는 데 필요한 것으로서 대통령령으로 정하는 자료 ▪ 누구든지 정당한 접근 권한 없이 또는 허용된 접근 권한을 넘어 지역보건의료정보시스템의 정보를 훼손 · 멸실 · 변경 · 위조 · 유출하거나 검색 · 복제하여서는 아니 됨

지역보건의료심의위원회	
지역보건의료 심의위원회 (제6조) (22서울, 21광주, 16인천)	▪ 지역보건의료에 관한 다음의 사항을 심의하기 위하여 특별시 · 광역시 · 도(이하 “시 · 도”라 함) 및 특별자치시 · 특별자치도 · 시 · 군 · 구(구는 자치구를 말하며, 이하 “시 · 군 · 구”라 함)에 지역보건의료심의위원회(이하 “위원회”)를 둠

<table>
<tr><th colspan="3">지역보건의료심의위원회</th></tr>
<tr><td rowspan="2">지역보건의료
심의위원회
(제6조)
(계속)</td><td colspan="2">• 지역사회 건강실태조사 등 지역보건의료의 실태조사에 관한 사항
• 지역보건의료계획 및 연차별 시행계획의 수립 · 시행 및 평가에 관한 사항
• 지역보건의료계획의 효율적 시행을 위하여 보건의료 관련기관 · 단체, 학교, 직장 등과의 협력이 필요한 사항
• 그 밖에 지역보건의료시책의 추진을 위하여 필요한 사항
▪ 위원회는 위원장 1명을 포함한 20명 이내의 위원으로 구성하며, 위원장은 해당 지방자치단체의 부단체장(부단체장이 2명 이상인 지방자치단체에서는 대통령령으로 정하는 부단체장을 말함)이 됨. 다만, 위원회는 그 기능을 담당하기에 적합한 다른 위원회가 위원회의 기능을 대신하는 경우 위원장은 조례로 정함
▪ 위원회의 위원은 지역주민 대표, 학교보건 관계자, 산업안전 · 보건 관계자, 보건의료 관련기관 · 단체의 임직원 및 관계 공무원 중에서 해당 위원회가 속하는 지방자치단체의 장이 임명하거나 위촉함
▪ 위원회는 그 기능을 담당하기에 적합한 다른 위원회가 있고 그 위원회의 위원이 자격을 갖춘 경우에는 시 · 도 또는 시 · 군 · 구의 조례에 따라 위원회의 기능을 통합하여 운영할 수 있음
▪ 규정한 사항 외에 위원회의 구성과 운영 등에 필요한 사항은 대통령령으로 정함</td></tr>
<tr><td>지역보건의료
심의위원회의
구성과 운영
(시행령 제3조)</td><td>▪ "대통령령으로 정하는 부단체장"이란 행정부시장이나 행정부지사를 말함. 이 경우 행정부시장이나 행정부지사가 2명 있는 지방자치단체는 행정(1)부시장이나 행정(1)부지사를 말함
▪ 지역보건의료심의위원회(이하 "위원회")에 출석한 위원에게는 예산의 범위에서 수당과 여비를 지급할 수 있음. 다만, 공무원인 위원이 그 소관 업무와 직접 관련되어 참석하는 경우에는 그러하지 아니함
▪ 규정한 사항 외에 위원회의 구성과 운영에 필요한 사항은 해당 지방자치단체의 조례로 정함</td></tr>
</table>

<table>
<tr><th colspan="2">지역보건의료계획</th></tr>
<tr><td>지역보건의료계획
의 수립 등
(제7조)
(22울산 · 인천 · 전남,
21충북 · 충남,
20서울 · 충남)</td><td>▪ 특별시장 · 광역시장 · 도지사(이하 "시 · 도지사") 또는 특별자치시장 · 특별자치도지사 · 시장 · 군수 · 구청장은 지역주민의 건강 증진을 위하여 다음의 사항이 포함된 지역보건의료계획을 4년마다 수립하여야 함
• 보건의료 수요의 측정
• 지역보건의료서비스에 관한 장기 · 단기 공급대책
• 인력 · 조직 · 재정 등 보건의료자원의 조달 및 관리
• 지역보건의료서비스의 제공을 위한 전달체계 구성 방안
• 지역보건의료에 관련된 통계의 수집 및 정리</td></tr>
</table>

지역보건의료계획		
지역보건의료계획의 수립 등 (제7조) (계속)	지역보건의료계획의 세부 내용 (시행령 제4조) (22경기, 20충북, 18전북, 17대전 · 경북)	▪ 특별시장 · 광역시장 · 도지사(이하 "시 · 도지사") 및 특별자치시장 · 특별자치도지사는 지역보건의료계획(이하 "지역보건의료계획")에 다음의 내용을 포함시켜야 함 • 지역보건의료계획의 달성 목표 • 지역현황과 전망 • 지역보건의료기관과 보건의료 관련기관 · 단체 간의 기능 분담 및 발전 방향 • 보건소의 기능 및 업무의 추진계획과 추진현황 • 지역보건의료기관의 인력 · 시설 등 자원 확충 및 정비 계획 • 취약계층의 건강관리 및 지역주민의 건강 상태 격차 해소를 위한 추진 계획 • 지역보건의료와 사회복지사업 사이의 연계성 확보 계획 • 의료기관의 병상의 수요 · 공급 • 정신질환 등의 치료를 위한 전문치료시설의 수요 · 공급 • 특별자치시 · 특별자치도 · 시 · 군 · 구(구는 자치구를 말하며, 이하 "시 · 군 · 구") 지역보건의료기관의 설치 · 운영 지원 • 시 · 군 · 구 지역보건의료기관 인력의 교육훈련 • 지역보건의료기관과 보건의료 관련기관 · 단체 간의 협력 · 연계 • 그 밖에 시 · 도지사 및 특별자치시장 · 특별자치도지사가 지역보건의료계획을 수립함에 있어서 필요하다고 인정하는 사항 ▪ 시장 · 군수 · 구청장(구청장은 자치구의 구청장)은 지역보건의료계획에 다음의 내용을 포함시켜야 함 • 상기 박스의 내용 • 그 밖에 시장 · 군수 · 구청장이 지역보건의료계획을 수립함에 있어서 필요하다고 인정하는 사항
	지역보건의료계획의 수립 방법 등 (시행령 제5조) (20서울, 19충북 · 경북)	▪ 시 · 도지사 또는 특별자치시장 · 특별자치도지사 · 시장 · 군수 · 구청장(이하 "시장 · 군수 · 구청장")은 지역보건의료계획을 수립하기 전에 지역 내 보건의료실태와 지역주민의 보건의료의식 · 행동양상 등에 대하여 조사하고 자료를 수집하여야 함 ▪ 시 · 도지사 또는 시장 · 군수 · 구청장은 지역 내 보건의료실태 조사 결과에 따라 해당 지역에 필요한 사업 계획을 포함하여 지역보건의료계획을 수립하되 국가 또는 특별시 · 광역시 · 도(이하 "시 · 도)의 보건의료시책에 맞춰 수립하여야 함 ▪ 시 · 도지사 또는 시장 · 군수 · 구청장은 지역보건의료계획을 수립하는

지역보건의료계획		
지역보건의료계획의 수립 등 (제7조) (계속)		경우에 그 주요 내용을 시 · 도 또는 시 · 군 · 구의 홈페이지 등에 2주 이상 공고하여 지역주민의 의견을 수렴하여야 함
	▪ 시 · 도지사 또는 시장 · 군수 · 구청장은 매년 지역보건의료계획에 따라 연차별 시행계획을 수립하여야 함 ▪ 시장 · 군수 · 구청장(특별자치시장 · 특별자치도지사는 제외)은 해당 시 · 군 · 구(특별자치시 · 특별자치도는 제외) 위원회의 심의를 거쳐 지역보건의료계획(연차별 시행계획 포함)을 수립한 후 해당 시 · 군 · 구의회에 보고하고 시 · 도지사에게 제출하여야 함 ▪ 특별자치시장 · 특별자치도지사 및 관할 시 · 군 · 구의 지역보건의료계획을 받은 시 · 도지사는 해당 위원회의 심의를 거쳐 시 · 도(특별자치시 · 특별자치도를 포함)의 지역보건의료계획을 수립한 후 해당 시 · 도의회에 보고하고 보건복지부장관에게 제출하여야 함	
	지역보건의료계획의 제출 시기 등 (시행령 제6조) (22울산, 16충북, 15경북)	▪ 시장 · 군수 · 구청장(특별자치시장 · 특별자치도지사는 제외)은 지역보건의료계획(연차별 시행계획 포함)을 계획 시행년도 1월 31일까지 시 · 도지사에게 제출하여야 함 ▪ 시 · 도지사(특별자치시장 · 특별자치도지사를 포함)는 지역보건의료계획을 계획 시행년도 2월 말일까지 보건복지부장관에게 제출하여야 함 ▪ 시장 · 군수 · 구청장은 지역 내 인구의 급격한 변화 등 예측하지 못한 보건의료환경 변화에 따라 지역보건의료계획을 변경할 필요가 있는 경우에는 시 · 군 · 구(특별자치시 · 특별자치도는 제외) 위원회의 심의를 거쳐 변경한 후 시 · 군 · 구 의회에 변경 사실 및 변경 내용을 보고하고, 시 · 도지사에게 지체 없이 변경 사실 및 변경 내용을 제출하여야 함 ▪ 시 · 도지사(특별자치시장 · 특별자치도지사를 포함)는 지역 내 인구의 급격한 변화 등 예측하지 못한 보건의료환경 변화에 따라 지역보건의료계획을 변경할 필요가 있는 경우에는 시 · 도(특별자치시 · 특별자치도를 포함) 위원회의 심의를 거쳐 변경한 후 시 · 도 의회에 변경 사실 및 변경 내용을 보고하고, 보건복지부장관에게 지체 없이 변경 사실 및 변경 내용을 제출하여야 함

지역보건의료계획(4년) 및 연차별 시행계획의 수립 · 시행결과 제출시기

(수립)(시장 · 군수 · 구청장) ➡ 시행년도 1월31일까지 ➡ (시 · 도지사) ➡ 시행년도 2월 말일까지 ➡ (보건복지부장관)
2주 이상 공고 2주 이상 공고

(시행결과)(시장 · 군수 · 구청장) ➡ 시행년도 다음 해 1월31일까지 ➡ (시 · 도지사) ➡ 시행년도 다음 해 2월 말일까지 ➡ (보건복지부장관)

	▪ 지역보건의료계획은 「사회보장기본법」에 따른 사회보장 기본계획, 「사회보장급여의 이용 · 제공 및 수급권자 발굴에 관한 법률」에 따른 지역사회보장계획 및 「국민건강증진법」에 따

<table>
<tr><th colspan="3">지역보건의료계획</th></tr>
<tr><td rowspan="2">지역보건의료계획의 수립 등
(제7조)
(계속)</td><td colspan="2">른 국민건강증진종합계획과 연계되도록 하여야 함
▪ 지역보건의료계획의 내용에 관하여 필요하다고 인정하는 경우 보건복지부장관은 특별자치시장 · 특별자치도지사 또는 시 · 도지사에게, 시 · 도지사는 시장 · 군수 · 구청장에게 각각 보건복지부령으로 정하는 바에 따라 그 조정을 권고할 수 있음
▪ 규정한 사항 외에 지역보건의료계획의 세부 내용, 수립 방법 · 시기 등에 관하여 필요한 사항은 대통령령으로 정함</td></tr>
<tr><td>지역보건의료계획의 조정 권고
(시행규칙 제2조)
(16대구)</td><td>▪ 지역보건의료계획(연차별 시행계획 포함)의 내용에 대한 조정 권고가 필요한 경우는 다음의 어느 하나에 해당하는 경우로 함
• 지역보건의료계획의 내용이 관계 법령을 위반한 경우
• 지역보건의료계획의 내용이 국가 또는 특별시 · 광역시 · 특별자치시 · 특별자치도 · 도의 보건의료정책에 부합하지 아니하는 경우
• 지방자치단체의 생활권역과 행정구역이 서로 다름에도 불구하고 해당 지방자치단체에서 그 사실을 고려하지 아니한 경우
• 2개 이상의 지방자치단체에 걸친 광역보건의료행정에 대하여 해당 지방자치단체에서 그 사정을 고려하지 아니한 경우
• 지방자치단체 간 지역보건의료계획의 내용에 현저한 불균형이 있는 경우
▪ 보건복지부장관 또는 특별시장 · 광역시장 · 도지사(이하 "시 · 도지사")는 지역보건의료계획의 조정 권고를 하는 경우에는 해당 지방자치단체의 장에게 관련 자료의 제출을 요구할 수 있음</td></tr>
<tr><td rowspan="2">지역보건의료계획 시행 결과의 평가
(제9조)
(17광주, 16대구)</td><td colspan="2">▪ 지역보건의료계획을 시행한 때에는 보건복지부장관은 특별자치시 · 특별자치도 또는 시 · 도의 지역보건의료계획의 시행결과를, 시 · 도지사는 시 · 군 · 구(특별자치시 · 특별자치도는 제외)의 지역보건의료계획의 시행 결과를 대통령령으로 정하는 바에 따라 각각 평가할 수 있음
▪ 보건복지부장관 또는 시 · 도지사는 필요한 경우 평가 결과를 비용의 보조에 반영할 수 있음</td></tr>
<tr><td>지역보건의료계획 시행 결과의 평가
(시행령 제7조)
(17광주, 16대구)</td><td>▪ 시장 · 군수 · 구청장은 지역보건의료계획 시행 결과의 평가를 위하여 해당 시 · 군 · 구 지역보건의료계획의 연차별 시행계획에 따른 시행 결과를 매 시행연도 다음 해 1월 31일까지 시 · 도지사에게 제출하여야 함
▪ 시 · 도지사(특별자치시장 · 특별자치도지사를 포함)는 지역보건의료계획 시행 결과의 평가를 위하여 해당 시 · 도 지역보건의료계획의 연차별 시행계획에 따른 시행 결과를 매 시행연도 다음 해 2월 말일까지 보건복지부장관에게 제출하여야 함
▪ 보건복지부장관 또는 시 · 도지사는 제출받은 지역보건의료계획의 연차별 시행계획에 따른 시행 결과를 평가하려는 경우에는 다음의 기준에</td></tr>
</table>

<table>
<tr><th colspan="3">지역보건의료계획</th></tr>
<tr><td>지역보건의료계획 시행 결과의 평가
(제9조)
(계속)</td><td>지역보건의료계획 시행 결과의 평가
(시행령 제7조)
(계속)</td><td>따라 평가하여야 함
• 지역보건의료계획 내용의 충실성
• 지역보건의료계획 시행 결과의 목표달성도
• 보건의료자원의 협력 정도
• 지역주민의 참여도와 만족도
• 그 밖에 지역보건의료계획의 연차별 시행계획에 따른 시행 결과를 평가하기 위하여 보건복지부장관이 필요하다고 정하는 기준
▪ 보건복지부장관 또는 시ㆍ도지사는 지역보건의료계획의 연차별 시행계획에 따른 시행 결과를 평가한 경우에는 그 평가 결과를 공표할 수 있음</td></tr>
</table>

<table>
<tr><th colspan="3">보건소</th></tr>
<tr><td rowspan="2">보건소의 설치
(제10조)
(22전남완도, 21경북ㆍ전북, 20전북ㆍ부산)</td><td colspan="2">▪ 지역주민의 건강을 증진하고 질병을 예방ㆍ관리하기 위하여 시ㆍ군ㆍ구에 1개소의 보건소(보건의료원을 포함)를 설치함. 다만, 시ㆍ군ㆍ구의 인구가 30만 명을 초과하는 등 지역주민의 보건의료를 위하여 특별히 필요하다고 인정되는 경우에는 대통령령으로 정하는 기준에 따라 해당 지방자치단체의 조례로 보건소를 추가로 설치할 수 있음
▪ 동일한 시ㆍ군ㆍ구에 2개 이상의 보건소가 설치되어 있는 경우 해당 지방자치단체의 조례로 정하는 바에 따라 업무를 총괄하는 보건소를 지정하여 운영할 수 있음</td></tr>
<tr><td>보건소의 추가 설치
(시행령 제8조)
(21경북, 20강원ㆍ부산, 19전남, 17인천ㆍ전북)</td><td>▪ 보건소를 추가로 설치할 수 있는 경우
• 해당 시ㆍ군ㆍ구의 인구가 30만명을 초과하는 경우
• 해당 시ㆍ군ㆍ구의 「보건의료기본법」에 따른 보건의료기관 현황 등 보건의료 여건과 아동ㆍ여성ㆍ노인ㆍ장애인 등 보건의료 취약계층의 보건의료 수요 등을 고려하여 보건소를 추가로 설치할 필요가 있다고 인정되는 경우
▪ 보건소를 추가로 설치하려는 경우에는 「지방자치법 시행령」 제73조에 따름. 이 경우 행정안전부장관(해당 지방자치단체의 장〈23.5.2 시행〉)은 보건복지부장관과 미리 협의해야 함</td></tr>
<tr><td>보건소의 기능 및 업무
(제11조)
(22경기, 21대구ㆍ경북ㆍ전북ㆍ광주)</td><td colspan="2">▪ 보건소는 해당 지방자치단체의 관할 구역에서 다음의 기능 및 업무를 수행함
• 건강 친화적인 지역사회 여건의 조성
• 지역보건의료정책의 기획, 조사ㆍ연구 및 평가
• 보건의료인 및 「보건의료기본법」에 따른 보건의료기관 등에 대한 지도ㆍ관리ㆍ육성과 국민보건 향상을 위한 지도ㆍ관리
• 보건의료 관련기관ㆍ단체, 학교, 직장 등과의 협력체계 구축
• 지역주민의 건강증진 및 질병예방ㆍ관리를 위한 다음의 지역보건의료서비스의 제공</td></tr>
</table>

<table>
<tr><th colspan="3">보건소</th></tr>
<tr><td rowspan="2">**보건소의 기능 및 업무**
(제11조)
(계속)</td><td colspan="2">◆ 국민건강증진 · 구강건강 · 영양관리사업 및 보건교육
◆ 감염병의 예방 및 관리
◆ 모성과 영유아의 건강유지 · 증진
◆ 여성 · 노인 · 장애인 등 보건의료 취약계층의 건강유지 · 증진
◆ 정신건강증진 및 생명존중에 관한 사항
◆ 지역주민에 대한 진료, 건강검진 및 만성질환 등의 질병관리에 관한 사항
◆ 가정 및 사회복지시설 등을 방문하여 행하는 보건의료 및 건강관리사업
◆ 난임의 예방 및 관리
▪ 보건복지부장관이 지정하여 고시하는 의료취약지의 보건소는 난임의 예방 및 관리 중 대통령령으로 정하는 업무를 수행할 수 있음
▪ 보건소 기능 및 업무 등에 관하여 필요한 세부 사항은 대통령령으로 정함</td></tr>
<tr><td>**보건소의 기능 및 업무의 세부 사항**
(시행령 제9조)
(19광주)</td><td>▪ 지역보건의료정책의 기획, 조사 · 연구 및 평가의 세부 사항
• 지역보건의료계획 등 보건의료 및 건강증진에 관한 중장기 계획 및 실행계획의 수립 · 시행 및 평가에 관한 사항
• 지역사회 건강실태조사 등 보건의료 및 건강증진에 관한 조사 · 연구에 관한 사항
• 보건에 관한 실험 또는 검사에 관한 사항
▪ 보건의료인 및 보건의료기관 등에 대한 지도 · 관리 · 육성과 국민보건 향상을 위한 지도 · 관리의 세부 사항
• 의료인 및 의료기관에 대한 지도 등에 관한 사항
• 의료기사 · 보건의료정보관리사 및 안경사에 대한 지도 등에 관한 사항
• 응급의료에 관한 사항
• 「농어촌 등 보건의료를 위한 특별조치법」에 따른 공중보건의사, 보건진료 전담공무원 및 보건진료소에 대한 지도 등에 관한 사항
• 약사에 관한 사항과 마약 · 향정신성의약품의 관리에 관한 사항
• 공중위생 및 식품위생에 관한 사항
▪ "대통령령으로 정하는 업무"란 난임시술 주사제 투약에 관한 지원 및 정보제공을 말함</td></tr>
</table>

보건소에서 수행할 수 있는 기능 및 업무의 예시(시행규칙 [별표 1])

- 의료인 및 의료기관에 대한 지도 등에 관한 사항
  - 의료기관의 개설 및 지도에 관한 사항
    - ◆ 의원 · 치과의원 · 한의원 및 조산원의 개설신고 수리
    - ◆ 부속의료기관의 개설신고 수리
    - ◆ 의료기관의 진단용 방사선 발생장치 및 특수의료장비의 설치 · 운영 신고 수리

보건소

- ◆ 의료기관의 폐업 · 휴업 신고 수리 및 진료기록부 등의 이관 · 보관 등에 관한 사항
- ◆ 의료기관에서 나오는 세탁물 처리업자에 대한 신고 수리
- ◆ 「의료법」에 따른 중앙회의 지부 또는 분회 설치에 대한 신고 수리

- 의료에 관한 지도 · 감독 및 행정 처분
  - ◆ 의료기관의 업무개시 명령
  - ◆ 의료기관 또는 의료인에 대한 보고 명령
  - ◆ 업무상황 · 시설 또는 진료기록부 · 간호기록부 등의 검사
  - ◆ 의료시설 · 장비사용의 제한 또는 금지 처분
  - ◆ 의료기관에 대한 업무정지 · 허가취소 · 폐쇄 처분 및 과징금 부과 등
  - ◆ 의료지도원의 임명

▪ 응급의료에 관한 사항

- 환자가 여러 명 발생한 경우 응급의료 및 응급환자 이송 등의 업무에 대한 종사 명령
- 지역응급의료기관 지정 및 지정취소
- 당직의료기관 지정
- 응급의료기관 외의 의료기관 내 응급의료시설 설치 · 운영신고 수리
- 구급차 등의 운용자에 대한 운용정지 및 말소등록 요청
- 구급차 등의 운용상황과 실태점검 · 시정 · 정지 명령

▪ 국민건강증진 · 구강건강 · 영양관리사업 및 보건교육

- 국민건강증진
  - ◆ 건강증진프로그램의 개발 및 실시
  - ◆ 주민건강의 증진에 관한 세부계획의 수립 및 시행
  - ◆ 담배자판기 설치 단속 등 금연을 위한 조치
  - ◆ 금연구역 관리
  - ◆ 질병의 조기발견을 위한 검진 등
- 구강보건
  - ◆ 구강건강에 관한 교육사업
  - ◆ 충치예방을 위한 치아홈메우기 사업
  - ◆ 수돗물에 대한 불소화사업
  - ◆ 불소용액 양치사업
- 영양관리사업
  - ◆ 영유아 · 임산부 · 수유부 · 노인 · 환자 및 성인 등의 영양관리사업
  - ◆ 영양 및 식생활 교육 · 홍보
  - ◆ 집단급식시설에 대한 현황 파악 및 급식업무 지도
  - ◆ 그 밖에 영양과 식생활개선에 관한 사항
- 개인 또는 집단에 대한 보건교육 실시
  - ◆ 금연 · 절주 · 신체활동 등 건강증진에 관한 사항

보건소

◆ 구강건강에 관한 사항
◆ 영양 및 식생활에 관한 사항
◆ 만성질환 등 질병의 예방에 관한 사항
◆ 공중위생 및 식품위생에 관한 사항 등

- 모성과 영유아의 건강유지 · 증진
  - 임산부의 신고 접수 및 보고
  - 모자보건수첩의 발급
  - 미숙아 등에 대한 등록카드 작성 · 관리
  - 임산부 · 영유아 · 미숙아 등의 건강관리 등
  - 피임약제 등의 보급
  - 산후조리업의 개설 · 승계 · 폐업 · 휴업 및 재개에 대한 신고 접수
  - 산후조리원의 보고 · 출입 · 검사 및 시정명령, 폐쇄 등 행정조치 등

보건소장 (시행령 제13조) (20서울 · 충북, 18충남 · 광주, 17인천)	▪ 보건소에 보건소장(보건의료원의 경우에는 원장) 1명을 두되, 의사 면허가 있는 사람 중에서 보건소장을 임용함. 다만, 의사 면허가 있는 사람 중에서 임용하기 어려운 경우에는 「지방공무원 임용령」에 따른 보건 · 식품위생 · 의료기술 · 의무 · 약무 · 간호 · 보건진료(이하 "보건등") 직렬의 공무원을 보건소장으로 임용할 수 있음 ▪ 보건등 직렬의 공무원을 보건소장으로 임용하려는 경우에 해당 보건소에서 실제로 보건등과 관련된 업무를 하는 보건등 직렬의 공무원으로서 보건소장으로 임용되기 이전 최근 5년 이상 보건등의 업무와 관련하여 근무한 경험이 있는 사람 중에서 임용하여야 함 ▪ 보건소장은 시장 · 군수 · 구청장의 지휘 · 감독을 받아 보건소의 업무를 관장하고 소속 공무원을 지휘 · 감독하며, 관할 보건지소, 건강생활지원센터 및 「농어촌 등 보건의료를 위한 특별조치법」에 따른 보건진료소의 직원 및 업무에 대하여 지도 · 감독함

보건의료원(제12조) (22경기, 21경북, 19인천, 충남 · 전북)	보건소 중 「의료법」 따른 병원의 요건을 갖춘 보건소는 보건의료원이라는 명칭을 사용할 수 있음

보건지소

보건지소의 설치 (제13조) (21전북, 19경북 · 전남, 18전북, 17전북 · 강원)	지방자치단체는 보건소의 업무수행을 위하여 필요하다고 인정하는 경우에는 대통령령으로 정하는 기준에 따라 해당 지방자치단체의 조례로 보건소의 보건지소를 설치할 수 있음	
	보건지소의 설치(시행령 제10조) (21충남 · 경북, 18전북, 17전북 · 강원)	보건지소는 읍 · 면(보건소가 설치된 읍 · 면은 제외)마다 1개씩 설치할 수 있음. 다만, 지역주민의 보건의료를 위하여 특별히 필요하다고 인정되는 경우에는 필요한 지역에 보건지소를 설치 · 운영하거나 여러 개의 보건지소를 통합하여 설치 · 운영할 수 있음

보건지소	
보건지소장 (시행령 제14조) (15경북)	▪ 보건지소에 **보건지소장 1명**을 두되, **지방의무직공무원 또는 임기제공무원을 보건지소장으로 임용**함 ▪ 보건지소장은 **보건소장의 지휘 · 감독을 받아 보건지소의 업무를 관장하고 소속 직원을 지휘 · 감독하며, 보건진료소의 직원 및 업무에 대하여 지도 · 감독**함

<table>
<tr><th colspan="3">건강생활지원센터</th></tr>
<tr><td rowspan="3">건강생활지원센터의 설치(제14조)
(22경기 · 경북, 21충남 · 경북, 20서울)</td><td colspan="2">지방자치단체는 보건소의 업무 중에서 특별히 지역주민의 만성질환 예방 및 건강한 생활습관 형성을 지원하는 건강생활지원센터를 대통령령으로 정하는 기준에 따라 해당 지방자치단체의 조례로 설치할 수 있음</td></tr>
<tr><td>건강생활지원센터의 설치
(시행령 제11조) (21충남 · 경북)</td><td>건강생활지원센터는 읍 · 면 · 동(보건소가 설치된 읍 · 면 · 동은 제외)마다 1개씩 설치할 수 있음</td></tr>
<tr><td>건강생활지원센터장
(시행령 제15조) (17강원)</td><td>▪ 건강생활지원센터에 건강생활지원센터장 1명을 두되, 보건등 직렬의 공무원 또는 「보건의료기본법」에 따른 보건의료인을 건강생활지원센터장으로 임용함
▪ 건강생활지원센터장은 보건소장의 지휘 · 감독을 받아 건강생활지원센터의 업무를 관장하고 소속 직원을 지휘 · 감독함</td></tr>
</table>

<table>
<tr><th colspan="3">지역보건의료기관</th></tr>
<tr><td rowspan="2">지역보건의료기관의 조직
(제15조)
(20부산)</td><td colspan="2">지역보건의료기관의 조직은 대통령령으로 정하는 사항 외에는 「지방자치법」에 따름</td></tr>
<tr><td>지역보건의료기관의 조직 기준
(시행령 제12조)
(20부산)</td><td>▪ 행정안전부장관은 지역보건의료기관의 조직 기준을 정하는 경우에 미리 보건복지부장관과 협의하여야 함
▪ 행정안전부장관은 지역보건의료기관의 조직 기준을 정하는 경우에 해당 시 · 군 · 구의 인구 규모, 지역 특성, 보건의료 수요 등을 고려하여야 하고, 다른 지방자치단체와의 균형을 유지하도록 합리적으로 정하여야 함
▪ 지역보건의료기관의 기능과 업무량이 변경될 경우에는 그에 따라 지역보건의료기관의 조직과 정원도 조정하여야 함</td></tr>
</table>

전문인력	
전문인력의 적정 배치 등 (제16조) (21서울 · 전남, 19대전 · 경북 · 전북)	▪ 지역보건의료기관에는 기관의 장과 해당 기관의 기능을 수행하는 데 필요한 **면허 · 자격 또는 전문지식을 가진 전문인력**을 두어야 함 ▪ **시 · 도지사**(특별자치시장 · 특별자치도지사를 포함)는 지역보건의료기관의 전문인력을 적정하게 배치하기 위하여 필요한 경우 **지역보건의료기관 간**에 **전문인력의 교류를 할 수 있음**

전문인력

전문인력의 적정 배치 등 (제16조) (계속)	▪ **보건복지부장관과 시 · 도지사**(특별자치시장 · 특별자치도지사를 포함)는 지역보건의료기관의 **전문인력의 자질 향상을 위하여 필요한 교육훈련**을 **시행**하여야 함 ▪ **보건복지부장관은 지역보건의료기관의 전문인력의 배치 및 운영 실태를 조사**할 수 있으며, **그 배치 및 운영이 부적절하다고 판단될 때에는 그 시정**을 위하여 **시 · 도지사** 또는 **시장 · 군수 · 구청장**에게 **권고**할 수 있음 ▪ 전문인력의 배치 및 임용자격 기준과 교육훈련의 대상 · 기간 · 평가 및 그 결과 처리 등에 필요한 사항은 **대통령령**으로 정함

전문인력의 면허 또는 자격의 종류에 따른 최소 배치 기준(시행규칙 [별표 2])

1. 보건소(단위: 명) (단위: 명)

직종별 \ 구분	특별시의 구	광역시의 구, 인구 50만명 이상인 시의 구 및 인구 30만명 이상인 시	인구 30만명 미만인 시	도농복합형태의 시	군	보건의료원이 설치된 군
의사	3	3	2	2	1	6
치과의사	1	1	1	1	1	1
한의사	1	1	1	1	1	1
조산사	(1)	(1)	(1)	(1)	(1)	(1)
간호사	18	14	10	14	10	23
약사	3	2	1	1	1	2
임상병리사	4	4	3	4	2	4
방사선사	2	2	2	2	2	3
물리치료사	1	1	1	1	1	2
작업치료사	1	1	1	1	1	2
치과위생사	1	1	1	1	1	1
영양사	1	1	1	1	1	2
간호조무사	(2)	(2)	(2)	(2)	(2)	(6)
보건의료정보관리사	–	–	–	–	–	1
위생사	(3)	(3)	(2)	(2)	(2)	(2)
보건교육사	1	1	1	1	1	1
정신건강전문요원	1	1	1	1	1	1
정보처리기사 및 정보처리기능사	(1)	(1)	(1)	(1)	(1)	(1)
응급구조사	–	–	–	–	(1)	1

※비고

1. 이 기준은 **보건소장을 제외한 기준**이며, 해당 지방자치단체의 실정에 따라 이 기준을 초과하여 필요한 전문인력을 배치할 수 있음
2. 의사, 치과의사, 한의사는 공중보건의사를 포함함
3. **조산사 및 간호조무사는 간호사 전체 인력의 범위에서 간호사에 갈음하여 배치**할 수 있음

전문인력

4. 위생사의 기준은 보건소에서 위생 업무를 관장하는 경우에 한정하여 적용함
5. 정보처리기사 · 정보처리기능사 및 응급구조사의 기준 중 ( )로 표시된 기준은 해당 시 · 군 · 구의 여건에 따라 조정할 수 있음
6. 영양사는 인구 5만명 미만의 군(보건의료원이 설치된 군은 제외)의 경우에는 해당 군의 여건에 따라 이 기준을 조정하여 배치할 수 있음

2. 보건지소 (단위: 명)

구분	의사	치과의사	한의사	간호사 또는 간호조무사	치과위생사
보건지소	1	1	1	3	1
통합 보건지소	1 × 관할 읍 · 면수	1 × 관할 읍 · 면수	1 × 관할 읍 · 면수	3 × 관할 읍 · 면수	1 × 관할 읍 · 면수

※비고
1. 치과의사 및 한의사는 공중보건의사로서의 치과의사 및 한의사의 인력 사정에 따라 이 기준을 조정하여 배치할 수 있음
2. 치과위생사는 치과의사의 배치를 고려하여 이 기준을 조정하여 배치할 수 있음

3. 건강생활지원센터 (단위: 명)

구분	의사 또는 한의사	간호사 또는 간호조무사	물리치료사 또는 체육지도자	영양사
건강생활지원센터	1	3	1	1

※비고
1. 의사 또는 한의사는 촉탁 등 비상근으로 배치할 수 있음
2. 건강생활지원센터 사업 규모, 사업 내용 등에 따라 지방자치단체 여건에 맞게 기준을 조정하여 배치할 수 있음

전문인력의 임용 자격 기준 (시행령 제17조)	전문인력의 임용 자격 기준은 지역보건의료기관의 기능을 수행하는 데 필요한 면허 · 자격 또는 전문지식이 있는 사람으로 하되, 해당 분야의 업무에서 2년 이상 종사한 사람을 우선적으로 임용하여야 함
전문인력에 대한 교육훈련 (시행령 제18조)	▪ 보건복지부장관 또는 시 · 도지사(특별자치시장 · 특별자치도지사를 포함)는 전문인력에 대하여 기본교육훈련과 직무분야별 전문교육훈련을 실시하여야 함 ▪ 보건복지부장관 또는 시 · 도지사는 교육훈련을 소속 교육훈련기관에서 받게 하거나 다음의 어느 하나에 해당하는 기관에 위탁하여 받게 할 수 있음 • 질병관리청장 • 다른 행정기관 소속의 교육훈련기관 • 민간교육기관
교육훈련의 대상 및 기간 (시행령 제19조) (21전남, 20광주, 18부산)	교육훈련 과정별 교육훈련의 대상 및 기간 ▪ 기본교육훈련: 해당 직급의 공무원으로서 필요한 능력과 자질을 배양할 수 있도록 신규로 임용되는 전문인력을 대상으로 하는 3주 이상의 교육훈련 ▪ 직무 분야별 전문교육훈련: 보건소에서 현재 담당하고 있거나 담당할 직무 분야에 필요한 전문적인 지식과 기술을 습득할 수 있도록 재직 중인 전문인력을 대상으로 하는 1주 이상의 교육훈련

전문인력	
전문인력에 대한 교육훈련 (시행규칙 제5조) (21전남)	▪ 시장 · 군수 · 구청장은 신규로 임용되거나 5급 이상 공무원으로 승진 임용된 전문인력에 대해서는 특별한 사유가 없으면 그 직급과 직무분야에 맞는 기본교육훈련을 받게 한 후에 보직하여야 함. 다만, 보건복지부장관이 인정하는 교육훈련기관에서 정해진 과정을 마친 사람은 보직 후에 기본교육훈련을 받게 할 수 있음 ▪ 시 · 도지사(특별자치시장 · 특별자치도지사를 포함)는 전문인력에 대한 교육훈련을 다른 행정기관 소속의 교육훈련기관 또는 민간교육훈련기관에 위탁하여 받게 한 경우에는 교육훈련비용의 전부 또는 일부를 해당 교육훈련기관에 보조할 수 있음 ▪ 전문인력에 대한 교육훈련 과정, 교육훈련 내용, 교육훈련기관의 선정 등에 필요한 사항은 보건복지부장관이 정함
전문인력 배치 및 운영 실태 조사 (시행령 제20조) (17울산)	▪ 보건복지부장관은 지역보건의료기관의 전문인력 배치 및 운영 실태를 2년마다 조사하여야 하며, 필요한 경우에는 시 · 도 또는 시 · 군 · 구에 대하여 수시로 조사할 수 있음 ▪ 보건복지부장관은 실태 조사 결과 전문인력의 적절한 배치 및 운영에 필요하다고 판단하는 경우에는 시 · 도지사(특별자치시장 · 특별자치도지사를 포함)에게 전문인력의 교류를 권고할 수 있음
전문인력의 교류 권고 (시행규칙 제6조)	▪ 보건복지부장관이 시 · 도지사(특별자치시장 · 특별자치도지사를 포함)에게 전문인력의 적절한 배치 및 운영을 위한 전문인력의 교류를 권고할 수 있는 경우 • 전문인력의 균형 있는 배치를 위하여 교류하는 경우 • 보건소 간의 협조를 위하여 인접 보건소 간에 교류하는 경우 • 전문인력의 연고지 배치를 위하여 필요한 경우
전문인력의 결원 보충 (시행령 제21조)	시 · 도지사(특별자치시장 · 특별자치도지사를 포함) 또는 시장 · 군수 · 구청장(특별자치시장 · 특별자치도지사는 제외)은 지역보건의료기관에 전문인력의 결원이 생겼을 때에는 지체 없이 결원 보충에 필요한 조치를 하여야 함

방문건강관리 전담공무원		
방문건강관리 전담공무원 (제16조의2) (21제주)	▪ 방문건강관리사업을 담당하게 하기 위하여 지역보건의료기관에 보건복지부령으로 정하는 전문인력을 방문건강관리 전담공무원으로 둘 수 있음 ▪ 국가는 방문건강관리 전담공무원의 배치에 필요한 비용의 전부 또는 일부를 보조할 수 있음	
	방문건강관리 전담공무원 (시행규칙 제4조의2) (22부산, 21제주)	▪ 방문건강관리 전담공무원은 다음의 어느 하나에 해당하는 사람 • 「의료법」에 따른 의사, 치과의사, 한의사 및 간호사 • 「의료기사 등에 관한 법률」에 따른 물리치료사, 작업치료사 및 치과위생사 • 「국민영양관리법」에 따른 영양사 • 「약사법」에 따른 약사 및 한약사

<table>
<tr><th colspan="3">방문건강관리 전담공무원</th></tr>
<tr><td>방문건강관리 전담공무원
(제16조의2) (21제주)
(계속)</td><td>방문건강관리 전담공무원
(시행규칙 제4조의2)
(계속)</td><td>• 「국민체육진흥법」에 따른 체육지도자
• 그 밖에 방문건강관리사업에 관한 전문지식과 경험이 있다고 보건복지부장관이 인정하여 고시하는 사람</td></tr>
</table>

<table>
<tr><th colspan="3">지역보건의료서비스</th></tr>
<tr><td>지역보건의료 서비스의 신청
(제19조)
(21전남, 19전북)</td><td>▪ 지역보건의료서비스 중 보건복지부령으로 정하는 서비스를 필요로 하는 사람(이하 “서비스대상자”)과 그 친족, 그 밖의 관계인은 관할 시장·군수·구청장에게 지역보건의료서비스의 제공(이하 “서비스 제공”)을 신청할 수 있음
▪ 시장·군수·구청장이 서비스 제공 신청을 받는 경우 조사하려 하거나 제출받으려는 자료 또는 정보에 관하여 서비스대상자와 그 서비스 대상자의 1촌 직계혈족 및 그 배우자(이하 “부양의무자”)에게 다음의 사항을 알리고, 해당 자료 또는 정보의 수집에 관한 동의를 받아야 함
• 법적 근거, 이용 목적 및 범위
• 이용 방법
• 보유기간 및 파기방법
▪ 서비스 제공의 신청인은 서비스 제공 신청을 철회하는 경우 시장·군수·구청장에게 조사하거나 제출한 자료 또는 정보의 반환 또는 삭제를 요청할 수 있음. 이 경우 요청을 받은 시장·군수·구청장은 특별한 사유가 없으면 그 요청에 따라야 함
▪ 규정에 따른 서비스 제공의 신청·철회 및 고지·동의 방법 등에 관하여 필요한 사항은 보건복지부령으로 정함</td><td>지역보건의료서비스 제공의 신청·철회 및 고지·동의
(시행규칙 제8조) (21전남, 19전북)

▪ 지역보건의료서비스 중 보건복지부령으로 정하는 서비스란 소득, 재산, 건강상태 등에 따라 선별하여 제공하는 서비스를 말함
▪ 지역보건의료서비스의 제공(이하 “서비스 제공”)을 신청하거나 철회하려는 자는 지역보건의료서비스 신청서나 철회서(전자문서를 포함)에 관련 서류(전자문서 포함)를 첨부하여 시장·군수·구청장에게 신청하거나 철회하여야 함. 다만, 첨부하여야 하는 관련 서류 중 「전자정부법」에 따른 행정정보의 공동이용을 통하여 관련 서류를 확인할 수 있는 경우에는 그 확인으로 첨부서류를 갈음하되, 신청인이 확인에 동의하지 아니하는 경우에는 그 서류를 첨부하여야 함
▪ 시장·군수·구청장은 알리거나 자료 또는 정보의 수집에 관한 동의를 받아야 하는 경우에는 서면 또는 전자적인 방법으로 하여야 함. 다만, 서면 또는 전자적인 방법으로 알리기 곤란한 경우에는 전화, 담당 공무원의 안내 등의 방법으로 알릴 수 있음</td></tr>
<tr><td>신청에 따른 조사
(제20조)
(21충북, 19전북, 16충남)</td><td colspan="2">▪ 시장·군수·구청장은 서비스 제공 신청을 받으면 서비스대상자와 부양의무자의 소득·재산 등에 관하여 조사하여야 함
▪ 시장·군수·구청장은 조사에 필요한 자료를 확보하기 위하여 서비스대상자 또는 그 부양의무자에게 필요한 자료 또는 정보의 제출을 요구할 수 있음
▪ 서비스대상자와 부양의무자의 소득·재산 등에 관하여 조사의 실시는 「사회복지사업법」에 따름</td></tr>
</table>

지역보건의료서비스	
서비스 제공의 결정 및 실시 (제21조) (22서울, 21충북)	▪ **시장 · 군수 · 구청장**은 조사를 하였을 때에는 예산 상황 등을 고려하여 서비스 제공의 실시 여부를 결정한 후 이를 **서면이나 전자문서**로 신청인에게 통보하여야 함 ▪ **시장 · 군수 · 구청장**은 서비스 제공의 실시 여부를 결정할 때 제출된 자료 · 정보의 전부 또는 일부를 통하여 평가한 **서비스대상자와 그 부양의무자의 소득 · 재산 수준이 보건복지부장관이 정하는 기준 이하인 경우에는 관련 조사의 일부를 생략하고 서비스 제공의 실시를 결정할 수 있음** ▪ 시장 · 군수 · 구청장은 서비스대상자에게 서비스 제공을 하기로 결정하였을 때에는 서비스 제공기간 등을 계획하여 그 계획에 따라 지역보건의료서비스를 제공하여야 함
정보의 파기 (제22조) (21충북)	▪ **시장 · 군수 · 구청장**은 조사하거나 제출받은 정보 중 서비스대상자가 아닌 사람의 정보는 **5년을 초과하여 보유할 수 없음**. 이 경우 시장 · 군수 · 구청장은 정보의 보유기한이 지나면 **지체 없이 이를 파기하여야 함** ▪ 시장 · 군수 · 구청장은 정보가 지역보건의료정보시스템 또는 「사회복지사업법」에 따른 정보시스템에 수집되어 있는 경우 **보건복지부장관**에게 **해당 정보의 파기를 요청할 수 있음**. 이 경우 보건복지부장관은 **지체 없이** 이를 **파기하여야 함**

건강검진 등의 신고		
		건강검진 등의 신고(시행규칙 제9조)
건강검진 등의 신고 (제23조) (21대구, 20충북, 19강원, 18서울 · 강원)	▪ **지역주민 다수를 대상으로 건강검진 또는 순회 진료 등 주민의 건강에 영향을 미치는 행위**(이하 "건강검진등")를 하려는 경우에는 보건복지부령으로 정하는 바에 따라 건강검진등을 하려는 지역을 **관할하는 보건소장에게 신고**하여야 함 ▪ **의료기관**이 다음의 어느 하나에 해당하는 사유로 **의료기관 외의 장소에서 지역주민 다수를 대상으로 건강검진등을 하려는 경우**에도 **신고를 하여야 함** • 「응급의료에 관한 법률」에 따른 응급환자를 진료하는 경우 • 환자나 환자 보호자의 요청에 따라 진료하는 경우 • 국가나 지방자치단체의 장이 공익상 필요하다고 인정하여 요청하는 경우 • 보건복지부령으로 정하는 바에 따라 가정간호를 하는 경우 • 그 밖에 이 법 또는 다른 법령으로 특별히 정한 경우나 환자가 있는 현장에서 진료를 하여야 하는 부득이한 사유가 있는 경우	▪ **신고는 건강검진 등을 실시하기 10일 전**까지 건강검진 등 신고서를 **관할 보건소장**(보건의료원장을 포함)**에게 제출**하는 방법으로 해야 함. 이 경우 관할 보건소장은 「전자정부법」에 따른 행정정보의 공동이용을 통하여 의료기관 개설허가증 또는 의료기관 개설신고증명서(의료기관만 해당)와 의사 · 치과의사 또는 한의사 면허증을 확인할 수 있는 경우에는 그 확인으로 첨부자료의 제공을 갈음할 수 있고, 신고인이 자료 확인에 동의하지 않는 경우에는 해당 자료를 첨부하도록 해야 함 ▪ **보건소장**은 **건강검진 등 신고서를 제출받은 날부터 7일 이내에 신고의 수리 여부를 신고인에게 통지**해야 함. 이 경우 신고를 수리하는 때에는 건강검진 등 신고확인서를 발급해야 함

비용의 보조 (제24조) (22광주, 19대구 · 울산, 15경북)	▪ 국가와 시 · 도는 지역보건의료기관의 설치와 운영에 필요한 비용 및 지역보건의료계획의 시행에 필요한 비용의 일부를 보조할 수 있음 ▪ 보조금을 지급하는 경우 설치비와 부대비에 있어서는 그 3분의 2 이내로 하고, 운영비 및 지역보건의료계획의 시행에 필요한 비용에 있어서는 그 2분의 1 이내로 함

수수료		
수수료 등 (제25조) (20경북, 17인천 · 전북)	▪ 지역보건의료기관은 그 시설을 이용한 자, 실험 또는 검사를 의뢰한 자 또는 진료를 받은 자로부터 수수료 또는 진료비를 징수할 수 있음 ▪ 수수료와 진료비는 보건복지부령으로 정하는 기준에 따라 해당 지방자치단체의 조례로 정함	**수수료 등** (시행규칙 제10조) (17인천 · 경북) 지역보건의료기관에서 징수하는 수수료와 진료비는 「국민건강보험법」에 따라 보건복지부장관이 고시하는 요양급여비용 명세의 기준에 따라 지방자치단체의 조례로 정함. 다만, 「전자정부법」에 따른 전자민원창구를 통하여 증명서를 발급받는 경우에는 수수료를 면제함

지역보건의료기관의 회계 (제26조) (22충남 · 부산)	지역보건의료기관의 수수료 및 진료비의 수입은 「지방회계법」에 따른 수입 대체 경비로 직접 지출할 수 있으며, 회계 사무는 해당 지방자치단체의 규칙으로 정하는 바에 따라 간소화할 수 있음
동일 명칭 사용금지 (제29조) (22경기)	보건소, 보건의료원, 보건지소 또는 건강생활지원센터가 아닌 자는 각각 보건소, 보건의료원, 보건지소 또는 건강생활지원센터라는 명칭을 사용하지 못함 → 위반 시 300만원 이하의 과태료 부과

위임과 위탁		
권한의 위임 등 (제30조) (16전남)	▪ 보건복지부장관의 권한은 대통령령으로 정하는 바에 따라 그 일부를 시 · 도지사 또는 시장 · 군수 · 구청장에게 위임할 수 있음 ▪ 시 · 도지사 또는 시장 · 군수 · 구청장은 이 법에 따른 지역보건의료기관의 기능 수행에 필요한 업무의 일부를 대통령령으로 정하는 바에 따라 보건의료 관련기관 · 단체에 위탁하거나, 「의료법」에 따른 의료인에게 대행하게 할 수 있음 ▪ 보건복지부장관은 지역보건의료정보시스템의 구축 · 운영 등에 관한 업무를 「사회복지사업법」에 따른 전담기구에 대행하게 할 수 있음	
	업무의 위탁 및 대행 (시행령 제23조) (16전남)	▪ 시 · 도지사 또는 시장 · 군수 · 구청장은 다음의 업무를 보건의료관련기관 · 단체에 위탁할 수 있음 • 지역사회 건강실태조사에 관한 업무 • 지역보건의료계획의 시행에 관한 업무 • 감염병의 예방 및 관리에 관한 업무

위임과 위탁		
권한의 위임 등 (제30조) (계속)	업무의 위탁 및 대행 (시행령 제23조) (계속)	• 지역주민에 대한 진료, 건강검진 및 만성질환 등 질병관리에 관한 사항 중 전문지식 및 기술이 필요한 진료, 실험 또는 검사 업무 • 가정 및 사회복지시설 등을 방문하여 행하는 보건의료사업에 관한 업무 ▪ 시·도지사 또는 시장·군수·구청장은 「의료법」에 따른 의료인에게 지역주민에 대한 진료, 건강검진 및 만성질환 등 질병관리에관한 사항 중 전문지식 및 기술이 필요한 진료에 관한 업무를 대행하게 할 수 있음 ▪ 시·도지사 또는 시장·군수·구청장은 업무를 위탁하는 경우 그 수탁자 및 위탁업무 등을 고시하여야 함 ▪ 비용보조, 실비보조, 그 밖의 업무의 위탁 또는 대행에 필요한 사항은 해당지방자치단체의 조례로 정함

「의료법」에 대한 특례 (제31조) (18광주, 17전북)	보건의료원은 「의료법」에 따른 병원 또는 치과의원이나 한의원으로 보고, 보건소·보건지소 및 건강생활지원센터는 의원·치과의원 또는 한의원으로 본다

Part 13

국민건강증진법

| 의료기술직 | 보건직 |

Part 13 국민건강증진법

국민건강증진법[시행 2022. 06. 22.], 시행령[시행 2021. 12. 04.], 시행규칙[시행 2022. 06. 22.]

목적(제1조) (15서울, 광주, 13전남, 11충남)

- 건강에 대한 가치와 책임의식을 함양하도록 함
- 건강에 관한 바른 지식을 보급함
- 스스로 건강생활을 실천할 수 있는 여건을 조성함
- 국민의 건강을 증진함

정의(제2조) (21부산, 20서울, 14서울)

국민건강증진사업	보건교육, 질병예방, 영양개선, 신체활동장려, 건강관리 및 건강생활의 실천등을 통하여 국민의 건강을 증진시키는 사업
보건교육	개인 또는 집단으로 하여금 건강에 유익한 행위를 자발적으로 수행하도록 하는 교육
영양개선	개인 또는 집단이 균형된 식생활을 통하여 건강을 개선시키는 것
신체활동장려	개인 또는 집단이 일상생활 중 신체의 근육을 활용하여 에너지를 소비하는 모든 활동을 자발적으로 적극 수행하도록 장려하는 것
건강관리	개인 또는 집단이 건강에 유익한 행위를 지속적으로 수행함으로써 건강한 상태를 유지하는 것
건강친화제도	근로자의 건강증진을 위하여 직장 내 문화 및 환경을 건강친화적으로 조성하고, 근로자가 자신의 건강관리를 적극적으로 수행할 수 있도록 교육, 상담 프로그램 등을 지원하는 것

보건의 날 (제3조의2)	▪ 매년 4월 7일을 보건의 날로 정함 ▪ 보건의 날부터 1주간을 건강주간으로 함 ▪ 국가와 지방자치단체는 보건의 날의 취지에 맞는 행사 등 사업을 시행하도록 노력하여야 함

국민건강증진종합계획

국민건강증진종합 계획의 수립 (제4조) (20대전 · 충남, 18서울 · 전북 · 광주)	▪ 보건복지부장관은 국민건강증진정책심의위원회의 심의를 거쳐 국민건강증진종합계획을 5년마다 수립하여야 함. 이 경우 미리 관계중앙행정기관의 장과 협의를 거쳐야 함 ▪ 종합계획에 포함되어야 할 사항 • 국민건강증진의 기본목표 및 추진방향 • 국건강증진을 위한 주요 추진과제 및 추진방법 • 국건강증진에 관한 인력의 관리 및 소요재원의 조달방안 • 국민건강증진기금의 운용방안 • 아동 · 여성 · 노인 · 장애인 등 건강취약 집단이나 계층에 대한 건강증진 지원방안 • 국민건강증진 관련 통계 및 정보의 관리 방안 • 그 밖에 국민건강증진을 위하여 필요한 사항

<table>
<tr><th colspan="3">국민건강증진종합계획</th></tr>
<tr><td rowspan="2">실행계획의 수립 등
(제4조의2)
(22경기, 16대구)</td><td colspan="2">▪ 보건복지부장관, 관계중앙행정기관의 장, 특별시장 · 광역시장 · 특별자치시장 · 도지사 · 특별자치도지사(이하 "시 · 도지사") 및 시장 · 군수 · 구청장(자치구의 구청장에 한함)은 종합계획을 기초로 하여 소관 주요시책의 실행계획을 매년 수립 · 시행하여야 함
▪ 국가는 실행계획의 시행에 필요한 비용의 전부 또는 일부를 지방자치단체에 보조할 수 있음</td></tr>
<tr><td>실행계획의 보고
(시행규칙 제2조)</td><td>▪ 시장 · 군수 · 구청장(자치구의 구청장에 한함)은 「국민건강증진법 시행령」에 따라 수립한 당해 시 · 군 · 구(자치구에 한함)의 실행계획을 매년 1월 31일까지 특별시장 · 광역시장 · 특별자치시장 · 도지사 또는 특별자치도지사(이하 "시 · 도지사"라 함)에게 보고하여야 하며, 이를 보고받은 시 · 도지사는 수립한 당해 특별시 · 광역시 · 특별자치시 · 도 또는 특별자치도(이하 "시 · 도")의 실행계획과 관할시 · 군 · 구의 실행계획을 종합하여 매년 2월 10일까지 보건복지부장관에게 보고하여야 함
▪ 시장 · 군수 · 구청장은 당해연도의 실행계획추진실적을 다음해 1월 31일까지 시 · 도지사에게 보고하여야 하며, 이를 보고받은 시 · 도지사는 당해 시 · 도의 실행계획추진실적과 관할시 · 군 · 구의 실행계획추진실적을 종합하여 다음해 2월 10일까지 보건복지부장관에게 보고하여야 함</td></tr>
</table>

<table>
<tr><th colspan="3">국민건강증진정책심의위원회</th></tr>
<tr><td>국민건강증진정책심의위원회
(제5조)
(22부산 · 대전, 21서울, 17광주)</td><td colspan="2">▪ 국민건강증진에 관한 주요사항을 심의하기 위하여 보건복지부에 국민건강증진정책심의위원회를 둠
▪ 국민건강증진정책심의위원회는 다음의 사항을 심의
• 종합계획
• 국민건강증진기금의 연도별 운용계획안 · 결산 및 평가
• 2 이상의 중앙행정기관이 관련되는 주요 국민건강증진시책에 관한 사항으로서 관계중앙행정기관의 장이 심의를 요청하는 사항
• 「국민영양관리법」 국민영양정책 등의 심의사항
• 다른 법령에서 위원회의 심의를 받도록 한 사항
• 그 밖에 위원장이 심의에 부치는 사항</td></tr>
<tr><td rowspan="2">위원회의 구성과 운영
(제5조의2)
(22부산 · 대전, 21서울, 17광주)</td><td colspan="2">▪ 위원회는 위원장 1인 및 부위원장 1인을 포함한 15인 이내의 위원으로 구성
▪ 위원장은 보건복지부차관이 되고, 부위원장은 위원장이 공무원이 아닌 위원 중에서 지명한 자
▪ 그 밖에 위원회의 구성 · 운영 등에 관하여 필요한 사항은 대통령령으로 정함</td></tr>
<tr><td>국민건강증진정책심의위원회 위원의 임기 및 운영 등
(시행령 제4조)
(21서울, 17광주)</td><td>▪ 국민건강증진정책심의위원회(이하 "위원회") 위원의 임기는 2년으로 하되, 연임할 수 있음. 다만, 공무원인 위원의 임기는 그 재직기간으로 함
▪ 위원회는 심의사항을 전문적으로 연구 · 검토하기 위하여 분야별로 전문위원회를 둘 수 있음</td></tr>
</table>

한국건강증진개발원의 설립 및 운영 (제5조의3) (18부산, 17강원, 16서울, 15서울 · 대구 · 부산)	▪ 보건복지부장관은 국민건강증진기금의 효율적인 운영과 국민건강증진사업의 원활한 추진을 위하여 필요한 정책 수립의 지원과 사업평가 등의 업무를 수행할 수 있도록 한국건강증진개발원을 설립함 ▪ 한국건강증진개발원은 다음의 업무를 수행 • 국민건강증진 정책수립을 위한 자료개발 및 정책분석 • 종합계획 수립의 지원 • 위원회의 운영지원 • 기금의 관리 · 운용의 지원 업무 • 다음의 사업에 관한 업무 ◆ 금연교육 및 광고, 흡연피해 예방 및 흡연피해자 지원 등 국민건강관리사업 ◆ 건강생활의 지원사업 ◆ 보건교육 및 그 자료의 개발 ◆ 보건통계의 작성 · 보급과 보건의료관련 조사 · 연구 및 개발에 관한 사업 ◆ 질병의 예방 · 검진 · 관리 및 암의 치료를 위한 사업 ◆ 국민영양관리사업 ◆ 신체활동장려사업 ◆ 구강건강관리사업 ◆ 시 · 도지사 및 시장 · 군수 · 구청장이 행하는 건강증진사업 ◆ 공공보건의료 및 건강증진을 위한 시설 · 장비의 확충 • 국민건강증진사업의 관리, 기술 지원 및 평가 • 지역보건의료계획에 대한 기술 지원 • 보건소의 설치와 운영에 필요한 비용의 보조 • 국민건강증진과 관련된 연구과제의 기획 및 평가 • 공중보건의사의 효율적 활용을 위한 지원 • 지역보건사업의 원활한 추진을 위한 지원 • 그 밖에 국민건강증진과 관련하여 보건복지부장관이 필요하다고 인정한 업무 ▪ 개발원은 법인으로 하고, 주된 사무소의 소재지에 설립등기를 함으로써 성립함 ▪ 한국건강증진개발원은 다음을 재원으로 함 • 기금의 설치 등에 따른 기금 ◆ 담배부담금 ◆ 기금의 운용 수익금 • 정부출연금 • 기부금 • 그 밖의 수입금 ▪ 정부는 개발원의 운영에 필요한 예산을 지급할 수 있음 ▪ 개발원에 관하여 이 법과 「공공기관의 운영에 관한 법률」에서 정한 사항 외에는 「민법」 중 재단법인에 관한 규정을 준용함

건강친화 환경 조성 및 건강생활의 지원		
건강친화 환경 조성 및 건강생활의 지원 등 (제6조) (19대전)	▪ 국가 및 지방자치단체는 건강친화 환경을 조성하고, 국민이 건강생활을 실천할 수 있도록 지원하여야 함 ▪ 국가는 혼인과 가정생활을 보호하기 위하여 혼인전에 혼인 당사자의 건강을 확인하도록 권장하여야 함 ▪ 건강확인의 내용 및 절차에 관하여 필요한 사항은 보건복지부령으로 정함	
	건강확인의 내용 및 절차 (시행규칙 제3조) (19대전)	「국민건강증진법」(이하 "법")에 의한 건강확인의 내용은 다음의 질환으로서 보건복지부장관이 정하는 질환으로 함 ▪ 자녀에게 건강상 현저한 장애를 줄 수 있는 유전성질환 ▪ 혼인당사자 또는 그 가족에게 건강상 현저한 장애를 줄 수 있는 전염성질환

광고의 금지 등
(제7조)
(15부산)
	▪ 보건복지부장관은 국민건강의식을 잘못 이끄는 광고를 한 자에 대하여 그 내용의 변경 등 시정을 요구하거나 금지를 명할 수 있음
	▪ 보건복지부장관이 광고내용의 변경 또는 광고의 금지를 명할 수 있는 광고는 다음과 같음
	  • 의학 또는 과학적으로 검증되지 아니한 건강비법 또는 심령술의 광고
	  • 그 밖에 건강에 관한 잘못된 정보를 전하는 광고로서 대통령령이 정하는 광고
	▪ 광고 내용의 기준, 변경 또는 금지절차 기타 필요한 사항은 대통령령으로 정함

금연 및 절주운동		
금연 및 절주운동등 (제8조) (15서울 · 대구, 14서울, 10서울, 09경기)	▪ 국가 및 지방자치단체는 국민에게 담배의 직접흡연 또는 간접흡연과 과다한 음주가 국민건강에 해롭다는 것을 교육 · 홍보하여야 함 ▪ 국가 및 지방자치단체는 금연 및 절주에 관한 조사 · 연구를 하는 법인 또는 단체를 지원할 수 있음 ▪ 「주류 면허 등에 관한 법률」에 의하여 주류제조의 면허를 받은 자 또는 주류를 수입하여 판매하는 자는 대통령령이 정하는 주류의 판매용 용기에 과다한 음주는 건강에 해롭다는 내용과 임신 중 음주는 태아의 건강을 해칠 수 있다는 내용의 경고문구를 표기하여야 함 ▪ 경고문구의 표시내용, 방법 등에 관하여 필요한 사항은 보건복지부령으로 정함	
	경고문구의 표기대상 주류 (시행령 제13조) (22전북, 15서울 · 대구, 14서울)	판매용 용기에 과다한 음주는 건강에 해롭다는 내용의 경고문구를 표기해야 하는 주류는 국내에 판매되는 「주세법」에 따른 주류 중 알코올분 1도이상의 음료를 말함

<table>
<tr><th colspan="3">주류광고</th></tr>
<tr><td rowspan="2">주류광고의
제한 · 금지 특례
(제8조의2)</td><td colspan="2">「주류 면허 등에 관한 법률」에 따라 주류 제조면허나 주류 판매업면허를 받은 자 및 주류를 수입하는 자를 제외하고는 주류에 관한 광고를 하여서는 아니 됨</td></tr>
<tr><td>주류광고의 기준
(시행령 [별표 1])</td><td>▪ 음주행위를 지나치게 미화하는 표현을 하지 않을 것
▪ 알코올분 17도 이상의 주류를 방송광고하지 않을 것
▪ 주류의 판매촉진을 위해 광고노래를 사용하지 않을 것
▪ 다음의 어느 하나에 해당하는 방송광고를 하지 않을 것
• 「방송법」에 따른 텔레비전방송, 데이터방송, 이동멀티미디어방송 및 「인터넷 멀티미디어 방송사업법」에 따른 인터넷 멀티미디어 방송을 통한 7시부터 22시까지의 방송광고
• 「방송법」에 따른 라디오방송을 통한 17시부터 다음 날 8시까지의 방송광고 및 8시부터 17시까지 미성년자를 대상으로 하는 프로그램 전후의 방송광고
▪ 「영화 및 비디오물의 진흥에 관한 법률」에 따른 영화상영관에서 상영등급으로 분류된 영화의 상영 전후에 광고를 상영하지 않을 것
▪ 다음의 시설, 장소나 행사에서 광고를 하지 않을 것
• 「대중교통의 육성 및 이용촉진에 관한 법률」에 따른 대중교통수단 또는 대중교통시설
• 「택시운송사업의 발전에 관한 법률」에 따른 자동차에 승객을 승차 · 하차시키거나 승객을 태우기 위해 대기하는 장소 또는 구역
• 「청소년 보호법」에 따른 청소년을 대상으로 개최하는 행사
▪ 「옥외광고물 등의 관리와 옥외광고산업 진흥에 관한 법률 시행령」에 따른 벽면 이용 간판 또는 에 따른 옥상간판을 이용하여 7시부터 22시까지 동영상 광고를 하지 않을 것. 다만, 「주류 면허 등에 관한 법률」에 따라 주류 제조면허를 받은 자가 주류 제조장 시설의 간판을 이용하여 자사(自社)의 주류를 광고하는 경우는 제외함</td></tr>
</table>

<table>
<tr><th colspan="2">음주폐해예방위원회</th></tr>
<tr><td>절주문화 조성 및
알코올
남용 · 의존 관리
(제8조의3)</td><td>▪ 국가 및 지방자치단체는 절주문화 조성 및 알코올 남용 · 의존의 예방 및 치료를 위하여 노력하여야 하며, 이를 위한 조사 · 연구 또는 사업을 추진할 수 있음
▪ 다음의 사항에 대한 자문을 위하여 보건복지부장관 소속으로 음주폐해예방위원회를 두며, 그 구성 및 운영 등에 필요한 사항은 보건복지부령으로 정함
• 절주문화 조성을 위한 정책 수립
• 주류의 광고기준 마련에 관한 사항
• 알코올 남용 · 의존의 예방 및 관리를 위한 사항
• 그 밖에 음주폐해 감소를 위하여 필요한 사항
▪ 보건복지부장관은 5년마다 「정신건강증진 및 정신질환자 복지서비스 지원에 관한 법률」에 따른 실태조사와 연계하여 알코올 남용 · 의존 실태조사를 실시하여야 함</td></tr>
</table>

음주폐해예방위원회		
절주문화 조성 및 알코올 남용 · 의존 관리 (제8조의3) (계속)	음주폐해예방위원회의 구성 및 운영 (시행규칙 제4조의2)	▪ 음주폐해예방위원회(이하 이 조에서 "위원회")는 위원장과 부위원장 각 1명을 포함하여 15명 이내의 위원으로 구성함 ▪ 위원장은 위원 중에서 호선하고, 부위원장은 위원장이 지명함 ▪ 위원회 위원의 임기는 2년으로 함. 다만, 위원의 해촉 등으로 인하여 새로 위촉된 위원의 임기는 전임 위원 임기의 남은 기간으로 함

금연	
금연을 위한 조치 (제9조) (21충북 · 전북 · 광주, 20대전 · 충남, 19서울) ·	▪ 담배사업법에 의한 지정소매인 기타 담배를 판매하는 자는 대통령령이 정하는 장소외에서 담배자동판매기를 설치하여 담배를 판매하여서는 아니됨 ▪ 대통령령이 정하는 장소에 담배자동판매기를 설치하여 담배를 판매하는 자는 보건복지부령이 정하는 바에 따라 성인인증장치를 부착하여야 함 ▪ 다음의 공중이 이용하는 시설의 소유자 · 점유자 또는 관리자는 해당 시설의 전체를 금연구역으로 지정하고 금연구역을 알리는 표지를 설치하여야 함. 이 경우 흡연자를 위한 흡연실을 설치할 수 있으며, 금연구역을 알리는 표지와 흡연실을 설치하는 기준 · 방법 등은 보건복지부령으로 정함 • 국회의 청사 • 정부 및 지방자치단체의 청사 • 법원조직법」에 따른 법원과 그 소속 기관의 청사 • 공공기관의 운영에 관한 법률」에 따른 공공기관의 청사 • 지방공기업법」에 따른 지방공기업의 청사 • 유아교육법」 · 「초 · 중등교육법」에 따른 학교[교사(校舍)와 운동장 등 모든 구역 포함] • 「고등교육법」에 따른 학교의 교사 • 「의료법」에 따른 의료기관, 「지역보건법」에 따른 보건소 · 보건의료원 · 보건지소 • 「영유아보육법」에 따른 어린이집 • 「청소년활동 진흥법」에 따른 청소년수련관, 청소년수련원, 청소년문화의집, 청소년특화시설, 청소년야영장, 유스호스텔, 청소년이용시설 등 청소년활동시설 • 「도서관법」에 따른 도서관 • 「어린이놀이시설 안전관리법」에 따른 어린이놀이시설 • 「학원의 설립 · 운영 및 과외교습에 관한 법률」에 따른 학원 중 학교교과교습학원과 연면적 1천제곱미터 이상의 학원 • 공항 · 여객부두 · 철도역 · 여객자동차터미널 등 교통 관련 시설의 대기실 · 승강장, 지하보도 및 16인승 이상의 교통수단으로서 여객 또는 화물을 유상으로 운송하는 것 • 「자동차관리법」에 따른 어린이운송용 승합자동차 • 연면적 1천제곱미터 이상의 사무용건축물, 공장 및 복합용도의 건축물

금연	
	• 「공연법」에 따른 공연장으로서 객석 수 300석 이상의 공연장 • 「유통산업발전법」에 따라 개설등록된 대규모점포와 같은 법에 따른 상점가 중 지하도에 있는 상점가 • 「관광진흥법」에 따른 관광숙박업소 • 「체육시설의 설치 · 이용에 관한 법률」에 따른 체육시설로서 1천명 이상의 관객을 수용할 수 있는 체육시설과 체육시설업에 해당하는 체육시설로서 실내에 설치된 체육시설 • 「사회복지사업법」에 따른 사회복지시설 • 「공중위생관리법」에 따른 목욕장 • 「게임산업진흥에 관한 법률」에 따른 청소년게임제공업소, 일반게임제공업소, 인터넷 컴퓨터게임시설제공업소 및 복합유통게임제공업소 • 「식품위생법」에 따른 식품접객업 중 영업장의 넓이가 보건복지부령으로 정하는 넓이 이상인 휴게음식점영업소, 일반음식점영업소 및 제과점영업소와 같은 법에 따른 식품소분 · 판매업 중 보건복지부령으로 정하는 넓이 이상인 실내 휴게공간을 마련하여 운영하는 식품자동판매기 영업소 • 「청소년보호법」에 따른 만화대여업소 • 그 밖에 보건복지부령으로 정하는 시설 또는 기관
금연을 위한 조치 (제9조) (계속)	▪ 특별자치시장 · 특별자치도지사 · 시장 · 군수 · 구청장은 「주택법」에 따른 공동주택의 거주 세대 중 2분의 1 이상이 그 공동주택의 복도, 계단, 엘리베이터 및 지하주차장의 전부 또는 일부를 금연구역으로 지정하여 줄 것을 신청하면 그 구역을 금연구역으로 지정하고, 금연구역임을 알리는 안내표지를 설치하여야 함. 이 경우 금연구역 지정 절차 및 금연구역 안내표지 설치 방법 등은 보건복지부령으로 정함 ▪ 특별자치시장 · 특별자치도지사 · 시장 · 군수 · 구청장은 흡연으로 인한 피해 방지와 주민의 건강증진을 위하여 다음에 해당하는 장소를 금연구역으로 지정하고, 금연구역임을 알리는 안내표지를 설치하여야 함. 이 경우 금연구역 안내표지 설치 방법 등에 필요한 사항은 보건복지부령으로 정함 • 「유아교육법」에 따른 유치원 시설의 경계선으로부터 10미터 이내의 구역(일반 공중의 통행 · 이용 등에 제공된 구역을 말함) • 「영유아보육법」에 따른 어린이집 시설의 경계선으로부터 10미터 이내의 구역(일반 공중의 통행 · 이용 등에 제공된 구역을 말함) ▪ 지방자치단체는 흡연으로 인한 피해 방지와 주민의 건강 증진을 위하여 필요하다고 인정하는 경우 조례로 다수인이 모이거나 오고가는 관할 구역 안의 일정한 장소를 금연구역으로 지정할 수 있음 ▪ 누구든지 규정에 따라 지정된 금연구역에서 흡연하여서는 아니 됨 ▪ 특별자치시장 · 특별자치도지사 · 시장 · 군수 · 구청장은 시설의 소유자 · 점유자 또는 관리자

금연		
금연을 위한 조치 (제9조) (계속)		가 다음의 어느 하나에 해당하면 일정한 기간을 정하여 그 시정을 명할 수 있음 • 금연구역을 지정하지 아니하거나 금연구역을 알리는 표지를 설치하지 아니한 경우 • 금연구역을 알리는 표지 또는 흡연실의 설치 기준·방법 등을 위반한 경우
	담배자동판매기의 설치장소 (시행령 제15조) (20대전, 17서울, 14경북)	▪ 담배자동판매기의 설치가 허용되는 장소는 다음과 같음 • 미성년자등을 보호하는 법령에서 19세 미만의 자의 출입이 금지되어 있는 장소 • 지정소매인 기타 담배를 판매하는 자가 운영하는 점포 및 영업장의 내부 • 공중이 이용하는 시설 중 흡연자를 위해 설치한 흡연실. 다만, 담배자동판매기를 설치하는 자가 19세 미만의 자에게 담배자동판매기를 이용하지 못하게 할 수 있는 흡연실로 한정함 ▪ 미성년자등을 보호하는 법령에서 담배자동판매기의 설치를 금지하고 있는 장소에 대하여는 담배자동판매기의 설치를 허용하지 아니함
	금연구역 등 (시행규칙 제6조)	▪ 해당 시설의 전체를 금연구역으로 지정하여야 하는 휴게음식점영업소, 일반음식점영업소 및 제과점영업소는 다음의 구분에 따른 영업소로 함 • 2015년 1월 1일부터: 모든 영업소 ▪ 해당 시설의 전체를 금연구역으로 지정하여야 하는 식품자동판매기 영업소는 다음의 구분에 따른 영업소로 함 • 2019년 1월 1일부터: 실내 휴게공간이 있는 모든 영업소 ▪ "보건복지부령으로 정하는 시설 또는 기관"이란 「도로법」에 따른 휴게시설 중 고속국도에 설치한 휴게시설(주유소, 충전소 및 교통·관광안내소를 포함함) 및 그 부속시설(지붕이 없는 건물 복도나 통로, 계단을 포함함)을 말함 ▪ 흡연실의 설치 위치 • 의료기관 등의 이용자 및 어린이·청소년의 간접흡연 피해를 예방하기 위해 실외에 흡연실을 설치하여야 함 • 경우 흡연실은 옥상에 설치하거나 각 시설의 출입구로부터 10미터 이상의 거리에 설치하여야 함

담배에 관한 경고문구	
담배에 관한 경고문구 등 표시 (제9조의2) (21서울·충남·광주, 20서울, 21서울, 19강원·부산)	▪ 「담배사업법」에 따른 담배의 제조자 또는 수입판매업자(이하 "제조자등")는 담배갑포장지 앞면·뒷면·옆면 및 대통령령으로 정하는 광고(판매촉진 활동을 포함함)에 다음의 내용을 인쇄하여 표기하여야 함. 다만, 흡연의 폐해를 나타내는 내용의 경고그림의 표기는 담배갑포장지에 한정하되 앞면과 뒷면에 하여야 함 • 흡연의 폐해를 나타내는 내용의 경고그림(사진을 포함함)

<table>
<tr><th colspan="3">담배에 관한 경고문구</th></tr>
<tr><td rowspan="2">담배에 관한
경고문구 등 표시
(제9조의2)
(계속)</td><td colspan="2">• 흡연이 폐암 등 질병의 원인이 될 수 있다는 내용 및 다른 사람의 건강을 위협할 수 있다는 내용의 경고문구
• 타르 흡입량은 흡연자의 흡연습관에 따라 다르다는 내용의 경고문구
• 담배에 포함된 다음의 발암성물질
◆ 나프틸아민
◆ 니켈
◆ 벤젠
◆ 비닐 크롤라이드
◆ 비소
◆ 카드뮴
• 보건복지부령으로 정하는 금연상담전화의 전화번호(1544-9030)
▪ 경고그림과 경고문구는 담배갑포장지의 경우 그 넓이의 100분의 50 이상에 해당하는 크기로 표기하여야 함. 이 경우 경고그림은 담배갑포장지 앞면, 뒷면 각각의 넓이의 100분의 30 이상에 해당하는 크기로 하여야 함
▪ 상기에서 정한 사항 외의 경고그림 및 경고문구 등의 내용과 표기 방법 · 형태 등의 구체적인 사항은 대통령령으로 정함. 다만, 경고그림은 사실적 근거를 바탕으로 하고, 지나치게 혐오감을 주지 아니하여야 함
▪ 규정에도 불구하고 전자담배 등 대통령령으로 정하는 담배에 제조자등이 표기하여야 할 경고그림 및 경고문구 등의 내용과 그 표기 방법 · 형태 등은 대통령령으로 따로 정함</td></tr>
<tr><td>전자담배 등에
대한 경고그림등의
표기내용 및
표기방법
(시행령 제16조의2)
(20서울)</td><td>▪ “전자담배 등 대통령령으로 정하는 담배”란
• 전자담배
• 씹는 담배
• 물담배
• 머금는 담배
▪ 전자담배 등 대통령령으로 정하는 담배의 담배갑포장지에 표기하는 경고그림 및 경고문구의 표기내용은 흡연의 폐해, 흡연이 니코틴 의존 및 중독을 유발시킬 수 있다는 사실과 담배 특성에 따른 다음의 구분에 따른 사실 등을 명확하게 알릴 수 있어야 함
• 전자담배: 담배 특이 니트로사민(tobacco specific nitrosamines), 포름알데히드(formaldehyde) 등이 포함되어 있다는 내용
• 씹는 담배 및 머금는 담배: 구강암 등 질병의 원인이 될 수 있다는 내용
• 물담배: 타르 검출 등 궐련과 동일한 위험성이 있다는 내용과 사용 방법에 따라 결핵 등 호흡기 질환에 감염될 위험성이 있다는 내용</td></tr>
</table>

가향물질 함유 표시 제한 (제9조의3) (20대전)	제조자등은 담배에 **연초 외의 식품이나 향기가 나는 물질**(이하 "가향물질")을 포함하는 경우 이를 표시하는 문구나 그림 · 사진을 제품의 포장이나 **광고에 사용하여서는 아니 됨**

담배에 관한 광고

담배에 관한 광고의 금지 또는 제한 (제9조의4) (22대전, 17충남)	▪ **담배에 관한 광고는 다음의 방법에 한하여 할 수 있음** • 지정소매인의 **영업소 내부**에서 **보건복지부령**으로 정하는 광고물을 전시(展示) 또는 부착하는 행위. 다만, **영업소 외부**에 그 광고내용이 보이게 전시 또는 부착하는 경우에는 그러하지 아니함 • 품종군별로 연간 **10회 이내**(1회당 2쪽 이내)에서 잡지[「잡지 등 정기간행물의 진흥에 관한 법률」에 따라 **등록 또는 신고되어 주 1회 이하 정기적으로 발행**되는 제책(製冊)된 **정기간행물** 및 「신문 등의 진흥에 관한 법률」에 따라 등록된 **주 1회 이하 정기적으로 발행되는 신문**과 「출판문화산업 진흥법」에 따른 **외국간행물**로서 동일한 제호로 **연 1회 이상 정기적으로 발행**되는 것(이하 "외국정기간행물"이라 함)을 말하며, **여성 또는 청소년을 대상으로 하는 것은 제외**한다]에 광고를 게재하는 행위. 다만, **보건복지부령으로 정하는 판매부수 이하로 국내에서 판매되는 외국정기간행물로서 외국문자로만 쓰여져 있는 잡지인 경우에는 광고게재의 제한을 받지 아니함** • **사회 · 문화 · 음악 · 체육 등의 행사**(**여성 또는 청소년을 대상으로 하는 행사는 제외**함)를 후원하는 행위. 이 경우 **후원하는 자의 명칭을 사용하는 외에 제품광고를 하여서는 아니 됨** • **국제선의 항공기 및 여객선**, 그 밖에 **보건복지부령으로 정하는 장소** 안에서 하는 광고 ▪ 제조자등은 광고를 「담배사업법」에 따른 **도매업자 또는 지정소매인으로 하여금 하게 할 수 있음.** 이 경우 도매업자 또는 지정소매인이 한 광고는 제조자등이 한 광고로 **봄** ▪ 광고 또는 그에 사용되는 광고물은 다음의 사항을 준수하여야 함 • **흡연자에게 담배의 품명 · 종류 및 특징을 알리는 정도를 넘지 아니할 것** • **비흡연자**에게 **직접적 또는 간접적**으로 흡연을 권장 또는 유도하거나 **여성 또는 청소년**의 인물을 묘사하지 아니할 것 • 담배에 관한 경고문구 등 표기하는 **흡연 경고문구**의 내용 및 취지에 반하는 내용 또는 형태가 아닐 것 • **국민의 건강과 관련하여** 검증되지 아니한 내용을 표시하지 아니할 것. 이 경우 광고내용의 사실 여부에 대한 검증 방법 · 절차 등 필요한 사항은 **대통령령**으로 정함 ▪ **제조자등**은 담배에 관한 광고가 규정에 위배되지 아니하도록 **자율적으로 규제하여야 함** ▪ **보건복지부장관**은 **문화체육관광부장관**에게 규정을 위반한 광고가 게재된 **외국정기간행물의 수입업자**에 대하여 시정조치 등을 할 것을 **요청할 수 있음**

<table>
<tr><th colspan="3">담배에 관한 광고</th></tr>
<tr><td>담배에 관한 광고의 금지 또는 제한
(제9조의4)
(계속)</td><td>담배에 관한 광고
(시행규칙 제7조)
(17충남)</td><td>▪ 보건복지부령으로 정하는 광고물: 표시판, 스티커 및 포스터를 말함
▪ 여성 또는 청소년을 대상으로 하는 것: 잡지의 명칭, 내용, 독자, 그 밖의 그 성격을 고려할 때 여성 또는 청소년이 주로 구독하는 것을 말함
▪ 보건복지부령으로 정하는 판매부수: 판매부수 1만부를 말함
▪ 여성 또는 청소년을 대상으로 하는 행사: 행사의 목적, 내용, 참가자, 관람자, 청중, 그 밖의 그 성격을 고려할 때 주로 여성 또는 청소년을 대상으로 하는 행사를 말함</td></tr>
</table>

<table>
<tr><th colspan="3">금연지도원</th></tr>
<tr><td rowspan="2">금연지도원
(제9조의5)
(19대구)</td><td colspan="2">▪ 시·도지사 또는 시장·군수·구청장은 금연을 위한 조치를 위하여 대통령령으로 정하는 자격이 있는 사람 중에서 금연지도원을 위촉할 수 있음
▪ 금연지도원의 직무는 다음과 같음
• 금연구역의 시설기준 이행 상태 점검
• 금연구역에서의 흡연행위 감시 및 계도
• 금연을 위한 조치를 위반한 경우 관할 행정관청에 신고하거나 그에 관한 자료 제공
• 그 밖에 금연 환경 조성에 관한 사항으로서 대통령령으로 정하는 사항(아래 박스 참조)
▪ 금연지도원은 직무를 단독으로 수행하려면 미리 시·도지사 또는 시장·군수·구청장의 승인을 받아야 하며, 시·도지사 또는 시장·군수·구청장은 승인서를 교부하여야 함
▪ 금연지도원을 위촉한 시·도지사 또는 시장·군수·구청장은 금연지도원이 그 직무를 수행하기 전에 직무 수행에 필요한 교육을 실시하여야 함</td></tr>
<tr><td>금연지도원의 자격 등
(시행령 제16조의5)</td><td>▪ "대통령령으로 정하는 자격이 있는 사람"
• 「민법」에 따른 비영리법인 또는 「비영리민간단체 지원법」에 따라 등록된 비영리민간단체에 소속된 사람으로서 해당 법인 또는 단체의 장이 추천하는 사람
• 시·도지사 또는 시장·군수·구청장이 정하는 건강·금연 등 보건정책 관련 교육과정을 4시간 이상 이수한 사람
▪ 대통령령으로 정하는 사항
• 지역사회 금연홍보 및 금연교육 지원 업무
• 지역사회 금연 환경 조성을 위한 지도 업무
▪ 시·도지사 또는 시장·군수·구청장은 금연지도원의 활동을 지원하기 위하여 예산의 범위에서 수당을 지급할 수 있음
▪ 규정한 사항 외에 금연지도원 제도 운영에 필요한 사항은 해당 지방자치단체의 조례로 정함</td></tr>
</table>

<table>
<tr><th colspan="3">보건교육</th></tr>
<tr><td rowspan="2">보건교육의 실시 등
(제12조)
(21충북, 19충북 · 광주, 16대구 · 전남)</td><td colspan="2">▪ 국가 및 지방자치단체는 모든 국민이 올바른 보건의료의 이용과 건강한 생활습관을 실천할 수 있도록 그 대상이 되는 개인 또는 집단의 특성 · 건강상태 · 건강의식 수준등에 따라 적절한 보건교육을 실시함
▪ 국가 또는 지방자치단체는 국민건강증진사업관련 법인 또는 단체등이 보건교육을 실시할 경우 이에 필요한 지원을 할 수 있음
▪ 보건복지부장관, 시 · 도지사 및 시장 · 군수 · 구청장은 보건교육을 실시하는 국민건강증진사업관련 법인 또는 단체 등에 대하여 보건교육의 계획 및 그 결과에 관한 자료를 요청할 수 있음
▪ 보건교육의 내용은 대통령령으로 정함</td></tr>
<tr><td>보건교육의 내용(시행령 제17조)
(19충북 · 광주, 18울산, 16대구 · 전남)</td><td>▪ 금연 · 절주등 건강생활의 실천에 관한 사항
▪ 만성퇴행성질환등 질병의 예방에 관한 사항
▪ 영양 및 식생활에 관한 사항
▪ 구강건강에 관한 사항
▪ 공중위생에 관한 사항
▪ 건강증진을 위한 체육활동에 관한 사항
▪ 그 밖에 건강증진사업에 관한 사항(「산업안전보건법」에 의한 산업보건에 관한 사항 기타 국민의 건강을 증진시키는 사업을 말함)</td></tr>
</table>

<table>
<tr><th colspan="2">보건교육사자격</th></tr>
<tr><td>보건교육사자격증의 교부 등
(제12조의2)
(21충북, 17부산)</td><td>▪ 보건복지부장관은 국민건강증진 및 보건교육에 관한 전문지식을 가진 자에게 보건교육사의 자격증을 교부할 수 있음
▪ 다음에 해당하는 자는 보건교육사가 될 수 없음
  • 피성년후견인
  • 금고 이상의 실형의 선고를 받고 그 집행이 종료되지 아니하거나 그 집행을 받지 아니하기로 확정되지 아니한 자
  • 법률 또는 법원의 판결에 의하여 자격이 상실 또는 정지된 자
▪ 보건교육사의 등급은 1급 내지 3급으로 하고, 등급별 자격기준 및 자격증의 교부절차 등에 관하여 필요한 사항은 대통령령으로 정함
▪ 보건교육사 1급의 자격증을 교부받고자 하는 자는 국가시험에 합격하여야 함
▪ 보건복지부장관은 보건교육사의 자격증을 교부하는 때에는 보건복지부령이 정하는 바에 의하여 수수료를 징수할 수 있음
▪ 자격증을 교부받은 사람은 다른 사람에게 그 자격증을 빌려주어서는 아니 되고, 누구든지 그 자격증을 빌려서는 아니 됨
▪ 누구든지 자격증 빌려주거나 빌리는 금지된 행위를 알선하여서는 아니 됨</td></tr>
</table>

보건교육사자격

보건교육사의 등급별 자격기준(시행령 [별표 2])

등급	자격기준
보건교육사 1급	보건교육사 1급 시험에 합격한 자
보건교육사 2급	▪ 보건교육사 2급 시험에 합격한 자 ▪ **보건교육사 3급 자격을 취득한 자로서 보건복지부장관이 정하여 고시하는 보건교육 업무에 3년 이상 종사한 자**
보건교육사 3급	보건교육사 3급 시험에 합격한 자

보건교육사 국가시험

국가시험 (제12조의3) (17부산)	▪ 국가시험은 **보건복지부장관**이 시행함. 다만, 보건복지부장관은 국가시험의 관리를 대통령령이 정하는 바에 의하여 **「한국보건의료인국가시험원법」에 따른 한국보건의료인국가시험원**에 **위탁**할 수 있음 ▪ 시험과목·응시자격 등 자격시험의 실시에 관하여 필요한 사항은 **대통령령**으로 정함

보건교육사 국가시험 응시자격(시행령 [별표 4])

등급	응시자격
보건교육사 1급	▪ **보건교육사 2급 자격을 취득한 자로서 시험일 현재 보건복지부장관이 정하여 고시하는 보건교육 업무에 3년 이상 종사한 자** ▪ 「고등교육법」에 따른 대학원 또는 이와 동등 이상의 교육과정에서 보건복지부령으로 정하는 보건교육 관련 교과목을 이수하고 석사 또는 박사학위를 취득한 자로서 시험일 현재 보건복지부장관이 정하여 고시하는 **보건교육 업무에 2년 이상 종사한 자**
보건교육사 2급	「고등교육법」에 따른 학교 또는 이와 동등 이상의 교육과정에서 보건복지부령으로 정하는 보건교육 관련 교과목을 이수하고 전문학사 학위 이상을 취득한 자
보건교육사 3급	▪ 시험일 현재 보건복지부장관이 정하여 고시하는 **보건교육 업무에 3년 이상 종사한 자** ▪ 2009년 1월 1일 이전에 보건복지부장관이 정하여 고시하는 민간단체의 보건교육사 양성과정을 이수한 자 ▪ 「고등교육법」에 따른 학교 또는 이와 동등 이상의 교육과정에서 보건복지부령으로 정하는 보건교육 관련 교과목 중 필수과목 5과목 이상, 선택과목 2과목 이상을 이수하고 전문학사 학위 이상을 취득한 자

청문(제12조의6) (21충북)	보건복지부장관은 **자격을 취소하려는 경우**에는 청문을 하여야 함
보건교육의 평가 (제13조) (21충남)	▪ **보건복지부장관**은 **정기적**으로 **국민의 보건교육의 성과에 관하여 평가**를 하여야 함 ▪ 평가의 방법 및 내용은 **보건복지부령**으로 정함

<table>
<tr><td>보건교육의 개발등
(제14조)
(20울산)</td><td>▪ 보건복지부장관은 정부출연연구기관등의 설립 · 운영 및 육성에 관한 법률에 의한 한국보건사회연구원으로 하여금 보건교육에 관한 정보 · 자료의 수집 · 개발 및 조사, 그 교육의 평가 기타 필요한 업무를 행하게 할 수 있음</td></tr>
<tr><td>영양개선
(제15조)
(15부산)</td><td>▪ 국가 및 지방자치단체는 국민의 영양상태를 조사하여 국민의 영양개선방안을 강구하고 영양에 관한 지도를 실시하여야 함
▪ 국가 및 지방자치단체는 국민의 영양개선을 위하여 다음의 사업을 행함
• 영양교육사업
• 영양개선에 관한 조사 · 연구사업
• 기타 영양개선에 관하여 보건복지부령이 정하는 사업</td></tr>
</table>

<table>
<tr><th colspan="3">국민영양조사</th></tr>
<tr><td rowspan="4">국민영양조사등
(제16조)
(21충남 · 전남, 19충남 · 울산, 16광주)</td><td colspan="2">▪ 질병관리청장은 보건복지부장관과 협의하여 국민의 건강상태 · 식품섭취 · 식생활조사등 국민의 영양에 관한 국민영양조사를 정기적으로 실시함
▪ 특별시 · 광역시 및 도에는 국민영양조사와 영양에 관한 지도업무를 행하게 하기 위한 공무원을 두어야 함
▪ 국민영양조사의 내용 및 방법 기타 국민영양조사와 영양에 관한 지도에 관하여 필요한 사항은 대통령령으로 정함</td></tr>
<tr><td colspan="2">국민영양조사의 주기(시행령 제19조) (21충남, 15울산, 11전북) 국민영양조사는 매년 실시함</td></tr>
<tr><td>조사대상
(시행령 제20조)
(17충남, 11경북)</td><td>▪ 질병관리청장은 보건복지부장관과 협의하여 매년 구역과 기준을 정하여 선정한 가구 및 그 가구원에 대하여 영양조사를 실시함
▪ 질병관리청장은 보건복지부장관과 협의하여 노인 · 임산부등 특히 영양개선이 필요하다고 판단되는 사람에 대해서는 따로 조사기간을 정하여 영양조사를 실시할 수 있음
▪ 관할 시 · 도지사는 조사대상으로 선정된 가구와 조사대상이 된 사람에게 이를 통지해야 함</td></tr>
<tr><td>조사항목
(시행령 제21조)
(21전남, 19충남 · 울산 · 전남, 17광주)</td><td>▪ 영양조사는 건강상태조사 · 식품섭취조사 및 식생활조사로 구분하여 행함
▪ 건강상태조사
• 신체상태
• 영양관계 증후
• 그 밖에 건강상태에 관한 사항
▪ 식품섭취조사
• 조사가구의 일반사항
• 일정한 기간의 식사상황
• 일정한 기간의 식품섭취상황
▪ 식생활조사</td></tr>
</table>

<table>
<tr><th colspan="4">국민영양조사</th></tr>
<tr><td rowspan="4">국민영양조사등
(제16조)
(계속)</td><td rowspan="2">조사항목
(시행령
제21조)
(계속)</td><td colspan="2">• 가구원의 식사 일반사항
• 조사가구의 조리시설과 환경
• 일정한 기간에 사용한 식품의 가격 및 조달방법</td></tr>
<tr><td>조사내용
(시행규칙
제12조)
(16광주)</td><td>조사사항의 세부내용
▪ 건강상태조사 : 급성 또는 만성질환을 앓거나 앓았는지 여부에 관한 사항, 질병·사고등으로 인한 활동제한의 정도에 관한 사항, 혈압등 신체계측에 관한 사항, 흡연·음주등 건강과 관련된 생활태도에 관한 사항 기타 질병관리청장이 정하여 고시하는 사항
▪ 식품섭취조사 : 식품의 섭취횟수 및 섭취량에 관한 사항, 식품의 재료에 관한 사항 기타 질병관리청장이 정하여 고시하는 사항
▪ 식생활조사 : 규칙적인 식사여부에 관한 사항, 식품섭취의 과다여부에 관한 사항, 외식의 횟수에 관한 사항, 2세이하 영유아의 수유기간 및 이유보충식의 종류에 관한 사항 기타 질병관리청장이 정하여 고시하는 사항</td></tr>
<tr><td rowspan="2">영양조사원
및
영양지도원
(시행령
제22조)
(15울산)</td><td colspan="2">▪ 영양조사를 담당하는 자(영양조사원)는 질병관리청장 또는 시·도지사가 다음의 어느 하나에 해당하는 사람 중에서 임명 또는 위촉함
• 의사·치과의사(구강상태에 대한 조사만 해당)·영양사 또는 간호사의 자격을 가진 사람
• 전문대학이상의 학교에서 식품학 또는 영양학의 과정을 이수한 사람
▪ 특별자치시장·특별자치도지사·시장·군수·구청장은 영양개선사업을 수행하기 위한 국민영양지도를 담당하는 사람(영양지도원)을 두어야 하며 그 영양지도원은 영양사의 자격을 가진 사람으로 임명함. 다만, 영양사의 자격을 가진 사람이 없는 경우에는 의사 또는 간호사의 자격을 가진 사람 중에서 임명할 수 있음
▪ 영양조사원 및 영양지도원의 직무에 관하여 필요한 사항은 보건복지부령으로 정함
▪ 질병관리청장, 시·도지사 또는 시장·군수·구청장은 영양조사원 또는 영양지도원의 원활한 업무 수행을 위하여 필요하다고 인정하는 경우에는 그 업무 지원을 위한 구체적 조치를 마련·시행할 수 있음</td></tr>
<tr><td>영양지도원
(시행규칙
제17조)
(15울산)</td><td>영양지도원의 업무
▪ 영양지도의 기획·분석 및 평가
▪ 지역주민에 대한 영양상담·영양교육 및 영양평가</td></tr>
</table>

<table>
<tr><th colspan="4">국민영양조사</th></tr>
<tr><td rowspan="4">국민영양조사등
(제16조)
(계속)</td><td rowspan="4">영양조사원
및
영양지도원
(시행령
제22조)
(계속)</td><td rowspan="4">영양지도원
(시행규칙
제17조)
(계속)</td><td>▪ 지역주민의 건강상태 및 식생활 개선을 위한 세부 방안 마련</td></tr>
<tr><td>▪ 집단급식시설에 대한 현황 파악 및 급식업무 지도</td></tr>
<tr><td>▪ 영양교육자료의 개발 · 보급 및 홍보</td></tr>
<tr><td>▪ 그 밖에 지역주민의 영양관리 및 영양개선을 위하여 특히 필요한 업무</td></tr>
</table>

<table>
<tr><th colspan="3">구강건강사업</th></tr>
<tr><td rowspan="2">구강건강사업
(제18조)</td><td colspan="2">국가 및 지방자치단체는 국민의 구강질환의 예방과 구강건강의 증진을 위하여 다음 의 사업을 행함
▪ 구강건강에 관한 교육사업
▪ 수돗물불소농도조정사업
▪ 구강건강에 관한 조사 · 연구사업
▪ 기타 구강건강의 증진을 위하여 대통령령이 정하는 사업</td></tr>
<tr><td>구강건강사업
(시행령 제23조)</td><td>"대통령령이 정하는 사업"이란
▪ 충치예방을 위한 치아홈메우기사업
▪ 불소용액양치사업
▪ 구강건강의 증진을 위하여 보건복지부령이 정하는 사업</td></tr>
</table>

<table>
<tr><td>건강증진사업 등
(제19조)
(20서울, 19인천, 18울산, 15대전, 14대전)</td><td>▪ 국가 및 지방자치단체는 국민건강증진사업에 필요한 요원 및 시설을 확보하고, 그 시설의 이용에 필요한 시책을 강구하여야 함
▪ 특별자치시장 · 특별자치도지사 · 시장 · 군수 · 구청장은 지역주민의 건강증진을 위하여 보건복지부령이 정하는 바에 의하여 보건소장으로 하여금 다음의 사업을 하게 할 수 있음
• 보건교육 및 건강상담
• 영양관리
• 신체활동장려
• 구강건강의 관리
• 질병의 조기발견을 위한 검진 및 처방
• 지역사회의 보건문제에 관한 조사 · 연구
• 기타 건강교실의 운영등 건강증진사업에 관한 사항
▪ 보건소장이 다음의 업무를 행한 때에는 이용자의 개인별 건강상태를 기록하여 유지 · 관리하여야 함
• 보건교육 및 건강상담
• 영양관리</td></tr>
</table>

건강증진사업 등 (제19조) (계속)	• 신체활동장려 • 구강건강의 관리 • 질병의 조기발견을 위한 검진 및 처방 ▪ 건강증진사업에 필요한 시설 · 운영에 관하여는 보건복지부령으로 정함

국민건강증진기금과 국민건강증진부담금		
기금의 설치 등 (제22조) (20부산, 16인천)	▪ 보건복지부장관은 국민건강증진사업의 원활한 추진에 필요한 재원을 확보하기 위하여 국민건강증진기금을 설치 ▪ 국민건강증진의 재원 • 부담금(담배부담금) • 기금의 운용 수익금	
	기금계정 (시행령 제26조) (16인천)	보건복지부장관은 국민건강증진기금의 수입과 지출을 명확히 하기 위하여 한국은행에 기금계정을 설치하여야 함
	기금의 회계기관 (시행령 제27조) (16인천)	보건복지부장관은 기금의 수입과 지출에 관한 사무를 수행하게 하기 위하여 소속공무원중에서 기금수입징수관 · 기금재무관 · 기금지출관 및 기금출납공무원을 임명하여야 함
국민건강증진 부담금의 부과 · 징수 등 (제23조) (20대전 · 울산, 18대구, 15서울, 11서울 · 전북)	▪ 보건복지부장관은 「지방세법」에 따른 제조자 및 수입판매업자가 판매하는 담배(담배소비세가 면제되는 것, 담배소비세액이 공제 또는 환급되는 것은 제외)에 다음의 구분에 따른 부담금(이하 "부담금"이라 함)을 부과 · 징수함 • 궐련: 20개비당 841원 • 전자담배 ◆ 니코틴 용액을 사용하는 경우: 1밀리리터당 525원 ◆ 연초 및 연초 고형물을 사용하는 경우 ‣ 궐련형: 20개비당 750원 ‣ 기타 유형: 1그램당 73원 • 파이프담배: 1그램당 30.2원 • 엽궐련(葉卷煙): 1그램당 85.8원 • 각련(刻煙): 1그램당 30.2원 • 씹는 담배: 1그램당 34.4원 • 냄새 맡는 담배: 1그램당 21.4원 • 물담배: 1그램당 1050.1원 • 머금는 담배: 1그램당 534.5원 ▪ 제조자 및 수입판매업자는 매월 1일부터 말일까지 제조장 또는 보세구역에서 반출된 담배의 수량과 산출된 부담금의 내역에 관한 자료를 다음 달 15일까지 보건복지부장관에게 제출하	

국민건강증진기금과 국민건강증진부담금		
국민건강증진 부담금의 부과 · 징수 등 (제23조) (계속)	여야 함 ▪ 보건복지부장관은 자료를 제출 받은 때에는 그 날부터 5일 이내에 부담금의 금액과 납부기한 등을 명시하여 해당 제조자 및 수입판매업자에게 납부고지를 하여야 함 ▪ 제조자 및 수입판매업자는 납부고지를 받은 때에는 납부고지를 받은 달의 말일까지 이를 납부하여야 함 ▪ 보건복지부장관은 부담금을 납부하여야 할 자가 납부기한 이내에 부담금을 내지 아니하는 경우 납부기한이 지난 후 10일 이내에 30일 이상의 기간을 정하여 독촉장을 발부하여야 하며, 체납된 부담금에 대해서는 「국세기본법」를 준용하여 가산금을 징수함 ▪ 보건복지부장관은 독촉을 받은 자가 그 기간 이내에 부담금과 가산금을 납부하지 아니한 때에는 국세체납처분의 예에 의하여 이를 징수함 ▪ 담배의 구분에 관하여는 담배의 성질과 모양, 제조과정 등을 기준으로 하여 대통령령으로 정함	
부담금의 납부담보 (제23조의2) (16인천)	▪ 보건복지부장관은 부담금의 납부 보전을 위하여 대통령령이 정하는 바에 따라 제조자 및 수입판매업자에게 담보의 제공을 요구할 수 있음 ▪ 보건복지부장관은 담보제공의 요구를 받은 제조자 및 수입판매업자가 담보를 제공하지 아니하거나 요구분의 일부만을 제공한 경우 특별시장 · 광역시장 · 특별자치시장 · 특별자치도지사 · 시장 · 군수 및 세관장에게 담배의 반출금지를 요구할 수 있음	
	국민건강증진 부담금의 납부담보 (시행령 제27의3)	▪ 담배의 제조자 또는 수입판매업자로부터 제공받을 수 있는 국민건강증진부담금(이하 "부담금"이라 함)의 담보액은 다음에서 정한 금액의 100분의 120(현금 또는 납부보증보험증권의 경우에는 100분의 110) 이상으로 함
기금의 관리 · 운용 (제24조) (16광주)	▪ 기금은 보건복지부장관이 관리 · 운용함 ▪ 보건복지부장관은 기금의 운용성과 및 재정상태를 명확히 하기 위하여 대통령령이 정하는 바에 의하여 회계처리하여야 함 ▪ 기금의 관리 · 운용 기타 필요한 사항은 대통령령으로 정함	
기금의 사용 등 (제25조) (22인천 · 울산, 20부산, 19충남, 17대전 · 울산, 16인천)	▪ 기금은 다음의 사업에 사용함 • 금연교육 및 광고, 흡연피해 예방 및 흡연피해자 지원 등 국민건강관리사업 • 건강생활의 지원사업 • 보건교육 및 그 자료의 개발 • 보건통계의 작성 · 보급과 보건의료관련 조사 · 연구 및 개발에 관한 사업 • 질병의 예방 · 검진 · 관리 및 암의 치료를 위한 사업 • 국민영양관리사업 • 신체활동장려사업 • 구강건강관리사업	

국민건강증진기금과 국민건강증진부담금	
기금의 사용 등 (제25조) (계속)	• **시·도지사 및 시장·군수·구청장이 행하는 건강증진사업** • **공공보건의료 및 건강증진을 위한 시설·장비의 확충** ※ **상기의 내용은 한국건강증진개발원의 업무** • **기금의 관리·운용에 필요한 경비** • 그 밖에 국민건강증진사업에 소요되는 경비로서 **대통령령**이 정하는 사업 ▪ 보건복지부장관은 기금을 사업에 사용함에 있어서 **아동·청소년·여성·노인·장애인 등에 대하여 특별히 배려·지원**할 수 있음 ▪ 보건복지부장관은 기금을 사업에 사용함에 있어서 필요한 경우에는 보조금으로 교부할 수 있음

권한의 위임·위탁 (제29조)	▪ **보건복지부장관**의 권한은 **대통령령**이 정하는 바에 의하여 그 일부를 **시·도지사에게 위임**할 수 있음 ▪ 보건복지부장관은 이 법에 의한 업무의 일부를 **대통령령**이 정하는 바에 의하여 건강증진사업을 행하는 법인 또는 단체에 위탁할 수 있음

Part 14

국민건강보험법

| 의료기술직 |

Part 14 국민건강보험법

국민건강보험법[시행 2022. 12. 27.], 시행령[시행 2023. 01. 01.], 시행규칙[시행 2023. 01. 01.]

목적(제1조) (20충북, 15강원, 13경기, 12서울)

- 국민의 질병 · 부상에 대한 예방 · 진단 · 치료 · 재활과
- 출산 · 사망 및 건강증진에 대하여 보험급여를 실시함
- 국민보건 향상과 사회보장 증진에 이바지함

관장(제2조)	건강보험사업은 보건복지부장관이 맡아 주관함

정의(제3조) (16전남)

구분	내용
근로자	직업의 종류와 관계없이 근로의 대가로 보수를 받아 생활하는 사람(법인의 이사와 그 밖의 임원을 포함)으로서 공무원 및 교직원을 제외한 사람
사용자	다음의 어느 하나에 해당하는 자 ▪ 근로자가 소속되어 있는 사업장의 사업주 ▪ 공무원이 소속되어 있는 기관의 장으로서 대통령령으로 정하는 사람 ▪ 교직원이 소속되어 있는 사립학교(「사립학교교직원 연금법」에 규정된 사립학교)를 설립 · 운영하는 자
사업장	사업소나 사무소
공무원	국가나 지방자치단체에서 상시 공무에 종사하는 사람
교직원	사립학교나 사립학교의 경영기관에서 근무하는 교원과 직원

국민건강보험종합계획

구분	내용
국민건강보험 종합계획의 수립 등 (제3조의2) (22경기, 19전남, 17대전)	▪ 보건복지부장관은 이 법에 따른 건강보험의 건전한 운영을 위하여 따른 건강보험정책심의위원회의 심의를 거쳐 5년마다 국민건강보험종합계획(종합계획)을 수립하여야 함. 수립된 종합계획을 변경할 때도 또한 같음 ▪ 종합계획에는 다음의 사항이 포함되어야 함 • 건강보험정책의 기본목표 및 추진방향 • 건강보험 보장성 강화의 추진계획 및 추진방법 • 건강보험의 중장기 재정 전망 및 운영 • 보험료 부과체계에 관한 사항 • 요양급여비용에 관한 사항 • 건강증진 사업에 관한 사항 • 취약계층 지원에 관한 사항

국민건강보험종합계획		
	• 건강보험에 관한 통계 및 정보의 관리에 관한 사항 • 그 밖에 건강보험의 개선을 위하여 필요한 사항으로 대통령령으로 정하는 사항	
	종합계획에 포함될 사항 (시행령 제2조의3) (22경기경채)	대통령령으로 정하는 종합계획에 포함될 사항 ▪ 건강보험의 제도적 기반 조성에 관한 사항 ▪ 건강보험과 관련된 국제협력에 관한 사항 ▪ 그 밖에 건강보험의 개선을 위하여 보건복지부장관이 특히 필요하다고 인정하는 사항
국민건강보험 종합계획의 수립 등 (제3조의2) (계속)	▪ 보건복지부장관은 종합계획에 따라 매년 연도별 시행계획을 건강보험정책심의위원회의 심의를 거쳐 수립 · 시행하여야 함 ▪ 보건복지부장관은 매년 시행계획에 따른 추진실적을 평가하여야 함 ▪ 보건복지부장관은 다음의 사유가 발생한 경우 관련 사항에 대한 보고서를 작성하여 지체없이 국회 소관 상임위원회에 보고하여야 함 • 종합계획의 수립 및 변경 • 시행계획의 수립 • 시행계획에 따른 추진실적의 평가 ▪ 그 밖에 종합계획의 수립 및 변경, 시행계획의 수립 · 시행 및 시행계획에 따른 추진실적의 평가 등에 필요한 사항은 대통령령으로 정함	
	국민건강보험종합계획의 수립 등 (시행령 제2조의2) (22경기경채)	▪ 보건복지부장관은 국민건강보험종합계획(종합계획) 및 연도별 시행계획(시행계획)을 수립하는 경우에는 다음의 구분에 따른 시기까지 수립하여야 함 • 종합계획: 시행 연도 전년도의 9월 30일까지 • 시행계획: 시행 연도 전년도의 12월 31일까지 ▪ 보건복지부장관은 종합계획 및 시행계획을 수립하거나 변경한 경우에는 다음의 구분에 따른방법으로 공표하여야 함 • 종합계획: 관보에 고시 • 시행계획: 보건복지부 인터넷 홈페이지에 게시

건강보험정책심의위원회	
건강보험정책 심의위원회 (제4조) (20대전 · 대구, 19부산, 18경북, 17대구)	▪ 건강보험정책에 관한 다음의 사항을 심의 · 의결하기 위하여 보건복지부장관 소속으로 건강보험정책심의위원회(이하 "심의위원회")를 둠 • 종합계획 및 시행계획에 관한 사항(심의에 한정함) • 요양급여의 기준 • 요양급여비용에 관한 사항 • 직장가입자의 보험료율

건강보험정책심의위원회

건강보험정책 심의위원회 (제4조) (계속)

- 지역가입자의 보험료부과점수당 금액
- 그 밖에 건강보험에 관한 주요 사항으로서 대통령령으로 정하는 사항

심의위원회의 심의 · 의결사항 (시행령 제3조) (20대구, 16충북)

"대통령령으로 정하는 사항"이란 다음의 사항을 말함

- 요양급여 각 항목에 대한 상대가치점수
- 약제 · 치료재료별 요양급여비용의 상한
- 그 밖에 부가급여에 관한 사항 등 건강보험에 관한 주요사항으로서 건강보험정책심의위원회의 위원장이 회의에 부치는 사항

- 심의위원회는 위원장 1명과 부위원장 1명을 포함하여 25명의 위원으로 구성함
- 심의위원회의 위원장은 보건복지부차관이 되고, 부위원장은 위원 중에서 위원장이 지명하는 사람이 됨
- 심의위원회의 위원은 다음에 해당하는 사람을 보건복지부장관이 임명 또는 위촉함
  - 근로자단체 및 사용자단체가 추천하는 각 2명
  - 시민단체(비영리민간단체), 소비자단체, 농어업인단체 및 자영업자단체가 추천하는 각 1명
  - 의료계를 대표하는 단체 및 약업계를 대표하는 단체가 추천하는 8명
  - 다음에 해당하는 8명
    - 대통령령으로 정하는 중앙행정기관 소속 공무원 2명
    - 국민건강보험공단의 이사장 및 건강보험심사평가원의 원장이 추천하는 각 1명
    - 건강보험에 관한 학식과 경험이 풍부한 4명
- 심의위원회 위원(공무원인 위원은 제외함)의 임기는 3년으로 함. 다만, 위원의 사임 등으로 새로 위촉된 위원의 임기는 전임위원 임기의 남은 기간으로 함
- 심의위원회의 운영 등에 필요한 사항은 대통령령으로 정함

적용대상과 피부양자 자격 인정 기준

적용 대상 등 (제5조) (21대구, 19충남, 18충북, 17경북, 17광주)

- 국내에 거주하는 국민은 건강보험의 가입자 또는 피부양자가 됨. 다만, 다음의 어느 하나에 해당하는 사람은 제외함
  - 의료급여를 받는 사람(이하 "수급권자")
  - 「독립유공자예우에 관한 법률」 및 「국가유공자 등 예우 및 지원에 관한 법률」에 따라 의료보호를 받는 사람("유공자등 의료보호대상자"). 다만, 다음의 어느 하나에 해당하는 사람은 가입자 또는 피부양자가 됨
    - 유공자등 의료보호대상자 중 건강보험의 적용을 보험자에게 신청한 사람
    - 건강보험을 적용받고 있던 사람이 유공자등 의료보호대상자로 되었으나 건강보험의 적용배제신청을 보험자에게 하지 아니한 사람
- 피부양자는 다음의 어느 하나에 해당하는 사람 중 직장가입자에게 주로 생계를 의존하는 사

<table>
<tr><th colspan="3">적용대상과 피부양자 자격 인정 기준</th></tr>
<tr><td rowspan="2">적용 대상 등
(제5조)
(계속)</td><td colspan="2">람으로서 소득 및 재산이 보건복지부령으로 정하는 기준 이하에 해당하는 사람을 말함
• 직장가입자의 배우자
• 직장가입자의 직계존속(배우자의 직계존속을 포함)
• 직장가입자의 직계비속(배우자의 직계비속을 포함)과 그 배우자
• 직장가입자의 형제·자매(단, 형제·자매가 30세 미만 또는 65세 이상)
▪ 피부양자 자격의 인정 기준, 취득·상실시기 및 그 밖에 필요한 사항은 보건복지부령으로 정함</td></tr>
<tr><td>피부양자 자격의 인정기준 등
(시행규칙 제2조)</td><td>피부양자는 다음의 어느 하나에 해당하게 된 날에 그 자격을 상실함
▪ 사망한 날의 다음 날
▪ 대한민국의 국적을 잃은 날의 다음 날
▪ 국내에 거주하지 아니하게 된 날의 다음 날
▪ 직장가입자가 자격을 상실한 날
▪ 수급권자가 된 날
▪ 유공자등 의료보호대상자인 피부양자가 공단에 건강보험의 적용배제 신청을 한 날의 다음 날
▪ 직장가입자 또는 다른 직장가입자의 피부양자 자격을 취득한 경우에는 그 자격을 취득한 날
▪ 피부양자 자격을 취득한 사람이 본인의 신고에 따라 피부양자 자격 상실 신고를 한 경우에는 신고한 날의 다음 날
▪ 피부양자 자격의 인정기준 등에 따른 요건을 충족하지 아니하는 경우에는 공단이 그 요건을 충족하지 아니한다고 확인한 날의 다음 날</td></tr>
</table>

<table>
<tr><th colspan="2">가입자의 종류</th></tr>
<tr><td>가입자의 종류
(제6조)
(20인천, 19충북, 18울산)</td><td>▪ 가입자는 직장가입자와 지역가입자로 구분함
▪ 모든 사업장의 근로자 및 사용자와 공무원 및 교직원은 직장가입자가 됨. 다만, 다음의 어느 하나에 해당하는 사람은 제외함
• 고용 기간이 1개월 미만인 일용근로자
• 현역병(지원에 의하지 아니하고 임용된 하사를 포함함), 전환복무된 사람 및 군간부후보생
• 선거에 당선되어 취임하는 공무원으로서 매월 보수 또는 보수에 준하는 급료를 받지 아니하는 사람
• 그 밖에 사업장의 특성, 고용 형태 및 사업의 종류 등을 고려하여 대통령령으로 정하는 사업장의 근로자 및 사용자와 공무원 및 교직원
▪ 지역가입자는 직장가입자와 그 피부양자를 제외한 가입자를 말함</td></tr>
</table>

<table>
<tr><th colspan="3">가입자의 종류</th></tr>
<tr><td>가입자의 종류
(제6조)
(계속)</td><td>직장가입자에서 제외되는 사람
(시행령 제9조)
(20인천, 19충북, 18울산)</td><td>"대통령령으로 정하는 사업장의 근로자 및 사용자와 공무원 및 교직원"이란 다음의 어느 하나에 해당하는 사람을 말함
▪ 비상근 근로자 또는 1개월 동안의 소정근로시간이 60시간 미만인 단시간근로자
▪ 비상근 교직원 또는 1개월 동안의 소정근로시간이 60시간 미만인 시간제공무원 및 교직원
▪ 소재지가 일정하지 아니한 사업장의 근로자 및 사용자
▪ 근로자가 없거나 비상근 근로자 또는 1개월 동안의 소정근로시간이 60시간 미만인 단시간근로자에 해당하는 근로자만을 고용하고 있는 사업장의 사업주</td></tr>
</table>

사업장의 신고 (제7조) (18광주)	사업장의 사용자는 다음의 어느 하나에 해당하게 되면 그 때부터 14일 이내에 보건복지부령으로 정하는 바에 따라 보험자에게 신고하여야 함. 다음의 첫 번째에 해당되어 보험자에게 신고한 내용이 변경된 경우에도 또한 같음 ▪ 직장가입자가 되는 근로자 · 공무원 및 교직원을 사용하는 사업장(이하 "적용대상사업장")이 된 경우 ▪ 휴업 · 폐업 등 보건복지부령으로 정하는 사유가 발생한 경우

자격의 시기	
자격의 취득 시기 등 (제8조) (22전북, 20전남, 18광주)	▪ 가입자는 국내에 거주하게 된 날에 직장가입자 또는 지역가입자의 자격을 얻음. 다만, 다음의 어느 하나에 해당하는 사람은 그 해당되는 날에 각각 자격을 얻음 • 수급권자이었던 사람은 그 대상자에서 제외된 날 • 직장가입자의 피부양자이었던 사람은 그 자격을 잃은 날 • 유공자등 의료보호대상자이었던 사람은 그 대상자에서 제외된 날 • 보험자에게 건강보험의 적용을 신청한 유공자등 의료보호대상자는 그 신청한 날 ▪ 자격을 얻은 경우 그 직장가입자의 사용자 및 지역가입자의 세대주는 그 명세를 보건복지부령으로 정하는 바에 따라 자격을 취득한 날부터 14일 이내에 보험자에게 신고하여야 함
자격의 변동 시기 등 (제9조) (22경기 · 광주, 21전남, 20전남, 18충남)	▪ 가입자는 다음의 어느 하나에 해당하게 된 날에 그 자격이 변동됨 • 지역가입자가 적용대상사업장의 사용자로 되거나, 근로자 · 공무원 또는 교직원(이하 "근로자등")으로 사용된 날 • 직장가입자가 다른 적용대상사업장의 사용자로 되거나 근로자등으로 사용된 날 • 직장가입자인 근로자등이 그 사용관계가 끝난 날의 다음 날 • 적용대상사업장에 휴업 · 폐업 등 보건복지부령으로 정하는 사유가 발생한 날의 다음 날 • 지역가입자가 다른 세대로 전입한 날

자격의 시기	
자격의 변동 시기 등 (제9조) (계속)	▪ 자격이 변동된 경우 직장가입자의 사용자와 지역가입자의 세대주는 다음의 구분에 따라 그 명세를 보건복지부령으로 정하는 바에 따라 자격이 변동된 날부터 14일 이내에 보험자에게 신고하여야 함 • 지역가입자의 자격이 변동된 경우: 직장가입자의 사용자 • 직장가입자 또는 직용대상사업장의 휴업 · 폐업한 경우, 지역가입자가 다른 세대로 전입하여 자격이 변동된 경우: 지역가입자의 세대주 ▪ 법무부장관 및 국방부장관은 직장가입자나 지역가입자가 병역법에 따른 현역병(지원에 의하지 아니하고 임용된 하사를 포함) 또는 교도소(그 밖에 이에 준하는 시설에 수용되어 있는 경우)에 해당하면 보건복지부령으로 정하는 바에 따라 그 사유에 해당된 날부터 1개월 이내에 보험자에게 알려야 함
자격의 상실 시기 등 (제10조) (22경기 · 전남, 21전북, 20대전 · 경북)	▪ 가입자는 다음의 어느 하나에 해당하게 된 날에 그 자격을 잃음 • 사망한 날의 다음 날 • 국적을 잃은 날의 다음 날 • 국내에 거주하지 아니하게 된 날의 다음 날 • 직장가입자의 피부양자가 된 날 • 수급권자가 된 날 • 건강보험을 적용받고 있던 사람이 유공자등 의료보호대상자가 되어 건강보험의 적용배제신청을 한 날 ▪ 자격을 잃은 경우 직장가입자의 사용자와 지역가입자의 세대주는 그 명세를 보건복지부령으로 정하는 바에 따라 자격을 잃은 날부터 14일 이내에 보험자에게 신고하여야 함
건강보험증 (제12조)	국민건강보험공단은 가입자 또는 피부양자가 신청하는 경우 건강보험증을 발급하여야 함

국민건강보험공단	
보험자(제13조)	건강보험의 보험자는 국민건강보험공단(이하 "공단")으로 함
업무 등 (제14조) (22전북, 21전남, 20광주, 19인천 · 충남)	▪ 국민건강공단의 업무 • 가입자 및 피부양자의 자격 관리 • 보험료와 그 밖에 이 법에 따른 징수금의 부과 · 징수 • 보험급여의 관리 • 가입자 및 피부양자의 질병의 조기발견 · 예방 및 건강관리를 위하여 요양급여 실시 현황과 건강검진 결과 등을 활용하여 실시하는 예방사업으로서 대통령령으로 정하는 사업 • 보험급여 비용의 지급 • 자산의 관리 · 운영 및 증식사업 • 의료시설의 운영

<table>
<tr><th colspan="3">국민건강보험공단</th></tr>
<tr><td rowspan="3">업무 등
(제14조)
(계속)</td><td colspan="2">• 건강보험에 관한 교육훈련 및 홍보
• 건강보험에 관한 조사연구 및 국제협력
• 이 법에서 공단의 업무로 정하고 있는 사항
• 「국민연금법」, 「고용보험 및 산업재해보상보험의 보험료징수 등에 관한 법률」, 「임금채권보장법」 및 「석면피해구제법」(이하 "징수위탁근거법")에 따라 위탁받은 업무
• 그 밖에 이 법 또는 다른 법령에 따라 위탁받은 업무
• 그 밖에 건강보험과 관련하여 보건복지부장관이 필요하다고 인정한 업무
▪ 자산의 관리 · 운영 및 증식사업은 안정성과 수익성을 고려하여 다음의 방법에 따라야 함
• 체신관서 또는 「은행법」에 따른 은행에의 예입 또는 신탁
• 국가 · 지방자치단체 또는 「은행법」에 따른 은행이 직접 발행하거나 채무이행을 보증하는 유가증권의 매입
• 특별법에 따라 설립된 법인이 발행하는 유가증권의 매입
• 「자본시장과 금융투자업에 관한 법률」에 따른 신탁업자가 발행하거나 같은 법에 따른 집합투자업자가 발행하는 수익증권의 매입
• 공단의 업무에 사용되는 부동산의 취득 및 일부 임대
• 그 밖에 공단 자산의 증식을 위하여 대통령령으로 정하는 사업</td></tr>
<tr><td>공단의 업무
(시행령 제9조의2)</td><td>대통령령으로 정하는 사업
▪ 가입자 및 피부양자의 건강관리를 위한 전자적 건강정보시스템의 구축 · 운영
▪ 생애주기별 · 사업장별 · 직능별 건강관리 프로그램 또는 서비스의 개발 및 제공
▪ 연령별 · 성별 · 직업별 주요 질환에 대한 정보 수집, 분석 · 연구 및 관리방안 제공
▪ 고혈압 · 당뇨 등 주요 만성질환에 대한 정보 제공 및 건강관리 지원
▪ 「지역보건법」 따른 지역보건의료기관과의 연계 · 협력을 통한 지역별 건강관리 사업 지원
▪ 그 밖에 사업으로서 가입자 및 피부양자의 건강관리를 위하여 보건복지부장관이 특히 필요하다고 인정하는 사업</td></tr>
<tr><td colspan="2">▪ 공단은 특정인을 위하여 업무를 제공하거나 공단 시설을 이용하게 할 경우 공단의 정관으로 정하는 바에 따라 그 업무의 제공 또는 시설의 이용에 대한 수수료와 사용료를 징수할 수 있음
▪ 공단은 「공공기관의 정보공개에 관한 법률」에 따라 건강보험과 관련하여 보유 · 관리하고 있는 정보를 공개함</td></tr>
</table>

임원 (제20조)	▪ 공단은 임원으로서 이사장 1명, 이사 14명 및 감사 1명을 둠. 이 경우 이사장, 이사 중 5명 및 감사는 상임으로 함 ▪ 이사장은 「공공기관의 운영에 관한 법률」에 따른 임원추천위원회가 복수로 추천한 사람 중에서 보건복지부장관의 제청으로 대통령이 임명함 ▪ 상임이사는 보건복지부령으로 정하는 추천 절차를 거쳐 이사장이 임명함 ▪ 비상임이사는 다음의 사람을 보건복지부장관이 임명함 • 노동조합 · 사용자단체 · 시민단체 · 소비자단체 · 농어업인단체 및 노인단체가 추천하는 각 1명 • 대통령령으로 정하는 바에 따라 추천하는 관계 공무원 3명 ▪ 감사는 임원추천위원회가 복수로 추천한 사람 중에서 기획재정부장관의 제청으로 대통령이 임명함 ▪ 비상임이사는 정관으로 정하는 바에 따라 실비변상(實費辨償)을 받을 수 있음 ▪ 이사장의 임기는 3년, 이사(공무원인 이사는 제외)와 감사의 임기는 각각 2년으로 함
재정운영위원회의 구성 등 (제34조)	▪ 재정운영위원회는 다음의 위원으로 구성함 • 직장가입자를 대표하는 위원 10명 • 지역가입자를 대표하는 위원 10명 • 공익을 대표하는 위원 10명 ▪ 재정운영위원회 위원(공무원인 위원은 제외)의 임기는 2년으로 함. 다만, 위원의 사임 등으로 새로 위촉된 위원의 임기는 전임위원 임기의 남은 기간으로 함 ▪ 재정운영위원회의 운영 등에 필요한 사항은 대통령령으로 정함
회계 (제35조)	▪ 공단의 회계연도는 정부의 회계연도에 따름 ▪ 공단은 직장가입자와 지역가입자의 재정을 통합하여 운영함 ▪ 공단은 건강보험사업 및 징수위탁근거법의 위탁에 따른 국민연금사업 · 고용보험사업 · 산업재해보상보험사업 · 임금채권보장사업에 관한 회계를 공단의 다른 회계와 구분하여 각각 회계처리하여야 함
예산 (제36조)	공단은 회계연도마다 예산안을 편성하여 이사회의 의결을 거친 후 보건복지부장관의 승인을 받아야 함. 예산을 변경할 때에도 또한 같음
차입금 (제37조)	공단은 지출할 현금이 부족한 경우에는 차입할 수 있음. 다만, 1년 이상 장기로 차입하려면 보건복지부장관의 승인을 받아야 함
준비금 (제38조)	공단은 회계연도마다 결산상의 잉여금 중에서 그 연도의 보험급여에 든 비용의 100분의 5 이상에 상당하는 금액을 그 연도에 든 비용의 100분의 50에 이를 때까지 준비금으로 적립하여야 함
결산 (제39조)	공단은 회계연도마다 결산보고서와 사업보고서를 작성하여 다음해 2월 말일까지 보건복지부장관에게 보고하여야 함

<table>
<tr><th colspan="3">보험급여</th></tr>
<tr><td>요양급여
(제41조)
(22전북, 20인천 · 충북 · 광주, 17서울)</td><td colspan="2">▪ 가입자와 피부양자의 질병, 부상, 출산 등에 대하여 다음의 요양급여를 실시함
• 진찰 · 검사
• 약제 · 치료재료의 지급
• 처치 · 수술 및 그 밖의 치료
• 예방 · 재활
• 입원
• 간호
• 이송
▪ 요양급여의 범위(이하 “요양급여대상”)는 다음과 같음
• 요양급여(약제는 제외): 보건복지부장관이 비급여대상으로 정한 것을 제외한 일체의 것
• 약제: 요양급여대상으로 보건복지부장관이 결정하여 고시한 것
▪ 요양급여의 방법 · 절차 · 범위 · 상한 등의 기준은 보건복지부령으로 정함
▪ 보건복지부장관은 행위 · 치료재료 및 약제에 대한 요양급여대상 여부의 결정에 따라 요양급여의 기준을 정할 때 업무나 일상생활에 지장이 없는 질환에 대한 치료 등 보건복지부령으로 정하는 사항은 요양급여대상에서 제외되는 사항(이하 “비급여대상”)으로 정할 수 있음</td></tr>
<tr><td rowspan="2">약제에 대한 요양급여비용 상한금액의 감액 등
(제41조의2L2)</td><td colspan="2">▪ 보건복지부장관은 「약사법」에 따라 의약품등의 판매 질서에 따른 경제적이익 제공의 위반과 관련된 약제에 대하여는 요양급여비용 상한금액(약제별 요양급여비용의 상한으로정한 금액을 말함. 이하 같음)의 100분의 20을 넘지 아니하는 범위에서 그 금액의 일부를 감액할 수 있음
▪ 보건복지부장관은 요양급여비용의 상한금액이 감액된 약제가 감액된날부터 5년의 범위에서 대통령령으로 정하는 기간 내에 다시 감액의 대상이 된 경우에는 요양급여비용 상한금액의 100분의 40을 넘지 아니하는 범위에서 요양급여비용 상한금액의 일부를 감액할 수 있음
▪ 보건복지부장관은 요양급여비용의 상한금액이 감액된 약제가 감액된날부터 5년의 범위에서 대통령령으로 정하는 기간 내에 다시 「약사법」의 위반과 관련된 경우에는 해당 약제에 대하여 1년의 범위에서 기간을 정하여 요양급여의적용을 정지할 수 있음</td></tr>
<tr><td>약제에 대한 요양급여비용 상한금액의 감액 및 요양급여의 적용 정지 기준 등
(시행령 제18조의2)</td><td>▪ 보건복지부장관은 약제에 대한 요양급여비용의 상한금액(약제별 요양급여비용의 상한으로 정한 금액을 말함. 이하 "상한금액"이라 함)을 감액하거나 요양급여의 적용을 정지한 경우에는 그 사실을 공단과 심사평가원에 통보하여 상한금액 감액 및 요양급여의 적용 정지 내역을 기록 · 관리하도록 하여야 함
▪ “대통령령으로 정하는 기간”이란 각각 5년을 말함
▪ 보건복지부장관은 상한금액 감액의 대상이 되는 약제 중 다음의 어느 하나에 해당하는 약제에 대해서는 상한금액을 감액하지 아니할 수 있음</td></tr>
</table>

<table>
<tr><th colspan="3">보험급여</th></tr>
<tr><td>약제에 대한 요양급여비용 상한금액의 감액 등
(제41조의2L2)
(계속)</td><td>약제에 대한 요양급여비용 상한금액의 감액 및 요양급여의 적용 정지 기준 등
(시행령 제18조의2)
(계속)</td><td>• 퇴장방지의약품(환자의 진료에 반드시 필요하나 경제성이 없어 「약사법」에 따른 제조업자 · 위탁제조판매업자 · 수입자가 생산 또는 수입을 기피하는 약제로서 보건복지부장관이 지정 · 고시하는 의약품을 말함. 이하 같음)
• 희귀의약품(적절한 대체의약품이 없어 긴급히 생산 또는 수입하여야 하는 약제로서 식품의약품안전처장이 정하는 의약품을 말함. 이하 같음)
• 저가의약품(상한금액이 보건복지부장관이 정하여 고시하는 기준금액 이하인 약제로서 보건복지부장관이 정하여 고시하는 의약품을 말함)</td></tr>
<tr><td rowspan="2">선별급여
(제41조의4)
(22광주, 20울산, 19대구)</td><td colspan="2">▪ 요양급여를 결정함에 있어 경제성 또는 치료효과성 등이 불확실하여 그 검증을 위하여 추가적인 근거가 필요하거나, 경제성이 낮아도 가입자와 피부양자의 건강회복에 잠재적 이득이 있는 등 대통령령으로 정하는 경우에는 예비적인 요양급여인 선별급여로 지정하여 실시할 수 있음
▪ 보건복지부장관은 대통령령으로 정하는 절차와 방법에 따라 선별급여에 대하여 주기적으로 요양급여의 적합성을 평가하여 요양급여 여부를 다시 결정하고, 요양급여의 기준을 조정하여야 함</td></tr>
<tr><td>선별급여
(시행령 제18조의4)
(20울산, 19대구)</td><td>▪ 선별급여를 실시할 수 있는 경우는 다음과 같음
• 경제성 또는 치료효과성 등이 불확실하여 그 검증을 위하여 추가적인 근거가 필요한 경우
• 경제성이 낮아도 가입자와 피부양자의 건강회복에 잠재적 이득이 있는 경우
• 요양급여에 대한 사회적 요구가 있거나 국민건강 증진의 강화를 위하여 보건복지부장관이특히 필요하다고 인정하는 경우
▪ 선별급여의 적합성평가는 다음의 구분에 따름
• 평가주기: 선별급여를 실시한 날부터 5년마다 평가할 것. 다만, 보건복지부장관은 해당 선별급여의 내용 · 성격 또는 효과 등을 고려하여 신속한 평가가 필요하다고 인정하는 경우에는 그 평가주기를 달리 정할 수 있음
• 평가항목: 다음의 사항을 평가할 것
◆ 치료 효과 및 치료 과정의 개선에 관한 사항
◆ 비용 효과에 관한 사항
◆ 다른 요양급여와의 대체가능성에 관한 사항
◆ 국민건강에 대한 잠재적 이득에 관한 사항
◆ 그 밖에 가목부터 라목까지의 규정에 준하는 사항으로서 보건</td></tr>
</table>

<table>
<tr><th colspan="3">보험급여</th></tr>
<tr><td>선별급여
(제41조의4)
(계속)</td><td>선별급여
(시행령 제18조의4)
(계속)</td><td>복지부장관이 적합성평가를 위하여 특히 필요하다고 인정하는 사항
• 평가방법: 서면평가의 방법으로 실시할 것. 다만, 보건복지부장관이 필요하다고 인정하는 경우에는 현장조사 · 문헌조사 또는 설문조사 등의 방법을 추가하여 실시할 수 있음
▪ 보건복지부장관은 적합성평가와 관련하여 전문적 · 심층적 검토가 필요하다고 인정하는 경우에는 보건의료 관련 연구기관 · 단체 또는 전문가 등에게 그 평가를 의뢰하여 실시할 수 있음
▪ 적합성평가의 절차 및 방법 등에 필요한 사항은 보건복지부장관이 정하여 고시함</td></tr>
</table>

<table>
<tr><th colspan="3">요양기관</th></tr>
<tr><td rowspan="2">요양기관
(제42조)
(21서울, 0대구 · 부산, 9인천 · 경북)</td><td colspan="2">▪ 요양급여(간호와 이송은 제외)는 다음의 요양기관에서 실시함. 이 경우 보건복지부장관은 공익이나 국가정책에 비추어 요양기관으로 적합하지 아니한 대통령령으로 정하는 의료기관 등은 요양기관에서 제외할 수 있음
• 「의료법」에 따라 개설된 의료기관
• 「약사법」에 따라 등록된 약국
• 「약사법」에 따라 설립된 한국희귀 · 필수의약품센터
• 「지역보건법」에 따른 보건소 · 보건의료원 및 보건지소
• 「농어촌 등 보건의료를 위한 특별조치법」에 따라 설치된 보건진료소
▪ 보건복지부장관은 효율적인 요양급여를 위하여 필요하면 보건복지부령으로 정하는 바에 따라 시설 · 장비 · 인력 및 진료과목 등 보건복지부령으로 정하는 기준에 해당하는 요양기관을 전문요양기관으로 인정할 수 있음. 이 경우 해당 전문요양기관에 인정서를 발급하여야 함
▪ 전문요양기관으로 인정된 요양기관 또는 「의료법」에 따른 상급종합병원에 대하여는 요양급여의 절차 및 요양급여비용을 다른 요양기관과 달리 할 수 있음
▪ 요양기관은 정당한 이유 없이 요양급여를 거부하지 못함</td></tr>
<tr><td>요양기관에서 제외되는 의료기관 등
(시행령 제18조)
(19인천, 6대구, 3전남)</td><td>▪ “대통령령으로 정하는 의료기관 등”이란 다음의 의료기관 또는 약국을 말함
• 개설된 부속 의료기관
• 사회복지시설에 수용된 사람의 진료를 주된 목적으로 개설된 의료기관
• 본인일부부담금을 받지 아니하거나 경감하여 받는 등의 방법으로 가입자나 피부양자를 유인하는 행위 또는 이와 관련하여 과잉 진료행위를 하거나 부당하게 많은 진료비를 요구하는 행위를 하여 다음의 어느 하나</td></tr>
</table>

<table>
<tr><th colspan="3">요양기관</th></tr>
<tr><td rowspan="2">요양기관
(제42조)
(계속)</td><td>요양기관에서 제외되는 의료기관 등
(시행령 제18조)
(계속)</td><td>에 해당하는 업무정지 처분 등을 받은 의료기관
◆ 업무정지 또는 과징금 처분을 5년 동안 2회 이상 받은 의료기관
◆ 면허자격정지 처분을 5년 동안 2회 이상 받은 의료인이 개설·운영하는 의료기관
• 업무정지 처분 절차가 진행 중이거나 업무정지 처분을 받은 요양기관의 개설자가 개설한 의료기관 또는 약국
▪ 의료기관 등이 요양기관에서 제외되는 기간은 본인일부부담금을 받지 아니하거나 경감하여 받는 등의 방법으로 가입자나 피부양자를 유인하는 행위 또는 이와 관련하여 과잉 진료행위를 하거나 부당하게 많은 진료비를 요구하는 행위의 경우에는 1년 이하로 하고, 업무정지 처분 절차가 진행 중이거나 업무정지 처분을 받은 요양기관의 개설자가 개설한 의료기관 또는 약국은 해당 업무정지기간이 끝나는 날까지로 함</td></tr>
<tr><td colspan="2"></td></tr>
<tr><td>요양기관 현황에 대한 신고
(제43조)
(18서울·대구·부산)</td><td colspan="2">▪ 요양기관은 요양급여비용을 최초로 청구하는 때에 요양기관의 시설·장비 및 인력 등에 대한 현황을 건강보험심사평가원(이하 "심사평가원")에 신고하여야 함
▪ 요양기관은 신고한 내용(요양급여비용의 증감에 관련된 사항만 해당)이 변경된 경우에는 그 변경된 날부터 15일 이내에 보건복지부령으로 정하는 바에 따라 심사평가원에 신고하여야 함
▪ 신고의 범위, 대상, 방법 및 절차 등에 필요한 사항은 보건복지부령으로 정함</td></tr>
</table>

<table>
<tr><th colspan="2">요양급여비용</th></tr>
<tr><td>비용의 일부부담
(제44조)
(22서울, 12경기)</td><td>▪ 요양급여를 받는 자는 대통령령으로 정하는 바에 따라 비용의 일부(이하 "본인일부부담금")를 본인이 부담함. 이 경우 선별급여에 대해서는 다른 요양급여에 비하여 본인일부부담금을 상향 조정할 수 있음
▪ 본인이 연간 부담하는 본인일부부담금의 총액이 대통령령으로 정하는 금액(이하 이 조에서 "본인부담상한액"이라 함)을 초과한 경우에는 공단이 그 초과 금액을 부담하여야 함
▪ 본인부담상한액은 가입자의 소득수준 등에 따라 정함
▪ 본인일부부담금 총액 산정 방법, 본인부담상한액을 넘는 금액의 지급 방법 및 가입자의 소득수준 등에 따른 본인부담상한액 설정 등에 필요한 사항은 대통령령으로 정함

본인일부부담금의 부담률 및 부담액(시행령 [별표 2])

<table><tr><th>기관 종류</th><th>소재지</th><th>환자구분</th><th>본인일부부담금</th></tr><tr><td>상급종합병원</td><td>모든 지역</td><td>일반환자</td><td>진찰료 총액+(요양급여비용 총액−진찰료총액)×60/100. 다만, 임신부 외래진료의 경우에는 요양급여비용 총액의 40/100, 1세 미만 영유아 외래진료의 경우에는 요양급여비용 총액의 20/100으로 함</td></tr></table></td></tr>
</table>

요양급여비용

비용의 일부부담
(제44조)
(계속)

기관 종류	소재지	환자구분	본인일부부담금
종합병원	동 지역	일반환자	요양급여비용 총액×50/100(임신부 외래진료의 경우에는 30/100, 1세 미만 영유아 외래진료의 경우에는 15/100)
	읍 · 면 지역	일반환자	요양급여비용 총액×45/100(임신부 외래진료의 경우에는 30/100, 1세 미만 영유아 외래진료의 경우에는 15/100)
병원, 치과병원, 한방병원, 요양병원, 정신병원	동 지역	일반환자	요양급여비용 총액×40/100(임신부 외래진료의 경우에는 20/100, 1세 미만 영유아 외래진료의 경우에는 10/100)
	읍 · 면 지역	일반환자	요양급여비용 총액×35/100(임신부 외래진료의 경우에는 20/100, 1세 미만 영유아 외래진료의 경우에는 10/100)
의원, 치과의원, 한의원, 보건의료원	모든 지역	일반환자	요양급여비용 총액×30/100(임신부 외래진료의 경우에는 10/100, 1세 미만 영유아 외래진료의 경우에는 5/100). 다만, 요양급여를 받는 사람이 65세 이상이면서 해당 요양급여비용 총액이 보건복지부령으로 정하는 금액을 넘지 않으면 보건복지부령으로 정하는 금액을 본인일부부담금으로 함
보건소, 보건지소, 보건진료소	모든 지역		요양급여비용 총액×30/100. 다만, 요양급여비용 총액이 보건복지부령으로 정하는 금액을 넘지 않으면 보건복지부령으로 정하는 금액을 본인일부부담금으로 함

본인부담상한액의 산정방법(국민건강보험법 시행령 [별표 3])

- 본인부담상한액은 지역가입자의 세대별 보험료 부담수준 또는 직장가입자의 개인별 보험료 부담수준(이하 "상한액기준보험료"라 함)에 따라 그 금액을 달리함. 이 경우 상한액기준보험료의 구체적인 산정 기준 · 방법 등에 관하여 필요한 사항은 보건복지부장관이 정하여 고시함
- 가입자 또는 피부양자의 본인부담상한액은 나목에 따른 상한액기준보험료의 구간별로 가목의 산정 방법에 따라 산정함
  - 본인부담상한액 산정 방법
    - 계산식

해당 연도 본인부담상한액 = 전년도 본인부담상한액 × (1 + 전국소비자물가변동률)

- 전국소비자물가변동률은 「통계법」에 따라 통계청장이 매년 고시하는 전전년도와 대비한 전년도 전국소비자물가변동률을 적용하되, 그 전국소비자물가변동률이 100분의 5를 넘는 경우에는 100분의 5를 적용함
- 위의 계산식에 따라 해당 연도 본인부담상한액을 산정한 경우에 1만원 미만의 금액은 버림

요양급여비용의 산정 등
(제45조) (17충남)

- 요양급여비용은 공단의 이사장과 대통령령으로 정하는 의약계를 대표하는 사람들의 계약으로 정함. 이 경우 계약기간은 1년으로 함
- 계약이 체결되면 그 계약은 공단과 각 요양기관 사이에 체결된 것으로 봄

요양급여비용	
요양급여비용의 산정 등 (제45조) (계속)	▪ 계약은 그 직전 계약기간 만료일이 속하는 연도의 **5월 31일**까지 체결하여야 하며, 그 기한까지 계약이 체결되지 아니하는 경우 보건복지부장관이 그 직전 계약기간 만료일이 속하는 연도의 **6월 30일**까지 심의위원회의 의결을 거쳐 요양급여비용을 정함. 이 경우 보건복지부장관이 정하는 요양급여비용은 계약으로 정한 요양급여비용으로 봄 ▪ 요양급여비용이 정해지면 보건복지부장관은 그 요양급여비용의 명세를 **지체 없이** 고시하여야 함 ▪ 공단의 이사장은 **재정운영위원회**의 심의·의결을 거쳐 계약을 체결하여야 함 ▪ 계약의 내용과 그 밖에 필요한 사항은 **대통령령**으로 정함
요양급여비용의 청구와 지급 등 (제47조) (15전남)	▪ 요양기관은 공단에 요양급여비용의 지급을 청구할 수 있음. 이 경우 **요양급여비용에 대한 심사청구는 공단에 대한 요양급여비용의 청구로 봄** ▪ 요양급여비용을 청구하려는 요양기관은 **심사평가원에 요양급여비용의 심사청구**를 하여야 하며, 심사청구를 받은 심사평가원은 이를 심사한 후 지체없이 그 내용을 공단과 요양기관에 알려야 함 ▪ 공단은 요양급여비용을 요양기관에 지급하는 경우 해당 요양기관이 공단에 납부하여야 하는 보험료 또는 그 밖에 이 법에 따른 **징수금을 체납한 때에는 요양급여비용에서 이를 공제하고 지급** ▪ 공단은 가입자에게 지급하여야 하는 금액을 그 가입자가 내야 하는 보험료와 그 밖에 이 법에 따른 **징수금(이하 "보험료등"이라 함)과 상계**(相計)할 수 있음 ▪ 공단은 **심사평가원**이 요양급여의 적정성을 평가하여 공단에 통보하면 그 평가 결과에 따라 요양급여비용을 가산하거나 감액 조정하여 지급함 ▪ 요양기관은 심사청구를 다음의 **대행청구단체**가 대행 ▪ 「의료법」에 따른 의사회·치과의사회·한의사회·조산사회 또는 신고한 각각의 지부 및 분회 ▪ 「의료법」에 따른 의료기관 단체 ▪ 「약사법」에 따른 약사회 또는 신고한 지부 및 분회
요양급여의 적정성 평가 (제47조의4)	▪ **심사평가원**은 요양급여에 대한 **의료의 질을 향상**시키기 위하여 **요양급여의 적정성 평가**를 **실시**할 수 있음 ▪ 심사평가원은 요양기관의 **인력·시설·장비, 환자안전**등 요양급여와 관련된 사항을 포함하여 평가할 수 있음 **요양급여의 적정성 평가 기준 등** (시행규칙 제22조의2) ▪ 요양급여의 **적정성 평가**는 의료의 **안전성·효과성·효율성·환자중심성** 등을 기준으로 하며, **세부적인 기준**은 **의약학적 타당성 및 계량화 가능성** 등을 고려하여 **심사평가원이 정하여 인터넷 홈페이지에 공개**함 ▪ 심사평가원은 **요양기관별, 진료과목별, 지역별** 및 **질병·부상별로 구분하여 적정성평가**를 실시함

<table>
<tr><th colspan="3">요양급여비용</th></tr>
<tr><td>요양급여의 적정성 평가
(제47조의4)
(계속)</td><td>요양급여의 적정성 평가 기준 등
(시행규칙 제22조의2)
(계속)</td><td>▪ 심사평가원은 매년 진료심사평가위원회의 심의를 거쳐 다음 해의 적정성평가 계획을 수립해야 함
▪ 적정성평가에 필요한 세부적인 사항은 보건복지부장관이 정하여 고시함</td></tr>
<tr><td>요양급여 대상 여부의 확인 등
(제48조) (20대전)</td><td colspan="2">가입자나 피부양자는 본인일부부담금 외에 자신이 부담한 비용이 제41조제4항에 따라 요양급여 대상에서 제외되는 비용인지 여부에 대하여 심사평가원에 확인을 요청할 수 있음</td></tr>
<tr><td>요양비
(제49조)
(19대전, 17울산)</td><td colspan="2">공단은 가입자나 피부양자가 보건복지부령으로 정하는 긴급하거나 그 밖의 부득이한 사유로 요양기관과 비슷한 기능을 하는 기관으로서 보건복지부령으로 정하는 기관(업무정지기간 중인 요양기관을 포함함. 이하 "준요양기관"이라 함)에서 질병 · 부상 · 출산 등에 대하여 요양을 받거나 요양기관이 아닌 장소에서 출산한 경우에는 그 요양급여에 상당하는 금액을 보건복지부령으로 정하는 바에 따라 가입자나 피부양자에게 요양비로 지급함</td></tr>
<tr><td rowspan="2">부가급여
(제50조)
(21전남, 20서울 · 광주, 19대전 · 충남)</td><td colspan="2">공단은 이 법에서 정한 요양급여 외에 대통령령으로 정하는 바에 따라 임신 · 출산 진료비, 장제비, 상병수당, 그 밖의 급여를 실시할 수 있음</td></tr>
<tr><td>부가급여
(시행령 제23조)</td><td>▪ 부가급여는 임신 · 출산(유산 및 사산 포함) 진료비로 함
▪ 임신 · 출산 진료비 지원 대상
• 임신 · 출산한 가입자 또는 피부양자
• 2세 미만인 가입자 또는 피부양자(이하 "2세 미만 영유아")의 법정대리인(출산한 가입자 또는 피부양자가 사망한 경우에 한정)
▪ 공단은 임신 · 출산 진료비 이용권을 발급할 수 있음
• 임신 · 출산한 가입자 또는 피부양자의 진료에 드는 비용
• 임신 · 출산한 가입자 또는 피부양자의 약제 · 치료재료의 구입에 드는 비용
• 2세 미만 영유아의 진료에 드는 비용
• 2세 미만 영유아에게 처방된 약제 · 치료재료의 구입에 드는 비용
▪ 이용권을 사용할 수 있는 기간은 이용권을 발급받은 날부터 다음의 구분에 따른 날까지로 함
• 임신 · 출산한 가입자 또는 피부양자: 출산일(유산 및 사산의 경우 그 해당일)부터 2년이 되는 날
• 2세 미만 영유아의 법정대리인: 2세 미만 영유아의 출생일부터 2년이 되는 날
▪ 이용권으로 결제할 수 있는 금액의 상한은 다음의 구분에 따름. 다만, 보건복지부장관이 필요하다고 인정하여 고시하는 경우에는 다음의 상한을 초과하여 결제할 수 있음</td></tr>
</table>

요양급여비용		
부가급여 (제50조) (계속)	부가급여 (시행령 제23조) (계속)	• 하나의 태아를 임신 · 출산한 경우: 100만원 • 둘 이상의 태아를 임신 · 출산한 경우: 140만원

건강검진

건강검진 (제52조) (20광주, 19대전 · 광주 · 부산, 15울산)

- 공단은 가입자와 피부양자에 대하여 질병의 조기 발견과 그에 따른 요양급여를 하기 위하여 건강검진을 실시함
- 건강검진의 종류 및 대상은 다음과 같음
  - 일반건강검진: 직장가입자, 세대주인 지역가입자, 20세 이상인 지역가입자 및 20세 이상인 피부양자
  - 암검진: 「암관리법」에 따른 암의 종류별 검진주기와 연령 기준 등에 해당하는 사람
  - 영유아건강검진: 6세 미만의 가입자 및 피부양자
- ③ 건강검진의 검진항목은 성별, 연령 등의 특성 및 생애 주기에 맞게 설계되어야 함
- ④ 건강검진의 횟수 · 절차와 그 밖에 필요한 사항은 대통령령으로 정함

건강검진 (시행령 제25조) (20광주, 19부산, 15울산)

- 건강검진은 2년마다 1회 이상 실시하되, 사무직에 종사하지 않는 직장가입자에 대해서는 1년에 1회 실시함. 다만, 암검진은 「암관리법 시행령」에서 정한 바에 따르며, 영유아건강검진은 영유아의 나이 등을 고려하여 보건복지부장관이 정하여 고시하는 바에 따라 검진주기와 검진횟수를 다르게 할 수 있음
- 건강검진은 「건강검진기본법」에 따라 지정된 건강검진기관(이하 "검진기관")에서 실시해야 함

암의 종류별 검진주기와 연령 기준 등(암관리법 시행령 [별표 1])

암의 종류	검진주기	연령 기준 등
위암	2년	40세 이상의 남 · 여
간암	6개월	40세 이상의 남 · 여 중 간암 발생 고위험군
대장암	1년	50세 이상의 남 · 여
유방암	2년	40세 이상의 여성
자궁경부암	2년	20세 이상의 여성
폐암	2년	54세 이상 74세 이하의 남 · 여 중 폐암 발생 고위험군

비 고

1. "간암 발생 고위험군"이란 간경변증, B형간염 항원 양성, C형간염 항체 양성, B형 또는 C형 간염 바이러스에 의한 만성 간질환 환자를 말함
2. "폐암 발생 고위험군"이란 30갑년[하루 평균 담배소비량(갑) × 흡연기간(년)] 이상의 흡연력(吸煙歷)을 가진 현재 흡연자와 폐암 검진의 필요성이 높아 보건복지부장관이 정하여 고시하는 사람을 말함

급여의 제한과 정지	
급여의 제한 (제53조) (21대구 · 제주, 17강원)	▪ 공단은 보험급여를 받을 수 있는 사람이 다음의 어느 하나에 해당하면 보험급여를 하지 아니함 • 고의 또는 중대한 과실로 인한 범죄행위에 그 원인이 있거나 고의로 사고를 일으킨 경우 • 고의 또는 중대한 과실로 공단이나 요양기관의 요양에 관한 지시에 따르지 아니한 경우 • 고의 또는 중대한 과실로 문서와 그 밖의 물건의 제출을 거부하거나 질문 또는 진단을 기피한 경우 • 업무 또는 공무로 생긴 질병 · 부상 · 재해로 다른 법령에 따른 보험급여나 보상 또는 보상을 받게 되는 경우 ▪ 공단은 보험급여를 받을 수 있는 사람이 다른 법령에 따라 국가나 지방자치단체로부터 보험급여에 상당하는 급여를 받거나 보험급여에 상당하는 비용을 지급받게 되는 경우에는 그 한도에서 보험급여를 하지 아니함 ▪ 공단은 가입자가 대통령령으로 정하는 기간(1개월) 이상 다음의 보험료를 체납한 경우 그 체납한 보험료를 완납할 때까지 그 가입자 및 피부양자에 대하여 보험급여를 실시하지 아니할 수 있음. 다만, 월별 보험료의 총체납횟수(이미 납부된 체납보험료는 총체납횟수에서 제외하며, 보험료의 체납기간은 고려하지 아니함)가 대통령령으로 정하는 횟수(6회) 미만이거나 가입자 및 피부양자의 소득 · 재산 등이 대통령령으로 정하는 기준 미만인 경우에는 그러하지 아니함 • 소득월액보험료 • 세대단위의 보험료 ▪ 공단은 납부의무를 부담하는 사용자가 보수월액보험료를 체납한 경우에는 그 체납에 대하여 직장가입자 본인에게 귀책사유가 있는 경우에 한하여 위의 세 번째 규정을 적용함. 이 경우 해당 직장가입자의 피부양자에게도 위의 세 번째 규정을 적용함 ▪ 공단으로부터 분할납부 승인을 받고 그 승인된 보험료를 1회 이상 낸 경우에는 보험급여를 할 수 있음. 다만, 분할납부 승인을 받은 사람이 정당한 사유 없이 5회(승인받은 분할납부 횟수가 5회 미만인 경우에는 해당 분할납부 횟수를 말함. 이하 이 조에서 같음) 이상 그 승인된 보험료를 내지 아니한 경우에는 그러하지 아니함 ▪ 보험급여를 하지 아니하는 기간(이하 이 항에서 "급여제한기간")에 받은 보험급여는 다음의 어느 하나에 해당하는 경우에만 보험급여로 인정함 • 공단이 급여제한기간에 보험급여를 받은 사실이 있음을 가입자에게 통지한 날부터 2개월이 지난 날이 속한 달의 납부기한 이내에 체납된 보험료를 완납한 경우 • 공단이 급여제한기간에 보험급여를 받은 사실이 있음을 가입자에게 통지한 날부터 2개월이 지난 날이 속한 달의 납부기한 이내에 분할납부 승인을 받은 체납보험료를 1회 이상 낸 경우. 다만, 분할납부 승인을 받은 사람이 정당한 사유 없이 5회 이상 그 승인된 보험료를 내지 아니한 경우에는 그러하지 아니함

급여의 제한과 정지		
급여의 제한 (제53조) (계속)	**급여의 제한** (시행령 제26조)	▪ "대통령령으로 정하는 기간"이란 1개월을 말함 ▪ "대통령령으로 정하는 횟수"란 6회를 말함 ▪ "대통령령으로 정하는 기준 미만인 경우"란 다음의 요건을 모두 충족한 경우를 말함. 이 경우 소득은 이자, 배당, 사업, 근로, 연금, 기타소득)에 따른 소득을 말하고, 재산은 보험료부과점수의 산정기준 중 토지, 건축물, 주택, 선박 및 항공기에 따른 재산을 말함 • 세대단위의 보험료를 체납한 가입자가 속한 세대의 소득이 100만원 미만이고, 그 세대의 재산에 대한 「지방세법」에 따른 과세표준이 100만원 미만일 것. 다만, 가입자가 미성년자, 65세 이상인 사람 또는 「장애인복지법」에 따라 등록한 장애인인 경우에는 그 소득 및 재산에 대한 과세표준이 각각 공단이 정하는 금액 미만일 것 • 세대단위의 보험료를 체납한 가입자가 「소득세법」에 따른 사업자등록을 한 사업에서 발생하는 소득이 없을 것 ▪ 소득 및 재산의 확인 절차, 방법 및 시기 등에 관한 구체적인 사항은 공단이 정함
급여의 정지 (제54조) (21대구 · 제주, 20전남, 16강원 · 경북)		보험급여를 받을 수 있는 사람이 다음의 어느 하나에 해당하면 그 기간에는 보험급여를 하지 아니함 ▪ 국외에 체류하는 경우 ▪ 「병역법」에 따른 현역병(지원에 의하지 아니하고 임용된 하사를 포함함), 전환복무된 사람 및 군간부후보생에 해당하게 된 경우 ▪ 교도소, 그 밖에 이에 준하는 시설에 수용되어 있는 경우

국민보험심사평가원	
설립(제62조)	요양급여비용을 심사하고 요양급여의 적정성을 평가하기 위하여 건강보험심사평가원을 설립함
업무 등 (제63조) (22경북, 21충남 · 부산, 18서울, 17부산)	▪ 심사평가원은 다음의 업무를 관장함 • 요양급여비용의 심사 • 요양급여의 적정성 평가 • 심사기준 및 평가기준의 개발 • 위의 규정에 따른 업무와 관련된 조사연구 및 국제협력 • 다른 법률에 따라 지급되는 급여비용의 심사 또는 의료의 적정성 평가에 관하여 위탁받은 업무 • 그 밖에 이 법 또는 다른 법령에 따라 위탁받은 업무 • 건강보험과 관련하여 보건복지부장관이 필요하다고 인정한 업무 • 그 밖에 보험급여 비용의 심사와 보험급여의 적정성 평가와 관련하여 대통령령으로 정

<table>
<tr><th colspan="3">국민보험심사평가원</th></tr>
<tr><td rowspan="2">업무 등
(제63조)
(계속)</td><td colspan="2">하는 업무
▪ 보험급여의 적정성 평가의 기준 · 절차 · 방법 등에 필요한 사항은 보건복지부장관이 정하여 고시함</td></tr>
<tr><td>업무
(시행령 제28조)
(14충북)</td><td>▪ "대통령령으로 정하는 업무"란 다음의 업무를 말함
• 요양급여비용의 심사청구와 관련된 소프트웨어의 개발 · 공급 · 검사 등 전산 관리
• 요양급여의 적정성 평가 결과의 공개
• 지급되는 요양비 중 보건복지부령으로 정하는 기관에서 받은 요양비에 대한 심사
• 환자 분류체계 및 요양급여 관련 질병 · 부상 분류체계의 개발 · 관리
• 업무와 관련된 교육 · 홍보
▪ 전산 관리, 적정성 평가 결과의 공개, 환자 분류체계 및 요양급여 관련 질병 · 부상 분류체계의 개발 · 관리의 절차 · 기준 · 방법과 그 밖에 필요한 사항은 보건복지부장관이 정하여 고시함</td></tr>
<tr><td>임원
(제65조)</td><td colspan="2">▪ 심사평가원에 임원으로서 원장, 이사 15명 및 감사 1명을 둠. 이 경우 원장, 이사 중 4명 및 감사는 상임으로 함
▪ 원장은 임원추천위원회가 복수로 추천한 사람 중에서 보건복지부장관의 제청으로 대통령이 임명함
▪ 상임이사는 보건복지부령으로 정하는 추천 절차를 거쳐 원장이 임명함
▪ 비상임이사는 다음의 사람 중에서 10명과 대통령령으로 정하는 바에 따라 추천한 관계 공무원 1명을 보건복지부장관이 임명함
• 공단이 추천하는 1명
• 의약관계단체가 추천하는 5명
• 노동조합 · 사용자단체 · 소비자단체 및 농어업인단체가 추천하는 각 1명
▪ 감사는 임원추천위원회가 복수로 추천한 사람 중에서 기획재정부장관의 제청으로 대통령이 임명함
▪ 비상임이사는 정관으로 정하는 바에 따라 실비변상을 받을 수 있음
▪ 원장의 임기는 3년, 이사(공무원인 이사는 제외함)와 감사의 임기는 각각 2년으로 함</td></tr>
</table>

<table>
<tr><th colspan="2">보험료</th></tr>
<tr><td>보험료
(제69조)
(18광주, 17충남)</td><td>▪ 공단은 건강보험사업에 드는 비용에 충당하기 위하여 보험료의 납부의무자로부터 보험료를 징수함
▪ 보험료는 가입자의 자격을 취득한 날이 속하는 달의 다음 달부터 가입자의 자격을 잃은 날의 전날이 속하는 달까지 징수함. 다만, 가입자의 자격을 매월 1일에 취득한 경우 또는 유</td></tr>
</table>

보험료		
보험료 (제69조) (계속)		공자등 의료보호대상자 중 건강보험 적용 신청으로 가입자의 자격을 취득하는 경우에는 그 달부터 징수함 ▪ 보험료를 징수할 때 가입자의 자격이 변동된 경우에는 변동된 날이 속하는 달의 보험료는 변동되기 전의 자격을 기준으로 징수함. 다만, 가입자의 자격이 매월 1일에 변동된 경우에는 변동된 자격을 기준으로 징수함 ▪ **직장가입자의 월별 보험료액**은 다음에 따라 산정한 금액으로 함 • **보수월액보험료**: **보수월액**에 **보험료율을 곱하여 얻은 금액** • **소득월액보험료**: **소득월액**에 **보험료율을 곱하여 얻은 금액** ▪ **직장가입자의 월별 보험료액=(보수월액×보험료율)+(소득월액×보험료율)** ▪ **지역가입자의 월별 보험료액은 세대 단위로 산정하되, 지역가입자가 속한 세대의 월별 보험료액**은 **보험료부과점수에 보험료부과점수당 금액을 곱한 금액**으로 함 • **지역가입자의 월별 보험료액=보험료부과점수 × 보험료부과점수당 금액** ▪ 월별 보험료액은 가입자의 보험료 평균액의 일정비율에 해당하는 금액을 고려하여 **대통령령**으로 정하는 기준에 따라 **상한** 및 **하한**을 정함
	월별 보험료액의 상한과 하한 (시행령 제32조)	▪ 월별 보험료액의 **상한**은 다음과 같음 • **직장가입자**의 **보수월액보험료**: 보험료가 부과되는 연도의 전전년도 직장가입자 평균 보수월액보험료(전전년도 평균 보수월액보험료)의 30배에 해당하는 금액을 고려하여 보건복지부장관이 정하여 고시하는 금액 • **직장가입자**의 **소득월액보험료** 및 **지역가입자**의 **월별 보험료액**: 보험료가 부과되는 연도의 전전년도 평균 보수월액보험료의 15배에 해당하는 금액을 고려하여 보건복지부장관이정하여 고시하는 금액 ▪ 월별 보험료액의 **하한**은 다음과 같음 • 직장가입자의 보수월액보험료: 보험료가 부과되는 연도의 전전년도 평균 보수월액보험료의 **1천분의 75 이상 1천분의 85 미만**의 범위에서 보건복지부장관이 정하여 고시하는 금액 • 지역가입자의 월별 보험료액: 가목에 따른 보수월액보험료의 **100분의 90 이상 100분의 100 이하의 범위**에서 보건복지부장관이 정하여 고시하는 금액
보수월액 (제70조)		▪ 직장가입자의 보수월액은 직장가입자가 지급받는 **보수를 기준**으로 하여 산정함 ▪ 휴직이나 그 밖의 사유로 보수의 전부 또는 일부가 지급되지 아니하는 가입자(이하 "휴직자등")의 보수월액보험료는 해당 사유가 생기기 **전 달의 보수월액을 기준**으로 산정함 ▪ 보수는 근로자등이 근로를 제공하고 사용자·국가 또는 지방자치단체로부터 지급받는 금품(실비변상적인 성격을 갖는 금품은 제외함)으로서 **대통령령**으로 정하는 것을 말함.

<table>
<tr><th colspan="3">보험료</th></tr>
<tr><td>보수월액
(제70조)
(계속)</td><td colspan="2">이 경우 보수 관련 자료가 없거나 불명확한 경우 등 대통령령으로 정하는 사유에 해당하면 보건복지부장관이 정하여 고시하는 금액을 보수로 봄
▪ 보수월액의 산정 및 보수가 지급되지 아니하는 사용자의 보수월액의 산정등에 필요한 사항은 대통령령으로 정함</td></tr>
<tr><td rowspan="2">소득월액
(제71조)
(18전남, 17충남)</td><td colspan="2">▪ 소득월액은 보수월액의 산정에 포함된 보수를 제외한 직장가입자의 소득(“보수외소득”)이 대통령령으로 정하는 금액을 초과하는 경우 다음의 계산식에 따라 산정함
• (연간 보수외 소득 − 대통령령으로 정하는 금액) × 1/12
▪ 소득월액을 산정하는 기준, 방법 등 소득월액의 산정에 필요한 사항은 대통령령으로 정함</td></tr>
<tr><td>소득월액
(시행령 제41조)
(18전남)</td><td>▪ 소득월액 산정에 포함되는 소득은 다음과 같음. 이 경우 「소득세법」에 따른 비과세소득은 제외함
• 이자소득: 「소득세법」 제16조에 따른 소득
• 배당소득: 「소득세법」 제17조에 따른 소득
• 사업소득: 「소득세법」 제19조에 따른 소득
• 근로소득: 「소득세법」 제20조에 따른 소득
• 연금소득: 「소득세법」 제20조의3에 따른 소득. 다만, 공적연금소득의 경우에는 해당 과세기간에 발생한 연금소득 전부를 연금소득으로 함
• 기타소득: 「소득세법」 제21조에 따른 소득
▪ 소득의 구체적인 산정방법은 보건복지부령으로 정함
▪ 소득 자료의 반영시기는 다음의구분에 따름. 다만, 천재지변 등 부득이한 사유가 발생한 경우에는 공단의 정관으로 정하는 바에 따라 반영시기를 조정할 수 있음
• 매년 1월부터 10월까지의 소득월액 산정 시: 소득월액보험료가 부과되는 연도의 전전년도 자료.다만, 연금소득 자료는 소득월액보험료가 부과되는 연도의 전년도 자료로 함
• 매년 11월 및 12월의 소득월액 산정 시: 소득월액보험료가 부과되는 연도의 전년도 자료
▪ “대통령령으로 정하는 금액”이란 각각 연간 2천만원을 말함
▪ 소득월액은 계산식을 적용하여 산출한 금액을 보건복지부령으로 정하는 방법에 따라 평가하여 산정함
▪ 규정한 사항 외에 소득 자료의 구체적인 종류 등 소득월액의 산정에 필요한 세부 사항은 공단의 정관으로 정함</td></tr>
</table>

보험료

소득월액
(제71조)
(계속)

소득월액
(시행령 제41조)
(계속)

보수의 소득에 대한 소득월액 보험료 부과제도
(2022년 9월 1일 시행되는 부과체계 2단계 개편)

부과대상	2,000만원 초과할 경우 초과금액	
공제금액	2,000만원	
소득평가율	이자, 배당, 사업, 기타 소득	100%
	연금, 근로 소득	50%
계산식	(연보수외소득 − 공제금액) ÷ 12 × 소득평가율 × 건강보험료율	

보험료부과점수

보험료부과점수
(제72조)
(17충남, 15울산, 14서울 · 대구)

- 보험료부과점수는 지역가입자의 소득 및 재산을 기준으로 산정함. 다만, 대통령령으로 정하는 지역가입자가 실제 거주를 목적으로 대통령령으로 정하는 기준 이하의 주택을 구입 또는 임차하기 위하여 「금융실명거래 및 비밀보장에 관한 법률」에 따른 금융회사 등으로부터 대출을 받고 그 사실을 공단에 통보하는 경우에는 해당 대출금액을 대통령령으로 정하는 바에 따라 평가하여 보험료부과점수 산정 시 제외함
- 보험료부과점수의 산정방법과 산정기준을 정할 때 법령에 따라 재산권의 행사가 제한되는 재산에 대하여는 다른 재산과 달리 정할 수 있음
- 지역가입자는 공단에 통보할 때 「신용정보의 이용 및 보호에 관한 법률」에 따른 신용정보, 「금융실명거래 및 비밀보장에 관한 법률」에 따른 금융자산, 같은 조 에 따른 금융거래의 내용에 대한 자료 · 정보 중 대출금액 등 대통령령으로 정하는 자료 · 정보(이하 "금융정보등")를 공단에 제출하여야 하며, 보험료부과점수 산정을 위하여 필요한 금융정보등을 공단에 제공하는 것에 대하여 동의한다는 서면을 함께 제출하여야 함
- 보험료부과점수의 산정방법 · 산정기준 등에 필요한 사항은 대통령령으로 정함

보험료부과점수의 산정기준
(시행령 제42조)
(14대구)

- 보험료부과점수는 다음의 사항을 고려하여 산정하되, 구체적인 산정방법은 별표 4와 같음
  - 소득
  - 재산

보험료부과점수의 산정방법
(시행령 [별표 4])

보험료부과점수는 지역가입자가 속한 세대의 보험료 부담능력을 표시하는 점수로서, 가목부터 다목까지의 규정에 따른 소득 · 재산 및 자동차에 부과하는 점수를 합하여 산정함. 다만, 가목에 따른 소득금액이 연 336만원 이하인 경우에는 소득에 부과하는 점수가 아닌 지역가입자의 월별 보험료액의 하한액을 보험료부과점수당 금액으로 나누어 얻은 값에 재산 및 자동차에 부과하는 점수를 합하여 산정함

<table>
<tr><th colspan="4">보험료부과점수</th></tr>
<tr><td rowspan="2">보험료부과점수
(제72조)
(계속)</td><td>보험료부과점수의 산정기준
(시행령 제42조)
(계속)</td><td>보험료부과점수의 산정방법
(시행령 [별표 4])
(계속)</td><td>• 소득에 부과하는 점수는 소득을 보건복지부령으로 정하는 바에 따라 평가하여 합산한 소득금액의 구분에 따라 산정함
• 재산(자동차는 제외)에 부과하는 점수는 다음의 금액을 합산한 금액에서 5천만원 및 대출금액을 평가한 금액을 뺀 금액을 등급별로 구분하여 산정함
◆ 토지, 건축물, 주택, 선박 및 항공기의 재산세 과세표준금액
◆ 임차주택에 대한 보증금 및 월세금액을 보건복지부령으로 정하는 기준에따라 평가한 금액
• 자동차에 부과하는 점수는 자동차에 사용연수에 따른 감액률을 반영하여 자동차 종류별 배기량에 따라 등급별로 구분하여 산정함. 자동차가 2대 이상인 세대는 각각의 자동차에 대한 등급별 점수를 합산함</td></tr>
<tr><td colspan="3">▪ 소득의 구체적인 종류 · 범위 · 산정방법 · 반영시기 및 소득 조정 등에 관하여는 제41조(요양급여) 제1항부터 제3항까지 및 제41조의2(약제에 대한 요양급여비용 상한금액의 감액 등)를 준용함. 이 경우 “소득월액”은 “보험료부과점수”로, “소득월액보험료”는 “월별 보험료액”으로, “직장가입자”는 “지역가입자”로 봄
▪ 재산은 다음과 같음
• 「지방세법」에 따른 재산세의 과세대상이 되는 토지, 건축물, 주택, 선박 및 항공기. 다만, 종중재산(宗中財産), 마을 공동재산, 그 밖에 이에 준하는 공동의 목적으로 사용하는건축물 및 토지는 제외함
• 주택을 소유하지 아니한 지역가입자의 경우에는 임차주택에 대한 보증금 및 월세금액
• 「지방세법 시행령」에 따른 승용자동차 및 그 밖의 승용자동차. 다만, 다음의 어느 하나에 해당하는 경우에는 제외함
◆ 사용연수가 9년 이상인 경우
◆ 과세표준에 「지방세법 시행령」 에 따른 차량의 경과연수별 잔존가치율을 고려하여 보건복지부장관이 고시하는 비율을 적용하여 산정된 차량의 가액이 4천만원 미만인 경우
◆ 「국가유공자 등 예우 및 지원에 관한 법률」에 따른 국가유공자 등으로서 상이등급 판정을 받은 사람과 「보훈보상대상자 지원에 관한 법률」에 따른 보훈보상대상자로서 상이등급 판정을 받은 사람이 소유한 자동차
◆ 「장애인복지법」에 따라 등록한 장애인이 소유한 자동차
◆ 「지방세특례제한법」에 따라 과세하지 아니하는 자동차</td></tr>
</table>

보험료부과점수	
보험료부과점수 (제72조) (계속)	◆ 「지방세법 시행령」에 따른 영업용 자동차 ▪ 규정한 사항 외에 소득 자료의 구체적인 종류 등 보험료부과점수의 산정에 필요한 세부사항은 공단의 정관으로 정함

<table>
<tr><th colspan="3">보험료율</th></tr>
<tr><td rowspan="2">보험료율 등
(제73조)</td><td colspan="2">▪ 직장가입자의 보험료율은 1천분의 80의 범위에서 심의위원회의 의결을 거쳐 대통령령으로 정함
▪ 국외에서 업무에 종사하고 있는 직장가입자에 대한 보험료율은 정해진 보험료율의 100분의 50으로 함
▪ 지역가입자의 보험료부과점수당 금액은 심의위원회의 의결을 거쳐 대통령령으로 정함</td></tr>
<tr><td>보험료율 및 보험료부과점수당 금액
(시행령 제44조)</td><td>▪ 직장가입자의 보험료율은 1만분의 709로 함
▪ 지역가입자의 보험료부과점수당 금액은 208.4원으로 함</td></tr>
</table>

<table>
<tr><th colspan="3">보험료의 면제와 경감</th></tr>
<tr><td rowspan="2">보험료의 면제
(제74조)
(22경기경채)</td><td colspan="2">▪ 공단은 직장가입자가 다음의 어느 하나에 해당하는 경우(국외에 체류하는 경우에는 1개월 이상의 기간으로서 대통령령으로 정하는 기간 이상 국외에 체류하는 경우에 한정함) 그 가입자의 보험료를 면제함. 다만, 국외에 체류하는 경우에 해당하는 직장가입자의 경우에는 국내에 거주하는 피부양자가 없을 때에만 보험료를 면제함
• 국외에 체류하는 경우
• 「병역법」에 따른 현역병(지원에 의하지 아니하고 임용된 하사를 포함함), 전환복무된 사람 및 군간부후보생)에 해당하게 된 경우
• 교도소, 그 밖에 이에 준하는 시설에 수용되어 있는 경우
▪ 지역가입자가 위의 세 경우의 어느 하나에 해당하면 그 가입자가 속한 세대의 보험료를 산정할 때 그 가입자의 보험료부과점수를 제외함
▪ 보험료의 면제나 보험료의 산정에서 제외되는 보험료부과점수에 대하여는 급여정지 사유가 생긴 날이 속하는 달의 다음 달부터 사유가 없어진 날이 속하는 달까지 적용함. 다만, 다음의 어느 하나에 해당하는 경우에는 그 달의 보험료를 면제하지 아니하거나 보험료의 산정에서 보험료부과점수를 제외하지 아니함
• 급여정지 사유가 매월 1일에 없어진 경우
• 국외에 체류하는 가입자 또는 그 피부양자가 국내에 입국하여 입국일이 속하는 달에 보험급여를 받고 그 달에 출국하는 경우</td></tr>
<tr><td>보험료가 면제되는 국외 체류기간
(시행령 제44조의2)</td><td>"대통령령으로 정하는 기간"이란 3개월을 말함. 다만, 업무에 종사하기 위해 국외에 체류하는 경우라고 공단이 인정하는 경우에는 1개월을 말함</td></tr>
</table>

<table>
<tr><th colspan="2">보험료의 면제와 경감</th></tr>
<tr><td>보험료의 경감 등
(제75조)
(16대구 · 울산 · 전북)</td><td>▪ 다음의 어느 하나에 해당하는 가입자 중 보건복지부령으로 정하는 가입자에 대하여는 그 가입자 또는 그 가입자가 속한 세대의 보험료의 일부를 경감할 수 있음
• 섬 · 벽지 · 농어촌 등 대통령령으로 정하는 지역에 거주하는 사람
• 65세 이상인 사람
• 「장애인복지법」에 따라 등록한 장애인
• 「국가유공자 등 예우 및 지원에 관한 법률」에 따른 국가유공자
• 휴직자
• 그 밖에 생활이 어렵거나 천재지변 등의 사유로 보험료를 경감할 필요가 있다고 보건복지부장관이 정하여 고시하는 사람
▪ 보험료 경감의 방법 · 절차 등에 필요한 사항은 보건복지부장관이 정하여 고시함</td></tr>
</table>

<table>
<tr><th colspan="3">버홈료의 부담</th></tr>
<tr><td rowspan="4">보험료의 부담
(제76조)
(22전북, 20충남, 18울산 · 광주)</td><td colspan="2">▪ 직장가입자의 보수월액보험료는 직장가입자와 다음의 구분에 따른 자가 각각 보험료액의 100분의 50씩 부담함. 다만, 직장가입자가 교직원으로서 사립학교에 근무하는 교원이면 보험료액은 그 직장가입자가 100분의 50을, 사립학교 설립 운영하는 사용자가 100분의 30을, 국가가 100분의 20을 각각 부담함
• 직장가입자가 근로자인 경우에는 근로자가 소속되어 있는 사업장의 사업주
• 직장가입자가 공무원인 경우에는 그 공무원이 소속되어 있는 국가 또는 지방자치단체
• 직장가입자가 교직원(사립학교에 근무하는 교원은 제외함)인 경우에는 사립학교 설립 운영하는 사용자
▪ 직장가입자의 소득월액보험료는 직장가입자가 부담함
▪ 지역가입자의 보험료는 그 가입자가 속한 세대의 지역가입자 전원이 연대하여 부담함</td></tr>
<tr><td>지역가입자의 세대 분리
(시행령 제43조)</td><td>공단은 지역가입자가 다음의 어느 하나의 사람에 해당하는 경우에는 그 가입자를 해당 세대에서 분리하여 별도 세대로 구성할 수 있음
▪ 해당 세대와 가계단위 및 생계를 달리하여 공단에 세대 분리를 신청한 사람
▪ 희귀난치성질환자등으로서 본인부담액을 경감받는 사람
▪ 「병역법」 에 따라 소집되어 상근예비역 또는 사회복무요원으로 복무하는 사람
▪ 「대체역의 편입 및 복무 등에 관한 법률」 에 따라 소집되어 대체복무요원으로 복무하는 사람</td></tr>
<tr><td colspan="2">▪ 직장가입자가 교직원인 경우 사립학교 설립 운영하는 사용자가 부담액 전부를 부담할 수 없으면 그 부족액을 학교에 속하는 회계에서 부담하게 할 수 있음</td></tr>
</table>

<table>
<tr><th colspan="3">이의신청 및 심판청구</th></tr>
<tr><td>이의신청
(제87조)
(15부산)</td><td colspan="2">▪ 가입자 및 피부양자의 자격, 보험료등, 보험급여, 보험급여 비용에 관한 공단의 처분에 이의가 있는 자는 공단에 이의신청을 할 수 있음
▪ 요양급여비용 및 요양급여의 적정성 평가 등에 관한 심사평가원의 처분에 이의가 있는 공단, 요양기관 또는 그 밖의 자는 심사평가원에 이의신청을 할 수 있음
▪ 이의신청은 처분이 있음을 안 날부터 90일 이내에 문서(전자문서를 포함함)로 하여야 하며 처분이 있은 날부터 180일을 지나면 제기하지 못함. 다만, 정당한 사유로 그 기간에 이의신청을 할 수 없었음을 소명한 경우에는 그러하지 아니함
▪ 요양기관이 요양급여 대상 여부의 확인 등에 따른 심사평가원의 확인에 대하여 이의신청을 하려면 통보받은 날부터 30일 이내에 하여야 함</td></tr>
<tr><td>심판청구
(제88조)</td><td colspan="2">▪ 이의신청에 대한 결정에 불복하는 자는 건강보험분쟁조정위원회에 심판청구를 할 수 있음. 이 경우 심판청구의 제기기간 및 제기방법은 다음과 같음
• 처분이 있음을 안 날부터 90일 이내에 문서(전자문서를 포함함)로 하여야 하며 처분이 있은 날부터 180일을 지나면 제기하지 못함. 다만, 정당한 사유로 그 기간에 이의신청을 할 수 없었음을 소명한 경우에는 그러하지 아니함</td></tr>
</table>

<table>
<tr><th colspan="3">건강보험분쟁조정위원회</th></tr>
<tr><td rowspan="2">건강보험분쟁조정 위원회
(제89조)</td><td colspan="2">▪ 심판청구를 심리 · 의결하기 위하여 보건복지부에 건강보험분쟁조정위원회(이하 “분쟁조정위원회”)를 둠
▪ 분쟁조정위원회는 위원장을 포함하여 60명 이내의 위원으로 구성하고, 위원장을 제외한 위원 중 1명은 당연직위원으로 함. 이 경우 공무원이 아닌 위원이 전체 위원의 과반수가 되도록 하여야 함
▪ 분쟁조정위원회의 회의는 위원장, 당연직위원 및 위원장이 매 회의마다 지정하는 7명의 위원을 포함하여 총 9명으로 구성하되, 공무원이 아닌 위원이 과반수가 되도록 하여야 함</td></tr>
<tr><td>분쟁조정위원회의 구성 등
(시행령 제62조)</td><td>▪ 분쟁조정위원회의 위원장은 보건복지부장관의 제청으로 대통령이 임명하고, 위원은 다음의 사람 중에서 보건복지부장관이 임명하거나 위촉함
• 4급 이상 공무원 또는 고위공무원단에 속하는 일반직공무원으로 재직 중이거나 재직하였던 사람
• 판사 · 검사 또는 변호사 자격이 있는 사람
• 「고등교육법」의 규정에 따른 학교에서 사회보험 또는 의료와 관련된 분야에 부교수 이상으로 재직하고 있는 사람
• 사회보험 또는 의료에 관한 학식과 경험이 풍부한 사람
▪ 당연직위원은 위원 중 심판청구에 관한 업무를 담당하는 공무원으로 함</td></tr>
</table>

건강보험분쟁조정위원회		
건강보험분쟁조정 위원회 (제89조) (계속)	분쟁조정위원회 위원의 임기 (시행령 제64조)	분쟁조정위원회 위원의 임기는 3년으로 함. 다만, 위원 중 공무원인 위원의 임기는 그 직위에 재임하는 기간으로 함

시효, 서류의 보존, 과징금	
시효 (제91조) (17충북, 16전남)	▪ 다음의 권리는 3년 동안 행사하지 아니하면 소멸시효가 완성됨 • 보험료, 연체금 및 가산금을 징수할 권리 • 보험료, 연체금 및 가산금으로 과오납부한 금액을 환급받을 권리 • 보험급여를 받을 권리 • 보험급여 비용을 받을 권리 • 과다납부된 본인일부부담금을 돌려받을 권리 • 근로복지공단의 권리 ▪ 시효는 다음의 어느 하나의 사유로 중단됨 • 보험료의 고지 또는 독촉 • 보험급여 또는 보험급여 비용의 청구 ▪ 휴직자등의 보수월액보험료를 징수할 권리의 소멸시효는 고지가 유예된 경우 휴직 등의 사유가 끝날 때까지 진행하지 아니함 ▪ 소멸시효기간, 시효 중단 및 시효 정지에 관하여 이 법에서 정한 사항 외에는 「민법」에 따름
서류의 보존 (제96조의4) (18부산)	▪ 요양기관은 요양급여가 끝난 날부터 5년간 보건복지부령으로 정하는 바에 따라 요양급여비용의 청구에 관한 서류를 보존하여야 함. 다만, 약국 등 보건복지부령으로 정하는 요양기관은 처방전을 요양급여비용을 청구한 날부터 3년간 보존하여야 함 ▪ 사용자는 3년간 보건복지부령으로 정하는 바에 따라 자격 관리 및 보험료 산정 등 건강보험에 관한 서류를 보존하여야 함 ▪ 요양비를 청구한 준요양기관은 요양비를 지급받은 날부터 3년간 보건복지부령으로 정하는 바에 따라 요양비 청구에 관한 서류를 보존하여야 함 ▪ 보조기기에 대한 보험급여를 청구한 자는 보험급여를 지급받은 날부터 3년간 보건복지부령으로 정하는 바에 따라 보험급여 청구에 관한 서류를 보존하여야 함
과징금 (제99조)	보건복지부장관은 요양기관이 업무정지 처분을 하여야 하는 경우로서 그 업무정지 처분이 해당 요양기관을 이용하는 사람에게 심한 불편을 주거나 보건복지부장관이 정하는 특별한 사유가 있다고 인정되면 업무정지 처분을 갈음하여 속임수나 그 밖의 부당한 방법으로 부담하게 한 금액의 5배 이하의 금액을 과징금으로 부과·징수할 수 있음. 이 경우 보건복지부장관은 12개월의 범위에서 분할납부를 하게 할 수 있음

위반사실의 공표 (제100조)	▪ 보건복지부장관은 관련 **서류의 위조 · 변조로 요양급여비용을 거짓으로 청구**하여 **업무정지 또는 과징금**에 따른 행정처분을 받은 요양기관이 다음의 어느 하나에 해당하면 그 위반 행위, 처분 내용, 해당 요양기관의 명칭 · 주소 및 대표자 성명, 그 밖에 다른 요양기관과의 구별에 필요한 사항으로서 대통령령으로 정하는 사항을 공표할 수 있음. 이 경우 공표 여부를 결정할 때에는 그 위반행위의 동기, 정도, 횟수 및 결과 등을 고려하여야 함 • **거짓으로 청구한 금액이 1천 500만원 이상인 경우** • **요양급여비용 총액 중 거짓으로 청구한 금액의 비율이 100분의 20 이상인 경우** ▪ 보건복지부장관은 공표 여부 등을 심의하기 위하여 **건강보험공표심의위원회**(이하 이 조에서 "공표심의위원회")를 설치 · 운영함 ▪ 공표의 절차 · 방법, 공표심의위원회의 구성 · 운영 등에 필요한 사항은 대통령령으로 정함

Part 15

암관리법

| 의료기술직 |

Part 15 암관리법

암관리법[시행 2022. 01. 01.], 시행령[시행 2022. 11. 08.], 시행규칙[시행 2021. 04. 08.]

목적(제1조)

- 암의 예방과 진료 및 연구 등에 관한 정책을 종합적으로 수립 · 시행함
- 인한 개인적 고통과 피해 및 사회적 부담을 줄임
- 국민건강증진에 이바지함

국가 등의 의무 (제3조) (22울산)	▪ **국가 및 지방자치단체**는 **암의 예방, 진료, 연구** 및 **암 치료 후 사후관리 등에 관한 사업**을 **시행**하고 지원함으로써 **암을 예방**하고 **암환자에게 적절한 의료서비스가 제공**될 수 있도록 적극 노력하여야 함 ▪ 의료인 및 의료기관의 장은 국가 및 지방자치단체가 시행하는 암관리에 관한 사업(이하 "암관리사업"이라 한다)에 적극 협조하여야 함
암 예방의 날 및 홍보 등 (제4조) (22울산)	▪ 암에 대한 국민의 이해를 높이고 암의 예방 · 치료 및 관리 의욕을 고취시키기 위하여 **매년 3월 21일**을 **암 예방의 날**로 정하고, 이에 적합한 행사를 하여야 함 ▪ **국가와 지방자치단체**는 암의 발생을 예방하고, 암의 조기 발견 등 암관리에 대한 범국민적인 관심을 높이기 위한 **교육 · 홍보 사업을 시행**하여야 함

암관리종합계획의 수립·시행 등

암관리종합계획의 수립 (제5조) (18울산)	▪ **보건복지부장관**은 **국가암관리위원회의 심의**를 거쳐 암관리종합계획을 **5년마다** 세워야 함 ▪ 종합계획에는 다음의 사항이 포함되어야 함 • 암관리사업의 기본목표와 추진방향 • 암관리사업의 계획 및 추진 방법 • 암관리에 필요한 전문 인력의 육성에 관한 사항 • 암 치료 후 사후관리에 관한 사항 〈시행 2023. 6. 11.〉 • 그 밖에 암관리에 필요한 사항 ▪ 특별시장 · 광역시장 · 특별자치시장 · 도지사 · 특별자치도지사 및 시장 · 군수 · 구청장은 그 지방자치단체의 실정을 고려하여 종합계획에 따른 세부집행계획을 각각 세워야 함 ▪ **세부집행계획**은 「지역보건법」에 따른 **지역보건의료계획**에 포함하여 수립함 ▪ 그 밖에 종합계획 및 세부집행계획의 수립 · 시행에 필요한 사항은 대통령령으로 정함	
	암관리종합계획의 수립 · 시행 등 (시행령 제1조의2)	▪ 보건복지부장관은 암관리종합계획을 수립했을 때에는 그 내용을 보건복지부의 인터넷 홈페이지에 공고하고, 특별시장 · 광역시장 · 특별자치시장 · 도지사 · 특별자치도지사 및 시장 · 군수 · 구청장에게 알려야 함 ▪ 보건복지부장관은 암관리종합계획의 시행을 위해 연차별 시행계획을 수립해야 함

<table>
<tr><th colspan="3">암관리종합계획의 수립·시행 등</th></tr>
<tr><td rowspan="2">국가암관리위원회
(제6조)
(21광주)</td><td colspan="2">▪ 종합계획의 수립 등 암관리에 관한 중요사항을 심의하기 위하여 보건복지부장관 소속으로 국가암관리위원회를 둠</td></tr>
<tr><td>국가암관리위원회 위원의 임기 등
(시행령 제2조)</td><td>국가암관리위원회 위원의 임기는 3년으로 하며, 한 차례만 연임할 수 있음</td></tr>
<tr><td rowspan="2">위원회의 구성
(제7조)
(21광주)</td><td colspan="2">▪ 위원회는 위원장 1인을 포함한 15인 이내의 위원으로 구성함
▪ 위원장은 보건복지부차관이 되고, 위원은 다음의 어느 하나에 해당하는 사람 중에서 보건복지부장관이 임명 또는 위촉함
• 암의 예방 및 관리 업무를 담당하는 공무원
• 암에 관한 학식과 경험이 풍부한 사람
▪ 위원회는 업무를 효율적으로 수행하기 위하여 위원회의 위원과 외부 전문가로 구성되는 분야별 전문위원회를 둘 수 있음
▪ 그 밖에 위원회 및 전문위원회의 구성·운영 등에 필요한 사항은 대통령령으로 정함</td></tr>
<tr><td>전문위원회의 구성 및 운영
시행령 제4조의2</td><td>▪ 위원회에 다음의 전문위원회를 둠
• 암 예방 전문위원회 • 암환자 관리 전문위원회
• 암 검진 전문위원회 • 암데이터 관리 전문위원회
▪ 각 전문위원회는 위원장 1명을 포함하여 10명 이내의 위원으로 성별을 고려하여 구성함
▪ 각 전문위원회 위원장은 해당 전문위원회 위원 중에서 호선(互選)하며, 각 전문위원회 위원은 다음의 사람 중에서 위원회 위원장이 임명하거나 위촉함
▪ 위원회 위원장이 위촉한 전문위원회 위원의 임기는 3년으로 하며, 한 차례만 연임할 수 있음
▪ 전문위원회 회의는 다음의 어느 하나에 해당할 때에 해당 전문위원회 위원장이 소집함</td></tr>
<tr><td>위원회의 기능
(제8조)
(17충북)</td><td colspan="2">국가암관리위원회 심의사항
▪ 국가암관리체계 및 제도의 발전에 관한 사항
▪ 종합계획의 수립 및 평가에 관한 사항
▪ 연도별 암관리사업 시행계획에 관한 사항
▪ 암관리사업의 예산에 관한 중요 사항
▪ 그 밖에 위원장이 심의에 부치는 사항</td></tr>
<tr><td>암정복추진기획단
(시행규칙 제2조)
(19전남)</td><td colspan="2">▪ 보건복지부장관은 암 연구·개발사업에 대하여 지원하거나 자문하게 하기 위하여 보건복지부에 암정복추진기획단을 둘 수 있음
▪ 추진기획단은 단장 1명을 포함한 30명 이내의 위원으로 구성하며, 위원은 암 연구에 관한</td></tr>
</table>

암관리종합계획의 수립·시행 등	
암정복추진기획단 (시행규칙 제2조) (계속)	학식과 경험이 풍부한 사람 중에서 보건복지부장관이 임명하거나 위촉함 ▪ 위원의 임기는 2년으로 함 ▪ 그 밖에 추진기획단의 구성 및 운영 등에 필요한 사항은 보건복지부장관이 정함

암 관련 사업	
암예방사업 (제10조의2) (22광주)	보건복지부장관은 암 발생 위험을 낮추거나 암 발생을 감소시키기 위하여 다음의 예방사업(이하 "암예방사업"이라 한다)을 시행하여야 함 ▪ 국민 암 예방수칙 및 실천지침의 개발과 보급 ▪ 암 위험요인에 대한 인식과 암 예방 실천에 대한 모니터링 ▪ 효과적인 암 예방을 위한 사업 개발 ▪ 대국민 암 예방 교육 · 홍보사업 ▪ 그 밖에 암 예방을 위하여 보건복지부장관이 필요하다고 인정하는 사업
발암요인관리사업 (제10조의3) (22광주)	보건복지부장관은 발암요인을 관리하기 위하여 다음의 사업을 시행할 수 있음 ▪ 발암요인의 목록 작성 및 보급 ▪ 발암요인 및 그 위해성에 대한 정보 제공 ▪ 발암요인의 위해성 평가와 관리를 위한 국제협력사업 ▪ 그 밖에 발암요인의 관리와 관련하여 보건복지부령으로 정하는 사업
암검진사업 (제11조) (18전남)	▪ 보건복지부장관은 암의 치료율을 높이고 암으로 인한 사망률을 줄이기 위하여 암을 조기에 발견하는 검진사업을 시행하여야 함 ▪ 암검진사업의 범위, 대상자, 암의 종류 · 검진주기, 연령 기준 등에 관하여 필요한 사항은 대통령령으로 정함. 이 경우 보건복지부장관은 암의 발생률, 생존율, 사망률 등 암 통계 및 치료에 관한 자료를 고려하여 암검진사업의 대상자, 암의 종류 · 검진주기 등을 정하여야 함 ▪ 암의 검진 방법 및 절차 등에 관하여 필요한 사항은 보건복지부령으로 정함 ▪ 보건복지부장관은 암검진을 받는 사람 중 「의료급여법」에 따른 의료급여수급자 및 대통령령으로 정하는 건강보험가입자에 대하여는 예산 또는 「국민건강증진법」에 따른 국민건강증진기금에서 그 비용의 전부 또는 일부를 지원할 수 있음

암관리법 시행령 [별표 1] 암의 종류별 검진주기와 연령 기준 등

암의 종류	검진주기	연령 기준 등
위암	2년	40세 이상의 남 · 여
간암	6개월	40세 이상의 남 · 여 중 간암 발생 고위험군
대장암	1년	50세 이상의 남 · 여
유방암	2년	40세 이상의 여성

암 관련 사업

<table>
<tr><td>암검진사업
(제11조)
(계속)</td><td>

암의 종류	검진주기	연령 기준 등
자궁경부암	2년	20세 이상의 여성
폐암	2년	54세 이상 74세 이하의 남·여 중 폐암 발생 고위험군

비 고
1. "간암 발생 고위험군"이란 간경변증, B형간염 항원 양성, C형간염 항체 양성, B형 또는 C형 간염 바이러스에 의한 만성 간질환 환자를 말함
2. "폐암 발생 고위험군"이란 30갑년[하루 평균 담배소비량(갑) × 흡연기간(년)] 이상의 흡연력(吸煙歷)을 가진 현재 흡연자와 폐암 검진의 필요성이 높아 보건복지부장관이 정하여 고시하는 사람을 말함</td></tr>
<tr><td>재가암환자관리사업
(제12조)
(22인천)</td><td>보건복지부장관은 가정에서 치료 또는 요양 중인 암환자(이하 "재가암환자"라 한다)에 대하여 다음의 재가암환자 관리사업을 시행하여야 함
▪ 재가암환자에 대한 통증관리, 완화의료, 간호 및 상담서비스 등을 위한 가정방문사업
▪ 재가암환자와 그 가족을 위한 교육프로그램의 개발 및 보급
▪ 그 밖에 보건복지부령으로 정하는 사업

재가암환자 관리사업의 내용 (시행규칙 제5조)
보건복지부령으로 정하는 사업
▪ 암생존자에 대한 자가(自家) 관리 교육 및 2차 암검진 등 안내
▪ 영양관리, 운동 지도 등 건강 증진
▪ 불안·우울 상담 및 정서적 지지(支持)</td></tr>
<tr><td>암생존자통합지지사업
(제12조의2)</td><td>▪ 보건복지부장관은 암생존자(암환자 중 「호스피스·완화의료 및 임종과정에 있는 환자의 연명의료결정에 관한 법률」에 따른 말기환자에 해당하지 아니하는 사람을 말함. 이하 같다)의 건강증진과 사회복귀를 지원하기 위하여 다음의 지지(支持) 사업을 시행하여야 함
• 암생존자에 대한 상담·교육
• 암생존자의 건강관리와 학교복귀 및 직업복귀에 대한 상담·교육 〈시행 2023. 6. 11.〉
• 암생존자 관리 프로그램 개발 및 보급
• 그 밖에 암생존자의 건강증진 및 사회복귀와 관련하여 보건복지부령으로 정하는 사업
▪ 보건복지부장관은 암생존자통합지지사업을 효율적으로 추진하기 위하여 국립암센터와 지역암센터를 중앙암생존자통합지지센터와 권역암생존자통합지지센터로 각각 지정할 수 있음
▪ 중앙암생존자통합지지센터와 권역암생존자통합지지센터의 지정, 운영 및 지정취소 등에 필요한 사항은 보건복지부령으로 정함</td></tr>
<tr><td>암환자의 의료비 지원사업 등
(제13조)
(21대구·광주, 19충남·전북)</td><td>▪ 국가와 지방자치단체는 암환자의 암 종류별 경제적 부담능력 등을 고려하여 암 치료에 드는 비용을 예산 또는 국민건강증진기금에서 지원할 수 있음
▪ 의료비를 지원받으려는 암환자 또는 그를 대리하는 사람은 관할 보건소장에게 지원 신청을 하여야 함
▪ 관할 보건소장은 소속 공무원으로 하여금 암환자등의 동의를 받아 의료비 지원의 신청을 대리하게 할 수 있음</td></tr>
</table>

<table>
<tr><th colspan="3">암 관련 사업</th></tr>
<tr><td rowspan="3">암환자의 의료비 지원사업 등
(제13조)
(계속)</td><td colspan="2">▪ 보건소장이 지정한 법인 · 단체 · 시설 · 기관 등은 암환자등의 요청에 따라 의료비 지원 신청을 지원할 수 있음
▪ 의료비 지원의 대상 · 기준 · 방법, 대리 신청 및 동의의 방법 · 절차 등 의료비 지원을 위하여 필요한 사항은 대통령령으로 정함</td></tr>
<tr><td>암환자의 의료비 지원사업의 범위
(시행령 제9조)
(21대구)</td><td>암환자의 의료비 지원사업에는 다음의 사업이 포함되어야 함
▪ 의료비 지원사업 대상자에 대한 재산 및 소득에 관한 자료조사
▪ 의료비 지원사업 대상자의 선정 및 통보
▪ 의료비 지원사업 대상자에 대한 의료비 지급
▪ 의료비 지원사업에 관한 홍보
▪ 의료비 지원사업 정보시스템의 개발 및 관리</td></tr>
<tr><td>암환자의 의료비 지원 대상 · 기준 및 방법 등
(시행령 제10조)
(21광주)</td><td>▪ 의료비를 지원받을 수 있는 사람은 다음의 어느 하나에 해당하는 사람 중 소득과 재산 등이 보건복지부장관이 매년 정하여 고시하는 기준 이하인 사람(「아동복지법」에 따른 아동 중 암환자의 경우에는 그 부양의무자를 포함한다)으로 함
• 「아동복지법」에 따른 아동 중 암환자. 다만, 의료비를 지원받는 아동이 18세가 된 경우에는 보건복지부장관이 정하여 고시하는 바에 따라 의료비 지원을 연장할 수 있음
• 「국민건강보험법」 제5조에 따른 건강보험가입자 및 피부양자 중 암환자
• 「의료급여법」에 따른 의료급여수급자 중 암환자
▪ 의료비의 지원한도액, 지원기간 및 지급 절차 등 세부적인 사항은 보건복지부장관이 정하여 고시함</td></tr>
<tr><td>암등록통계사업
(제14조)
(22광주)</td><td colspan="2">▪ 보건복지부장관은 암 발생 위험 요인과 암의 발생 및 치료에 관한 자료를 지속적이고 체계적으로 수집 · 분석하여 암 발생률, 생존율 등의 통계를 산출하기 위한 등록 · 관리 · 조사사업(이하 "암등록통계사업"이라 한다)을 시행하여야 함. 이 경우 통계자료의 수집 및 통계의 작성 등에 관하여는 「통계법」을 준용하며, 통계의 산출을 위하여 처리되는 개인정보는 「개인정보 보호법」 제58조제1항에 따라 같은 법이 적용되지 아니하는 개인정보로 봄
▪ 보건복지부장관은 암환자를 진단 · 치료하는 의료인 또는 의료기관, 「국민건강보험법」에 따른 국민건강보험공단 및 건강보험심사평가원, 행정안전부, 통계청, 「통계법」에 따른 통계작성기관, 그 밖에 암에 관한 사업을 하는 법인 · 기관 · 단체에 대하여 보건복지부령으로 정하는 바에 따라 암등록통계사업에 필요한 자료의 제출이나 의견의 진술 등을 요구할 수 있음. 이 경우 자료의 제출을 요구받은 자는 특별한 사유가 없으면 요구에 따라야 함</td></tr>
<tr><td>암정보사업
(제15조)</td><td colspan="2">▪ 암에 관한 각종 정보의 생산, 수집 및 관리
▪ 국민에 대한 암 정보 제공 및 상담
▪ 암에 관한 교육자료 개발 및 교육 · 홍보</td></tr>
</table>

역학조사 (제16조)	▪ 질병관리청장 또는 시 · 도지사는 암 발생의 원인 규명 등을 위하여 필요하다고 인정하면 역학조사를 할 수 있음 ▪ 질병관리청장 또는 시 · 도지사는 역학조사를 수행하기 위하여 역학조사반을 각각 설치하여야 함 **역학조사반의 구성 · 운영 및 임무 (제11조)** ▪ 역학조사를 하기 위하여 질병관리청에 중앙역학조사반을 두고, 특별시 · 광역시 · 특별자치시 · 도 · 특별자치도(이하 "시 · 도"라 함)에 지역역학조사반을 둠 ▪ 중앙역학조사반은 30명 이내의 반원으로 구성하고, 지역역학조사반은 20명 이내의 반원으로 구성함
중앙암등록본부 및 지역암등록본부의 지정 등 (제17조) (17충북)	▪ 보건복지부장관은 다음의 업무를 수행하기 위하여 국립암센터 또는 보건복지부령으로 정하는 시설 · 인력 · 장비 등의 기준을 충족하는 암 전문 연구기관 중 1개 기관을 중앙암등록본부로 지정할 수 있음 • 암 발생률 및 생존율 등 암 통계 산출을 위한 자료의 수집 · 분석 · 관리 • 암등록통계사업과 관련한 조사 · 연구 • 암등록통계사업과 관련한 교육훈련 · 국제협력 • 지역별 암 등록자료 수집 · 분석 및 지역암등록본부 지원 • 그 밖에 암등록통계사업과 관련하여 보건복지부장관이 필요하다고 인정하는 사업 ▪ 보건복지부장관은 다음의 업무를 수행하기 위하여 지역암센터 또는 보건복지부령으로 정하는 시설 · 인력 · 장비 등의 기준을 충족하는 관련 전문기관 중 1개 기관을 특별시 · 광역시 · 특별자치시 · 도 · 특별자치도별 지역암등록본부로 지정할 수 있음
국가암데이터센터의 지정 등 (제18조의2)	보건복지부장관은 암데이터사업의 효율적인 수행을 위하여 국립암센터 또는 보건복지부령으로 정하는 시설 · 인력 · 장비 등의 기준을 충족하는 기관 중 1개 기관을 국가암데이터센터로 지정하여 다음의 업무를 수행하게 할 수 있음 ▪ 암데이터사업을 위한 시설, 장비, 조직의 구축 및 운영 ▪ 암데이터사업을 위한 조사 및 기획 ▪ 암데이터사업을 위한 자료의 수집, 결합, 분석 및 제공 ▪ 암데이터사업의 수행을 위한 세부 지침과 절차의 마련 ▪ 암데이터사업의 수행을 위하여 처리하는 정보의 안전성 확보 조치 ▪ 그 밖에 암데이터사업과 관련하여 보건복지부장관이 필요하다고 인정하는 업무

국립암센터	
국립암센터 설립 등 (제27조) (22부산)	▪ 암에 관한 전문적인 연구와 암환자의 진료 등을 위하여 국립암센터를 설립 · 운영함 ▪ 국립암센터는 법인으로 함 ▪ 국립암센터는 주된 사무소의 소재지에서 설립등기를 함으로써 성립함

국립암센터	
정관 (제28조) (19전북)	▪ 국립암센터는 정관을 변경하려는 경우에는 보건복지부장관의 인가를 받아야 함
부속기관의 설치 (제29조) (19전북)	▪ 국립암센터에 연구소, 부속병원, 국가암관리사업본부 및 그 밖에 필요한 기구를 둠 ▪ 국립암센터는 교육부장관의 인가를 받아 「고등교육법」 제30조에 따른 대학원대학(이하 "대학원대학"이라 한다)을 설치할 수 있음 ▪ 대학원대학의 조직, 교원, 학위 과정 운영 등에 관하여 필요한 사항은 대통령령으로 정한다
사업 (제30조)	국립암센터는 다음의 사업을 함 ▪ 암의 발생 · 예방 · 진단 · 치료 · 관리 및 암관리 정책 등에 관한 연구 ▪ 암환자의 진료 ▪ 재가암환자 관리사업에 관련된 교육 · 훈련 및 지원 업무 ▪ 암의 예방 및 관리에 관한 교육 및 홍보 ▪ 암과 관련된 정보 · 통계의 수집 · 분석 및 제공 ▪ 암과 관련된 국내외 협력 ▪ 암의 예방 · 진단 및 치료 등에 관한 신기술의 개발 및 보급 ▪ 대학원대학을 통한 국내외 암전문인력 양성 및 훈련 ▪ 암 통합 데이터 구축 ▪ 암에 관한 각종 사업을 위탁받은 경우 그 사업 ▪ 위의 사업에 부대되는 사업
임원 (제31조) (22부산, 19전북)	▪ 국립암센터에 임원으로 이사장 · 원장을 포함한 9명 이내의 이사와 감사 1명을 둠 ▪ 이사장, 이사(대통령령으로 정하는 5명 이내의 당연직 이사는 제외함) 및 감사는 이사회에서 선임하되, 보건복지부장관의 승인을 받아야 함 ▪ 원장을 제외한 임원은 비상근으로 함 ▪ 이사장 및 이사의 임기는 3년으로 하되, 1차에 한하여 연임할 수 있음 ▪ 감사의 임기는 2년으로 하되, 1차에 한하여 연임할 수 있음 ▪ 감사는 국립암센터의 업무 및 회계를 감사함 ▪ 「국가공무원법」 제33조 각 호의 어느 하나에 해당하는 사람은 임원이 될 수 없음
원장 (제33조) (19전북)	▪ 국립암센터에 원장 1명을 둠 ▪ 원장은 국립암센터를 대표하며, 국립암센터의 업무를 총괄하고 소속 직원을 지휘 · 감독함 ▪ 원장은 이사회의 추천을 받아 보건복지부장관이 임명함 ▪ 원장의 임기는 3년으로 하되, 1차에 한하여 연임할 수 있음 ▪ 원장이 부득이한 사유로 직무를 수행할 수 없을 때에는 정관으로 정하는 사람이 그 직무를 대행함

Part 16

노인장기요양보험법

| 의료기술직 |

Part 16 노인장기요양보험법

노인장기요양보험법[시행 2022. 06. 22.], 시행령[시행 2023. 01. 01.], 시행규칙[시행 2023. 01. 01.]

목적(제1조)

- 고령이나 노인성 질병 등의 사유로 일상생활을 혼자서 수행하기 어려운 노인등에게 제공하는 신체활동 또는 가사활동 지원 등의 장기요양급여에 관한 사항을 규정함
- 노후의 건강증진 및 생활안정을 도모하여 그 가족의 부담을 덜어줌
- 국민의 삶의 질을 향상하도록 함

정의(제2조)

노인등	65세 이상의 노인 또는 65세 미만의 자로서 치매 · 뇌혈관성질환 등 대통령령으로 정하는 노인성 질병을 가진 자
장기요양급여	6개월 이상 동안 혼자서 일상생활을 수행하기 어렵다고 인정되는 자에게 신체활동 · 가사활동의 지원 또는 간병 등의 서비스나 이에 갈음하여 지급하는 현금 등
장기요양사업	장기요양보험료, 국가 및 지방자치단체의 부담금 등을 재원으로 하여 노인등에게 장기요양급여를 제공하는 사업
장기요양기관	장기요양급여를 제공하는 기관
장기요양요원	장기요양기관에 소속되어 노인등의 신체활동 또는 가사활동 지원 등의 업무를 수행하는 자

장기요양급여 제공의 기본원칙 (제3조) (22서울 · 충남, 19경북)	▪ 장기요양급여는 노인 등이 자신의 의사와 능력에 따라 최대한 자립적으로 일상생활을 수행할 수 있도록 제공하여야 함 ▪ 장기요양급여는 노인 등의 심신상태 · 생활환경과 노인 등 및 그 가족의 욕구 · 선택을 종합적으로 고려하여 필요한 범위 안에서 이를 적정하게 제공하여야 함 ▪ 장기요양급여는 노인 등이 가족과 함께 생활하면서 가정에서 장기요양을 받는 재가급여를 우선적으로 제공하여야 함 ▪ 장기요양급여는 노인 등의 심신상태나 건강 등이 악화되지 아니하도록 의료서비스와 연계하여 이를 제공하여야 함

장기요양기본계획

장기요양기본계획 (제6조)	▪ 보건복지부장관은 노인 등에 대한 장기요양급여를 원활하게 제공하기 위하여 5년 단위로 다음의 사항이 포함된 장기요양기본계획을 수립 · 시행하여야 함 • 연도별 장기요양급여 대상인원 및 재원조달 계획 • 연도별 장기요양기관 및 장기요양전문인력 관리 방안 • 장기요양요원의 처우에 관한 사항 • 그 밖에 노인 등의 장기요양에 관한 사항으로서 대통령령으로 정하는 사항

<table>
<tr><th colspan="3">장기요양기본계획</th></tr>
<tr><td rowspan="2">장기요양기본계획
(제6조)
(계속)</td><td colspan="2">▪ 지방자치단체의 장은 장기요양기본계획에 따라 세부시행계획을 수립 · 시행하여야 함</td></tr>
<tr><td>장기요양기본계획
(시행령 제3조)</td><td>▪ 장기요양급여의 수준 향상 방안
▪ 노인성질환예방사업 추진계획
▪ 그 밖에 노인 등의 장기요양급여의 실시에 필요한 사항</td></tr>
<tr><td>실태조사
(제6조의2)</td><td colspan="2">▪ 보건복지부장관은 장기요양사업의 실태를 파악하기 위하여 3년마다 다음의 사항에 관한 조사를 정기적으로 실시
• 장기요양인정에 관한 사항
• 장기요양등급판정위원회의 판정에 따라 장기요양급여를 받을 사람(이하 “수급자”라 한다)의 규모, 그 급여의 수준 및 만족도에 관한 사항
• 장기요양기관에 관한 사항
• 장기요양요원의 근로조건, 처우 및 규모에 관한 사항
• 그 밖에 장기요양사업에 관한 사항으로서 보건복지부령으로 정하는 사항
▪ 실태조사의 방법과 내용 등에 필요한 사항은 보건복지부령으로 정함</td></tr>
</table>

<table>
<tr><th colspan="3">장기요양보험</th></tr>
<tr><td>장기요양보험
(제7조)
(21서울)</td><td colspan="2">▪ 장기요양보험사업은 보건복지부장관이 관장함
▪ 장기요양보험사업의 보험자는 공단으로 함
▪ 장기요양보험의 가입자
▪ 공단은 제3항에도 불구하고 「외국인근로자의 고용 등에 관한 법률」에 따른 외국인근로자 등 대통령령으로 정하는 외국인이 신청하는 경우 보건복지부령으로 정하는 바에 따라 장기요양보험가입자에서 제외할 수 있음</td></tr>
<tr><td>장기요양보험료의 징수
(제8조)</td><td colspan="2">▪ 공단은 장기요양사업에 사용되는 비용에 충당하기 위하여 장기요양보험료를 징수함
▪ 장기요양보험료는 「국민건강보험법」 제69조에 따른 보험료와 통합하여 징수함. 이 경우 공단은 장기요양보험료와 건강보험료를 구분하여 고지하여야 함
▪ 공단은 통합 징수한 장기요양보험료와 건강보험료를 각각의 독립회계로 관리하여야 함</td></tr>
<tr><td rowspan="2">장기요양보험료의 산정
(제9조)</td><td colspan="2">▪ 장기요양보험료는 「국민건강보험법」 제69조제4항 · 제5항 및 제109조제9항 단서에 따라 산정한 보험료액에서 같은 법 제74조 또는 제75조에 따라 경감 또는 면제되는 비용을 공제한 금액에 같은 법 제73조제1항에 따른 건강보험료율 대비 장기요양보험료율의 비율을 곱하여 산정한 금액으로 함
▪ 장기요양보험료율은 장기요양위원회의 심의를 거쳐 대통령령으로 정함
▪ 장기요양보험의 특성을 고려하여 「국민건강보험법」 제74조 또는 제75조에 따라 경감 또는 면제되는 비용을 달리 적용할 필요가 있는 경우에는 대통령령으로 정하는 바에 따라 경감 또는 면제되는 비용의 공제 수준을 달리 정할 수 있음</td></tr>
<tr><td>장기요양보험료율(시행령 제4조)</td><td>장기요양보험료율은 100만분의 9,082로 함</td></tr>
</table>

<table>
<tr><th colspan="3">장기요양인정</th></tr>
<tr><td rowspan="2">장기요양인정의 신청
(제13조)
(22경기, 19전북)</td><td colspan="2">▪ 장기요양인정을 신청하는 자는 공단에 보건복지부령으로 정하는 바에 따라 장기요양인정신청서에 의사 또는 한의사가 발급하는 소견서(이하 “의사소견서”라 함)를 첨부하여 제출하여야 함. 다만, 의사소견서는 공단이 제15조제1항에 따라 등급판정위원회에 자료를 제출하기 전까지 제출할 수 있음
▪ 의사소견서의 발급비용 · 비용부담방법 · 발급자의 범위, 그 밖에 필요한 사항은 보건복지부령으로 정함</td></tr>
<tr><td>의사소견서 발급비용 등
(시행규칙 제4조)</td><td>▪ 의사소견서의 발급비용은 의료기관의 종류에 따라 보건복지부장관이 정하여 고시하는 금액으로 함
▪ 신청인이 발급의뢰서를 통하여 의사소견서를 발급받는 경우 그 발급비용은 다음과 같이 부담함
• 65세 이상의 노인이나 65세 미만의 자로서 노인성 질병을 가진 자 : 100분의 20은 본인이, 100분의 80은 공단이 부담함
• 「의료급여법」 제3조제1항제1호에 따른 의료급여를 받는 사람: 지방자치단체가 부담함
• 「의료급여법」 제3조제1항제1호 외의 규정에 따른 의료급여를 받는 사람: 100분의 10은 본인이, 100분의 90은 국가와 지방자치단체가 각각 부담함
• 소득 · 재산 등이 보건복지부장관이 고시하는 일정 금액 이하인 자와 천재지변 등으로 인한 본인부담금 감경대상자에 따른 생계곤란자 : 100분의 10은 본인이, 100분의 90은 공단이 부담함</td></tr>
<tr><td>등급판정 등
(제15조)
(22경기)</td><td colspan="2">▪ 공단은 조사가 완료된 때 조사결과서, 신청서, 의사소견서, 그 밖에 심의에 필요한 자료를 등급판정위원회에 제출하여야 함
▪ 등급판정위원회는 신청인이 신청자격요건을 충족하고 6개월 이상 동안 혼자서 일상생활을 수행하기 어렵다고 인정하는 경우 심신상태 및 장기요양이 필요한 정도 등 대통령령으로 정하는 등급판정기준에 따라 수급자로 판정함
▪ 등급판정위원회는 제출된 조사 결과를 토대로 다시 수급자 등급을 조정하고 수급자 여부를 판정할 수 있음</td></tr>
<tr><td>등급판정 등
(제15조)
(계속)</td><td>등급판정기준 등
(시행령 제7조)</td><td>▪ 등급판정기준은 다음과 같음
• 장기요양 1등급 : 심신의 기능상태 장애로 일상생활에서 전적으로 다른 사람의 도움이 필요한 자로서 장기요양인정 점수가 95점 이상인 자
• 장기요양 2등급 : 심신의 기능상태 장애로 일상생활에서 상당 부분 다른 사람의 도움이 필요한 자로서 장기요양인정 점수가 75점 이상 95점 미만인 자</td></tr>
</table>

<table>
<tr><th colspan="3">장기요양인정</th></tr>
<tr><td>등급판정 등
(제15조)
(계속)</td><td>등급판정기준 등
(시행령 제7조)
(계속)</td><td>• 장기요양 3등급 : 심신의 기능상태 장애로 일상생활에서 부분적으로 다른 사람의 도움이 필요한 자로서 장기요양인정 점수가 60점 이상 75점 미만인 자
• 장기요양 4등급 : 심신의 기능상태 장애로 일상생활에서 일정부분 다른 사람의 도움이 필요한 자로서 장기요양인정 점수가 51점 이상 60점 미만인 자
• 장기요양 5등급 : 치매(노인성 질병에 해당하는 치매로 한정한다)환자로서 장기요양인정 점수가 45점 이상 51점 미만인 자
• 장기요양 인지지원등급 : 치매(노인성 질병에 해당하는 치매로 한정한다)환자로서 장기요양인정 점수가 45점 미만인 자</td></tr>
<tr><td>장기요양등급판정 기간
(제16조)
(21충북, 19전북)</td><td colspan="2">▪ 등급판정위원회는 신청인이 신청서를 제출한 날부터 30일 이내에 장기요양등급판정을 완료하여야 함. 다만, 신청인에 대한 정밀조사가 필요한 경우 등 기간 이내에 등급판정을 완료할 수 없는 부득이한 사유가 있는 경우 30일 이내의 범위에서 이를 연장할 수 있음
▪ 공단은 등급판정위원회가 장기요양인정심의 및 등급판정기간을 연장하고자 하는 경우 신청인 및 대리인에게 그 내용 · 사유 및 기간을 통보하여야 함</td></tr>
<tr><td rowspan="3">장기요양인정의 유효기간
(제19조)
(21충북, 20울산, 19서울 · 전북)</td><td colspan="2">장기요양인정의 유효기간은 최소 1년 이상으로서 대통령령으로 정함</td></tr>
<tr><td>장기요양인정 유효기간
(시행령 제8조)
(21충북, ㅁ20울산, 19서울 · 전북)</td><td>▪ 장기요양인정 유효기간은 2년으로 함. 다만, 장기요양인정의 갱신 결과 직전 등급과 같은 등급으로 판정된 경우에는 그 갱신된 장기요양인정의 유효기간은 다음의 구분에 따름
• 장기요양 1등급의 경우: 4년
• 장기요양 2등급부터 4등급까지의 경우: 3년
• 장기요양 5등급 및 인지지원등급의 경우: 2년
▪ 장기요양등급판정위원회(이하 "등급판정위원회"라 한다)는 장기요양 신청인의 심신상태 등을 고려하여 장기요양인정 유효기간을 6개월의 범위에서 늘리거나 줄일 수 있음</td></tr>
<tr><td>장기요양인정의 유효기간 산정방법
(제7조) (19전북)</td><td>장기요양인정의 유효기간은 장기요양인정서가 수급자에게 도달한 날부터 산정함</td></tr>
<tr><td>장기요양인정의 갱신
(제20조)
(22경기)</td><td colspan="2">▪ 수급자는 장기요양인정의 유효기간이 만료된 후 장기요양급여를 계속하여 받고자 하는 경우 공단에 장기요양인정의 갱신을 신청하여야 함
▪ 장기요양인정의 갱신 신청은 유효기간이 만료되기 전 30일까지 이를 완료하여야 함</td></tr>
</table>

<table>
<tr><th colspan="3">장기요양급여의 종류(제23조) (22충남, 21광주)</th></tr>
<tr><td rowspan="6">재가급여</td><td>방문요양</td><td>장기요양요원이 수급자의 가정 등을 방문하여 신체활동 및 가사활동 등을 지원하는 장기요양급여</td></tr>
<tr><td>방문목욕</td><td>장기요양요원이 목욕설비를 갖춘 장비를 이용하여 수급자의 가정 등을 방문하여 목욕을 제공하는 장기요양급여</td></tr>
<tr><td>방문간호</td><td>장기요양요원인 간호사 등이 의사, 한의사 또는 치과의사의 지시서(이하 "방문간호지시서"라 한다)에 따라 수급자의 가정 등을 방문하여 간호, 진료의 보조, 요양에 관한 상담 또는 구강위생 등을 제공하는 장기요양급여</td></tr>
<tr><td>주 · 야간보호</td><td>수급자를 하루 중 일정한 시간 동안 장기요양기관에 보호하여 신체활동 지원 및 심신기능의 유지 · 향상을 위한 교육 · 훈련 등을 제공하는 장기요양급여</td></tr>
<tr><td>단기보호</td><td>수급자를 보건복지부령으로 정하는 범위 안에서 일정 기간 동안 장기요양기관에 보호하여 신체활동 지원 및 심신기능의 유지 · 향상을 위한 교육 · 훈련 등을 제공하는 장기요양급여</td></tr>
<tr><td>기타재가급여</td><td>수급자의 일상생활 · 신체활동 지원 및 인지기능의 유지 · 향상에 필요한 용구를 제공하거나 가정을 방문하여 재활에 관한 지원 등을 제공하는 장기요양급여로서 대통령령으로 정하는 것</td></tr>
<tr><td>시설급여</td><td colspan="2">장기요양기관에 장기간 입소한 수급자에게 신체활동 지원 및 심신기능의 유지 · 향상을 위한 교육 · 훈련 등을 제공하는 장기요양급여</td></tr>
<tr><td rowspan="3">특별현금급여</td><td>가족요양비</td><td>가족장기요양급여</td></tr>
<tr><td>특례요양비</td><td>특례장기요양급여</td></tr>
<tr><td>요양병원간병비</td><td>요양병원장기요양급여</td></tr>
</table>

<table>
<tr><td>장기요양기관 지정의 유효기간
(제32조의3) (22경기경채)</td><td>장기요양기관 지정의 유효기간은 지정을 받은 날부터 6년으로 함</td></tr>
</table>

<table>
<tr><th colspan="2">본인부담금</th></tr>
<tr><td>본인부담금
(제40조)
(16서울)</td><td>▪ 장기요양급여(특별현금급여는 제외함. 이하 이 조에서 같다)를 받는 자는 대통령령으로 정하는 바에 따라 비용의 일부를 본인이 부담함. 이 경우 장기요양급여를 받는 수급자의 장기요양등급, 이용하는 장기요양급여의 종류 및 수준 등에 따라 본인부담의 수준을 달리 정할 수 있음
▪ 수급자 중 「의료급여법」에 따른 수급자는 본인부담금을 부담하지 아니함
▪ 다음의 장기요양급여에 대한 비용은 수급자 본인이 전부 부담함
• 이 법의 규정에 따른 급여의 범위 및 대상에 포함되지 아니하는 장기요양급여</td></tr>
</table>

<table>
<tr><th colspan="2">본인부담금</th></tr>
<tr><td></td><td>

• 수급자가 장기요양인정서에 기재된 장기요양급여의 종류 및 내용과 다르게 선택하여 장기요양급여를 받은 경우 그 차액
• 장기요양급여의 월 한도액을 초과하는 장기요양급여
▪ 다음의 어느 하나에 해당하는 자에 대해서는 **본인부담금**의 **100분의 60**의 범위에서 보건복지부장관이 정하는 바에 따라 차등하여 감경할 수 있음
• 「의료급여법」의 규정에 따른 수급권자
• 소득 · 재산 등이 보건복지부장관이 정하여 고시하는 일정 금액 이하인 자. 다만, 도서 · 벽지 · 농어촌 등의 지역에 거주하는 자에 대하여 따로 금액을 정할 수 있음
• 천재지변 등 보건복지부령으로 정하는 사유로 인하여 생계가 곤란한 자
▪ 본인부담금의 산정방법, 감경절차 및 감경방법 등에 관하여 필요한 사항은 보건복지부령으로 정함

<table>
<tr><td>본인부담금
(시행령 제15조의8)</td><td>장기요양급여를 받는 자가 부담해야 하는 비용
▪ 재가급여: 해당 장기요양급여비용의 100분의 15
▪ 시설급여: 해당 장기요양급여비용의 100분의 20</td></tr>
</table>

</td></tr>
</table>

Part 17

정신건강증진 및 정신질환자 복지서비스 지원에 관한 법률

(약칭: 정신건강복지법)

| 의료기술직 | 보건직 |

Part 17 정신건강증진 및 정신질환자 복지서비스 지원에 관한 법률 (약칭: 정신건강복지법)

정신건강복지법[시행 2022. 04. 08.], 시행령[시행 2022. 04. 08.], 시행규칙[시행 2022. 04. 08.]

목적(제1조)

- 정신질환의 예방·치료, 정신질환자의 재활·복지·권리보장에 필요한 사항을 규정함
- 정신건강 친화적인 환경 조성에 필요한 사항을 규정함
- 국민의 정신건강증진 및 정신질환자의 인간다운 삶을 영위하는 데 이바지함

기본이념(제2조)

- 모든 국민은 정신질환으로부터 보호받을 권리를 가짐
- 모든 정신질환자는 인간으로서의 존엄과 가치를 보장받고, 최적의 치료를 받을 권리를 가짐
- 모든 정신질환자는 정신질환이 있다는 이유로 부당한 차별대우를 받지 아니함
- **미성년자인 정신질환자는 특별히 치료, 보호 및 교육을 받을 권리를 가짐**
- 정신질환자에 대해서는 입원 또는 입소가 최소화되도록 **지역 사회 중심의 치료가 우선적으로 고려**되어야 하며, 정신건강증진시설에 **자신의 의지에 따른 입원 또는 입소가 권장**되어야 함
- 정신건강증진시설에 입원등을 하고 있는 모든 사람은 **가능한 한 자유로운 환경을 누릴 권리와 다른 사람들과 자유로이 의견교환을 할 수 있는 권리를 가짐**
- 정신질환자는 원칙적으로 자신의 신체와 재산에 관한 사항에 대하여 스스로 판단하고 결정할 권리를 가짐. 특히 주거지, 의료행위에 대한 동의나 거부, 타인과의 교류, 복지서비스의 이용 여부와 복지서비스 종류의 선택 등을 스스로 결정할 수 있도록 자기결정권을 존중받음
- 정신질환자는 자신에게 법률적·사실적 영향을 미치는 사안에 대하여 스스로 이해하여 자신의 자유로운 의사를 표현할 수 있도록 필요한 도움을 받을 권리를 가짐
- 정신질환자는 자신과 관련된 정책의 결정과정에 참여할 권리를 가짐

정의(제3조)

용어	정의
정신질환자	망상, 환각, 사고(思考)나 기분의 장애 등으로 인하여 독립적으로 일상생활을 영위하는 데 중대한 제약이 있는 사람
정신건강증진사업	정신건강 관련 교육·상담, 정신질환의 예방·치료, 정신질환자의 재활, 정신건강에 영향을 미치는 사회복지·교육·주거·근로 환경의 개선 등을 통하여 국민의 정신건강을 증진시키는 사업
정신건강복지센터	정신건강증진시설, 사회복지시설, 학교 및 사업장과 연계체계를 구축하여 지역사회에서의 정신건강증진사업 및 정신질환자 복지서비스 지원사업을 하는 다음의 기관 또는 단체 ▪ **국가 또는 지방자치단체가 설치·운영하는 기관** ▪ 국가 또는 지방자치단체로부터 위탁받아 정신건강증진사업등을 수행하는 기관 또는 단체

정의(제3조)	
정신건강증진시설	정신의료기관, 정신요양시설 및 정신재활시설
정신의료기관	다음의 어느 하나에 해당하는 기관. ▪ 정신병원 ▪ 의원 ▪ 「의료법」에 따른 병원급 의료기관에 설치된 정신건강의학과로서 적합한 기관
정신요양시설	정신질환자를 입소시켜 요양 서비스를 제공하는 시설
정신재활시설	정신질환자 또는 정신건강상 문제가 있는 사람 중 대통령령으로 정하는 사람의 사회적응을 위한 각종 훈련과 생활지도를 하는 시설

실태조사 (제10조)	보건복지부장관은 5년마다 다음의 사항에 관한 실태조사를 하여야 함
학교 등에서의 정신건강증진사업 실시 (제13조)	다음에 해당하는 기관 · 단체 · 학교의 장 및 사업장의 사용자는 구성원의 정신건강에 관한 교육 · 상담과 정신질환 치료와의 연계 등의 정신건강증진사업을 실시하도록 노력하여야 함 ▪ 국가 및 지방자치단체의 기관 중 업무의 성질상 정신건강을 해칠 가능성이 높아 정신건강증진사업을 실시할 필요가 있는 기관으로서 대통령령으로 정하는 기관 ▪ 「초 · 중등교육법」 및 「고등교육법」에 따른 학교 중 대통령령으로 정하는 학교 ▪ 「근로기준법」에 따른 근로자 300명 이상을 사용하는 사업장 ▪ 그 밖에 업무의 성질이나 근무자 수 등을 고려하여 정신건강증진사업을 실시할 필요가 있는 기관 · 단체로서 대통령령으로 정하는 기관 · 단체
정신건강의 날 (제14조)	▪ 정신건강의 중요성을 환기하고 정신질환에 대한 편견을 해소하기 위하여 매년 10월 10일을 정신건강의 날로 하고, 정신건강의 날이 포함된 주(週)를 정신건강주간으로 함 ▪ 국가와 지방자치단체는 정신건강의 날 취지에 적합한 행사와 교육 · 홍보사업을 실시할 수 있음 ▪ 정신건강의 날 행사 등에 관하여 필요한 사항은 보건복지부령으로 정함
국가트라우마센터의 설치 · 운영 (제15조의2)	보건복지부장관은 다음의 어느 하나에 해당하는 사람의 심리적 안정과 사회 적응을 지원하기 위하여 국가트라우마센터를 설치 · 운영할 수 있음 ▪ 재난이나 그 밖의 사고로 정신적 피해를 입은 사람과 그 가족 ▪ 재난이나 사고 상황에서 구조, 복구, 치료 등
정신건강전문요원의 자격 등 (제17조)	▪ 정신건강전문요원은 그 전문분야에 따라 정신건강임상심리사, 정신건강간호사, 정신건강사회복지사 및 정신건강작업치료사로 구분함 ▪ 정신건강전문요원 업무의 범위, 자격 · 등급에 관하여 필요한 사항은 대통령령으로 정하고, 수련과정 및 보수교육과 정신건강전문요원에 대한 자격증의 발급 등에 관하여 필요한 사항은 보건복지부령으로 정함

응급입원 (제50조) (22경기)	정신질환자로 추정되는 사람으로서 자신의 건강 또는 안전이나 다른 사람에게 해를 끼칠 위험이 큰 사람을 발견한 사람은 그 상황이 매우 급박하여 입원등을 시킬 시간적 여유가 없을 때에는 **의사와 경찰관의 동의**를 받아 정신의료기관에 그 사람에 대한 응급입원을 의뢰할 수 있음

Part 18

모자보건법

| 의료기술직 |

Part 18 모자보건법

모자보건법[시행 2022. 06. 22.], 시행령[시행 2022. 06. 22.], 시행규칙[시행 2021. 01. 01.]

목적(제1조)

- 모성 및 영유아의 생명과 건강을 보호함
- 건전한 자녀의 출산과 양육을 도모함
- 국민보건 향상에 이바지함

정의(제2조) (22전남, 20부산, 19서울 · 대구)

용어	내용	
임산부	임신 중이거나 분만 후 6개월 미만인 여성	
모성	임산부와 가임기 여성	
영유아	출생 후 6년 미만인 사람	
신생아	출생 후 28일 이내의 영유아	
미숙아	신체의 발육이 미숙한 채로 출생한 영유아	
	미숙아 및 선천성이상아의 기준(시행령 제1조의2)	임신 37주 미만의 출생아 또는 출생 시 체중이 2천500그램 미만인 영유아
선천성이상아	선천성 기형 또는 변형이 있거나 염색체에 이상이 있는 영유아	
인공임신중절수술	태아가 모체 밖에서는 생명을 유지할 수 없는 시기에 태아와 그 부속물을 인공적으로 모체 밖으로 배출시키는 수술	
모자보건사업	모성과 영유아에게 전문적인 보건의료서비스 및 그와 관련된 정보를 제공하고, 모성의 생식건강 관리와 임신 · 출산 · 양육 지원을 통하여 이들이 신체적 · 정신적 · 사회적으로 건강을 유지하게 하는 사업	
산후조리업	산후조리 및 요양 등에 필요한 인력과 시설을 갖춘 곳에서 분만 직후의 임산부나 출생 직후의 영유아에게 급식 · 요양과 그 밖에 일상생활에 필요한 편의를 제공하는 업	
난임	부부가 피임을 하지 아니한 상태에서 부부간 정상적인 성생활을 하고 있음에도 불구하고 1년이 지나도 임신이 되지 아니하는 상태	
보조생식술	임신을 목적으로 자연적인 생식과정에 인위적으로 개입하는 의료행위로서 인간의 정자와 난자의 채취 등 보건복지부령으로 정하는 시술	

임산부의 날 (제3조의2) (22부산)	임신과 출산의 중요성을 북돋우기 위하여 10월 10일을 임산부의 날로 정함

<table>
<tr><th colspan="3">모자보건사업</th></tr>
<tr><td rowspan="2">사업계획의 수립 및 조정
(제5조)</td><td colspan="2">▪ 보건복지부장관은 대통령령으로 정하는 바에 따라 모자보건사업에 관한 시책을 종합·조정하고 그에 관한 기본계획을 세워야 함
▪ 관계 중앙행정기관의 장과 지방자치단체의 장은 기본계획을 시행하는 데에 필요한 세부계획을 수립·시행하여야 함</td></tr>
<tr><td>모자보건사업에 관한 기본계획의 수립
(시행령 제2조)</td><td>보건복지부장관이 수립하는 모자보건사업에 관한 기본계획에는 다음 사항이 포함되어야 함
▪ 임산부·영유아 및 미숙아등에 대한 보건관리와 보건지도
▪ 인구조절에 관한 지원 및 규제
▪ 모자보건에 관한 교육·홍보 및 연구
▪ 모자보건에 관한 정보의 수집 및 관리</td></tr>
<tr><td>모자보건기구의 설치
(제7조)</td><td colspan="2">국가와 지방자치단체는 모자보건사업에 관한 다음의 사항을 관장하기 위하여 모자보건기구를 설치·운영할 수 있음. 이 경우 지방자치단체가 모자보건기구를 설치할 때에는 그 지방자치단체가 설치한 보건소에 설치함을 원칙으로 함 (19충남)</td></tr>
<tr><td>모자보건수첩의 발급
(제9조)</td><td colspan="2">▪ 특별자치시장·특별자치도지사 또는 시장·군수·구청장은 신고된 임산부나 영유아에 대하여 모자보건수첩을 발급하여야 함
▪ 모자보건수첩의 발급 절차 등에 필요한 사항은 보건복지부령으로 정함</td></tr>
</table>

<table>
<tr><th colspan="3">난임극복 및 인공임신중절수술</th></tr>
<tr><td>난임극복 지원사업
(제11조)</td><td colspan="2">▪ 국가와 지방자치단체는 난임 등 생식건강 문제를 극복하기 위한 지원을 할 수 있음
▪ 난임극복 지원에는 다음의 내용이 포함
• 난임치료를 위한 시술비 지원 • 난임 관련 상담 및 교육
• 난임 예방 및 관련 정보 제공</td></tr>
<tr><td rowspan="2">인공임신중절수술의 허용한계
(제14조)
(22대전, 16전북)</td><td colspan="2">▪ 본인이나 배우자가 대통령령으로 정하는 우생학적 또는 유전학적 정신장애나 신체질환이 있는 경우
▪ 본인이나 배우자가 대통령령으로 정하는 전염성 질환이 있는 경우
▪ 강간 또는 준강간에 의하여 임신된 경우
▪ 법률상 혼인할 수 없는 혈족 또는 인척간에 임신된 경우
▪ 임신의 지속이 보건의학적 이유로 모체의 건강을 심각하게 해치고 있거나 해칠 우려가 있는 경우</td></tr>
<tr><td>인공임신중절수술의 허용한계
(시행령15조)</td><td>▪ 임신 24주일 이내인 사람만 할 수 있음
▪ 연골무형성증, 낭성섬유증 및 그 밖의 유전성 질환으로서 그 질환이 태아에 미치는 위험성이 높은 질환
▪ 풍진, 톡소플라즈마증 및 그 밖에 의학적으로 태아에 미치는 위험성이 높은 전염성 질환</td></tr>
</table>

산후조리	
산후조리업의 신고 (제15조)	특별자치시장 · 특별자치도지사 또는 시장 · 군수 · 구청장에게 신고
산후조리업자의 준수사항 (제15조의4)	▪ 소독 등의 환경관리 ▪ 임산부 · 영유아의 건강관리 ▪ 종사자 · 방문객의 위생관리
산후조리 관련 실태조사 (제15조의21)	**국가와 지방자치단체**는 임산부와 신생아의 건강과 안전을 위하여 **3년마다** 산후조리와 관련된 **실태조사**를 실시하여야 함

건강진단 등		
건강진단 등 (제15조의5) (19서울, 16대구)	▪ 다음의 어느 하나에 해당하는 사람은 **건강진단 및 예방접종**을 받아야 함 • **산후조리업자** • **산후조리업의 신고를 하려는 자** • **산후조리업에 종사하는 사람** ▪ 산후조리업에 종사하는 사람의 범위, 건강진단 등의 실시방법 및 질병의 종류, 의심되는 사람의 범위는 각각 대통령령으로 정함	
	건강진단 및 예방접종 등 (시행령16조)	▪ 건강진단을 받아야 하는 사람은 산후조리원에 근무하는 사람 또는 근무하려는 사람으로 함 ▪ 건강진단 항목에는 **한센병 등 전염성 피부질환, 장티푸스, 폐결핵 및 잠복결핵이 포함**되어야 함 • 산후조리업자 또는 산후조리원에 근무하는 사람: **연 1회 이상 실시**. 다만, 잠복결핵에 대한 건강진단은 산후조리업을 하는 기간 또는 산후조리원에 근무하는 기간 동안 한 번만 받으면 그 기준을 충족한 것으로 봄. • 산후조리업 신고를 하려는 자 또는 산후조리원에 근무하려는 사람: **신고 또는 근무하기 전 1개월 이내에 실시** ▪ **예방접종**은 다음의 구분에 따라 실시함 • **인플루엔자 예방접종: 연 1회 실시** • **백일해 예방접종: 산후조리원에 근무하기 2주 전까지 실시**

경비의 보조 (제21조)	▪ 국가는 예산의 범위에서 다음의 경비를 보조할 수 있음 ▪ 모자보건기구(국가가 설치하는 경우는 제외)의 **설치비용 및 부대비용의 3분의 2 이내** ▪ 모자보건기구 **운영비의 2분의 1 이내**

Part 19

호스피스·완화의료 및 임종과정에 있는 환자의 연명의료결정에 관한 법률

(약칭: 연명의료결정법)

| 의료기술직 |

Part 19 호스피스·완화의료 및 임종과정에 있는 환자의 연명의료결정에 관한 법률 (약칭: 연명의료결정법)

연명의료결정법[시행 2022. 03. 22.], 시행령[시행 2022. 12. 20.], 시행규칙[시행 2022. 04. 14.]

목적(제1조)

- 호스피스 · 완화의료와 임종과정에 있는 환자의 연명의료와 연명의료중단등결정 및 그 이행에 필요한 사항을 규정함
- 환자의 최선의 이익을 보장함
- 자기결정을 존중함
- 인간으로서의 존엄과 가치를 보호하함

정의(제2조)

용어	정의
임종과정	회생의 가능성이 없고, 치료에도 불구하고 회복되지 아니하며, 급속도로 증상이 악화되어 사망에 임박한 상태
임종과정에 있는 환자	담당의사와 해당 분야의 전문의 1명으로부터 임종과정에 있다는 의학적 판단을 받은 자
말기환자	적극적인 치료에도 불구하고 근원적인 회복의 가능성이 없고 점차 증상이 악화되어 보건복지부령으로 정하는 절차와 기준에 따라 담당의사와 해당 분야의 전문의 1명으로부터 수개월 이내에 사망할 것으로 예상되는 진단을 받은 환자
연명의료	임종과정에 있는 환자에게 하는 심폐소생술, 혈액 투석, 항암제 투여, 인공호흡기 착용 및 그 밖에 대통령령으로 정하는 의학적 시술로서 치료효과 없이 임종과정의 기간만을 연장하는 것
연명의료중단등결정	임종과정에 있는 환자에 대한 연명의료를 시행하지 아니하거나 중단하기로 하는 결정.
호스피스 · 완화의료 (20경북)	다음의 어느 하나에 해당하는 질환으로 말기환자로 진단을 받은 환자 또는 임종과정에 있는 환자와 그 가족에게 통증과 증상의 완화 등을 포함한 신체적, 심리사회적, 영적 영역에 대한 종합적인 평가와 치료를 목적으로 하는 의료 ▪ 암 ▪ 후천성면역결핍증 ▪ 만성 폐쇄성 호흡기질환 ▪ 만성 간경화
담당의사	말기환자 또는 임종과정에 있는 환자를 직접 진료하는 의사
연명의료계획서	말기환자등의 의사에 따라 담당의사가 환자에 대한 연명의료중단등결정 및 호스피스에 관한 사항을 계획하여 문서(전자문서 포함)로 작성한 것
사전연명의료의향서	19세 이상인 사람이 자신의 연명의료중단등결정 및 호스피스에 관한 의사를 직접 문서(전자문서 포함)로 작성한 것

호스피스의 날 지정 (제6조)	매년 10월 둘째 주 토요일

종합계획 및 시행계획	
종합계획의 시행 · 수립 (제7조)	보건복지부장관은 호스피스와 연명의료 및 연명의료중단등결정의 제도적 확립을 위하여 관계 중앙행정기관의 장과 협의하고, 국가호스피스연명의료위원회의 심의를 거쳐 호스피스와 연명의료 및 연명의료중단등결정에 관한 종합계획을 5년마다 수립 · 추진하여야 함
국가호스피스연명의료 위원회 (제8조)	▪ 보건복지부는 종합계획 및 시행계획을 심의하기 위하여 보건복지부장관 소속으로 국가호스피스연명의료위원회를 둠 ▪ 위원회는 위원장을 포함한 15인 이내의 위원으로 구성함 ▪ 위원장은 보건복지부차관이 됨 ▪ 위원은 말기환자 진료, 호스피스 및 임종과정에 관한 학식과 경험이 풍부한 다양한 분야의 전문가들 중에서 보건복지부장관이 임명 또는 위촉함 ▪ 그 밖에 위원회의 조직 및 운영에 필요한 사항은 대통령령으로 정함

사전연명의료의향서	
사전연명의료의향서 등록기관 (제11조)	▪ 등록기관 • 지역보건의료기관 • 의료기관 • 사전연명의료의향서에 관한 사업을 수행하는 비영리법인 또는 비영리단체 • 공공기관 • 노인복지관 ▪ 등록기관의 업무 • 사전연명의료의향서 등록에 관한 업무 • 사전연명의료의향서에 관한 설명 및 작성 지원 • 사전연명의료의향서에 관한 상담, 정보제공 및 홍보 • 관리기관에 대한 사전연명의료의향서의 등록 · 변경 · 철회 등의 결과 통보 • 그 밖에 사전연명의료의향서에 관하여 보건복지부령으로 정하는 업무
사전연명의료의향서의 작성 · 등록 등 (제12조)	▪ 사전연명의료의향서를 작성하고자 하는 사람은 직접 작성하여야 함 ▪ 등록기관은 작성자에게 그 작성 전에 다음 사항을 충분히 설명하고, 작성자로부터 내용을 이해하였음을 확인받아야 함 • 연명의료의 시행방법 및 연명의료중단등결정에 대한 사항 • 호스피스의 선택 및 이용에 관한 사항

사전연명의료의향서	
사전연명의료의향서의 작성 · 등록 등 (제12조) (계속)	• 사전연명의료의향서의 효력 및 효력 상실에 관한 사항 • 사전연명의료의향서의 작성 · 등록 · 보관 및 통보에 관한 사항 • 사전연명의료의향서의 변경 · 철회 및 그에 따른 조치에 관한 사항 • 그 밖에 보건복지부령으로 정하는 사항 ◆ 등록기관의 장은 등록기관의 업무를 폐업 또는 1개월 이상 휴업하는 경우 보건복지부령으로 정하는 바에 따라 관련 기록을 관리기관의 장에게 이관하여야 함. 다만, 휴업하려는 등록기관의 장이 휴업 예정일 전일까지 관리기관의 장의 허가를 받은 경우에는 관련 기록을 직접 보관할 수 있음 ◆ 등록기관의 장은 지정이 취소된 경우 대통령령으로 정하는 바에 따라 보관하고 있는 기록을 관리기관의 장에게 이관하여야 함 ▪ **사전연명의료의향서**는 **다음의 사항을 포함**하여야 함 • 연명의료중단등결정 • 호스피스의 이용 • 작성 연월일 • 그 밖에 **보건복지부령으로 정하는 사항**
사전연명의료의향서의 작성 · 등록 등 (제12조) (계속) — 사전연명의료의 향서 (시행규칙 제8조)	▪ **보건복지부령으로 정하는 사항** • 작성자의 성명 및 주민등록번호 • 작성자가 위의 박스 사항에 대한 설명을 이해하였다는 확인 • 사전연명의료의향서의 열람허용 여부 • 등록기관 및 상담자에 관한 사항
의료기관윤리위원회의 설치 및 운영 등 (제14조)	▪ 연명의료중단등결정 및 그 이행에 관한 업무를 수행하려는 의료기관은 보건복지부령으로 정하는 바에 따라 해당 의료기관에 의료기관윤리위원회를 설치하고 이를 보건복지부장관에게 등록하여야 함 ▪ 윤리위원회 활동 • 연명의료중단등결정 및 그 이행에 관하여 임종과정에 있는 환자와 그 환자가족 또는 의료인이 요청한 사항에 관한 심의 • 담당의사의 교체에 관한 심의 • 환자와 환자가족에 대한 연명의료중단등결정 관련 상담 • 해당 의료기관의 의료인에 대한 의료윤리교육 • 그 밖에 보건복지부령으로 정하는 사항 ▪ 윤리위원회의 위원은 위원장 1명을 포함하여 5명 이상으로 구성하되, 해당 의료기관에 종사하는 사람으로만 구성할 수 없으며, 의료인이 아닌 사람으로서 종교계 · 법조계 · 윤리학계 · 시민단체 등의 추천을 받은 사람 2명 이상을 포함함

사전연명의료의향서	
의료기관윤리위원회의 설치 및 운영 등 (제14조) (계속)	▪ 윤리위원회 위원은 해당 의료기관의 장이 위촉, 위원장은 위원 중에서 호선. ▪ 보건복지부장관은 의료기관이 제2항 각 호의 업무의 수행을 위탁할 수 있도록 공용윤리위원회를 지정할 수 있음 ▪ 그 밖에 윤리위원회 및 공용윤리위원회의 구성 및 운영 등에 필요한 사항은 보건복지부령으로 정함

환자의 의사 확인	

환자의 의사 확인 (제17조)	연명의료중단등결정을 원하는 환자의 의사는 다음의 어느 하나의 방법으로 확인함
	▪ 의료기관에서 작성된 연명의료계획서가 있는 경우 이를 환자의 의사로 봄.
	▪ 담당의사가 사전연명의료의향서의 내용을 환자에게 확인하는 경우 이를 환자의 의사로 봄. 담당의사 및 해당 분야의 전문의 1명이 다음을 모두 확인한 경우에도 같음
	  • 환자가 사전연명의료의향서의 내용을 확인하기에 충분한 의사능력이 없다는 의학적 판단
	  • 사전연명의료의향서가 제2조제4호의 범위에서 제12조에 따라 작성되었다는 사실
	▪ 위의 내용에 해당하지 아니하고 19세 이상의 환자가 의사를 표현할 수 없는 의학적 상태인 경우 환자의 연명의료중단등결정에 관한 의사로 보기에 충분한 기간 동안 일관하여 표시된 연명의료중단등에 관한 의사에 대하여 환자가족(19세 이상인 자로서 다음의 어느 하나에 해당하는 사람을 말한다) 2명 이상의 일치하는 진술(환자가족이 1명인 경우에는 그 1명의 진술을 말한다)이 있으면 담당의사와 해당 분야의 전문의 1명의 확인을 거쳐 이를 환자의 의사로 봄. 다만, 그 진술과 배치되는 내용의 다른 환자가족의 진술 또는 보건복지부령으로 정하는 객관적인 증거가 있는 경우에는 그러하지 아니함
	  • 배우자
	  • 직계비속
	  • 직계존속
	  • 위의 세 경우에 해당하는 사람이 없는 경우 형제자매

환자의 의사를 확인할 수 없는 경우의 연명의료중단등결정 (제18조)	환자의 의사를 확인할 수 없고 환자가 의사표현을 할 수 없는 의학적 상태인 경우 다음의 어느 하나에 해당할 때에는 해당 환자를 위한 연명의료중단등결정이 있는 것으로 봄. 다만, 담당의사 또는 해당 분야 전문의 1명이 환자가 연명의료중단등결정을 원하지 아니하였다는 사실을 확인한 경우는 제외함 ▪ 미성년자인 환자의 법정대리인(친권자에 한정한다)이 연명의료중단등결정의 의사표시를 하고 담당의사와 해당 분야 전문의 1명이 확인한 경우 ▪ 환자가족 중 다음에 해당하는 사람(19세 이상인 사람에 한정하며, **행방불명자 등 대통령령으로 정하는 사유에 해당하는 사람**(오른쪽 참조)은 제외한다) 전원의 합의로 연명

<table>
<tr><th colspan="3">환자의 의사 확인</th></tr>
<tr><td rowspan="2">환자의 의사를 확인할 수 없는 경우의 연명의료중단등결정
(제18조)
(계속)</td><td colspan="2">의료중단등결정의 의사표시를 하고 담당의사와 해당 분야 전문의 1명이 확인한 경우
• 배우자
• 1촌 이내의 직계 존속 · 비속
• 위의 두 경우에 해당하는 사람이 없는 경우 2촌 이내의 직계 존속 · 비속
• 위의 세 경우까지에 해당하는 사람이 없는 경우 형제자매</td></tr>
<tr><td>환자의 의사를 확인할 수 없는 경우의 연명의료중단등 결정
(시행령 제10조)</td><td>▪ 행방불명자 등 대통령령으로 정하는 사유에 해당하는 사람
• 경찰관서에 행방불명 사실이 신고된 날부터 1년 이상 경과한 사람
• 실종선고를 받은 사람
• 의식불명 또는 이에 준하는 사유로 자신의 의사를 표명할 수 없는 의학적 상태에 있는 사람으로서 해당 의학적 상태에 대하여 전문의 1명 이상의 진단 · 확인을 받은 사람
▪ 환자가족이 연명의료중단등결정의 의사표시를 하는 경우 그 가족 중에 행방불명자 등 대통령령으로 정하는 사유에 해당하는 사람(위 참조)이 있는 경우에는 해당 사실을 증명할 수 있는 서류를 담당의사에게 제출하여야 함</td></tr>
</table>

기록의 보존 (제20조)	의료기관의 장은 연명의료중단등결정 및 그 이행에 관한 다음의 기록을 연명의료중단등결정 이행 후 10년 동안 보존하여야 함 ▪ 연명의료계획서 ▪ 임종과정에 있는 환자 여부에 대한 담당의사와 해당 분야 전문의 1명의 판단 결과 ▪ 연명의료계획서 또는 사전연명의료의향서에 대한 담당의사 및 해당 분야 전문의의 확인 결과 ▪ 환자가족의 진술에 대한 자료 · 문서 및 그에 대한 담당의사와 해당 분야 전문의의 확인 결과 ▪ 의사표시에 대한 자료 · 문서 및 그에 대한 담당의사와 해당 분야 전문의의 확인 결과 ▪ 연명의료중단등결정 이행의 결과 ▪ 연명의료중단등결정 및 그 이행에 관한 중요한 기록으로서 대통령령으로 정하는 사항

호스피스전문기관의 지정 등 (제25조)	보건복지부장관은 호스피스대상환자를 대상으로 호스피스전문기관을 설치 · 운영하려는 의료기관 중 보건복지부령으로 정하는 시설 · 인력 · 장비 등의 기준을 충족하는 의료기관을 입원형, 자문형, 가정형으로 구분하여 호스피스전문기관으로 지정할 수 있음

호스피스전문기관의 지정 등 (제25조) (계속)	**호스피스전문기관의 지정기준**(시행규칙 [별표 2])
	▪ 인력 기준 • 입원형 호스피스전문기관 ◆ 의사 또는 한의사: 호스피스 병동의 병상 20개당 전문의 1명 이상. 다만, 병상 20개당 기준으로 계산한 후 남은 병상이 20개 미만인 경우에는 1명을 추가로 두어야 함 ◆ 간호사: 호스피스 병동의 병상 10개당 간호사 1명 이상. 다만, 병상 10개당 병상 수를 계산한 후 남은 병상이 10개 미만인 경우에는 1명을 추가로 두어야 함 ◆ 사회복지사: 호스피스 병동 당 1급 사회복지사(「사회복지사업법」 제11조에 따른 사회복지사를 말함. 이하 같다) 1명 이상 • 가정형 호스피스전문기관 ◆ 의사 또는 한의사: 전문의 1명 이상 ◆ 간호사: 호스피스전문간호사, 가정전문간호사 또는 호스피스전문기관에서 2년 이상 호스피스 업무에 종사한 경력이 있는 간호사를 1명 이상 둘 것 ◆ 사회복지사: 1급 사회복지사 1명 이상 • 자문형 호스피스전문기관 ◆ 의사 또는 한의사: 전문의 1명 이상 ◆ 간호사: 호스피스전문간호사, 종양전문간호사 또는 호스피스전문기관에서 2년 이상 호스피스 업무에 종사한 경력이 있는 간호사를 1명 이상 둘 것 ◆ 사회복지사: 1급 사회복지사 1명 이상 ▪ 교육이수 기준 • 입원형 호스피스전문기관에 따른 인력(호스피스전문간호사를 제외한다)은 보건복지부장관이 인정하는 60시간 이상의 호스피스 교육을 이수하였을 것 • 가정형 호스피스전문기관 및 자문형 호스피스전문기관에 따른 인력(호스피스전문간호사를 제외한다)은 보건복지부장관이 인정하는 76시간 이상의 호스피스 교육을 이수하고, 호스피스전문간호사는 보건복지부장관이 인정하는 16시간의 호스피스 교육을 이수하였을 것 ▪ 운영 기준 • 인력기준에 따른 인력 중 간호사 및 사회복지사는 호스피스 업무에만 전담할 것. 다만, 자문형 호스피스전문기관에 배치되는 사회복지사는 그러하지 아니함 • 입원형 호스피스전문기관의 경우에는 당직의사 근무 체계와 간호사의 24시간 근무 체계를 갖추어 운영할 것 • 호스피스·완화의료 이용동의서를 상담실에 비치할 것 • 인력기준에 따른 인력은 보건복지부장관이 인정하는 연간 4시간 이상의 호스피스 보수교육을 받을 것

Part 20

의료급여법

| 의료기술직 |

Part 20 의료급여법

의료급여법[시행 2019. 10. 24.], 시행령[시행 2023. 01. 01.], 시행규칙[시행 2022. 11. 22.]

목적(제1조)

- 생활이 어려운 사람에게 의료급여를 함
- 국민보건의 향상과 사회복지의 증진에 이바지함

정의(제2조)

수급권자	이 법에 따라 의료급여를 받을 수 있는 자격을 가진 사람
의료급여기관	수급권자에 대한 진료 · 조제 또는 투약 등을 담당하는 의료기관 및 약국 등
부양의무자	수급권자를 부양할 책임이 있는 사람으로서 수급권자의 1촌 직계혈족 및 그 배우자

수급권자

수급권자 (제3조) (19서울, 17서울)	이 법에 따른 수급권자는 다음과 같음 ▪ 「국민기초생활 보장법」에 따른 의료급여 수급자 (17서울) ▪ 「재해구호법」에 따른 이재민으로서 보건복지부장관이 의료급여가 필요하다고 인정한 사람 ▪ 「의사상자 등 예우 및 지원에 관한 법률」에 따라 의료급여를 받는 사람 ▪ 「입양특례법」에 따라 국내에 입양된 18세 미만의 아동 ▪ 「독립유공자예우에 관한 법률」, 「국가유공자 등 예우 및 지원에 관한 법률」 및 「보훈보상대상자 지원에 관한 법률」의 적용을 받고 있는 사람과 그 가족으로서 국가보훈처장이 의료급여가 필요하다고 추천한 사람 중에서 보건복지부장관이 의료급여가 필요하다고 인정한 사람 ▪ 「무형문화재 보전 및 진흥에 관한 법률」에 따라 지정된 국가무형문화재의 보유자(명예보유자를 포함한다)와 그 가족으로서 문화재청장이 의료급여가 필요하다고 추천한사람 중에서 보건복지부장관이 의료급여가 필요하다고 인정한 사람 ▪ 「북한이탈주민의 보호 및 정착지원에 관한 법률」의 적용을 받고 있는 사람과 그 가족으로서 보건복지부장관이 의료급여가 필요하다고 인정한 사람 ▪ 「5 · 18민주화운동 관련자 보상 등에 관한 법률」 제8조에 따라 보상금등을 받은 사람과 그 가족으로서 보건복지부장관이 의료급여가 필요하다고 인정한 사람 ▪ 「노숙인 등의 복지 및 자립지원에 관한 법률」에 따른 노숙인 등으로서 보건복지부장관이 의료급여가 필요하다고 인정한 사람 ▪ 그 밖에 생활유지 능력이 없거나 생활이 어려운 사람으로서 대통령령으로 정하는 사람

수급권자		
수급권자 (제3조) (계속)	**수급권자** (시행령 제2조)	다음의 어느 하나에 해당하는 사람 중 보건복지부장관이 의료급여가 필요하다고 인정하는 사람 ▪ 일정한 거소가 없는 사람으로서 경찰관서에서 무연고자로 확인된 사람 ▪ 그 밖에 보건복지부령으로 정하는 사람
	수급권자의 구분 (시행령 제3조) (17서울)	1종 수급권자와 2종 수급권자로 구분함 ▪ **1종수급권자**는 다음의 어느 하나에 해당하는 사람으로 함 • 다음의 어느 하나에 해당하는 사람 ◆ 다음의 어느 하나에 해당하는 사람만으로 구성된 세대의 구성원 (1) **18세 미만인 사람** (2) **65세 이상인 사람** (3) 「장애인고용촉진 및 직업재활법」에 따른 **중증장애인** (4) 질병, 부상 또는 그 후유증으로 치료나 요양이 필요한 사람 중에서 근로능력평가를 통하여 **근로능력이 없다고 판정한 사람** (5) 세대의 구성원을 양육 · 간병하는 사람 등 근로가 곤란하다고 보건복지부장관이 정하는 사람 (6) **임신 중에 있거나 분만 후 6개월 미만의 여자** (7) **병역의무를 이행 중인 사람** ◆ 「국민기초생활 보장법」에 따른 보장시설에서 급여를 받고 있는 사람 ◆ 보건복지부장관이 정하여 고시하는 결핵질환, 희귀난치성질환 또는 중증질환을 가진 사람 • 이재민 및 노숙인에 해당하는 사람 • 무연고자 • 그 밖에 보건복지부령으로 정하는 사람에 해당하는 사람으로서 보건복지부장관이 1종의료급여가 필요하다고 인정하는 사람 ▪ **2종수급권자**는 다음의 어느 하나에 해당하는 사람으로 함 • 일정한 거소가 없는 사람으로서 경찰관서에서 무연고자로 확인된 사람에 해당하지 아니하는 자 • 보건복지부장관이 2종의료급여가 필요하다고 인정하는 자

Part 21

기타 법규

| 의료기술직 |

Part 21 기타 법규

건강검진기본법

건강검진기본법[시행 2020. 09. 12.], 시행령[시행 2022. 12. 22.], 시행규칙[시행 2019. 09. 27.]

목적(제1조)

- 국가건강검진에 관한 국민의 권리 · 의무와 국가 및 지방자치단체의 책임을 정함
- 국가건강검진의 계획과 시행에 관한 기본적인 사항을 규정함
- 국민의 보건 및 복지의 증진에 이바지함

기본이념(제2조)

- 모든 국민이 건강위험요인과 질병을 조기에 발견하여 치료
- 인간다운 생활을 보장 받고,
- 건강한 삶을 영위하는 것

정의(제3조)

용어	정의
건강검진	건강상태 확인과 질병의 예방 및 조기발견을 목적으로 건강검진기관을 통하여 진찰 및 상담, 이학적 검사, 진단검사, 병리검사, 영상의학 검사 등 의학적 검진을 시행하는 것
건강검진기관	국가건강검진을 실시하기 위하여 건강검진을 시행하는 기관
국가건강검진	국가와 지방자치단체가 시행하는 건강검진으로 다음과 같음 ▪ 「모자보건법」에 따른 영유아에 대한 건강검진 ▪ 「영유아보육법」에 따른 영유아에 대한 건강검진 ▪ 「학교보건법」에 따른 초 · 중 · 고등학교 학생의 건강검사 ▪ 「청소년복지지원법」에 따른 청소년 건강진단 ▪ 「국민건강보험법」에 따른 건강검진 ▪ 「산업안전보건법」에 따른 일반건강진단 ▪ 「의료급여법」에 따른 건강검진 ▪ 「암관리법」에 따른 암검진 ▪ 「노인복지법」에 따른 건강진단 ▪ 그 밖에 보건복지부령으로 정하는 건강검진
건강검진자료	국가건강검진을 통하여 얻은 개인의 신상정보로서 문진 · 진찰 · 의사소견 및 각종 검사결과 등 건강검진에 관한 문서 또는 광 · 전자적 방식으로 처리한 부호 · 문자 · 음성 및 영상 등의 자료

<table>
<tr><td rowspan="2">국가와
지방자치단체의 의무
(제5조)</td><td>국가</td><td>▪ 성 · 연령별 건강위험을 고려하여 국가건강검진을 계획하여야 함</td></tr>
<tr><td>국가와
지방자치단체</td><td>▪ 국민건강의 보호 · 증진을 위하여 국가건강검진을 실시 · 지원함으로써 질병을 조기에 발견 · 진단 · 치료하고 사후관리가 될 수 있도록 적극 노력하여야 함
▪ 국가건강검진 실시와 관련된 안내 및 건강검진의 결과를 당사자에게 적절한 방식으로 제공함으로써 건강검진의 효과를 높이고 국민의 건강을 증진시켜야 함</td></tr>
</table>

<table>
<tr><th colspan="2">건강검진종합계획</th></tr>
<tr><td>건강검진종합계획
(제11조)</td><td>▪ 보건복지부장관은 관계 중앙행정기관의 장과 협의하여 위원회의 심의를 거쳐 건강검진종합계획(이하 “종합계획”이라 한다)을 5년마다 수립하여야 함
▪ 종합계획에는 다음의 사항이 포함되어야 함
• 국가건강검진의 기본 목표 및 추진방향
• 국가건강검진의 추진계획 및 추진방법
• 국가건강검진의 시행을 위한 보건의료자원의 조달 및 관리방안
• 그 밖에 건강검진에 필요하다고 보건복지부령으로 정하는 사항
▪ 보건복지부장관은 종합계획을 수립하는 경우 지체 없이 국회 소관 상임위원회에 보고하여야 함</td></tr>
<tr><td>국가건강검진의 시행
(제12조)</td><td>▪ 국가와 지방자치단체는 종합계획에 따라 국가건강검진을 시행하여야 함
▪ 보건복지부장관은 국가건강검진의 대상에 해당하지 아니하는 자에 대하여, 위원회의 건의를 받아 특별시장 · 광역시장 · 도지사 · 특별자치도지사(이하 “시 · 도지사”라 한다)로 하여금 건강검진을 실시하도록 할 수 있음</td></tr>
<tr><td>국가건강검진의 전담
(제13조)</td><td>질병관리청장은 국가건강검진 업무를 효율적으로 추진하고 위원회의 업무를 지원하기 위하여 관련 학회 및 민간 전문가 등으로 구성된 검진기준 및 질 관리반을 둘 수 있음</td></tr>
</table>

<table>
<tr><th colspan="3">검진기관의 지정</th></tr>
<tr><td rowspan="2">검진기관의 지정
(제14조)
(22서울)</td><td colspan="2">▪ 「의료법」에따른 의료기관 및 「지역보건법」에 따른 보건소(보건의료원을 포함한다)가 국가건강검진을 수행하고자 하는 경우에는 보건복지부장관으로부터 검진기관으로 지정을 받아야 함
▪ 검진기관의 인력 · 시설 및 장비 등 검진기관 지정기준 및 절차는 보건복지부령으로 정함</td></tr>
<tr><td>건강검진기관의
구분 및 지정기준
등
(시행규칙 제4조)</td><td>보건복지부장관은 검사항목을 고려하여 다음의 구분에 따라 건강검진기관(이하 “검진기관”이라 한다)을 지정함. 이 경우 일반검진기관으로 지정받거나 지정받으려는 검진기관만 위암검진기관, 대장암검진기관, 간암검진기관 및 폐암검진기관으로 지정할 수 있음
▪ 일반검진기관</td></tr>
</table>

검진기관의 지정

검진기관의 지정
(제14조)
(계속)

일반검진기관 지정기준(시행규칙 [별표 1])

신청자격	인력기준
• 종합병원 • 병원(요양병원 포함) • 의원 • 보건소(보건의료원을 포함하며, 이하 "보건소"라 함) • 의사를 두어 의과진료과목을 추가로 설치·운영하는 한방병원 및 치과병원	• 의사: 연평균 일일 검진인원 25명당 1명을 두되, 끝수(연평균 일일 검진인원을 25로 나눈 나머지)가 있으면 1명을 추가함 • 간호사(간호조무사를 포함함. 이하 같다) 1명 이상 • 임상병리사 1명 이상 ※ 내원검진만 실시하는 의원은 연간 검진인원을 실진료일수로 나눈 검진인원(이하 "일일 평균 검진인원"이라 함)이 15명 미만일 경우 임상병리사를 두지 않을 수 있음 • 방사선사 1명 이상 ※ 내원검진만 실시하는 의원은 일일 평균 검진인원이 15명 미만일 경우 방사선사를 두지 않을 수 있음

시설기준	장비기준	
• 진찰실 • 탈의실 • 검진대기실 • 임상검사(검체검사 및 진단의학검사 포함)를 하는 시설 • 방사선촬영실	• 신장 및 체중계 • 혈압계 • 시력검사표 • 청력계기 • 원심분리기 • 혈액학검사기기 • 혈액화학분석기	• 방사선촬영장치:「진단용 방사선 발생장치의 안전관리에 관한 규칙」에 따른 검사·측정기관으로부터 검사기준에 적합한 것으로 판정된 장비로서 방사선직접촬영장치를 말함

비고: 1. 보건복지부장관이 정하여 고시하는 건강검진을 하려는 의사는 보건복지부장관이 정하는 교육과정을 이수해야 한다.
2. 내원검진만 실시하는 의원이 보건복지부장관이 정하는 바에 따라 검체검사에 관한 업무를 관련 전문기관에 위탁한 경우에는 시설기준의 라목, 장비기준의 바목 및 사목을 충족하지 못하더라도 일반검진기관으로 지정할 수 있다.
3. 내원검진만 실시하는 의원이 「의료법」 제39조에 따라 장비를 공동으로 이용하는 경우에는 인력기준의 라목, 시설기준의 나목 및 마목, 장비기준의 아목을 충족하지 못하더라도 일반검진기관으로 지정할 수 있다.

암검진기관: 다음의 구분에 따라 지정함

- 위암검진기관
- 유방암검진기관
- 영유아검진기관
- 대장암검진기관
- 자궁경부암검진기관
- 구강검진기관
- 간암검진기관
- 폐암검진기관

검진기관의 지정취소 등
(제16조)

- **보건복지부장관**은 검진기관이 다음의 어느 하나에 해당하는 때에는 그 지정을 취소하거나 6개월 이내의 기간을 정하여 국가건강검진 업무의 전부 또는 일부의 정지를 명할 수 있음
  - **거짓이나 그 밖의 부정한 방법으로 지정을 받은 때**
  - 검진기관 지정기준에 미달하게 된 때
  - 지정받은 사항을 위반하여 업무를 행한 때
  - 국가건강검진 실시 결과를 거짓으로 판정하거나 무적격자에 의해 국가건강검진을 실시한 때

검진기관의 지정	
검진기관의 지정취소 등 (제16조) (계속)	• 그 밖에 대통령령으로 정하는 사유에 해당하는 때 ▪ 지정이 취소된 검진기관은 지정이 취소된 날부터 2년 이내에는 검진기관으로 지정받을 수 없음

치매관리법

치매관리법[시행 2021. 06. 30.], 시행령[시행 2021. 06. 30.], 시행규칙[시행 2022. 12. 19.]

목적(제1조)
▪ 치매의 예방, 치매환자에 대한 보호와 지원
▪ 치매퇴치를 위한 연구 등에 관한 정책을 종합적으로 수립 · 시행함
▪ 치매로 인한 개인적 고통과 피해 및 사회적 부담을 줄임
▪ 국민건강증진에 이바지함

정의(제2조)		
치매	퇴행성 뇌질환 또는 뇌혈관계 질환 등으로 인하여 기억력, 언어능력, 지남력(指南力), 판단력 및 수행능력 등의 기능이 저하됨으로써 일상생활에서 지장을 초래하는 후천적인 다발성 장애를 말함	
치매환자	치매로 인한 임상적 특징이 나타나는 사람으로서 의사 또는 한의사로부터 치매로 진단받은 사람을 말함	
치매관리	치매의 예방과 치매환자에 대한 보호 · 지원 및 치매에 관한 조사 · 연구 등을 말함	
치매관리사업 수행기관	▪ 중앙치매센터 ▪ 광역치매센터 ▪ 공립요양병원	▪ 치매안심병원 ▪ 치매안심센터 ▪ 치매관리사업을 수행하는 법인 또는 단체

국가 등의 의무 (제3조)	▪ 국가와 지방자치단체는 치매관리에 관한 사업(이하 "치매관리사업"이라 한다)을 시행하고 지원함으로써 치매를 예방하고 치매환자에게 적절한 의료서비스가 제공될 수 있도록 적극 노력하여야 함 ▪ 국가와 지방자치단체는 치매환자를 돌보는 가족의 부담을 완화하기 위하여 노력하여야 함 ▪ 국가와 지방자치단체는 치매와 치매예방에 관한 국민의 이해를 높이기 위하여 교육 · 홍보 등 필요한 시책을 마련하여 시행하여야 함 ▪ 「의료법」에 따른 의료인, 의료기관의 장 및 의료업무 종사자는 국가와 지방자치단체가 실시하는 치매관리사업에 적극 협조하여야 함

치매극복의 날 (제5조)	▪ 치매관리의 중요성을 널리 알리고 치매를 극복하기 위한 범국민적 공감대를 형성하기 위하여 매년 **9월 21일을 치매극복의 날**로 함 ▪ 국가와 지방자치단체는 치매극복의 날 취지에 부합하는 행사와 교육 · 홍보 사업을 시행하여야 함

치매관리종합계획

<table>
<tr><td rowspan="2">치매관리종합계획의 수립 등
(제6조)</td><td colspan="2">▪ 보건복지부장관은 국가치매관리위원회의 심의를 거쳐 치매관리에 관한 종합계획(이하 “종합계획”이라 한다)을 5년마다 수립하여야 함. 종합계획 중 대통령령으로 정하는 중요한 사항을 변경하는 경우에도 또한 같음
▪ 종합계획에는 다음의 사항이 포함되어야 함
• 치매의 예방 · 관리를 위한 기본시책
• 치매검진사업의 추진계획 및 추진방법
• 치매환자의 치료 · 보호 및 관리
• 치매에 관한 홍보 · 교육
• 치매에 관한 조사 · 연구 및 개발
• 치매관리에 필요한 전문인력의 육성
• 치매환자가족에 대한 지원
• 그 밖에 치매관리에 필요한 사항</td></tr>
<tr><td>치매관리종합계획의 수립 · 통보 등
(시행령 제3조)</td><td>▪ 보건복지부장관은 치매관리에 관한 종합계획을 5년마다 수립하여 시행될 해의 전년도 9월 30일까지 관계 중앙행정기관의 장, 특별시장 · 광역시장 · 특별자치시장 · 도지사 · 특별자치도지사(이하 “시 · 도지사”라 한다) 및 시장 · 군수 · 구청장(자치구의 구청장을 말함. 이하 같다)에게 통보해야 함
▪ 치매관리에 관한 시행계획(이하 “시행계획”이라 한다)의 효율적인 수립 · 시행 및 평가를 위하여 보건복지부장관은 시행계획 수립지침과 평가지침을 정하여 관계 중앙행정기관의 장, 시 · 도지사 및 시장 · 군수 · 구청장에게 통보하여야 함
▪ 관계 중앙행정기관의 장, 시 · 도지사 및 시장 · 군수 · 구청장은 시행계획 수립지침에 따라 소관별로 다음 해의 시행계획을 수립하여 매년 12월 31일까지 보건복지부장관에게 제출하여야 함
▪ 관계 중앙행정기관의 장, 시 · 도지사 및 시장 · 군수 · 구청장은 시행계획 평가지침에 따라 지난해 시행계획의 추진실적을 평가하고 그 결과를 매년 3월 31일까지 보건복지부장관에게 제출하여야 함</td></tr>
</table>

<table>
<tr><th colspan="2">국가치매관리위원회</th></tr>
<tr><td>국가치매관리위원회
(제7조)</td><td>보건복지부장관은 종합계획 수립 및 치매관리에 관한 중요 사항을 심의하기 위하여 보건복지부장관 소속으로 국가치매관리위원회(이하 "위원회"라 한다)를 둠</td></tr>
<tr><td>위원회의 구성
(제8조)</td><td>▪ 위원회는 위원장 1명과 부위원장 1명을 포함하여 20명 이내의 위원으로 구성함
▪ 위원장은 보건복지부차관이 되고, 부위원장은 위원 중에서 위원장이 지명하는 사람이 됨
▪ 위원은 치매에 관한 학식과 경험이 풍부한 사람 중에서 보건복지부장관이 임명 또는 위촉함
▪ 그 밖에 위원회의 구성 · 조직 및 운영에 필요한 사항은 대통령령으로 정함</td></tr>
<tr><td>위원회의 기능
(제9조)</td><td>위원회는 다음의 사항을 심의함
▪ 국가치매관리 체계 및 제도의 발전에 관한 사항
▪ 종합계획의 수립 및 평가에 관한 사항
▪ 연도별 시행계획에 관한 사항
▪ 치매관리사업의 예산에 관한 중요한 사항
▪ 그 밖에 치매관리사업에 관한 중요한 사항으로서 위원장이 심의에 부치는 사항</td></tr>
</table>

<table>
<tr><th colspan="3">치매검진사업</th></tr>
<tr><td>치매연구사업
(제10조)</td><td colspan="2">▪ 보건복지부장관은 치매의 예방과 진료기술의 발전을 위하여 치매 연구 · 개발 사업(이하 "치매연구사업"이라 한다)을 시행함
▪ 치매연구사업에는 다음의 사항이 포함되어야 함
• 치매환자의 관리에 관한 표준지침의 연구
• 치매 관련 의료 및 복지서비스에 관한 연구
• 그 밖에 보건복지부령으로 정하는 사업</td></tr>
<tr><td rowspan="2">치매검진사업
(제11조)</td><td colspan="2">▪ 보건복지부장관은 종합계획에 따라 치매를 조기에 발견하는 검진사업(이하 "치매검진사업"이라 한다)을 시행하여야 함
▪ 치매검진사업의 범위, 대상자, 검진주기 등에 필요한 사항은 대통령령으로 정함
▪ 치매의 검진 방법 및 절차 등에 필요한 사항은 보건복지부령으로 정함
▪ 국가는 치매검진을 받는 사람 중 「의료급여법」에 따른 의료급여수급자 및 대통령령으로 정하는 건강보험가입자에 대하여 그 비용의 전부 또는 일부를 지원할 수 있음</td></tr>
<tr><td>치매검진사업의 범위 등
(시행령 제8조)</td><td>▪ 치매검진사업(이하 "치매검진사업"이라 한다)에는 다음의 사업이 포함되어야 함
• 치매검진사업 대상자의 선정 및 통보
• 치매검진사업 대상자에 대한 검사 및 진단
• 치매검진사업 대상자에 대한 검진비 지급
• 치매검진에 대한 홍보</td></tr>
</table>

<table>
<tr><th colspan="3">치매검진사업</th></tr>
<tr><td>치매검진사업
(제11조)
(계속)</td><td>치매검진사업의 범위 등
(시행령 제8조)
(계속)</td><td>• 치매검진 프로그램의 개발 및 관리
• 치매검진의 질 관리
▪ 치매검진사업의 대상자는 다음의 사람으로 함
• 「국민건강보험법」에 따른 건강보험가입자 및 피부양자
• 「의료급여법」에 따른 의료급여수급권자
▪ 치매검진사업의 검진주기는 2년 이내로 함
(22부산)</td></tr>
<tr><td rowspan="2">치매환자의 의료비 지원사업
(제12조)</td><td colspan="2">▪ 국가와 지방자치단체는 치매환자의 경제적 부담능력을 고려하여 치매 치료 및 진단에 드는 비용을 예산에서 지원할 수 있음</td></tr>
<tr><td>의료비 지원 대상 · 기준 및 방법 등
(시행령 제10조)</td><td>▪ 의료비를 지원받을 수 있는 사람은 다음의 어느 하나에 해당하는 사람 중에서 소득과 재산 등이 보건복지부장관이 매년 정하여 고시하는 기준 이하인 사람으로 함
• 「국민건강보험법」에 따른 건강보험가입자 및 피부양자 중 치매환자
• 「의료급여법」에 따른 의료급여수급권자 중 치매환자
▪ 의료비를 지원받으려는 사람은 관할 보건소장에게 지원 신청을 하여야 함
▪ 의료비 지원 신청을 받은 보건소장은 관계 기관에 의료비 지원 대상자의 소득 · 재산 등에 관한 자료제출을 요청할 수 있음
▪ 의료비의 지원한도액, 지원기간 및 지원절차 등 세부적인 사항은 보건복지부장관이 정하여 고시함</td></tr>
</table>

치매환자의 가족지원 사업 (제12조의2)	국가와 지방자치단체는 치매환자의 가족을 위한 상담 · 교육 프로그램을 개발 · 보급하여야 함
치매등록통계 사업 (제13조)	**보건복지부장관**은 치매의 발생과 치료 및 관리 등에 관한 자료를 지속적이고 체계적으로 수집 · 분석하여 통계를 산출하기 위한 등록 · 관리 · 조사 사업(이하 "**치매등록통계사업**"이라 한다)을 시행하여야 함 이 경우 통계자료의 수집 및 통계의 작성 등에 관하여는 「통계법」을 준용하며, 통계의 산출을 위하여 처리되는 개인정보는 「개인정보 보호법」에 따라 같은 법이 적용되지 아니하는 개인정보로 봄
치매정보시스템의 구축 · 운영 (제13조의2)	**보건복지부장관**은 치매 관련 사업과 치매안심센터의 업무를 효율적으로 수행하기 위하여 치매정보시스템을 구축 · 운영할 수 있음
역학조사 (제14조)	**보건복지부장관**은 치매 발생의 원인 규명 등을 위하여 필요하다고 인정하는 때에는 역학조사를 실시할 수 있음
치매실태조사의 실시 (제14조의2)	**보건복지부장관**은 치매의 현황, 비용부담 등을 파악하기 위하여 실태조사를 **5년**마다 실시하고 그 결과를 공표하여야 함

치매센터와 공립요양병원의 설치	
중앙치매센터의 설치 (제16조)	**보건복지부장관**은 치매관리에 관한 다음의 업무를 수행하게 하기 위하여 **중앙치매센터**를 설치 · 운영할 수 있음 ▪ 치매관리사업수행기관에 대한 기술지원 및 평가 지원 업무 ▪ 치매관리 지침 개발 및 보급 ▪ 시행계획의 추진실적 평가 지원 ▪ 치매연구사업 지원 ▪ 치매관리사업 관련 교육 · 훈련 및 지원 업무 ▪ 성년후견제 이용지원 업무의 지원 ▪ 치매등록통계사업 지원 ▪ 치매정보시스템의 구축 · 운영의 지원 ▪ 역학조사 ▪ 치매안심센터 업무의 지원 ▪ 치매 인식개선 교육 및 홍보 ▪ 치매 관련 정보의 수집 · 분석 및 제공 ▪ 치매와 관련된 국내외 협력 ▪ 그 밖에 치매와 관련하여 보건복지부장관이 필요하다고 인정하는 업무
광역치매센터의 설치 (제16조의2)	▪ **시 · 도지사**는 치매관리에 관한 다음의 업무를 수행하게 하기 위하여 보건복지부장관과 협의하여 **광역치매센터**를 설치 · 운영할 수 있음 ▪ 치매관리사업 계획 ▪ 치매 연구 ▪ 치매안심센터 및 「노인복지법」에 따른 노인복지시설 등에 대한 기술 지원 ▪ 치매 관련 시설 · 인프라 등 자원조사 및 연계체계 마련 ▪ 치매 관련 종사인력에 대한 교육 · 훈련 ▪ 치매환자 및 가족에 대한 치매의 예방 · 교육 및 홍보 ▪ 치매 인식개선 교육 및 홍보 ▪ 후견인 후보자 추천 ▪ 선임된 후견인에 대한 감독지원 및 후견사무의 지원 ▪ 그 밖에 보건복지부장관이 정하는 치매 관련 업무
공립요양병원의 설치 및 운영 (제16조의3)	▪ **지방자치단체**는 치매 등 노인성 질병을 가진 지역주민에 대한 의료사업을 수행하기 위하여 대통령령으로 정하는 바에 따라 「의료법」에 따른 요양병원(이하 "공립요양병원"이라 한다)을 **설치 · 운영**할 수 있음 ▪ **보건복지부장관**은 보건복지부령으로 정하는 바에 따라 공립요양병원에 대한 **운영평가**를 실시하여야 함 다만, 보건복지부장관이 필요하다고 인정하는 경우에는 지방자치단체의 장으로 하여금 운영평가를 하게 할 수 있음 ▪ 공립요양병원 운영의 위탁기간은 그 위탁을 받은 날부터 5년으로 하며, 지방자치단체의 장은 운영평가 결과를 고려하여 5년 단위로 위탁계약을 갱신할 수 있음

치매안심병원의 지정 (제16조의4)	▪ **보건복지부장관**은 치매의 진단과 치료 · 요양 등 치매 관련 의료서비스를 전문적이고 체계적으로 제공하기 위하여 필요한 인력 · 시설 및 장비를 갖추었거나 갖출 능력이 있다고 인정되는 의료기관을 **치매안심병원**으로 지정할 수 있음 ▪ **치매안심병원**으로 지정받으려는 의료기관은 **보건복지부장관에게 신청**하여야 함. 공립요양병원이 신청하면 그 지정을 우선적으로 고려할 수 있음
치매안심센터의 설치 (제17조)	▪ **시 · 군 · 구의 관할 보건소**에 치매예방과 치매환자 및 그 가족에 대한 종합적인 지원을 위하여 **치매안심센터**(이하 "치매안심센터"라 한다)를 설치함 ▪ 치매안심센터는 다음의 업무를 수행함 • 치매 관련 상담 및 조기검진 • 치매환자의 등록 · 관리 • 치매등록통계사업의 지원 • 치매의 예방 · 교육 및 홍보 • 치매환자를 위한 단기쉼터의 운영 • 치매환자의 가족지원사업 • 「노인장기요양보험법」에 따른 장기요양인정신청 등의 대리 • 성년후견제 이용 지원사업 • 치매 인식개선 교육 및 홍보 • 그 밖에 시장 · 군수 · 구청장이 치매관리에 필요하다고 인정하는 업무
치매상담전화센터의 설치 (제17조의2)	▪ **보건복지부장관**은 치매예방, 치매환자 관리 등에 관한 전문적이고 체계적인 상담 서비스를 제공하기 위하여 **치매상담전화센터**를 설치할 수 있음 ▪ 치매상담전화센터는 다음의 업무를 수행함 • 치매에 관한 정보제공 • 치매환자의 치료 · 보호 및 관리에 관한 정보제공 • 치매환자와 그 가족의 지원에 관한 정보제공 • 치매환자의 가족에 대한 심리적 상담 • 그 밖에 보건복지부장관이 필요하다고 인정하는 치매 관련 정보의 제공 및 상담

벌칙 (제21조)	**비밀누설금지**를 **위반**하여 비밀을 누설한 자는 **2년 이하의 징역 또는 2천만원 이하의 벌금**에 처함

학교보건법

학교보건법[시행 2022. 06. 29.], 시행령[시행 2022. 03. 08.], 시행규칙[시행 2022. 06. 29.]

목적(제1조)

- 보건관리에 필요한 사항을 규정함
- 학생과 교직원의 건강을 보호 · 증진함

정의(제2조)

건강검사	신체의 발달상황 및 능력, 정신건강 상태, 생활습관, 질병의 유무 등에 대하여 조사하거나 검사하는 것	
학교	「유아교육법」, 「초 · 중등교육법」 및 「고등교육법」에 따른 각 학교를 말함	
관할청	교육부장관	▪ 「유아교육법」에 따른 국립유치원 및 「초 · 중등교육법」에 따른 국립학교 ▪ 「고등교육법」에 따른 학교
	교육감	▪ 「유아교육법」에 따른 공립유치원 · 사립유치원 및 「초 · 중등교육법」에 따른 공립학교 · 사립학교

국가와 지방자치단체의 의무 (제2조의2) (22충남)	국가와 지방자치단체는 학생과 교직원의 건강을 보호 · 증진하기 위한 기본계획을 수립 · 시행하고, 이에 필요한 시책을 마련하여야 함
학생건강증진 기본계획의 수립 · 시행 (제2조의3) (22충남)	▪ 교육부장관은 5년마다 학생의 신체 및 정신건강 증진을 위한 기본계획(이하 "기본계획"이라 한다)을 수립 · 시행하여야 함 ▪ 기본계획에는 다음의 사항이 포함되어야 함 • 학생의 건강증진을 위한 기본방향 및 목표 • 학생의 건강증진을 위한 주요 추진과제 및 추진방법 • 그 밖에 학생의 건강증진을 위하여 필요한 사항 ▪ 교육부장관은 기본계획의 수립 · 시행에 필요한 자료의 제공 등을 관계 중앙행정기관의 장 및 그 밖의 기관 · 단체의 장에게 요청할 수 있음. 이 경우 자료의 제공 등을 요청받은 관계 중앙행정기관의 장 및 그 밖의 기관 · 단체의 장은 특별한 사유가 없으면 이에 따라야 함 ▪ 그 밖에 기본계획의 수립 · 시행에 필요한 사항은 대통령령으로 정함
건강검사 등 (제7조) (21부산)	▪ 학교의 장은 학생과 교직원에 대하여 건강검사를 하여야 함. 다만, 교직원에 대한 건강검사는 「국민건강보험법」에 따른 건강검진으로 갈음할 수 있음 ▪ 학교의 장은 건강검사를 할 때에 질병의 유무 등을 조사하거나 검사하기 위하여 다음의 어느 하나에 해당하는 학생에 대하여는 「국민건강보험법」에 따른 건

	강검진 실시 기관에 의뢰하여 교육부령으로 정하는 사항에 대한 건강검사를 함 • 초등학교와 이에 준하는 특수학교 · 각종 학교의 1학년 및 4학년 학생. 다만, 구강검진은 전 학년에 대하여 실시하되, 그 방법과 비용 등에 관한 사항은 지역 실정에 따라 교육감이 정함 • 중학교 · 고등공민학교 및 고등학교 · 고등기술학교와 이에 준하는 특수학교 · 각종 학교의 1학년 학생 • 그 밖에 건강을 보호 · 증진하기 위하여 교육부령으로 정하는 학생 ▪ 학교의 장은 건강검사 외에 학생의 건강을 보호 · 증진하기 위하여 필요하다고 인정하면 교육부령으로 정하는 바에 따라 그 학생을 별도로 검사할 수 있음 ▪ 학교의 장은 천재지변 등 부득이한 사유로 관할 교육감 또는 교육장의 승인을 받은 경우에는 교육부령으로 정하는 바에 따라 건강검사를 연기하거나 건강검사의 전부 또는 일부를 생략할 수 있음 ▪ 건강검사를 한 검진기관은 교육부령으로 정하는 바에 따라 그 검사결과를 해당 학생 또는 학부모와 해당 학교의 장에게 알려야 함 ▪ 학교의 장은 상태 검사를 실시할 때 필요한 경우에는 학부모의 동의 없이 실시할 수 있음. 이 경우 학교의 장은 지체 없이 해당 학부모에게 검사 사실을 통보하여야 함 ▪ 건강검사의 시기, 방법, 검사항목 및 절차 등에 관하여 필요한 사항은 교육부령으로 정함
등교 중지 (제8조) (18울산)	▪ 학교의 장은 건강검사의 결과나 의사의 진단 결과 감염병에 감염되었거나 감염된 것으로 의심되거나 감염될 우려가 있는 학생 또는 교직원에 대하여 대통령령으로 정하는 바에 따라 등교를 중지시킬 수 있음 ▪ 교육부장관은 감염병으로 인하여 「재난 및 안전관리 기본법」에 따른 주의 이상의 위기경보가 발령되는 경우 다음의 어느 하나에 해당하는 학생 또는 교직원에 대하여 질병관리청장과 협의하여 등교를 중지시킬 것을 학교의 장에게 명할 수 있음. 이 경우 해당 학교의 관할청을 경유하여야 함 • 「검역법」에 따른 검역관리지역 또는 중점검역관리지역에 체류하거나 그 지역을 경유한 사람으로서 검역감염병의 감염이 우려되는 사람 • 감염병 발생지역에 거주하는 사람 또는 그 지역에 출입하는 사람으로서 감염병에 감염되었을 것으로 의심되는 사람 • 「감염병의 예방 및 관리에 관한 법률」에 따라 자가(自家) 또는 시설에 격리된 사람의 가족 또는 그 동거인 • 그 밖에 학교 내 감염병의 차단과 확산 방지 등을 위하여 등교 중지가 필요하다고 인정되는 사람 ▪ 명을 받은 학교의 장은 해당 학생 또는 교직원에 대하여 지체 없이 등교를 중지시켜야 함

질병의 예방	
질병의 예방 (제14조)	▪ 학교의 장은 감염병 예방과 학교의 보건에 필요하면 휴업을 할 수 있음 ▪ 관할청은 감염병 예방과 학교의 보건에 필요하면 해당 학교에 대하여 다음의 어느 하나에 해당하는 조치를 명할 수 있음. 다만, 교육부장관은 국립유치원, 국립학교의 경우에는 그 권한을 교육감에게 위임할 수 있음 • 학년 또는 학교 전체에 대한 휴업 또는 등교수업일 조정 • 휴교(휴원 포함) ▪ 감염병으로 인하여 「재난 및 안전관리 기본법」에 따른 주의 이상의 위기경보가 발령되어 위의 조치를 하는 경우 학교의 장은 관할청의 동의를, 교육감은 교육부장관의 동의를 받아야 함
감염병 예방접종의 시행 (제14조의2) (22전남, 21광주)	▪ 시장 · 군수 또는 구청장이 「감염병의 예방 및 관리에 관한 법률」에 따라 학교의 학생 또는 교직원에게 감염병의 필수 또는 임시 예방접종을 할 때에는 그 학교의 학교의사 또는 보건교사(간호사 면허를 가진 보건교사로 한정함)를 접종요원으로 위촉하여 그들로 하여금 접종하게 할 수 있음. 이 경우 보건교사에 대하여는 「의료법」을 적용하지 아니함

비밀누설 금지	
비밀누설금지 등 (제18조의2)	교직원 및 학생에 대한 건강검사와 관련된 업무를 수행하거나 수행하였던 사람은 그 직무상 알게 된 비밀을 다른 사람에게 누설하거나 직무상 목적 외의 용도로 이용하여서는 아니 됨
벌칙 (제19조) (19울산)	직무상 알게 된 비밀을 다른 사람에게 누설하거나 직무상 목적 외의 용도로 이용한 사람은 3년 이하의 징역 또는 3천만원 이하의 벌금에 처함

장애인복지법

장애인복지법[시행 2022. 12. 22.], 시행령[시행 2022. 12. 29.], 시행규칙[시행 2022. 12. 30.]

목적(제1조)

- 장애인의 인간다운 삶과 권리보장을 위한 국가와 지방자치단체 등의 책임을 명백히 함
- 장애발생 예방과 장애인의 의료 · 교육 · 직업재활 · 생활환경개선 등에 관한 사업을 정함
- 장애인 복지대책을 종합적으로 추진함
- 장애인의 자립생활 · 보호 및 수당지급 등에 관하여 필요한 사항을 정함
- 장애인의 생활안정에 기여함
- 장애인의 복지와 사회활동 참여증진을 통하여 사회통합에 이바지함

<table>
<tr><th colspan="3">정의(제2조)</th></tr>
<tr><td rowspan="4">장애인</td><td>의미</td><td>신체적 · 정신적 장애로 오랫동안 일상생활이나 사회생활에서 상당한 제약을 받는 자</td></tr>
<tr><td>종류</td><td>다음의 어느 하나에 해당하는 장애가 있는 자로서 대통령령으로 정하는 장애의 종류 및 기준에 해당하는 자
▪ 신체적 장애: 주요 외부 신체 기능의 장애, 내부기관의 장애 등
▪ 정신적 장애: 발달장애 또는 정신 질환으로 발생하는 장애</td></tr>
<tr><td colspan="2">장애의 종류 및 기준에 따른 장애인(시행령 [별표 1]) (18충남)</td></tr>
<tr><td colspan="2">▪ 지체장애인(肢體障碍人)
• 한 팔, 한 다리 또는 몸통의 기능에 영속적인 장애가 있는 사람
• 한 손의 엄지손가락을 지골(指骨 : 손가락 뼈) 관절 이상의 부위에서 잃은 사람 또는 한 손의 둘째 손가락을 포함한 두 개 이상의 손가락을 모두 제1지골 관절 이상의 부위에서 잃은 사람
• 한 다리를 가로발목뼈관절(lisfranc joint) 이상의 부위에서 잃은 사람
• 두 발의 발가락을 모두 잃은 사람
• 한 손의 엄지손가락 기능을 잃은 사람 또는 한 손의 둘째 손가락을 포함한 손가락 두 개 이상의 기능을 잃은 사람
• 왜소증으로 키가 심하게 작거나 척추에 현저한 변형 또는 기형이 있는 사람
• 지체(肢體)에 위의 어느 하나에 해당하는 장애정도 이상의 장애가 있다고 인정되는 사람
▪ 뇌병변장애인(腦病變障碍人): 뇌성마비, 외상성 뇌손상, 뇌졸중(腦卒中) 등 뇌의 기질적 병변으로 인하여 발생한 신체적 장애로 보행이나 일상생활의 동작 등에 상당한 제약을 받는 사람
▪ 시각장애인(視覺障碍人)
• 나쁜 눈의 시력(공인된 시력표에 따라 측정된 교정시력을 말함. 이하 같다)이 0.02 이하인 사람
• 좋은 눈의 시력이 0.2 이하인 사람
• 두 눈의 시야가 각각 주시점에서 10도 이하로 남은 사람
• 두 눈의 시야 2분의 1 이상을 잃은 사람
• 두 눈의 중심 시야에서 20도 이내에 겹보임[복시(複視)]이 있는 사람
▪ 청각장애인(聽覺障碍人)
• 두 귀의 청력 손실이 각각 60데시벨(dB) 이상인 사람
• 한 귀의 청력 손실이 80데시벨 이상, 다른 귀의 청력 손실이 40데시벨 이상인 사람
• 두 귀에 들리는 보통 말소리의 명료도가 50퍼센트 이하인 사람
• 평형 기능에 상당한 장애가 있는 사람</td></tr>
<tr><td>장애인 학대</td><td colspan="2">장애인에 대하여 신체적 · 정신적 · 정서적 · 언어적 · 성적 폭력이나 가혹행위, 경제적 착취, 유기 또는 방임을 하는 것</td></tr>
<tr><td>장애인학대관련 범죄</td><td colspan="2">장애인학대에 해당하는 죄를 말함</td></tr>
</table>

기본이념(제3조)
장애인의 완전한 사회 참여와 평등을 통하여 사회통합을 이루는 데에 있음

장애인의 권리 (제4조)	▪ 장애인은 인간으로서 존엄과 가치를 존중받으며, 그에 걸맞은 대우를 받음 ▪ 장애인은 국가 · 사회의 구성원으로서 정치 · 경제 · 사회 · 문화, 그 밖의 모든 분야의 활동에 참여할 권리를 가짐 ▪ 장애인은 장애인 관련 정책결정과정에 우선적으로 참여할 권리가 있음
장애인의 날 (제14조)	▪ 장애인에 대한 국민의 이해를 깊게 하고 장애인의 재활의욕을 높이기 위하여 **매년 4월 20일을 장애인의 날**로 하며, 장애인의 날부터 1주간을 장애인 주간으로 함 ▪ 국가와 지방자치단체는 장애인의 날의 취지에 맞는 행사 등 사업을 하도록 노력하여야 함
실태조사 (제31조)	▪ **보건복지부장관**은 장애인 복지정책의 수립에 필요한 기초 자료로 활용하기 위하여 **3년마다 장애실태조사**를 실시하여야 함 ▪ 장애실태조사의 방법, 대상 및 내용 등에 관하여 필요한 사항은 **대통령령**으로 정함

장애인복지시설		
장애인복지시설 (제58조)	▪ **장애인복지시설의 종류** • **장애인 거주시설**: 거주공간을 활용하여 일반가정에서 생활하기 어려운 장애인에게 일정 기간 동안 거주 · 요양 · 지원 등의 서비스를 제공하는 동시에 지역사회생활을 지원하는 시설 • **장애인 지역사회재활시설**: 장애인을 전문적으로 상담 · 치료 · 훈련하거나 장애인의 **일상생활, 여가활동 및 사회참여활동** 등을 지원하는 시설 • **장애인 직업재활시설**: 일반 작업환경에서는 일하기 어려운 장애인이 특별히 준비된 작업환경에서 직업훈련을 받거나 직업 생활을 할 수 있도록 하는 시설(직업훈련 및 직업 생활을 위하여 필요한 제조 · 가공 시설, 공장 및 영업장 등 부속용도의 시설로서 **보건복지부령으로 정하는 시설**(오른쪽 참조) 포함) • **장애인 의료재활시설**: 장애인을 입원 또는 통원하게 하여 상담, 진단 · 판정, 치료 등 의료재활서비스를 제공하는 시설 • 그 밖에 대통령령으로 정하는 시설 ▪ **장애인복지시설의 구체적인 종류와 사업 등**(오른쪽 참조)에 관한 사항은 보건복지부령으로 정함	
	장애인복지시설의 종류와 사업 (시행규칙 제41조)	▪ "**보건복지부령으로 정하는 시설**"이란 장애인 직업재활시설에서 장애인에게 직업훈련 및 근로기회의 제공을 목적으로 운영하는 제조 · 가공 시설, 공장, 영업장 및 판매시설을 말함 ▪ **장애인복지시설의 구체적인 종류는 별표 4**와 같이 구분하고, **장애인복지시설의 종류별 사업은 별표 5**에서 정하는 바에 따름

보건의료기술 진흥법(약칭: 보건의료기술법)

보건의료기술 진흥법[시행 2018. 04. 17.], 시행령[시행 2021. 08. 03.], 시행규칙[시행 2022. 10. 26.]

목적(제1조)

- 보건의료기술의 진흥에 관한 기본계획의 수립
- 보건의료기술 연구개발사업의 수행
- 보건신기술의 인증 및 보건의료정보 등에 관한 사항을 규정함
- 보건의료기술에 대한 분석 등의 업무를 수행함
- 한국보건의료연구원을 설립함
- 보건의료산업의 건실한 발전과 국민건강 증진에 이바지함

정의(제2조)

구분		내용
보건의료기술		▪ 의과학 · 치의학 · 한의학 · 의료공학 및 의료정보학 등에 관련되는 기술 ▪ 의약품 · 의료기기 · 식품 · 화장품 · 한약 등의 개발 및 성능 향상에 관련되는 기술 ▪ 그 밖에 인체의 건강과 생명의 유지 · 증진에 필요한 상품 및 서비스와 관련되는 보건 · 의료 관련 기술
의약품	의약품	▪ 대한민국약전(大韓民國藥典)에 실린 물품 중 의약외품이 아닌 것 ▪ 사람이나 동물의 질병을 진단 · 치료 · 경감 · 처치 또는 예방할 목적으로 사용하는 물품 중 기구 · 기계 또는 장치가 아닌 것 ▪ 사람이나 동물의 구조와 기능에 약리학적(藥理學的) 영향을 줄 목적으로 사용하는 물품 중 기구 · 기계 또는 장치가 아닌 것
	의약외품	▪ 사람이나 동물의 질병을 치료 · 경감(輕減) · 처치 또는 예방할 목적으로 사용되는 섬유 · 고무제품 또는 이와 유사한 것 ▪ 인체에 대한 작용이 약하거나 인체에 직접 작용하지 아니하며, 기구 또는 기계가 아닌 것과 이와 유사한 것 ▪ 감염병 예방을 위하여 살균 · 살충 및 이와 유사한 용도로 사용되는 제제
의료기기		▪ 질병을 진단 · 치료 · 경감 · 처치 또는 예방할 목적으로 사용되는 제품 ▪ 상해(傷害) 또는 장애를 진단 · 치료 · 경감 또는 보정할 목적으로 사용되는 제품 ▪ 구조 또는 기능을 검사 · 대체 또는 변형할 목적으로 사용되는 제품 ▪ 임신을 조절할 목적으로 사용되는 제품
식품		모든 음식물(의약으로 섭취하는 것은 제외)
화장품		인체를 청결 · 미화하여 매력을 더하고 용모를 밝게 변화시키거나 피부 · 모발의 건강을 유지 또는 증진하기 위하여 인체에 바르고 문지르거나 뿌리는 등 이와 유사한 방법으로 사용되는 물품으로서 인체에 대한 작용이 경미한 것. 다만, 「약사법」의 의약품에 해당하는 물품은 제외

<table>
<tr><th colspan="3">정의(제2조)</th></tr>
<tr><td rowspan="2">한약</td><td>한약</td><td>동물 · 식물 또는 광물에서 채취된 것으로 주로 원형대로 건조 · 절단 또는 정제된 생약(生藥)</td></tr>
<tr><td>한약제제</td><td>한약을 한방원리에 따라 배합하여 제조한 의약품</td></tr>
<tr><td>보건신기술</td><td colspan="2">국내에서 최초로 이루어진 기술개발의 성과나 기존 기술의 개량에 따른 새로운 보건의료기술로서 보건복지부장관이 인증한 것</td></tr>
<tr><td>보건의료기술 연구개발사업</td><td colspan="2">보건의료기술의 연구 · 개발(다음의 법률에 따른 연구 · 개발 포함)을 위하여 예산 또는 기금으로 지원하는 사업
▪ 「화장품법」
▪ 「암관리법」
▪ 「한의약 육성법」
▪ 「의료기기법」
▪ 「건강검진기본법」
▪ 「감염병의 예방 및 관리에 관한 법률」
▪ 「치매관리법」
▪ 「식품안전기본법」
▪ 「약사법」
▪ 「마약류 관리에 관한 법률」
▪ 「천연물신약 연구개발 촉진법」</td></tr>
</table>

보건의료기술 육성기본계획의 수립 (제4조)	▪ **정부**는 **보건의료기술을 개발 · 촉진**하기 위하여 **5년**마다 **보건의료기술육성기본계획**(이하 "기본계획"이라 한다)을 수립하고 이를 추진하여야 함 ▪ **보건복지부장관**은 관계 중앙행정기관의 계획을 종합하여 기본계획안을 작성하고 「국가과학기술자문회의법」에 따른 국가과학기술자문회의(이하 "국가과학기술자문회의"라 한다)의 심의를 거쳐 이를 확정함 ▪ 기본계획에는 다음의 사항이 포함되어야 함 • 보건의료기술의 방향과 목표 • 보건의료기술의 국내외 환경 분석 • 중장기 중점 기술개발 전략 • 보건의료기술의 진흥을 위한 중장기 투자계획 • 보건의료기술 인력의 수급(需給) 및 육성 방안 • 그 밖에 대통령령으로 정하는 보건의료기술의 개발에 중요한 사항

부록

벌칙 및 과태료

| 의료기술직 | 방역직 | 보건직 |

부록 벌칙 및 과태료

의료법

<table>
<tr><th>벌칙 및 과태료</th><th>근거 법령</th><th colspan="2">내 용</th></tr>
<tr><td>무기 또는
5년 이상의 징역</td><td rowspan="3">제12조제3항
(18충북,
17울산 · 부산,
15강원 · 부산 · 대전)</td><td>(사망에 이르게 한 경우)</td><td rowspan="3">의료행위가 이루어지는 장소에서 의료행위를 행하는 의료인, 간호조무사 및 의료기사 또는 의료행위를 받는 사람을 폭행 · 협박한 자</td></tr>
<tr><td>3년 이상 10년 이하의 징역</td><td>(중상해에 이르게 한 경우)</td></tr>
<tr><td>7년 이하의 징역
또는 1천만원 이상
7천만원 이하의 벌금</td><td>(상해에 이르게 한 경우)</td></tr>
<tr><td>10년 이하의 징역이나
1억원 이하의 벌금
(20대전, 15광주)</td><td>제33조제2항</td><td colspan="2">의료기관을 개설할 수 없는 자가 의료기관을 개설하거나 운영하는 자</td></tr>
<tr><td rowspan="10">5년 이하의 징역이나
5천만원 이하의 벌금
(22전북, 21경북,
20대전 · 전북, 17울산 · 부산)</td><td>제4조의3제1항</td><td colspan="2">의료인 면허증을 대여한 사람</td></tr>
<tr><td>제4조의3제2항</td><td colspan="2">의료인 면허를 대여받거나 면허 대여를 알선한 사람</td></tr>
<tr><td>제12조제2항</td><td colspan="2">의료기관의 의료용 시설 · 기재 · 약품, 그 밖의 기물등을 파괴 · 손상하거나 의료기관을 점거하여 진료를 방해한 자, 이를 교사하거나 방조한 자</td></tr>
<tr><td>제12조제3항</td><td colspan="2">의료행위가 이루어지는 장소에서 의료행위를 하는 의료인, 간호조무사 및 의료기사 또는 의료행위를 받는 사람을 폭행 · 협박한 자(이 죄는 피해자의 명시한 의사에 반하여 공소를 제기할 수 없음)</td></tr>
<tr><td>제18조제3항</td><td colspan="2">정당한 사유 없이 전자처방전에 저장된 개인정보를 탐지하거나 누출 · 변조 또는 훼손한 자</td></tr>
<tr><td>제21조의2제5항</td><td colspan="2">진료기록전송시스템의 구축 · 운영을 위탁받은 전문기관이 아래 사항을 준수하지 않은 경우
▪ 진료기록전송지원시스템이 보유한 정보의 누출, 변조, 훼손 등을 방지하기 위하여 접근 권한자의 지정, 방화벽의 설치, 암호화 소프트웨어의 활용, 접속기록 보관 등 대통령령으로 정하는 바에 따라 안전성 확보에 필요한 기술적 · 관리적 조치를 할 것
▪ 진료기록전송지원시스템 운영 업무를 다른 기관에 재위탁하지 아니할 것
▪ 진료기록전송지원시스템이 보유한 정보를 제3자에게 임의로 제공하거나 유출하지 아니할 것</td></tr>
<tr><td>제21조의2제8항</td><td colspan="2">정당한 사유 없이 진료기록전송지원시스템에 저장된 정보를 누출 · 변조 또는 훼손한 자</td></tr>
<tr><td>제23조제3항</td><td colspan="2">정당한 사유 없이 전자의무기록에 저장된 개인정보를 탐지하거나 누출 · 변조 또는 훼손한 자</td></tr>
<tr><td>제27조제1항</td><td colspan="2">무면허 의료행위를 한 자</td></tr>
</table>

벌칙 및 과태료	근거 법령	내 용
5년 이하의 징역이나 5천만원 이하의 벌금 (계속)	제27조제5항	**의료인이 아닌 자에게 의료행위를 하게 하거나 의료인에게 면허 사항 외의 의료행위를 하게 한 자**
	제33조제2항	**안마시술소를 개설할 수 없는 자가 안마시술소를 개설한 경우**(제82조3항에서 준용하는 경우만을 말함): 안마사 안마 업무
	제33조제8항	2 이상의 면허 없이 2개의 의료기관을 개설한 자
	제33조제10항	**의료기관을 개설 · 운영하는 의료법인등이 다른 자에게 그 법인의 명의를 빌려준 경우**
	제38의2제5항	폐쇄회로 텔레비전으로 촬영한 영상정보를 열람하게 하거나 제공한 자 〈시행 2023. 9. 25.〉
	제38의2제6항	폐쇄회로 텔레비전으로 촬영한 영상정보를 탐지하거나 누출 · 변조 또는 훼손한 자 〈시행 2023. 9. 25.〉
	제38의2제7항	폐쇄회로 텔레비전으로 촬영한 영상정보를 이 법에서 정한 목적 외의 용도로 사용한 자 〈시행 23. 9. 25.〉
	제40조의3제3항	직접 보관한 진료기록부등 외 진료기록보관시스템에 보관된 정보를 열람하는 등 그 내용을 확인한 사람 〈시행 2023. 3. 5.〉
	제40조의3제7항	정당한 접근 권한 없이 또는 허용된 접근 권한을 넘어 진료기록보관시스템에 보관된 정보를 훼손 · 멸실 · 변경 · 위조 · 유출하거나 검색 · 복제한 사람 〈시행 2023 .3. 5.〉
3년 이하의 징역이나 3천만원 이하의 벌금 (21대전 · 광주, 19전남, 17울산, 16충북)	제19조	▪ 의료인이나 의료기관 종사자가 업무를 하면서 알게 된 다른 사람의 정보를 누설한 자(친고죄) ▪ 의료기관 인증에 관한 업무에 종사하는 자 또는 종사하였던 자가 그 업무를 하면서 알게 된 정보를 다른 사람에게 누설하거나 부당한 목적으로 사용한 경우(친고죄)
	제21조제2항	의료인, 의료기관의 장 및 의료기관 종사자가 환자가 아닌 다른 사람에게 환자에 관한 기록을 열람하게 하거나 그 사본을 내주는 등 내용을 확인할 수 있게 한 경우(친고죄)
		의료인, 의료기관의 장 및 의료기관 종사자가 환자가 아닌 다른 사람에게 환자에 관한 기록을 열람하게 하거나 그 사본을 내주는 등 내용을 확인할 수 있게 한 경우(제40조의2제4항에서 준용하는 경우를 포함) 〈시행 2023. 3. 5.〉
	제22조제3항	**의료인이 진료기록부등을 거짓으로 작성하거나 고의로 사실과 다르게 추가기재 · 수정한 경우**
	제23조의5	의료인, 의료기관 개설자 및 의료기관 종사자가 의약품공급자로부터 부당한 경제적 이익을 취득한 경우(취득한 경제적 이익 등은 몰수하고 몰수할 수 없을 때 그 가액을 추징한다.)
	제27조의제3항	「국민건강보험법」이나 「의료급여법」에 따른 본인부담금을 면제하거나 할인하는 행위, 금품 등을 제공하거나 불특정 다수인에게 영리를 목적으로 환자를 의료기관이나 의료인에게 소개 · 알선 · 유인하는 행위 및 이를 사주하는 행위를 한 경우
	제27조의제4항	보험회사, 상호회사, 보험설계사, 보험대리점 또는 보험중개사가 외국인 환자를 유치한 행위를 한 경우

벌칙 및 과태료	근거 법령	내 용
3년 이하의 징역이나 3천만원 이하의 벌금 (계속)	제33조제4항	시 · 도지사의 허가를 받지 않고 종합병원 · 병원 · 치과병원 · 한방병원 또는 요양병원을 개설한 자
	제35조제1항 단서	부속 의료기관으로 병원급 의료기관을 개설할 때 시 · 도지사의 허가를 받지 않은 경우
	제38조제3항	**의료기관의 개설자나 관리자는 품질관리검사에서 부적합 판정을 받은 특수의료장비를 사용한 경우**
	제38조의2제2항	절차를 따르지 아니하고 폐쇄회로 텔레비전으로 의료행위를 하는 장면을 임의로 촬영한 자 〈시행 2023. 9. 25.〉
	제47조제11항	**의료관련감염병 관련 자율 보고의 접수 및 분석 등의 업무에 종사하거나 종사하였던 사람이 직무상 알게 된 비밀을 다른 사람에게 누설하거나 직무 외의 목적으로 사용한 경우** 〈시행 2023. 3. 5.〉
	제59조제3항	**의료인과 의료기관 개설자가 정당한 사유 없이 보건복지부장관, 시 · 도지사 또는 시장 · 군수 · 구청장의 업무개시 명령을 거부한 경우**
	제64조제2항	개설 허가를 취소당하거나 폐쇄 명령을 받은 자는 그 취소된 날이나 폐쇄 명령을 받은 날부터 6개월 이내에, 의료업 정지처분을 받은 자는 그 업무 정지기간 중에 각각 의료기관을 개설 · 운영한 경우
	제69조제3항	의료지도원 및 그 밖의 공무원이 직무를 통하여 알게 된 의료기관, 의료인, 환자의 비밀을 누설한 경우(친고죄)
	제82조제1항	안마사의 자격인정을 받지 아니하고 영리를 목적으로 안마를 한 자
2년 이하의 징역이나 2천만원 이하의 벌금 (19강원, 17경북 · 전북, 16충북, 15대전 · 광주)	제20조	**태아 성 감별 행위를 위반한 자**
	제47조제12항	의료기관의 장은 해당 **의료관련감염에 관한 자율보고를 한 보고자**에게 그 보고를 이유로 해고 또는 전보나 그 밖에 신분 또는 처우와 관련하여 불리한 조치를 한 경우
1년 이하의 징역이나 1천만원 이하의 벌금 (18서울 · 부산, 17울산, 15대전 · 부산, 12서울)	제15조제1항	**의료인 또는 의료인 개설자가 진료나 조산 요청을 정당한 사유 없이 거부한 경우**
	제17조제1항	직접 진찰하거나 검안한 의사, 치과의사, 한의사가 아니면서 진단서, 검안서, 증명서를 교부한 경우
	제17조제2항	직접 조산한 의사, 한의사 또는 조산사가 아니면서 출생, 사망 또는 사산 증명서를 교부한 경우
	제17조의2제1항	의료업에 종사하고 직접 진찰한 의사, 치과의사 또는 한의사가 아니면서 처방전을 작성하여 환자에게 **교부하거나 발송(전자처방전에 한정)한 경우**
	제17조의2제2항	권한없이 처방전 대리수령자에게 처방전을 작성하여 **교부하거나 발송한 경우**
	제23조의2 제3항 후단	인증 받지 아니한 자가 인증의 표시 또는 이와 유사한 표시를 한 경우
	제33조제9항	**의료법인 및 비영리법인이 정관의 변경 허가를 받지 않고 의료기관을 개설한 경우**
	제40조제4항	의료기관 개설자는 의료업을 폐업 또는 휴업하는 경우 의료기관에 입원 중인 환자를 다른 의료기관으로 옮길 수 있도록 하는 등 **환자의 권익을 보호하기 위한 조치를 하지 아니한 자**

벌칙 및 과태료	근거 법령	내 용
1년 이하의 징역이나 1천만원 이하의 벌금 (계속)	제51조의2	의료법인의 임원 선임과 관련하여 금품 등을 주고받거나 주고받을 것을 약속한 자
	제56조제1항	의료기관 개설자, 의료기관의 장 또는 의료인이 아닌 자가 의료에 관한 광고를 한 경우
	제56조제2항	의료기관 개설자, 의료기관의 장 또는 의료인이 **의료광고 금지사항을 위반하고 광고한 경우**
	제56조제3항	의료기관 개설자, 의료기관의 장 또는 의료인이 의료광고 방법을 위반한 경우
	제58조의6제2항	인증을 받지 아니하고 인증서나 인증마크를 제작 · 사용하거나 그 밖의 방법으로 인증을 사칭한 경우
	제61조제1항	정당한 사유 없이 검사를 거부 · 방해 또는 기피한 자(의료기관 개설과 법인의 명의를 빌려주는 행위의 위반 여부에 관한 조사임을 명시한 경우에 한정)
500만원 이하의 벌금 (18서울 · 광주 · 부산, 17인천 · 울산)	제16조제1항	의료인 · 의료기관 또는 특별자치시장 · 특별자치도지사 · 시장 · 군수 · 구청장에게 신고하지 않은 자가 의료기관 세탁물을 처리한 경우
	제16조제2항	의료기관에서 나오는 세탁물을 위생적으로 보관 · 운반 · 처리하지 않은 경우
	제17조제3항	자신이 진찰하거나 검안한 자에 대하여 진단서, 검안소 또는 증명서 교부를 정당한 사유없이 거부한 의사, 치과의사 또는 한의사
	제17조제4항	자신이 조산(助産)한 것에 대한 출생 · 사망 또는 사산 증명서 교부를 요구받은 때에는 정당한 사유 없이 거부한 의사, 치과의사 또는 한의사
	제17조의2제1항	의사, 치과의사 또는 한의사에게 **직접 진찰을 받은 환자가 아니면서 처방전을 수령한 경우**
	제17조의2제2항	**처방전 대리수령자가 아닌 자가 처방전을 수령한 경우**
	제18조제4항	약사 또는 한약사의 문의에 즉시 응하지 않은 의사, 치과의사
	제21조제1항 후단	정당한 사유없이 기록 열람 등을 거부한 의료인, 의료기관의 장 및 의료기관 종사자
		정당한 사유없이 기록 열람 등을 거부한 의료인, 의료기관의 장 및 의료기관 종사자((제40조의2제4항에서 준용하는 경우 포함) 〈시행 2023. 3. 5.〉
	제21조의2 제1항 · 제2항	진료기록(응급환자 포함)의 미송부 또는 미전송
	제22조 제1항 · 제2항	진료기록부, 조산기록부, 간호기록부 등을 기록 및 서명하지 않거나 보존하지 않은 경우
		진료기록부, 조산기록부, 간호기록부 등을 기록 및 서명하지 않거나 보존하지 않은 경우(제40조의2제4항에서 준용하는 경우 포함) 〈시행 2023 .3. 5.〉
	제23조제4항	의료인이나 의료기관 개설자가 전자의무기록에 추가기재 · 수정을 한 경우 접속기록을 별도로 보관하지 않는 경우
	제26조	변사체의 신고 의무 불이행
	제27조제2항	**의료인이 아니면 의사 · 치과의사 · 한의사 · 조산사 또는 간호사 명칭이나 이와 비슷한 명칭을 사용한 경우**

벌칙 및 과태료	근거 법령	내 용
500만원 이하의 벌금 (계속)	제33조제1항	의료인이 의료기관을 개설하지 않고 의료업을 행한 경우
	제33조제3항	의원 · 치과의원 · 한의원 또는 조산원을 개설하려는 자가 의료기관 개설 시 시장, 군수, 구청장에게 신고하지 않은 경우
	제33조제5항	시 · 도지사의 허가를 받지 않고 의료기관 개설 특례에 따른 의료기관을 개설한 자
	제35조제1항	의료인 · 의료법인 · 국가 · 지방자치단체 · 비영리법인, 준정부기관 외의 자가 그 종업원 및 가족의 건강관리를 위하여 부속 의료기관을 개설한 때 신고하지 않은 경우
	제38조의2제1항	폐쇄회로 텔레비전을 설치하지 아니한 경우 〈시행 2023. 9. 25.〉
	제38조의2제2항	폐쇄회로 텔레비전으로 촬영하는 것을 정당한 사유 없이 거부하는 경우 〈시행 2023. 9. 25.〉
	제38조의2제3항	폐쇄회로 텔레비전으로 촬영하는 것을 녹음 기능을 사용하여 녹음한 경우 〈시행 2023. 9. 25.〉
	제38조의2제4항	촬영한 영상정보에 대하여 안전성 확보에 필요한 기술적 · 관리적 및 물리적 조치를 하지 아니한 경우 〈시행 2023. 9. 25.〉
	제38조의2제9항	폐쇄회로 텔레비전으로 촬영한 영상정보를 30일 이상 보관하지 아니한 경우 〈시행 2023. 9. 25.〉
	제41조	병원에 당직의료인을 두지 않거나 수와 배치 기준을 따르지 않은 경우
	제42조제1항	의료기관의 종류에 따르는 명칭 외의 명칭을 사용한 경우
	제48조제3항	의료법인이 재산변경, 정관변경 허가를 위반한 경우
	제48조제4항	의료법인이 아니면서 의료법인 및 유사명칭 사용
	제63조	보건복지부장관 또는 시장, 군수, 구청장의 시정명령을 위반한 자
	제66조제1항제2호	의료기관개설자가 될 수 없는 자에게 고용되어 의료행위를 한 자
	제77조제2항	**전문의 자격을 인정받지 않은 자가 전문과목을 표시한 경우**
300만원 이하의 과태료 (22전북, 21대구 · 광주, 20전북, 16울산)	제16조제3항	**세탁물 처리업무 종사자에게 감염 예방에 관한 교육을 실시하지 아니한 자**
	제23조의3제1항	진료정보 침해사고를 통지하지 아니한 자
	제24조의2제1항	의료행위에 관한 설명을 하지 아니하거나 서면 동의를 받지 아니한 자
	제24조의2제4항	수술 등의 방법 및 내용, 수술 등에 참여한 주된 의사, 치과의사 또는 한의사가 변경된 경우에는 변경 사유와 내용을 환자에게 서면으로 알리지 아니한 자
	제37조제1항	**신고를 하지 아니하고 진단용 방사선 발생장치를 설치 · 운영한 자**
	제37조제2항	안전관리책임자를 선임하지 아니하거나 정기검사와 측정 또는 방사선 관계 종사자에 대한 피폭관리를 실시하지 아니한 자
	제49조제3항	부대사업을 하려는 자가 시, 도지사에게 신고를 하지 아니한 자
200만원 이하의 과태료	제21조의2제6항	진료기록의 송부를 위반하여 자료를 제출하지 아니하거나 거짓 자료를 제출한 자
	제45조의2제1항	비급여 진료비용 및 제증명수수료(비급여진료비용등)의 항목, 기준, 금액 및 진료내역 등에 관한 사항을 보건복지부장관에게 보고를 하지 아니하거나 거짓으로 보고한 자

벌칙 및 과태료	근거 법령	내 용
200만원 이하의 과태료 (계속)	제45조의2제3항	비급여 진료비용 등의 현황조사 등을 위반하여 자료를 제출하지 아니하거나 거짓으로 제출한 자
	제61조제1항	**보고와 업무 검사 등 보고를 하지 아니하거나 검사를 거부·방해 또는 기피한 자** (제89조제4호에 해당하는 경우는 제외)
100만원 이하의 과태료 (22전북, 21광주, 15경북)	제4조제3항	**환자의 권리 등을 게시하지 아니한 자**
	제4조제5항	명찰을 달도록 지시·감독하는 의료기관의 장의 의무를 위반하여 그 위반행위에 대하여 내려진 시정명령을 따르지 아니한 자
	제16조제3항	세탁물 처리업무에 종사하는 사람에게 감염 예방에 관한 교육을 실시하고 그에 따른 기록 및 유지를 하지 아니한 자
	제16조제4항	세탁물 처리업자가 신고사항을 변경하거나 휴업·폐업 또는 재개업을 신고하지 아니한 자
	제33조제5항	의료기관이 개설 장소를 이전하거나 개설에 관한 신고 또는 허가사항 중 중요사항을 변경신고를 하지 아니한 자
	제37조제3항	선임된 날부터 1년 이내에 안전관리책임자 교육을 받지 아니한 사람
	제40조제1항	휴업 또는 폐업 신고를 하지 아니하거나 진료기록부등을 이관(移管)하지 아니한 자
		휴업 또는 폐업 신고를 하지 아니한 자 〈시행 2023. 3. 5.〉
	제40조의2제1항	진료기록부등을 관할 보건소장에게 넘기지 아니하거나 수량 및 목록 등을 거짓으로 보고한 자 〈시행 2023. 3. 5.〉
	제40조의2제2항	▪ 변경신고를 하지 아니하거나 거짓으로 변경신고를 한 자 〈시행 2023. 3. 5.〉 ▪ 진료기록부등의 보존 및 열람을 대행할 책임자를 지정하지 아니하거나 진료기록부등을 관할 보건소장에게 넘기지 아니한 자 〈시행 2023. 3. 5.〉
	제40조의2제3항	준수사항을 위반한 자 〈시행 2023. 3. 5.〉
	제42조제3항	**의료기관이 아니면서 의료기관의 명칭 또는 이와 비슷한 명칭을 사용한 자**
	제43조제5항	추가로 설치한 진료과목을 포함한 의료기관의 진료과목 표시를 위반한 자
	제52조의2제6항	대한민국의학한림원 또는 이와 유사한 명칭을 사용한 자

의료법 과태료 부과·징수권자: 보건복지부장관 또는 시장·군수·구청장

의료기사 등에 관한 법률

<table>
<tr><th>벌칙 및 과태료</th><th>근거 법령</th><th>내 용</th></tr>
<tr><td rowspan="7">3년 이하의 징역이나
3천만원 이하의 벌금
(21전북 · 전남,
20서울 · 대전 · 충북 · 전북)</td><td>제9조제1항</td><td>의료기사등의 면허 없이 의료기사 등의 업무를 한 자</td></tr>
<tr><td>제9조제3항</td><td>다른 사람에게 의료기사 등의 면허증을 대여한 사람</td></tr>
<tr><td>제9조제4항</td><td>면허를 대여받거나 면허 대여를 알선한 사람</td></tr>
<tr><td>제10조</td><td>업무상 알게 된 비밀을 누설한 자</td></tr>
<tr><td>제11조의2제1항</td><td>치과기공사의 면허 없이 치과기공소를 개설한 자(개설등록을 한 치과의사는 제외)</td></tr>
<tr><td>제11조의3제1항</td><td>치과의사가 발행한 치과기공물제작의뢰서에 따르지 아니하고 치과기공물제작등 업무를 행한 자</td></tr>
<tr><td>제12조제1항</td><td>안경사의 면허 없이 안경업소를 개설한 자</td></tr>
<tr><td rowspan="8">500만원 이하의 벌금
(21전북 · 전남 · 부산,
20서울 · 대전)</td><td>제9조제2항</td><td>의료기사등의 면허 없이 의료기사등의 명칭 또는 이와 유사한 명칭을 사용한 자</td></tr>
<tr><td>제11조의2제2항</td><td>2개소 이상의 치과기공소를 개설한 자</td></tr>
<tr><td>제11조의2제3항</td><td>등록을하지 아니하고 치과기공소를 개설한 자</td></tr>
<tr><td>제12조제2항</td><td>2개 이상의 안경업소를 개설한 자</td></tr>
<tr><td>제12조제3항</td><td>등록을 하지 아니하고 안경업소를 개설한 자</td></tr>
<tr><td>제12조제5항</td><td>안경 및 콘택트렌즈를 다음에 해당하는 방법으로 판매한 자
▪ 전자상거래 및 통신판매
▪ 판매자의 사이버몰(컴퓨터 등과 정보통신설비를 이용하여 재화 등을 거래할 수 있도록 설정된 가상의 영업장을 말한다) 등으로부터 구매 또는 배송 대행</td></tr>
<tr><td>제12조제6항</td><td>안경 및 콘택트렌즈를 안경업소 외의 장소에서 판매한 안경사</td></tr>
<tr><td>제14조제2항</td><td>영리를 목적으로 특정 치과기공소 · 안경업소 또는 치과기공사 · 안경사에게 고객을 알선 · 소개 또는 유인한 자</td></tr>
<tr><td>500만원 이하의 과태료
부과 · 징수권자
보건복지부장관
(20서울 · 전남, 18전남,
16울산, 09서울)</td><td>제23조제2항</td><td>업무의 수탁기관이 보수교육의 시간 · 방법 · 내용 등에 관한 사항을 위반하여 보수교육을 실시하거나 실시하지 아니한 경우에 내리는 시정명령을 이행하지 아니한 자</td></tr>
<tr><td rowspan="3">100만원 이하의 과태료
부과 · 징수권자
특별자치시장 ·
특별자치도지사 ·
시장 · 군수 · 구청장</td><td>제11조</td><td>최초로 면허를 받은 후부터 3년마다 그 실태와 취업상황을 허위로 신고한 자</td></tr>
<tr><td>제13조</td><td>폐업 신고를 하지 아니하거나 등록사항의 변경신고를 하지 아니한 자</td></tr>
<tr><td>제15조제1항</td><td>치과기공소 또는 안경업소의 개설자가 보고를 하지 아니하거나 검사를 거부 · 기피 또는 방해한 자</td></tr>
</table>

응급의료에 관한 법률

벌칙 및 과태료	근거 법령	내 용
10년 이하의 징역 또는 1천만원 이상 1억원 이하의 벌금 (20전남, 15인천 · 전북, 10서울, 08경남)	제60조	의료기관의 응급실에서 응급의료종사자(의료기사와 간호조무사 포함)를 폭행하여 **상해**에 이르게 한 사람
3년 이상의 유기징역		의료기관의 응급실에서 응급의료종사자(의료기사와 간호조무사)를 폭행하여 **중상해**에 이르게 한 사람
무기 또는 5년 이상의 징역		의료기관의 응급실에서 응급의료종사자(의료기사와 간호조무사)를 폭행하여 **사망**에 이르게 한 사람
5년 이하의 징역 또는 5천만원 이하의 벌금	제12조	**응급의료를 방해하거나 의료용 시설 등을 파괴 · 손상 또는 점거한 사람**
	제36조	응급구조사의 자격인정을 받지 못하고 응급구조사를 **사칭**하여 응급구조사의 업무를 한 사람
	제51조제1항	**이송업 허가를 받지 아니하고 이송업을 한 자**
3년 이하의 징역 또는 3천만원 이하의 벌금	제6조제2항	응급의료를 거부 또는 기피한 응급의료종사자
	제36조의2제3항	다른 사람에게 자기의 성명을 사용하여 응급구조사의 업무를 수행하게 한 자
	제36조의2제5항	다른 사람에게 자격증을 빌려주거나 빌린 자
	제36조의2제6항	자격증을 빌려주거나 빌리는 것을 알선한 자
	제40조	**비밀 준수 의무를 위반한 사람. 다만, 고소가 있어야 공소를 제기할 수 있음**
	제42조	**의사로부터 구체적인 지시를 받지 아니하고 응급처치를 한 응급구조사**
1년 이하의 징역 또는 1천만원 이하의 벌금	제18조제2항	응급의료종사자, 의료기관의 장 및 구급차등을 운용하는 자가 환자가 여러명 발생한 경우응급의료업무에 종사 명령 거부 시
	제44조제1항	구급차 운용자가 아닌 사람이 구급차등을 운용한 자
	제44조의4	자기 명의로 다른 사람에게 구급차등을 운용하게 한 자
	제45조제1항	**구급차등을 다른 용도에 사용한 자**
300만원 이하의 과태료	제31조의2	응급의료기관의 지정기준에 따른 시설 · 인력 · 장비 등을 유지 · 운영하지 아니한 자
	제31조의5제2항	**응급실에 출입하는 보호자 등의 명단을 기록 또는 관리하지 아니한 자**
	제32조제4항	당직전문의등 또는 당직전문의등과 동등한 자격을 갖춘 것으로 인정되는 자로 하여금 응급환자를 진료하게 하지 아니한 자
	제33조	예비병상을 확보하지 아니하거나 응급환자가 아닌 사람에게 예비병상을 사용하게 한 자
	제47조의2제1항	**자동심장충격기 등 심폐소생술을 할 수 있는 응급장비를 갖추지 아니한 자**
	제48조	응급구조사를 탑승시키지 아니한 자
	제47조의2제2항	**자동심장충격기 등 심폐소생술을 할 수 있는 응급장비의 설치 신고 또는 변경 신고를 하지 아니한 자**

벌칙 및 과태료	근거 법령	내 용
300만원 이하의 과태료 (계속)	제39조 또는 제49조제1항부터 제4항	준수 사항을 지키지 아니하거나 출동 및 처치 기록 등에 관한 의무를 이행하지 아니한 자
	제44조의2제2항	신고를 하지 아니하고 구급차등을 운용한 자
	제44조의3 제1항 · 제2항	말소 통보 또는 신고를 하지 아니한 자
	제46조의2	**운행연한 또는 운행거리를 초과하여 구급차를 운용한 자**
	제51조제3항, 제53조 또는 제54조제3항	변경허가를 받지 아니하거나 신고를 하지 아니한 자
	제59조	응급구조사 · 중앙응급의료센터 등의 명칭 또는 이와 비슷한 명칭을 사용하거나, 응급환자 진료와 관련된 명칭이나 표현을 사용하거나 외부에 표기한 자
	제59조의2제1항	검사 등을 거부 · 방해 또는 기피하거나, 보고 또는 관계 서류 제출을 하지 아니한 자

응급의료에 관한 법률 과태료 부과 · 징수권자: 보건복지부장관 또는 시장 · 군수 · 구청장

감염병의 예방 및 관리에 관한 법률

벌칙 및 과태료	근거 법령	내 용
5년 이하의 징역이나 5천만원 이하의 벌금 (22광주, 20제주, 15대전 · 광주)	제22조제1 · 2항	**고위험병원체의 반입 허가를 받지 아니하고 반입한 자**
	제23조의3제1항	보유허가를 받지 아니하고 생물테러감염병병원체를 보유한 자
	제40조의3제1항	**의료 · 방역 물품을 수출하거나 국외로 반출한 자**
3년 이하의 징역이나 3천만원 이하의 벌금	제23조제2항	허가를 받지 아니하거나 변경허가를 받지 아니하고 고위험병원체 취급시설을 설치 · 운영한 자
	제23조의3제3항	생물테러감염병병원체의 보유허가 등 변경허가를 받지 아니한 자
	제74조	**업무상 알게 된 비밀을 누설하거나 업무목적 외의 용도로 사용한 자**
2년 이하의 징역이나 2천만원 이하의 벌금 (22광주, 18충남, 16서울)	제18조제3항	질병관리청장, 시 · 도지사 또는 시장 · 군수 · 구청장이 실시하는 역학조사에서 다음의 어느 하나를 위반한 자 ▪ **정당한 사유 없이 역학조사를 거부 · 방해 또는 회피하는 행위** ▪ 거짓으로 진술하거나 거짓 자료를 제출하는 행위 ▪ 고의적으로 사실을 누락 · 은폐하는 행위 **[가중처벌]** 고의 또는 중과실로 타인에게 감염병을 전파시킨 경우 형의 2분의 1까지 가중

벌칙 및 과태료	근거 법령	내 용
2년 이하의 징역이나 2천만원 이하의 벌금 (계속)	제21조제1항 · 제2항 · 제3항 또는 제22조제3항	고위험병원체의 분리, 분양, 이동 및 이동신고 또는 고위험병원체를 인수하여 이동하는 신고를 하지 아니하거나 거짓으로 신고한 자
	제21조제5항	현장조사를 정당한 사유 없이 거부 · 방해 또는 기피한 자
	제23조제2항	신고를 하지 아니하고 고위험병원체 취급시설을 설치 · 운영한 자
	제23조제8항	고위험병원체에 대한 안전관리 점검을 거부 · 방해 또는 기피한 자
	제23조의2	고위험병원체 취급시설의 폐쇄명령 또는 운영정지명령을 위반한 자
	제49조제4항	**감염병 예방 조치로 장소나 시설의 폐쇄 또는 운영 중단 명령을 받은 관리자 · 운영자가 정당한 사유 없이 폐쇄 명령에 따르지 아니한 자**
	제60조제4항	방역관의 조치에 협조하지 아니한 자(다만, 공무원은 제외함)
	제76조의2제6항	감염병 관련 업무 이외의 목적으로 제공받은 자는 감염병 관련 업무 이외의 목적으로 정보를 사용할 수 없으며, 업무 종료 시 지체 없이 파기하고 질병관리청장에게 통보하여야 함
1년 이하의 징역이나 2천만원 이하의 벌금	제23조의4제1항	고위험병원체의 취급할 수 있는 자가 아닌데 고위험병원체를 취급한 자
	제23조의4제2항	고위험병원체 기준을 위반하여 취급 자격이 없는 사람에게 고위험병원체를 취급하게 한 자
	제76조의2제1항	질병관리청장 또는 시 · 도지사의 요청을 거부하거나 거짓자료를 제공한 의료기관 및 약국, 법인 · 단체 · 개인
	제76조의2제2항	감염병환자등 및 감염이 우려되는 사람의 위치정보제공 요청을 위반하여 경찰관서의 장의 요청을 거부하거나 거짓 자료를 제공한 자
1년 이하의 징역 또는 1천만원 이하의 벌금	제41조제1항	**제1급감염병 및 질병관리청장이 고시한 감염병에 걸린 감염병환자등이 의료기관(감염병관리기관)에서 입원치료를 받지 아니한 자** [가중처벌] 고의 또는 중과실로 타인에게 감염병을 전파시킨 경우 형의 2분의 1까지 가중
	제41조제2항	**자가치료 또는 시설치료 및 의료기관 입원치료를 거부한 자** [가중처벌] 고의 또는 중과실로 타인에게 감염병을 전파시킨 경우 형의 2분의 1까지 가중
	제42조제1항 · 제2항제1호 · 제3항 · 제7항	**진찰 결과 감염병환자등으로 인정될 때 입원 또는 격리 조치를 거부한 자** [가중처벌] 고의 또는 중과실로 타인에게 감염병을 전파시킨 경우 형의 2분의 1까지 가중
	제47조제3호, 제49조 제1항제14호	**감염병의심자에 대한 입원 또는 격리 조치를 위반한 자** [가중처벌] 고의 또는 중과실로 타인에게 감염병을 전파시킨 경우 형의 2분의 1까지 가중
500만원 이하의 벌금	제11조	**제1급감염병 및 제2급감염병에 대하여 보고 또는 신고 의무를 위반하거나 거짓으로 보고 또는 신고한 의사, 치과의사, 한의사, 군의관, 의료기관의 장 또는 감염병병원체 확인기관의 장**
	제11조	**제1급감염병 및 제2급감염병**에 대하여 의사, 치과의사, 한의사, 군의관, 의료기관의 장 또는 감염병병원체 확인기관의 장의 **보고 또는 신고를 방해한 자**

벌칙 및 과태료	근거 법령	내 용
300만원 이하의 벌금 (13전남)	제11조	제3급감염병 및 제4급감염병에 대하여 보고 또는 신고 의무를 위반하거나 거짓으로 보고 또는 신고한 의사, 치과의사, 한의사, 군의관, 의료기관의 장, 감염병병원체 확인기관의 장 또는 감염병 표본감시기관
	제11조	**제3급감염병 및 제4급감염병**에 대하여 의사, 치과의사, 한의사, 군의관, 의료기관의 장, 감염병병원체 확인기관의 장 또는 감염병 표본감시기관의 **보고 또는 신고를 방해한 자**
	제13조제2항	제1급감염병 환자로 의심되는 경우에 감염병병원체 검사를 거부한 자
	제37조제4항	감염병관리시설을 설치하지 아니한 자
	제42조	**감염병에 관한 강제처분에 따르지 아니한 자**(제42조제1항 · 제2항제1호 · 제3항 및 제7항에 따른 입원 또는 격리 조치를 거부한 자는 제외)
	제45조	감염병환자등이 일반인과 접촉하는 일이 많은 직업에 종사하거나 감염병환자등을 그러한 직업에 고용한 자

	제47조, 제49조제1항 (제2호의2부터 제2호의4까지 및 제3호 중 건강진단에 관한 사항과 제14호는 제외)	감염병 유행에 대한 방역 조치 또는 다음과 같은 감염병의 예방 조치를 위반한 자
		▪ 감염병환자등이 있는 장소나 감염병병원체에 오염되었다고 인정되는 장소에 대한 다음의 조치
		  • 일시적 폐쇄
		  • 일반 공중의 출입금지
		  • 해당 장소 내 이동제한
		  • 그 밖에 통행차단을 위하여 필요한 조치
		▪ 의료기관에 대한 업무 정지
		▪ 감염병병원체에 오염되었거나 오염되었다고 의심되는 물건을 사용 · 접수 · 이동하거나 버리는 행위 또는 해당 물건의 세척을 금지하거나 태우거나 폐기처분하는 것
		▪ 감염병병원체에 오염된 장소에 대한 소독이나 그 밖에 필요한 조치를 명하는 것
		▪ 일정한 장소에서 세탁하는 것을 막거나 오물을 일정한 장소에서 처리하도록 명하는 것
		▪ 관할 지역에 대한 교통의 전부 또는 일부를 차단하는 것
		▪ 흥행, 집회, 제례 또는 그 밖의 여러 사람의 집합을 제한하거나 금지하는 것
		▪ 시체 검안 또는 해부를 실시하는 것
		▪ 감염병 전파의 위험성이 있는 음식물의 판매 · 수령을 금지하거나 그 음식물의 폐기나 그 밖에 필요한 처분을 명하는 것
		▪ 인수공통감염병 예방을 위하여 살처분(殺處分)에 참여한 사람 또는 인수공통감염병에 드러난 사람 등에 대한 예방조치를 명하는 것
		▪ 감염병 전파의 매개가 되는 물건의 소지 · 이동을 제한 · 금지하거나 그 물건에 대하여 폐기, 소각 또는 그 밖에 필요한 처분을 명하는 것
		▪ 선박 · 항공기 · 열차 등 운송 수단, 사업장 또는 그 밖에 여러 사람이 모이는 장소에 의사를 배치하거나 감염병 예방에 필요한 시설의 설치를 명하는 것
		▪ 공중위생에 관계있는 시설 또는 장소에 대한 소독이나 그 밖에 필요한 조치를

벌칙 및 과태료	근거 법령	내 용
300만원 이하의 벌금 (계속)		명하거나 상수도 · 하수도 · 우물 · 쓰레기장 · 화장실의 신설 · 개조 · 변경 · 폐지 또는 사용을 금지하는 것 ▪ 쥐, 위생해충 또는 그 밖의 감염병 매개동물의 구제(驅除) 또는 구제시설의 설치를 명하는 것 ▪ 일정한 장소에서의 어로(漁撈) · 수영 또는 일정한 우물의 사용을 제한하거나 금지하는 것 ▪ 감염병 매개의 중간 숙주가 되는 동물류의 포획 또는 생식을 금지하는 것 ▪ 감염병 유행기간 중 의료인 · 의료업자 및 그 밖에 필요한 의료관계요원을 동원하는 것 ▪ 감염병 유행기간 중 의료기관 병상, 연수원 · 숙박시설 등 시설을 동원하는 것 ▪ 감염병병원체에 오염되었거나 오염되었을 것으로 의심되는 시설 또는 장소에 대한 소독이나 그 밖에 필요한 조치를 명하는 것
	제52조제1항	소독업 신고를 하지 아니하거나 거짓이나 그 밖의 부정한 방법으로 신고하고 소독업을 영위한 자
	제54조제1항	기준과 방법에 따라 소독하지 아니한 자
200만원 이하의 벌금	제12조제1항	감염병이 발생한 경우 세대를 같이하는 세대주, 세대원 또는 여러 사람이 모이는 장소의 관리인, 경영자 또는 대표자가 신고를 게을리한 경우
		감염병이 발생한 경우 세대주, 관리인 등으로 하여금 신고를 하지 아니하도록 한 자
	제20조	해부명령을 거부한 자
	제27조	예방접종증명서를 거짓으로 발급한 자
	제29조	역학조사를 거부 · 방해 또는 기피한 자
	제32조제2항	거짓이나 그 밖의 부정한 방법으로 예방접종을 받은 사람
	제45조제2항	성매개감염병에 관한 건강진단을 받지 아니한 자를 영업에 종사하게 한 자
	제46조, 제49조 제1항제3호	건강진단 및 예방접종 등의 조치에 따른 건강진단을 거부하거나 기피한 자
	제74조의2제1항	정당한 사유 없이 자료 제공 요청에 따르지 아니하거나 거짓 자료를 제공한 자, 검사나 질문을 거부 · 방해 또는 기피한 자
1천만원 이하의 과태료	제23조 제3항 · 제4항	고위험병원체 취급시설을 설치 · 운영하려는 자가 경미한 사항을 변경하거나 신고한 사항을 변경할 때 변경신고를 하지 않은 경우
	제23조제5항	고위험병원체 취급시설을 설치 · 운영 허가를 받거나 신고한 자가 고위험병원체 취급시설을 폐쇄하는 경우 그 내용을 신고하지 않은 경우
	제23조의3제3항	고위험병원체를 취급하는 사람의 변경 등 대통령령으로 정하는 경미한 사항을 변경할 때 변경신고를 하지 아니한 자
	제35조의2	재난 시 의료인에 대하여 거짓 진술, 거짓 자료를 제출하거나 고의적으로 사실을 누락 · 은폐한 자
3백만원 이하의 과태료	제49조 제1항제2호의2	**감염병 전파의 위험성이 있는 장소 또는 시설에 대하여 출입자 명단 작성, 마스크 착용 등 방역지침의 준수 조치를 따르지 아니한 관리자 · 운영자**

벌칙 및 과태료	근거 법령	내 용
1백만원 이하의 과태료	제28조제2항	특별자치도지사나 시장·군수·구청장이 아닌 자가 예방접종을 하고나서 보고를 하지 아니한 경우
	제33조의3	필수예방접종약품등의 생산·수입 계획(계획의 변경을 포함한다) 및 실적 보고를 하지 아니하거나 거짓으로 보고한 자
	제41조제3항	전원등의 조치를 거부한 자
	제51조제3항	공동주택, 숙박업소 등 여러 사람이 거주하거나 이용하는 시설을 관리·운영하는 자가 감염병 예방에 필요한 소독을 하지 아니한 경우
	제53조 제1항·제2항	소독업자가 그 영업을 30일 이상 휴업하거나 폐업 또는 재개업하려고 할 때 휴업·폐업 또는 재개업 신고를 하지 아니한 경우
	제54조제2항	소독업자가 소독에 관한 사항을 기록·보존하지 아니하거나 거짓으로 기록한 경우
10만원 이하의 과태료	제49조 제1항제2호의2	**감염병 전파의 위험성이 있는 장소 또는 시설에 대하여 출입자 명단 작성, 마스크 착용 등 방역지침의 준수 조치를 따르지 아니한 이용자**
	제49조 제1항제2호의3	버스·열차·선박·항공기 등 감염병 전파가 우려되는 운송수단에 대하여 마스크 착용 등 방역지침의 준수 조치를 따르지 아니한 이용자
	제49조 제1항제2호의4	감염병 전파가 우려되어 지역 및 기간을 정하여 마스크 착용 등 방역지침 준수에 따른 조치를 따르지 아니한 자

감염병의 예방 및 관리에 관한 법률 과태료 부과·징수권자: 질병관리청장, 관할 시·도지사 또는 시장·군수·구청장

검역법

벌칙 및 과태료	근거 법령	내 용
1년 이하의 징역 또는 1천만원 이하의 벌금 (17강원)	제6조제1항	**검역조사를 받지 아니하고 우리나라로 들어오거나 외국으로 나간 사람, 운송수단의 장, 화물의 소유자 또는 관리자**
	제12조제3항	서류의 제출 또는 제시 요구를 거부·방해·기피하거나 거짓 서류를 제출 또는 제시한 자
	제15조제1항	질병관리청장의 조치에 따르지 아니한 자
	제16조제1항·제17조제1항	격리조치에 따르지 아니한 자
	제38조	**업무상 알게 된 비밀을 다른 사람에게 누설한 자**
500만원 이하의 벌금	제15조제3항	소독 실시 등의 명령을 이행하지 아니하거나 그 실시 결과에 대하여 검역소장에게 제출하여 확인을 받지 아니한 자
	제15조제4항 또는 제23조제4항	이동 지시를 거부한 운송수단의 장

벌칙 및 과태료	근거 법령	내 용
500만원 이하의 벌금 (계속)	제18조	격리시설과 임시 격리시설에서 사용하거나 보관 중인 물품을 검역소장의 허락을 받지 아니하고 반출한 자
	제19조제1항	이동금지 등의 조치에 따르지 아니한 자
1천만원 이하의 과태료 (17강원)	제12조의2제1항	신고를 하지 아니하거나 허위로 신고한 자
	제29조의4	승객예약자료 제공 요청에 불응하거나 거짓 자료를 제출한 자
500만원 이하의 과태료	제9조	검역 통보를 하지 아니하거나 거짓으로 통보한 운송수단의 장
	제12조의2제3항	조치에 따르지 아니한 자
	제13조	검역 전에 승선하거나 탑승한 자
	제16조제5항	격리 기간 동안 다른 사람과 접촉한 격리 대상자
	제29조제1항	조치나 지시에 따르지 아니한 자
	제29조의6제2항	정당한 사유 없이 요청에 응하지 아니한 자
검역법 과태료 부과 · 징수권자: 검역소장		

후천성면역결핍증 예방법

벌칙 및 과태료	근거 법령	내 용
3년 이하의 징역 (21부산, 20서울)	제9조제3항	혈액 · 수입 혈액제제 · 장기 · 조직 · 정액 또는 매개체를 유통 · 판매하거나 사용한 사람
	제19조	전파매개행위를 한 사람
3년 이하의 징역 또는 3천만원 이하의 벌금 (16대구)	제7조	비밀을 누설한 사람
	제9조 제1항 · 제2항	혈액 · 장기 · 조직 등의 검사를 하지 아니한 자
	제18조제2항	감염인을 해당 업소에 종사하도록 한 자
1년 이하의 징역 또는 1천만원 이하의 벌금 (20서울)	제5조	감염인이나 감염인의 사체에 대한 신고를 하지 아니하거나 거짓으로 신고를 한 자
	제8조, 제10조	▪ 검진에 응하지 아니한 사람 ▪ 역학조사에 응하지 아니한 사람
	제8조의2 제1항 · 제2항	후천성면역결핍증에 관한 검진 결과를 통보하거나 검진결과서 제출을 요구한 자
	제15조제1항	감염인에 대한 치료 및 보호조치에 응하지 아니한 사람
	제18조제1항	취업이 제한되는 업소에 종사한 사람 또는 검진을 받지 아니한 사람을 해당 업소에 종사하도록 한 자

벌칙 및 과태료	근거 법령	내 용
양벌규정	제28조	법인의 대표자나 법인 또는 개인의 대리인, 사용인, 그 밖의 종업원이 그 법인 또는 개인의 업무에 관하여 제26조 또는 제27조의 위반행위를 하면 그 행위자를 벌하는 외에 그 법인 또는 개인에게도 해당 조문의 벌금형을 과(科)하고, 제25조제1호의 위반행위를 하면 그 행위자를 벌하는 외에 그 법인 또는 개인을 **3천만원 이하의 벌금**에 처함. 다만, 법인 또는 개인이 그 위반행위를 방지하기 위하여 해당 업무에 관하여 상당한 주의와 감독을 게을리하지 아니한 경우에는 그러하지 아니함

결핵예방법

벌칙 및 과태료	근거 법령	내 용
3년 이하의 징역 또는 3천만원 이하의 벌금	제29조제1항	**환자의 비밀을 누설한 자**
	제29조제2항	정보를 지원목적 외에 사용하거나 제공한 자
2년 이하의 징역 또는 2천만원 이하의 벌금 (21충북)	제15조제2항	**정당한 사유 없이 입원을 거절한 자**
	제9조제2항	**사례조사를 거부·방해 또는 기피한 자**
	제10조제3항	**역학조사를 거부·방해 또는 기피한 자**
1천만원 이하의 벌금	제10조의2제1항	명령을 이행하지 아니한 자
	제13조 제2항·제3항	**업무종사 정지 또는 금지 의무를 위반한 자**
	제13조제4항	**비전염성 결핵환자의 취업을 거부한 자**
	제14조제2항	정지 또는 금지 명령이 취소되었음에도 불구하고 복직을 허용하지 아니한 자
	제15조의3제1항	면회제한 외에 결핵환자의 면회를 제한한 자
500만원 이하의 벌금	제8조 제1항부터 제3항	보고 또는 신고의무를 위반한 자
	제15조의2제1항	격리치료 명령을 따르지 아니한 자
	제15조의3제2항	면회제한의 이유를 진료기록부에 기재하지 아니하거나 거짓으로 기재한 자
200만원 이하의 과태료	제11조제1항	**결핵검진 등을 실시하지 아니한 자**

결핵예방법 과태료 부과·징수권자: 관할 특별자치시장·특별자치도지사 또는 시장·군수·구청장

혈액관리법

벌칙 및 과태료	근거 법령	내 용
5년 이하의 징역 또는 5천만원 이하의 벌금 (21부산)	제3조	**혈액 매매행위 등을 한 자**
	제6조제1항	혈액관리업무를 할 수 있는 자가 아니면서 혈액관리업무를 한 자
	제6조제3항	허가받지 아니하고 혈액원을 개설한 자 또는 변경허가를 받지 아니하고 중요 사항을 변경한 자
	제6조제4항	의약품 제조업의 허가를 받지 아니하고 혈액관리업무를 한 자 또는 품목별로 품목허가를 받거나 품목신고를 하지 아니하고 혈액관리업무를 한 자
	제6조의2제1항	허가받지 아니하고 혈액관리업무를 한 자
2년 이하의 징역 또는 2천만원 이하의 벌금	제6조제2항	기준에 적합한 시설 · 장비를 갖추지 아니한 자
	제7조제1항	채혈 전에 헌혈자에 대하여 신원 확인 및 건강진단을 하지 아니한 자
	제7조제2항	**감염병 환자 또는 건강기준에 미달하는 사람으로부터 채혈을 한 자**
	제7조제3항	신원이 확실하지 아니하거나 신원 확인에 필요한 요구에 따르지 아니하는 사람으로부터 채혈을 한 자
	제7조제5항	채혈하기 전에 채혈금지대상 여부 및 과거 헌혈경력과 그 검사 결과를 조회하지 아니한 자
	제7조의2 제2항 · 제3항	안전성검사를 통과하지 못한 채혈금지대상자로부터 채혈을 하거나 안전성검사를 통과한 채혈금지대상자로부터 채혈을 한 후 그 결과를 보건복지부장관에게 보고하지 아니한 자
	제7조의2제5항	**채혈금지대상자 명부의 작성 · 관리 업무상 알게 된 비밀을 정당한 사유 없이 누설한 자**
	제8조제1항	혈액과 혈액제제의 적격 여부를 검사하지 아니하거나 검사 결과를 확인하지 아니한 자
	제8조제2항	부적격혈액을 폐기처분하지 아니하거나 폐기처분 결과를 보건복지부장관에게 보고하지 아니한 자
	제8조제4항	부적격혈액의 정보를 해당 의료기관에 알리지 아니하거나 폐기처분하지 아니한 자
	제8조제5항	부적격혈액을 수혈받은 사람에게 이를 알리지 아니한 자
	제9조제1항	채혈 시의 혈액량, 혈액관리의 적정 온도 등 보건복지부령으로 정하는 기준에 따라 혈액관리업무를 하지 아니한 자
	제12조제3항	**건강진단 · 채혈 · 검사 등 업무상 알게 된 다른 사람의 비밀을 누설하거나 발표한 자**
	제12조의2제3항	정당한 사유 없이 전자혈액관리업무기록에 저장된 개인정보를 탐지하거나 누출 · 변조 또는 훼손한 자
1년 이하의 징역 또는 1천만원 이하의 벌금	제14조제1항 또는 제4항	헌혈자에게 헌혈증서를 발급하지 아니하거나, 의료기관에 헌혈증서를 제출하면서 무상으로 혈액제제 수혈을 요구한 사람에 대하여 정당한 이유 없이 그 요구를 거절한 자
	제15조제1항	거짓이나 그 밖의 부정한 방법으로 헌혈환급예치금을 내지 아니한 자

벌칙 및 과태료	근거 법령	내 용
500만원 이하의 벌금	제17조의3제2항	시정명령을 이행하지 아니한 자
100만원 이하의 벌금	제6조의3제2항	혈액제제 제조 업무 위반자
	제11조	고시된 혈액제제의 수가를 위반하여 혈액제제를 공급한 자
200만원 이하의 과태료	제6조의2제2항	혈액원 또는 이와 유사한 명칭을 사용한 자
	제8조제6항	보고를 하지 아니하거나 거짓으로 보고한 자
	제10조제1항	신고를 하지 아니한 자
	제10조제3항	실태조사에 협조하지 아니한 자
	제13조제1항	보고를 하지 아니하거나 거짓으로 보고한 자 또는 검사를 거부 · 기피 또는 방해한 자
	제13조의2 제1항 · 제2항	제출을 하지 아니하거나 거짓으로 제출한 자
혈액관리법 과태료 부과 · 징수권자: 보건복지부장관 또는 시 · 도지사		

마약류 관리에 관한 법률

벌칙 및 과태료	근거 법령	내 용
무기 또는 5년 이상의 징역	제3조제2호 · 제3호, 제4조제1항, 제18조제1항, 제21조제1항	마약을 수출입 · 제조 · 매매하거나 매매를 알선한 자 또는 그러할 목적으로 소지 · 소유한 자
	제3조제4호	마약 또는 향정신성의약품을 제조할 목적으로 그 원료가 되는 물질을 제조 · 수출입하거나 그러할 목적으로 소지 · 소유한 자
	제3조제5호	오용하거나 남용할 우려가 심하고 의료용으로 쓰이지 아니하며 안전성이 결여되어 있는 향정신성의약품 또는 그 물질을 함유하는 향정신성의약품을 제조 · 수출입 · 매매 · 매매의 알선 또는 수수하거나 그러할 목적으로 소지 · 소유한 자
	제3조제6호	오용하거나 남용할 우려가 심하고 의료용으로 쓰이지 아니하며 안전성이 결여되어 있는 향정신성의약품의 원료가 되는 식물 또는 버섯류에서 그 성분을 추출한 자 또는 그 식물 또는 버섯류를 수출입하거나 수출입할 목적으로 소지 · 소유한 자
	제3조제7호	대마를 수입하거나 수출한 자 또는 그러할 목적으로 대마를 소지 · 소유한 자
	제4조제1항	오용하거나 남용할 우려가 심하고 매우 제한된 의료용으로만 쓰이는 향정신성의약품 또는 그 물질을 함유하는 향정신성의약품을 제조 또는 수출입하거나 그러할 목적으로 소지 · 소유한 자
	제4조제1항 또는 제5조의2제5항	미성년자에게 마약을 수수 · 조제 · 투약 · 제공한 자 또는 향정신성의약품이나 임시마약류를 매매 · 수수 · 조제 · 투약 · 제공한 자
	제5조의2제5항 제1호 또는 제2호	1군 임시마약류에 대하여 다음을 위반한 자 ▪ 재배 · 추출 · 제조 · 수출입하거나 그러할 목적으로 소지 · 소유 ▪ 매매 · 매매의 알선 · 수수 · 제공하거나 그러할 목적으로 소지 · 소유

벌칙 및 과태료	근거 법령	내 용
사형 · 무기 또는 10년 이상의 징역	제58조제2항	**마약류에 대하여 영리를 목적으로 하거나 상습적으로 소지 · 소유한 자**
10년 이하의 징역	제58조제4항	마약류에 대하여 영리를 목적으로 하거나 상습적으로 소지 · 소유하는 것에 대하여 **예비 또는 음모한 자**
	제59조제1항제7호	다음의 **죄를 범할 목적으로 예비 또는 음모한 자** ▪ 대마를 수출입 · 제조 · 매매하거나 매매를 알선하는 행위를 위반하여 대마를 제조하거나 매매 · 매매의 알선을 한 자 또는 그러한 목적으로 대마를 소지 · 소유한 자
1년 이상의 유기징역 (21서울)	제3조제1호	수출입 · 매매 또는 제조할 목적으로 마약의 원료가 되는 식물을 재배하거나 그 성분을 함유하는 원료 · 종자 · 종묘를 소지 · 소유한 자
	제3조제2호	마약의 성분을 함유하는 원료 · 종자 · 종묘를 관리 · 수수하거나 그 성분을 추출하는 행위를 한 자
	제3조제3호	헤로인이나 그 염류 또는 이를 함유하는 것을 소지 · 소유 · 관리 · 수수 · 운반 · 사용 또는 투약하거나 투약하기 위하여 제공하는 행위를 한 자
	제3조제4호	마약 또는 향정신성의약품을 제조할 목적으로 그 원료가 되는 물질을 매매하거나 매매를 알선하거나 수수한 자 또는 그러할 목적으로 소지 · 소유 또는 사용한 자
	제3조제5호	오용하거나 남용할 우려가 심하고 의료용으로 쓰이지 아니하며 안전성이 결여되어 있는 향정신성의약품 또는 그 물질을 함유하는 향정신성의약품을 소지 · 소유 · 사용 · 관리한 자
	제3조제6호	오용하거나 남용할 우려가 심하고 의료용으로 쓰이지 아니하며 안전성이 결여되어 있는 향정신성의약품의 원료가 되는 식물 또는 버섯류를 매매하거나 매매를 알선하거나 수수한 자 또는 그러할 목적으로 소지 · 소유한 자
	제3조제7호	**대마를 제조하거나 매매 · 매매의 알선을 한 자 또는 그러할 목적으로 대마를 소지 · 소유한 자**
	제3조제10호 또는 제4조제1항	**미성년자에게 대마를 수수 · 제공하거나 대마 또는 대마초 종자의 껍질을 흡연 또는 섭취하게 한 자**
	제4조제1항	**마약을 소지 · 소유 · 관리 또는 수수하거나 한외마약을 제조한 자**
	제4조제1항	오용하거나 남용할 우려가 상대적으로 적고 의료용으로 쓰이는 향정신성의약품 또는 그 물질을 함유하는 향정신성의약품을 제조 또는 수출입하거나 그러할 목적으로 소지 · 소유한 자
	제4조제1항	대마의 수출 · 매매 또는 제조할 목적으로 대마초를 재배한 자
	제4조제3항	마약류(대마는 제외)를 취급한 자
	제5조의2제5항제3호	1군 임시마약류에 대하여 소지 · 소유 · 사용 · 운반 · 관리 · 투약 · 보관을 위반한 자
	제18조제1항, 제21조제1항 또는 제24조제1항	향정신성의약품을 수출입 또는 제조하거나 의약품을 제조한 자
10년 이하의 징역 또는 1억원 이하의 벌금	제3조제1호 또는 제2조제3호	마약 또는 제2조제3호가목에 해당하는 향정신성의약품을 사용하거나 제3조제11호를 위반하여 마약 또는 제2조제3호가목에 해당하는 향정신성의약품과 관련된 금지된 행위를 하기 위한 장소 · 시설 · 장비 · 자금 또는 운반 수단을 타인에게 제공한 자

벌칙 및 과태료	근거 법령	내 용
10년 이하의 징역 또는 1억원 이하의 벌금 (계속)	제4조제1항	제2조제3호나목 및 다목에 해당하는 향정신성의약품 또는 그 물질을 함유하는 향정신성의약품을 매매, 매매의 알선, 수수, 소지, 소유, 사용, 관리, 조제, 투약, 제공한 자 또는 향정신성의약품을 기재한 처방전을 발급한 자
	제4조제1항	제2조제3호라목에 해당하는 향정신성의약품 또는 그 물질을 함유하는 향정신성의약품을 제조 또는 수출입하거나 그러할 목적으로 소지·소유한 자
	제5조제1항·제2항, 제9조제1항, 제28조제1항, 제30조제1항, 제35조제1항 또는 제39조	마약을 취급하거나 그 처방전을 발급한 자
	제5조의2 제5항제4호	1군 또는 2군 임시마약류와 관련된 금지행위를 하기 위한 장소·시설·장비·자금 또는 운반 수단을 타인에게 제공한 자
	제5조의2 제5항제1호	예고임시마약류 또는 임시마약류에 대하여 재배·추출·제조·수출입하거나 그러할 목적으로 소지·소유한 자
5년 이하의 징역 또는 5천만원 이하의 벌금	제3조제2호부터 제7호까지의 규정, 제4조제2항제7호 또는 같은 조 제3항	거짓이나 그 밖의 부정한 방법으로 제3조제2호부터 제7호까지의 규정, 제4조제2항제7호 또는 같은 조 제3항에 따른 승인을 받은 자
	제3조제6호	제2조제3호가목에 해당하는 향정신성의약품의 원료가 되는 식물 또는 버섯류를 흡연·섭취하거나 그러할 목적으로 소지·소유한 자 또는 다른 사람에게 흡연·섭취하게 할 목적으로 소지·소유한 자
	제3조제10호	다음의 어느 하나에 해당하는 행위를 한 자 ▪ **대마 또는 대마초 종자의 껍질을 흡연하거나 섭취한 자** ▪ 위의 행위를 할 목적으로 대마, 대마초 종자 또는 대마초 종자의 껍질을 소지하고 있는 자 ▪ 위의 행위를 하려 한다는 정을 알면서 대마초 종자나 대마초 종자의 껍질을 매매하거나 매매를 알선한 자
	제4조제1항	제2조제3호라목에 해당하는 향정신성의약품 또는 그 물질을 함유하는 향정신성의약품을 매매, 매매의 알선, 수수, 소지, 소유, 사용, 관리, 조제, 투약, 제공한 자 또는 향정신성의약품을 기재한 처방전을 발급한 자
	제4조제1항	**대마를 재배·소지·소유·수수·운반·보관하거나 이를 사용한 자**
	제5조제1항·제2항, 제9조제1항 또는 제35조제1항	**향정신성의약품, 대마 또는 임시마약류를 취급한 자**
	제5조의2제5항 제2호부터 제4호	2군 임시마약류에 대하여 제5조의2제5항제2호부터 제4호까지의 규정을 위반한 자
	제6조제1항, 제6조의2제1항, 제18조제2항제1호, 제21조제2항 또는 제24조제2항	거짓이나 그 밖의 부정한 방법으로 허가 또는 변경허가를 받은 자
	제6조의2	원료물질을 수출입하거나 제조한 자
	제11조의6제1호	마약류 통합정보에 포함된 개인정보를 업무상 목적 외의 용도로 이용하거나 제3자에게 제공한 자
	제18조제2항제1호	마약 또는 향정신성의약품을 수출입한 자

벌칙 및 과태료	근거 법령	내 용
5년 이하의 징역 또는 5천만원 이하의 벌금 (계속)		
	제21조제2항	마약 또는 향정신성의약품을 제조한 자
	제24조제2항	마약을 원료로 사용한 한외마약을 제조한 자
	제28조제1항 또는 제30조	향정신성의약품을 취급하거나 그 처방전을 발급한 자
	제28조제3항	**마약 또는 향정신성의약품을 전자거래를 통하여 판매한 자**
	가중처벌과 미수범 처벌	▪ 상습적으로 죄를 범한 자는 그 죄에 대하여 정하는 형의 2분의 1까지 가중함 ▪ 제1항(제2호 · 제3호 및 제9호는 제외) 및 제2항(제1항제2호 · 제3호 및 제9호를 위반한 경우는 제외)에 규정된 죄의 미수범은 처벌함
3년 이하의 징역 또는 3천만원 이하의 벌금	제9조제2항 · 제3항, 제18조제2항제2호, 제20조, 제22조제1항, 제26조제1항, 제8조제1항	마약의 취급에 관한 허가증 또는 지정서를 타인에게 빌려주거나 양도한 자 또는 제9조제2항 · 제3항, 제18조제2항제2호, 제20조, 제22조제1항, 제26조제1항을 위반하여 마약을 취급한 자
	제9조제2항, 제20조, 제22조제1항, 제26조제1항	제9조제2항, 제20조, 제22조제1항, 제26조제1항의 위반행위의 상대방이 되어 마약을 취급한 자
	제11조의6제2호	마약류 통합정보 중 개인정보 이외의 정보를 업무상 목적 외의 용도로 이용하거나 제3자에게 제공한 자
	제3조제12호	금지되는 행위에 관한 정보를 타인에게 널리 알리거나 제시한 자(예고임시마약류에 대해서는 제외한다)
	가중처벌과 미수범처벌	▪ 상습적으로 죄를 범한 자는 그 죄에 대하여 정하는 형의 2분의 1까지 가중함 ▪ 죄의 미수범은 처벌함
2년 이하의 징역 또는 2천만원 이하의 벌금	제51조제1항부터 제4항	제51조제1항부터 제4항까지의 규정을 위반한 자
	제8조제1항	향정신성의약품의 취급에 관한 허가증 또는 지정서를 타인에게 빌려주거나 양도한 자 또는 제9조제2항 · 제3항, 제20조 · 제22조제2항 또는 제28조제2항을 위반하여 향정신성의약품을 취급한 자
	제8조제1항	대마의 취급에 관한 허가증을 타인에게 빌려주거나 양도한 자 또는 제9조제2항 · 제3항을 위반하여 대마를 취급한 자
	제9조제2항, 제20조, 제22조제2항	제9조제2항, 제20조 및 제22조제2항의 위반행위의 상대방이 되어 향정신성의약품을 취급한 자
	제9조제2항	제9조제2항의 위반행위의 상대방이 되어 대마를 취급한 자
	제11조제1항부터 제3항까지 및 제5항, 제16조, 제28조제2항, 제32조제1항 및 제2항, 제33조제1항, 제34조	제11조제1항부터 제3항까지 및 제5항, 제16조, 제28조제2항, 제32조제1항 및 제2항, 제33조제1항, 제34조를 위반하여 마약을 취급한 자
	제11조제1항부터 제3항까지 및 제5항/제32조제2항	제11조제1항부터 제3항까지 및 제5항의 규정에 따른 보고 또는 변경보고를 거짓으로 하거나 제32조제2항에 따른 처방전에 거짓으로 기재하여 마약을 취급한 자
	제17조	**기재하지 아니하거나 거짓으로 기재하여 마약을 취급한 자**

벌칙 및 과태료	근거 법령	내 용
2년 이하의 징역 또는 2천만원 이하의 벌금 (계속)	8의2. 제43조	제43조에 따른 명령을 위반하여 보고하지 아니하거나 거짓된 보고를 하여 마약을 취급한 자
	제12조제1항	거짓으로 보고하여 마약을 취급하거나 제12조제2항을 위반하여 마약을 폐기한 자
	제13조제1항, 제33조제2항	마약을 취급한 자(제69조제1항제8호에 해당하는 자는 제외)
	제18조제2항제2호	향정신성의약품을 취급한 자
	제40조제1항	제40조제1항에 따른 치료보호기관을 정당한 이유 없이 이탈한 자 또는 이탈한 자를 은닉한 자
	제40조제2항	제40조제2항에 따른 중독 판별검사 또는 치료보호를 정당한 이유 없이 거부·방해 또는 기피한 자
	제41조제1항	마약을 취급하는 자로서 정당한 이유 없이 제41조제1항에 따른 출입, 검사, 수거 등을 거부·방해 또는 기피한 자 또는 제47조에 따른 처분을 거부·방해 또는 기피한 자
	제44조	제44조에 따른 업무정지기간에 그 업무를 하여 마약을 취급한 자
	제51조제2항	제51조제2항에 따른 기록작성의 의무를 회피할 목적으로 소량으로 나누어 원료물질을 거래한 자
	가중처벌과 미수범처벌	▪ 상습적으로 제1항제2호부터 제5호까지, 제11호·제12호의 죄를 범한 자는 그 죄에 대하여 정하는 형의 2분의 1까지 가중함 ▪ 제1항제2호부터 제5호까지, 제11호·제12호와 제2항에 규정된 죄의 미수범은 처벌함
1년 이하의 징역 또는 1천만원 이하의 벌금	제8조 제2항·제3항	제8조제2항·제3항에 따른 신고를 거짓으로 한 자
	제11조제1항~제3항 및 제5항	제11조제1항부터 제3항까지 및 제5항을 위반하여 보고 또는 변경보고를 하지 아니하거나 거짓으로 보고하여 향정신성의약품을 취급한 자
	제12조제1항, 제17조	제12조제1항을 위반하여 거짓으로 보고하여 향정신성의약품을 취급하거나 또는 제17조에 따른 기재를 하지 아니하거나 거짓으로 기재하여 향정신성의약품을 취급한 자
	제36조, 제43조	제36조 또는 제43조에 따른 명령을 위반하거나 보고 또는 신고를 하지 아니한 자 또는 명령을 위반하거나 거짓된 보고 또는 신고를 하여 대마를 취급한 자
	제12조제2항	향정신성의약품을 폐기한 자
	제12조제2항	대마를 폐기한 자
	제13조제1항	대마를 취급한 자
	제13조제1항, 제16조, 제26조제2항, 제32조제1항, 제33조제2항, 제34조	향정신성의약품을 취급한 자
	제13조제1항, 제33조제2항	마약류취급자에게 향정신성의약품을 양도 또는 인계하지 아니한 자
	제14조	제14조를 위반한 자
	제15조	▪ 마약류(향정신성의약품은 제외한다)를 저장한 자 ▪ 제26조제2항의 위반행위의 상대방이 되어 향정신성의약품을 취급한 자

벌칙 및 과태료	근거 법령	내 용
1년 이하의 징역 또는 1천만원 이하의 벌금 (계속)	제35조제2항 및 제3항	장부를 작성하지 아니하거나 거짓으로 작성하거나 보고한 자
	제36조제2항 또는 제42조제2항	대마를 폐기하지 아니하거나 처분을 거부·방해 또는 기피한 자
	제38조제2항	유효기간이 지난 마약류를 판매하거나 사용한 자
	제41조제1항, 제42조, 제43조 또는 제47조	향정신성의약품, 예고임시마약류, 임시마약류를 취급하는 자 또는 원료물질취급자로서 정당한 이유 없이 제41조제1항, 제42조, 제43조 또는 제47조에 따른 명령을 위반하거나 거짓된 보고를 하거나 검사·수거·압류 또는 처분을 거부·방해 또는 기피한 자
	제41조제1항	대마를 취급하는 자로서 정당한 이유 없이 제41조제1항에 따른 출입·검사 또는 수거를 거부·방해 또는 기피한 자
	제44조	제44조에 따른 업무정지기간에 그 업무를 하여 향정신성의약품을 취급한 자
	제44조	제44조에 따른 업무정지기간에 그 업무를 하여 대마를 취급한 자
	제51조제7항	제51조제7항에 따른 보고를 거짓으로 한 자
500만원 이하의 과태료	제8조제2항 및 제3항	제8조제2항 및 제3항에 따른 신고를 하지 아니한 자
	제11조제1항~제3항, 제5항	제11조제1항부터 제3항까지 및 제5항을 위반하여 마약류취급의료업자, 마약류관리자, 마약류소매업자가 의료행위 또는 동물 진료나 조제를 목적으로 가지고 있는 향정신성의약품이 보고된 재고량과 차이가 있는 경우
	제12조제1항, 제35조제2항, 제51조제7항	제12조제1항, 제35조제2항 또는 제51조제7항에 따른 보고를 하지 아니한 자
	제15조	향정신성의약품을 저장한 자
	제32조제3항	**처방전 또는 진료기록부(2년간)를 보존하지 아니한 자**
	제33조제2항	▪ 마약류 인계 후 그 이유를 해당 관청에 신고하지 아니한 자 ▪ 제35조제4항을 위반하여 장부를 보존하지 아니한 자
	제5조의2제5항	예고임시마약류에 대하여 제5조의2제5항을 위반한 자
	제69조제2항	과태료는 위반행위의 종류 및 그 정도 등을 고려하여 대통령령으로 정하는 바에 따라 식품의약품안전처장, 시·도지사, 시장·군수·구청장이 부과·징수함

마약류 관리에 관한 법률 과태료 부과·징수권자: 식품의약품안전처장, 시·도지사, 시장·군수·구청장

공공보건의료에 관한 법률

벌칙 및 과태료	근거 법령	내 용
300만원 이하의 과태료	제24조제1항	**공공보건의료사업에 관한 업무·회계 및 재산에 관한 사항의 조사 또는 검사를 기피하거나 거부·방해한 자**

공공보건의료에 관한 법률 과태료 부과·징수권자: 보건복지부장관 또는 지방자치단체의 장

지역보건법

벌칙 및 과태료	근거 법령	내 용
5년 이하의 징역 또는 5천만원 이하의 벌금 (17서울 · 부산)	제5조제3항	정당한 접근 권한 없이 또는 허용된 접근 권한을 넘어 지역보건의료정보시스템의 정보를 훼손 · 멸실 · 변경 · 위조 또는 유출한 자
	제28조	정보를 사용 · 제공 · 누설한 자 및 그 사정을 알면서도 영리 목적 또는 부정한 목적으로 해당 정보를 제공받은 자
3년 이하의 징역 또는 3천만원 이하의 벌금	제5조제3항	정당한 접근 권한 없이 또는 허용된 접근 권한을 넘어 지역보건의료정보시스템의 정보를 검색 또는 복제한 자
300만원 이하의 과태료 (17서울)	제23조	신고를 하지 아니하거나 거짓으로 신고하고 건강검진등을 한 자
	제29조	동일 명칭을 사용한 자

지역보건법 과태료 부과 · 징수권자: 해당 시장 · 군수 · 구청장

국민건강증진법

벌칙 및 과태료	근거 법령	내 용
3년 이하의 징역 또는 3천만원 이하의 벌금 (22부산, 19부산)	제21조	정당한 사유 없이 건강검진의 결과를 공개한 자
1년 이하의 징역 또는 1천만원 이하의 벌금 (16서울)	제8조의2제3항	주류광고의 제한 · 금지특례에 따른 광고내용의 변경 등 명령이나 광고의 금지 명령을 이행하지 아니한 자
	제8조제4항	과다한 음주는 건강에 해롭다는 내용과 임신 중 태아의 건강을 해칠 수 있는 경고문구를 표기하지 아니하거나 이와 다른 경고문구를 표기한 자
	제9조의2	경고그림 · 경고문구 · 발암성물질 · 금연상담전화번호를 표기하지 아니하거나 이와 다른 경고그림 · 경고문구 · 발암성물질 · 금연상담전화번호를 표기한 자
	제9조의4	담배에 관한 광고의 금지 위반하여 담배에 관한 광고를 한 자
	제12조의2제6항	다른 사람에게 자격증을 빌려주거나 빌린 자
	제12조의2제7항	자격증을 빌려주거나 빌리는 것을 알선한 자
100만원 이하의 벌금	제7조제1항	국민건강의식을 잘못 이끄는 광고를 한 자에 대하여 광고의 내용변경 또는 금지의 명령을 이행하지 아니한 자
500만원 이하의 과태료 (18광주 · 강원)	제6조의2제1항	거짓이나 그 밖의 부정한 방법 인증을 받은 자
	제6조의2제4항	인증표시 또는 이와 유사한 표시를 한 자
	제9조제2항	장소외에서 담배자동판매기를 설치하여 담배를 판매한 자

벌칙 및 과태료	근거 법령	내 용
500만원 이하의 과태료 (계속)	제9조제9항	시정명령을 따르지 아니한 자
	제9조의3	가향물질을 표시하는 문구나 그림 · 사진을 제품의 포장이나 광고에 사용한 자
	제23조제2항	자료를 제출하지 아니하거나 허위의 자료를 제출한 자
300만원 이하의 과태료	제9조제3항	성인인증장치가 부착되지 아니한 담배자동판매기를 설치하여 담배를 판매한 자
	제28조	보고를 하지 아니하거나 허위로 보고한 자와 관계공무원의 검사를 거부 · 방해 또는 기피한 자
10만원 이하의 과태료	제8조의4제2항	금주구역에서 음주를 한 사람 → 일정 교육을 받은 경우 시 · 도지사 또는 시장 · 군수 · 구청장은 과태료를 감면할 수 있음
	제9조제8항	금연구역에서 흡연을 한 사람 → 금연지원 서비스를 받은 경우 시 · 도지사 또는 시장 · 군수 · 구청장은 과태료를 감면할 수 있음

국민건강증진법 과태료 부과 · 징수권자: 보건복지부장관, 시 · 도지사 또는 시장 · 군수 · 구청장

국민건강보험법

벌칙 및 과태료	근거 법령	내 용
5년 이하의 징역 또는 5천만원 이하의 벌금	제102조제1호	가입자 및 피부양자의 개인정보를 누설하거나 직무상 목적 외의 용도로 이용 또는 정당한 사유 없이 제3자에게 제공한 자
3년 이하의 징역 또는 3천만원 이하의 벌금	제115조 제2항제1호	대행청구단체의 종사자로서 거짓이나 그 밖의 부정한 방법으로 요양급여비용을 청구한 자
	제102조제2호	업무를 수행하면서 알게 된 정보를 누설하거나 직무상 목적 외의 용도로 이용 또는 제3자에게 제공한 자
3년 이하의 징역 또는 1천만원 이하의 벌금	제96조의3제3항	공동이용하는 전산정보자료를 같은 조 제1항에 따른 목적 외의 용도로 이용하거나 활용한 자
2년 이하의 징역 또는 2천만원 이하의 벌금	제115조제4항	거짓이나 그 밖의 부정한 방법으로 보험급여를 받거나 타인으로 하여금 보험급여를 받게 한 사람
1년 이하의 징역 또는 1천만원 이하의 벌금	제42조의2 제1항 · 제3항	선별급여를 제공한 요양기관의 개설자
	제47조제6항	대행청구단체가 아닌 자로 하여금 대행하게 한 자
	제93조	근로자의 권익보호를 위반한 사용자
	제98조제2항	업무정지 처분 받은자의 요양급여를 위반한 요양기관의 개설자

벌칙 및 과태료	근거 법령	내 용
1천만원 이하의 벌금	제97조제2항	보고 또는 서류 제출을 하지 아니한 자, 거짓으로 보고하거나 거짓 서류를 제출한 자, 검사나 질문을 거부·방해 또는 기피한 자
500만원 이하의 벌금	제42조제5항, 제49조제2항	▪ 정당한 사유없이 요양급여를 거부한 요양기관 위반한 자 ▪ 요양비 명세서나 요양 명세를 적은 영수증을 내주지 아니한 자
500만원 이하의 과태료	제7조	신고를 하지 아니하거나 거짓으로 신고한 사용자
	제94조제1항	신고·서류제출을 하지 아니하거나 거짓으로 신고·서류제출을 한 자
	제97조제1항, 제3항~제5항	보고·서류제출을 하지 아니하거나 거짓으로 보고·서류제출을 한 자
	제98조제4항	행정처분을 받은 사실 또는 행정처분절차가 진행 중인 사실을 지체 없이 알리지 아니한 자
	제101조제2항	서류를 제출하지 아니하거나 거짓으로 제출한 자
100만원 이하의 과태료	제96조의4	요양기관과 사용자의 서류를 보존하지 아니한 자
	제103조	공단 등에 대한 감독 등에 따른 명령을 위반한 자
	제105조	유사명칭 사용금지 위반한 자

국민건강보험법 과태료 부과·징수권자: 보건복지부장관

암관리법

벌칙 및 과태료	근거 법령	내 용
5년 이하의 징역 또는 5천만원 이하의 벌금	제13조의2제5항 또는 제49조	금융정보등 또는 개인정보를 이 법에서 정한 목적 외의 다른 용도로 사용하거나 다른 사람 또는 기관에 제공 또는 유출한 사람
3년 이하의 징역 또는 3천만원 이하의 벌금	제44조	직무상 알게 된 비밀을 누설하거나 도용한 자
200만원 이하의 벌금	제16조제4항	역학조사를 거부·방해 또는 회피하거나 거짓으로 진술 또는 거짓 자료의 제출을 하거나 고의적으로 사실을 누락·은폐한 사람
200만원 이하의 과태료	제43조	국립암센터가 아니면서 국립암센터의 명칭을 사용한 경우

암관리법 과태료 부과·징수권자: 보건복지부장관

노인장기요양보험법

벌칙 및 과태료	근거 법령	내 용
3년 이하의 징역 또는 3천만원 이하의 벌금	제67조제1항	거짓이나 그 밖의 부정한 방법으로 장기요양급여비용을 청구한 자
	제33조의3 제2항제1호	폐쇄회로 텔레비전의 설치 목적과 다른 목적으로 폐쇄회로 텔레비전을 임의로 조작하거나 다른 곳을 비추는 행위를 한 자 〈시행 2023. 6. 22.〉
	제33조의3 제2항제2호	녹음기능을 사용하거나 보건복지부령으로 정하는 저장장치 이외의 장치 또는 기기에 영상정보를 저장한 자 〈시행 2023. 6. 22.〉
2년 이하의 징역 또는 2천만원 이하의 벌금	제31조	지정받지 아니하고 장기요양기관을 운영하거나 거짓이나 그 밖의 부정한 방법으로 지정받은 자
	제33조의3제3항	안전성 확보에 필요한 조치를 하지 아니하여 영상정보를 분실·도난·유출·변조 또는 훼손당한 자 〈시행 2023. 6. 22.〉
	제35조제5항	본인부담금을 면제 또는 감경하는 행위를 한 자
	제35조제6항	수급자를 소개, 알선 또는 유인하는 행위를 하거나 이를 조장한 자
	제62조	업무수행 중 알게 된 비밀을 누설한 자
1년 이하의 징역 또는 1천만원 이하의 벌금	제35조제1항	장기요양급여의 제공을 거부한 자
	제67조 제3항제2호	거짓이나 그 밖의 부정한 방법으로 장기요양급여를 받거나 다른 사람으로 하여금 장기요양급여를 받게 한 자
	제36조제3항	권익보호조치를 하지 아니한 사람
	제37조제7항	수급자가 부담한 비용을 정산하지 아니한 자
1천만원 이하의 벌금	제61조제2항	자료제출 명령에 따르지 아니하거나 거짓으로 자료제출을 한 장기요양기관 또는 의료기관이나 질문 또는 검사를 거부·방해 또는 기피하거나 거짓으로 답변한 장기요양기관 또는 의료기관
500만원 이하의 과태료	제33조	변경지정을 받지 아니하거나 변경신고를 하지 아니한 자 또는 거짓이나 그 밖의 부정한 방법으로 변경지정을 받거나 변경신고를 한 자
	제34조	장기요양기관에 관한 정보를 게시하지 아니하거나 거짓으로 게시한 자
	제35조제3항	수급자에게 장기요양급여비용에 대한 명세서를 교부하지 아니하거나 거짓으로 교부한 자
	제35조제4항	장기요양급여 제공 자료를 기록·관리하지 아니하거나 거짓으로 작성한 사람
	제35조의4제2항	다음의 어느 하나를 위반한 자 ▪ 장기요양요원에게 급여외행위의 제공을 요구하는 행위 ▪ 수급자가 부담하여야 할 본인부담금의 전부 또는 일부를 부담하도록 요구하는 행위
	제36조제1항 또는 제6항	폐업·휴업 신고 또는 자료이관을 하지 아니하거나 거짓이나 그 밖의 부정한 방법으로 신고한 자
	제37조의4제4항	행정제재처분을 받았거나 그 절차가 진행 중인 사실을 양수인등에게 지체 없이 알리지 아니한 자

벌칙 및 과태료	근거 법령	내 용
500만원 이하의 과태료 (계속)	제69조 제1항제6호	거짓이나 그 밖의 부정한 방법으로 수급자에게 장기요양급여비용을 부담하게 한 자
	제60조, 제61조제1항 · 제2항제2호	보고 또는 자료제출 요구 · 명령에 따르지 아니하거나 거짓으로 보고 또는 자료제출을 한 자나 질문 또는 검사를 거부 · 방해 또는 기피하거나 거짓으로 답변한 자
	제69조 제1항제8호	거짓이나 그 밖의 부정한 방법으로 장기요양급여비용 청구에 가담한 사람
	제62조의2	노인장기요양보험 또는 이와 유사한 용어를 사용한 자
300만원 이하의 과태료	제33조의2	폐쇄회로 텔레비전을 설치하지 아니하거나 설치 · 관리의무를 위반한 자 〈시행 2023. 6. 22.〉
	제33조의3제1항	열람 요청에 응하지 아니한 자 〈시행 2023. 6. 22.〉

노인장기요양보험법 과태료 부과 · 징수권자: 관할 특별자치시장 · 특별자치도지사 · 시장 · 군수 · 구청장

정신건강증진 및 정신질환자 복지서비스 지원에 관한 법률

벌칙 및 과태료	근거 법령	내 용
5년 이하의 징역 또는 5천만원 이하의 벌금	제40조제4항	정신질환자를 유기한 자
	제41조제2항, 제42조제2항, 제43조제9항 또는 제47조제4항	정신질환자를 퇴원등을 시키지 아니한 자
	제43조제7항	퇴원등의 명령 또는 임시 퇴원등의 명령에 따르지 아니한 자
	제45조제2항	입원적합성심사위원회에 신고하지 아니한 자
	제59조제1항제1호	정신건강심의위원회로부터 보고를 받은 특별자치시장 · 특별자치도지사 · 시장 · 군수 · 구청장이 퇴원등의 명령 또는 임시 퇴원등의 명령에 따르지 아니한 경우
	제62조제1항	정신질환자를 퇴원시키지 아니한 자
	제66조제4항	퇴원등의 명령에 따르지 아니한 정신건강증진시설의 장
	제67조제3항	입 · 퇴원등관리시스템에 등록된 정보는 입원등 및 퇴원등의 심사와 관련된 정보를 처리한 자
	제68조제1항	정신건강의학과전문의의 대면 진단에 의하지 아니하고 정신질환자를 입원등을 시키거나 입원등의 기간을 연장한 자
	제72조제1항	정신질환자를 이 법 또는 다른 법령에 따라 정신질환자를 보호할 수 있는 시설 외의 장소에 수용한 자
	제72조제2항을	정신건강증진시설에 입원등을 하거나 시설을 이용하는 사람에게 폭행을 하거나 가혹행위를 한 정신건강증진시설의 장 또는 그 종사자
	제73조제1항	정신의료기관이 구성하는 협의체의 결정 없이 특수치료를 하거나 정신의료기관에 입원을 한 사람 또는 보호의무자의 동의 없이 특수치료를 한 자

벌칙 및 과태료	근거 법령	내 용
3년 이하의 징역 또는 3천만원 이하의 벌금	제19조제5항 또는 제29조제2항	사업의 정지명령 또는 시설의 폐쇄명령을 위반한 정신의료기관 또는 정신재활시설
	제25조제2항	정신요양시설 사업의 정지명령 또는 정신요양시설의 장의 교체명령을 위반한 자
	제26조제2항 전단	신고를 하지 아니하고 정신재활시설을 설치 · 운영한 자
	제67조제4항	정신질환자가 입 · 퇴원등관리시스템에 등록되어 있는 본인 기록의 전부 또는 일부에 대하여 삭제를 요청하는 경우에 이 기록을 삭제하지 아니한 자
	제69조제3항	입원등을 하거나 정신건강증진시설을 이용하는 정신질환자에게 노동을 강요한 정신건강증진시설의 장
	제71조	직무수행과 관련하여 알게 된 다른 사람의 비밀을 누설하거나 공표한 사람
	제74조제1항	입원등을 한 사람의 통신과 면회의 자유를 제한한 자
1년 이하의 징역 또는 1천만원 이하의 벌금	제17조제5항	다른 사람에게 자기의 명의를 사용하여 정신건강전문요원의 업무를 수행하게 하거나 정신건강전문요원 자격증을 빌려준 사람
	제17조제6항	정신건강전문요원의 명의를 사용하거나 그 자격증을 대여받은 사람
	제17조제6항	정신건강전문요원의 명의의 사용이나 자격증의 대여를 알선한 사람
	제30조	기록을 작성 · 보존하지 아니하거나 그 내용확인을 거부한 자
	제41조제3항 또는 제42조제4항	퇴원등을 할 의사가 있는지 여부를 확인하지 아니한 자
	제43조제1항 후단	입원등 신청서나 보호의무자임을 확인할 수 있는 서류를 받지 아니한 자
	제43조제6항	입원등 기간 연장에 대한 심사 청구기간을 지나서 심사 청구를 하거나, 심사 청구를 하지 아니하고 입원등 기간을 연장하여 입원등을 시킨 자
	제50조제5항	계속하여 입원할 필요가 없다고 인정된 경우에 즉시 퇴원시키지 아니한 자
	제51조제1항	정신건강증진시설에 입원등을 하거나 시설을 이용하는 사람에 대한 신상정보의 확인이나 조회 요청을 하지 아니한 자
	제59조제1항제2호부터 제6호	처우개선, 재심사, 다른 정신의료기관등으로의 이송, 자의 · 동의입원으로의 전환, 외래치료지원의 결정 · 명령을 따르지 아니한 자 또는 처우개선을 위하여 필요한 조치 명령을 따르지 아니한 자
	제67조제2항	입 · 퇴원등관리시스템에 신고 내용 및 퇴원등의 사항을 등록하지 아니한 자
	제69조제2항	동의를 받지 아니하고 정신질환자에 대하여 녹음 · 녹화 또는 촬영을 한 자
	제75조제1항	정신건강의학과전문의의 지시에 따르지 아니하고 신체적 제한을 한 자
	제76조제2항	입원등을 한 사람의 신청 또는 동의 없이 작업을 시키거나 정신건강의학과전문의나 정신건강전문요원이 지시한 방법과 다르게 작업을 시킨 자
500만원 이하의 벌금	제22조제6항 후단	정당한 사유 없이 시설 개방 요구에 따르지 아니한 자
100만원 이하의 과태료	제6조제1항	권리 및 권리행사방법을 알리지 아니하거나 권리행사에 필요한 서류를 정신건강증진시설에 갖추어 두지 아니한 자
	제6조제2항	정신건강복지센터의 기능 · 역할 및 이용 절차 등을 알리지 아니하거나 정신보건수첩 등의 서류를 정신건강증진시설에 갖추어 두지 아니한 자

벌칙 및 과태료	근거 법령	내 용
100만원 이하의 과태료 (계속)	제24조	정신요양시설의 폐지 · 휴지 · 재개 신고를 하지 아니하거나 거짓으로 신고를 한 자
	제28조	정신재활시설의 폐지 · 휴지 · 재개 신고를 하지 아니하거나 거짓으로 신고를 한 자
	제42조제3항	환자 및 보호의무자에게 퇴원등 거부사유 및 퇴원등 심사를 청구할 수 있음을 통지하지 아니한 자
	제43조제8항	입원등을 한 사람 및 보호의무자에게 입원등 또는 입원등 기간 연장의 사실 및 사유를 통지하지 아니한 자
	제43조제10항	입원등을 한 사람을 퇴원등을 시켰을 때 퇴원등 거부 사실 및 사유나 퇴원등 심사를 청구할 수 있다는 사실 및 그 청구절차를 통지하지 아니한 자
	제48조제2항 후단	입원적합성심사위원회의 조사에 협조하지 아니한 자
	제63조제1항	임시 퇴원등 사실을 통보하지 아니한 자
	제66조제1항 및 제2항	정신건강증진시설의 설치 · 운영자의 소관 업무에 대하여 보고를 하지 아니하거나 거짓으로 보고를 한 자, 관계 서류를 제출하지 아니하거나 거짓 서류를 제출한 자 또는 관계 공무원이나 정신건강심의위원회 위원의 검사 · 심사를 거부 · 방해 또는 기피한 자
	제69조제1항	정신질환자이거나 정신질환자였다는 이유로 교육, 고용, 시설이용의 기회를 제한 또는 박탈하거나 그 밖의 불공평한 대우를 한 자

정신건강증진 및 정신질환자 복지서비스 지원에 관한 법률 과태료 부과 · 징수권자: 보건복지부장관, 시 · 도지사 또는 시장 · 군수 · 구청장

모자보건법

벌칙 및 과태료	근거 법령	내 용
1년 이하의 징역 또는 1천만원 이하의 벌금	제15조제1항	신고 또는 변경신고를 하지 아니하고 산후조리업을 한 자
	제15조의9제1항 또는 제2항	산후조리업 정지명령 또는 산후조리원 폐쇄명령을 받고도 계속하여 산후조리업을 한 자
	제24조	업무 수행상 알게 된 다른 사람의 비밀을 누설하거나 공표한 자
500만원 이하의 벌금	제15조의4제3호	임산부나 영유아에게 감염 또는 질병이 의심되거나 발생한 경우 또는 화재 · 누전 등의 안전사고로 인한 인적 피해가 발생한 경우에 즉시 의료기관으로 이송하는 등의 필요한 조치를 하지 아니한 자
300만원 이하의 벌금	제15조의3제2항	산후조리업자 지위의 승계 사실을 신고하지 아니한 자
	제15조의4제4호	감염 또는 질병이 의심되거나 발생하여 이송한 경우 임산부 또는 보호자로부터 그 감염 또는 질병의 종류를 통보받아 확인하고 확산을 방지하기 위하여 소독 및 격리 등의 필요한 조치를 하지 아니한 자

벌칙 및 과태료	근거 법령	내 용
200만원 이하의 과태료	제15조의4제5호	임산부나 영유아를 의료기관으로 이송한 사실 및 조치내역을 지체 없이 관할 보건소장에게 보고하지 아니한 자
	제15조의5제1항	건강진단 등을 받지 아니한 산후조리업자 및 건강진단 등을 받지 아니한 사람에게 격리 등 근무제한 조치를 하지 아니한 산후조리업자
	제15조의5제2항	질병이 있거나 질병이 있는 것으로 의심되는 사람에게 격리 등 근무제한 조치를 하지 아니한 산후조리업자
	제15조의6제1항 또는 제2항	산후조리업자, 산후조리업에 종사하는 사람, 산후조리업의 신고를 하려는 자로서 감염 예방 등에 관한 교육을 받지 아니한 자
	제15조의6제4항	산후조리업에 종사하는 사람을 교육받도록 하지 아니한 산후조리업자
	제15조의7제1항	산후조리업자에게 필요한 보고를 하지 아니하거나 거짓으로 보고한 자 또는 공무원의 출입 · 검사 또는 열람을 거부 · 방해 또는 기피한 자
	제15조의16	산후조리원 이용 시 제공되는 서비스의 내용과 요금체계 및 중도해약 시 환불기준을 게시하지 아니하거나 거짓으로 게시한 자
100만원 이하의 과태료	제8조제3항	임산부의 사망 · 사산 또는 신생아의 사망 사실을 보고하지 아니한 의료기관의 장 또는 보건소장
	제15조의5제3항	산후조리업에 종사하는 사람이 감염병환자 또는 감염병의사환자라는 진단을 받은 경우 해당 사실을 지체 없이 산후조리업자에게 알리지 아니하거나 거짓으로 알린 자
	제15조의10	산후조리업의 폐업 · 휴업 또는 재개를 신고하지 아니한 산후조리업자
	제15조의14	산후조리업자는 산후조리업을 하기 위하여 명칭을 사용할 때에는 "산후조리원"이라는 글자를 사용하여야 하는데, 그 명칭 사용에 관한 규정을 위반한 자
	제15조의15	손해배상책임을 보장하기 위한 책임보험에 가입하지 아니한 산후조리업자
	제20조	인구보건복지협회와 같은 명칭을 사용한 자

모자보건법 과태료 부과 · 징수권자: **특별자치시장 · 특별자치도지사 또는 시장 · 군수 · 구청장**[단, 100만원 이하의 과태료 마지막에 있는 제20조(인구보건복지협회와 같은 명칭을 사용한 자)에 해당하는 경우는 **보건복지부장관**]

호스피스 · 완화의료 및 임종과정에 있는 환자의 연명의료결정에 관한 법률

벌칙 및 과태료	근거 법령	내 용
3년 이하의 징역 또는 3천만원 이하의 벌금	제20조	연명의료중단등결정 및 그 이행에 관한 기록을 허위로 기록한 자
	제32조	연명의료중단등결정 및 그 이행 또는 호스피스 업무상 알게 된 정보를 유출한 자

벌칙 및 과태료	근거 법령	내 용
1년 이하의 징역 또는 1천만원 이하의 벌금	제11조제1항	보건복지부장관으로부터 지정받지 아니하고 사전연명의료의향서의 등록에 관한 업무를 한 자
	제17조, 제18조	임종과정에 있는 환자에 대하여 환자의 의사 또는 연명의료중단등결정에 반하여 연명의료를 시행하지 아니하거나 중단한 자
300만원 이하의 벌금	제20조	연명의료중단등결정 및 그 이행에 관한 기록을 보존하지 아니한 자
자격정지의 병과	제41조	이 법을 위반한 자를 유기징역에 처할 경우에는 7년 이하의 자격정지를 병과할 수 있음
500만원 이하의 과태료	14조제1항	윤리위원회를 설치하지 아니한 자
	제19조제5항	연명의료중단등결정의 이행 결과를 관리기관의 장에게 알리지 아니한 자
300만원 이하의 과태료	제11조제3항	업무 수행 결과를 기록 · 보관 또는 보고하지 아니한 자
	제34조제3항	명령에 정당한 사유 없이 응하지 아니한 자
200만원 이하의 과태료	제11조제5항 및 제26조	폐업 또는 휴업 등의 변경 사항을 신고하지 아니한 자
	제11조제6항 및 제13조제3항	기록이관 의무를 하지 아니한 자
	제36조	국립연명의료관리기관, 사전연명의료의향서 등록기관 또는 이와 유사한 명칭을 사용한 자

호스피스 · 완화의료 및 임종과정에 있는 환자의 연명의료결정에 관한 법률 과태료 부과 · 징수권자: 보건복지부장관

의료급여법

벌칙 및 과태료	근거 법령	내 용
5년 이하의 징역 또는 5천만원 이하의 벌금	제3조의3제3항	금융정보 · 신용정보 또는 보험정보를 사용 · 제공 또는 누설한 사람
3년 이하의 징역 또는 3천만원 이하의 벌금	제3조의3제3항	보장기관의 공무원 또는 공무원이었던 사람이 수급권자에 대한 얻은 정보와 자료를 보장목적 외에 다른 용도로 사용하거나 다른 사람 또는 기관에 제공하는 경우
	제35조	대행청구단체의 종사자로서 거짓이나 그 밖의 부정한 방법으로 급여비용을 청구한 자
1년 이하의 징역 또는 1천만원 이하의 벌금	제9조제3항	정당한 이유 없이 이 법에 따른 의료급여를 거부한 자
	제11조제6항	대행청구단체가 아닌 자로 하여금 급여비용의 심사청구를 대행하게 한 자
	제35조 제4항제3호	속임수나 그 밖의 부정한 방법으로 의료급여를 받은 자 또는 제3자로 하여금 의료급여를 받게 한 자
	제28조제4항	업무정지기간 중에 의료급여를 한 의료급여기관의 개설자

벌칙 및 과태료	근거 법령	내 용
1천만원 이하의 벌금	제32조제2항	정당한 이유 없이 진료 · 약제의 지급 등 의료급여에 관한 보고 또는 서류제출을 하지 아니하거나 거짓으로 보고하거나 거짓 자료를 제출하거나 검사를 거부 · 방해 또는 기피한 사람
500만원 이하의 과태료	제28조제7항	행정처분을 받은 사실 또는 행정처분 절차가 진행 중인 사실을 양수인 또는 합병 후 존속하는 법인이나 합병으로 설립된 법인에 알리지 아니한 자
100만원 이하의 과태료	제11조의2	급여비용의 청구에 관한 서류와 청구서의 보존의무를 위반한 자
	제29조의2제2항	정당한 사유 없이 제조업자등의 금지행위 등을 확인하기 위한 서류제출을 하지 아니하거나 거짓 서류를 제출하거나 질문에 대하여 진술을 거부하거나 거짓으로 진술하거나 검사 등 조사를 거부 · 방해 · 기피한 자
의료급여법 과태료 부과 · 징수권자: 보건복지부장관		

학교보건법

벌칙 및 과태료	근거 법령	내 용
3천만원 이하의 벌금	제18조의2	직무상 알게 된 비밀을 다른 사람에게 누설하거나 직무상 목적 외의 용도로 이용한 사람